HIV/Aids – Ethische Perspektiven

HIV/Aids – Ethische Perspektiven

Herausgegeben von
Stefan Alkier und Kristina Dronsch

Walter de Gruyter · Berlin · New York

∞ Gedruckt auf säurefreiem Papier,
das die US-ANSI-Norm über Haltbarkeit erfüllt.

ISBN 978-3-11-020715-6

Bibliografische Information der Deutschen Nationalbibliothek

Die Deutsche Nationalbibliothek verzeichnet diese Publikation in der Deutschen Nationalbibliografie; detaillierte bibliografische Daten sind im Internet über http://dnb.d-nb.de abrufbar.

Printed in Germany

Einbandgestaltung: Martin Zech, Bremen

Inhaltsverzeichnis

Vorwort

Der vorliegende Tagungsband „HIV/Aids – Ethische Perspektiven" geht auf die gleichnamige Tagung zurück, die vom 18. bis zum 21. Juni 2008 am Fachbereich Evangelische Theologie der Goethe-Universität Frankfurt am Main stattfand und auf einer Idee aus dem Vorstand der Deutschen AIDS-Hilfe e.V. beruhte. Dass nun auch dieser Tagungsband entstehen konnte, wäre nicht ohne vielfältige Unterstützung von verschiedenen Seiten möglich gewesen.

Hier ist an erster Stelle der Deutschen AIDS-Hilfe e.V., der Bundeszentrale für gesellschaftliche Aufklärung, dem Bundesministerium für Gesundheit sowie dem Schweizer Bundesamt für Gesundheit zu danken, die die Durchführung der Tagung großzügig unterstützt und diesen Tagungsband ermöglicht und gefördert haben. Unser besonderer Dank gilt Herrn Steffen Taubert, dem Projektleiter der Deutschen AIDS-Hilfe für diese Tagung.

Ferner gilt unser Dank den Autoren und Autorinnen der einzelnen Beiträge, die nicht nur ihre Manuskripte für die Drucklegung zur Verfügung stellten, sondern die durch ihre Vorträge und Diskussionsbereitschaft auf der Tagung eindrücklich zeigten, was zu dem unabdingbaren, schützenswerten Grundbestand universitären Lebens gehört: ein Ort des gemeinsamen Lernens zu sein. Bei aller Heterogenität der ethischen Positionen, die auf der Tagung zu hören waren, und von denen nun in diesem Tagungsband gedanklich und sprachlich Rechenschaft gegeben wird, so ist doch eine gemeinsame ethische Überzeugung die grundlegende. Die Beiträge geben Zeugnis davon, dass das Gespräch der Menschen miteinander die Grundlage aller Ethik darstellt, die sich vor dem Hintergrund des Themas „HIV/Aids – ethische Perspektiven" konkretisiert als eine Reflexion über die Berechtigung der Anwesenheit des anderen. Alles, was die Berechtigung der Anwesenheit des anderen untergräbt – vom dogmatistischen Moralismus, über den vermeintlichen Besitz der einen Wahrheit bis hin zur ideologischen Engstirnigkeit –, unterminiert jeden ethischen Prozess, weil es den Raum menschlicher Koexistenz zerstört, der diesen erzeugt.

Dass dieser Tagungsband so rasch realisiert werden konnte, ist dem Verlag Walter de Gruyter mit großem Dank anzurechnen; namentlich Herrn Dr. Albrecht Döhnert, der das Werden des vorliegenden Tagungsbandes überaus kompetent und hilfsbereit begleitet hat, sowie

Frau Sabina Dabrowski, die äußerst sorgfältig und umsichtig die Herstellung des Tagungsbandes umgesetzt hat.

Herrn stud. theol. Michael Rydryck und Herrn Dr. Michael Schneider danken wir sehr herzlich für die Erstellung des Registers des Tagungsbandes. Beiden sei ebenso herzlich für die Hilfe beim Lesen der Korrekturen gedankt.

Einleitung

Stefan Alkier/Kristina Dronsch

Die Idee der Frankfurter Ethik-Tagung

Vom 19.–21. Juni 2008 trafen sich in der Goethe-Universität Frankfurt am Main mehr als dreißig Wissenschaftlerinnen und Wissenschaftler aus zwölf geisteswissenschaftlichen Disziplinen, Politiker, Medienvertreter und aktive Mitglieder und Mitarbeiter der Deutschen AIDS-Hilfe (DAH) sowie Studierende der Goethe-Universität, um ethische Probleme zu diskutieren, die mit dem Auftreten von HIV/Aids zusammenhängen. Die Idee zu dieser Tagung stammte nicht aus den universitären Kreisen. Vielmehr wurde sie im Vorstand der DAH entwickelt, deren Gründung nicht zuletzt von moralischen Problemen, Positionen und Fragestellungen veranlasst wurde, die bis auf den heutigen Tag die politische Praxis der DAH bestimmen. Als in der DAH die Idee reifte, dass die moralischen Praxisprobleme der mit HIV infizierten bzw. an Aids erkrankten Menschen sich so komplex darstellen, dass sie nicht allein durch eine reine Innenperspektive der DAH hinreichend diskutiert werden können, beschloss der Vorstand, nach wissenschaftlichen Partnern zu suchen. Diese sollten nicht nur die Praxis und Positionen der DAH reflektieren, sondern weit darüber hinaus Anstöße für eine disziplinär breit gefächerte theorie- und praxisrelevante Diskussion der moralischen Probleme initiieren, die gerade nicht nur die unmittelbar Betroffenen angehen, sondern von gesamtgesellschaftlichem Interesse sind. Den Start dazu sollte eine internationale und interdisziplinäre Ethik-Tagung geben, wie sie dann tatsächlich nach zweijähriger Planung in Zusammenarbeit zwischen der DAH und dem Fachbereich Evangelische Theologie der Goethe-Universität mit großem öffentlichen Interesse stattfand.

Die wissenschaftliche Planung und Leitung der Konferenz lag bei Stefan Alkier, dessen Vorschläge zur Umsetzung der Idee einer Ethiktagung, die gleichermaßen von hohem wissenschaftlichen und gesellschaftlichen Interesse sein sollte, in vielen Planungstreffen diskutiert wurden, an denen in unterschiedlichen Besetzungen kontinuierlich Maya Czaika, Peter Stuhlmüller, Steffen Taubert von der DAH und Kristina Dronsch und Stefan Alkier vom Fachbereich Evangelische Theologie der Goethe-Universität teilnahmen. Es entwickelte sich daraus bereits im Vorfeld der Tagung das, was den Ideengebern Maya Czaika und Eugen Emmerling vorschwebte: eine intensive und für beide Seiten förderliche Zusammenarbeit zwischen Menschen und Institutionen politischer Praxis einerseits und WissenschaftlerInnen und ihren Institutionen andererseits, die bereit sind, von- und miteinander zu lernen. In die Planungstreffen haben dann aber auch immer wieder andere konstruktive Ideen eingebracht und zu dem Perspektivenreichtum der Tagung beigetragen. Vor allem sind hier zu nennen die Bundeszentrale für gesundheitliche Aufklärung, das Bundesministerium für Gesundheit und der Fachbereich Evangelische Theologie der Goethe-Universität.

Dass ein so ambitioniertes Unternehmen wie die Tagung „HIV/Aids – Ethische Perspektiven" mit über dreißig aktiven Wissenschaftlerinnen und Wissenschaftlern und zahlreichen Helfern in die Tat umgesetzt werden konnte, ist vor allem der großzügigen materiellen und ideellen Unterstützung durch die Bundeszentrale für gesundheitliche Aufklärung, das Bundesministerium für Gesundheit, die Schweizerische Eidgenossenschaft/Bundesamt für Gesundheit, die Evangelische Kirche von Hessen und Nassau und das Präsidium der Goethe-Universität zu danken.

Das Konzept und die Beiträge dieses Bandes

Die Aufgabe des vorliegenden Bandes besteht nicht darin, den Tagungsverlauf zu dokumentieren. Die DAH hat eine informative Broschüre herausgegeben, die das leistet. Der vorliegende Band soll dagegen die wissenschaftlichen Beiträge der Öffentlichkeit zugänglich machen, die anlässlich der Tagung entstanden sind und fast alle auch während der Tagung vorgetragen wurden. Die Dramaturgie einer interdisziplinären Tagung folgt anderen Gesichtspunkten als ein wissenschaftlicher Sammelband, der anderes sein will, als ein bloßes Tagungsdokument. Deshalb wurden die von den Autorinnen und Autoren nach der Tagung überarbeiteten Beiträge nach ihren thematischen Zusammenhängen in vier Blöcken neu geordnet und daher in anderer Reihenfolge abgedruckt, als sie auf der Tagung gehalten wurden. Der vorliegende Band möchte als wissenschaftlicher Beitrag zu einer interdisziplinären Ethikdiskussion gelesen werden, der sowohl der gesellschaftlichen Praxis als auch dem wissenschaftlichen Ethikdiskurs förderlich sein soll.

Die Krise wissenschaftlicher Ethik der Gegenwart hat ihren Grund nicht allein in der Letztbegründungsproblematik, sondern auch in dem – damit zusammenhängenden – Auseinanderdriften der verschiedenen Bereichsethiken. Die theoretischen und praktischen Probleme der Bereichsethiken, aber auch die intradisziplinären Diskurstraditionen, Denkgewohnheiten und Vorurteile gegenüber den jeweils anderen Disziplinen haben zum Schaden der Ethikdiskussion als Ganzer, aber auch zum Schaden der Bereichsethiken dazu beigetragen, dass es viel zu wenig inter- und transdisziplinäre Ethikprojekte in der gegenwärtigen Wissenschaftslandschaft gibt. Der Reiz der Tagung „HIV/Aids – Ethische Perspektiven" und die Aufgabe dieses Bandes bestehen in wissenschaftlicher Hinsicht gerade darin, die Bereichsethiken nicht mit theoretischen Vorannahmen, sondern anlässlich eines konkreten gesellschaftlichen Praxisproblems an einen gemeinsamen Tisch zu rufen und miteinander ins Gespräch zu bringen. Nicht nur die Diskussionen während der Tagung, sondern gerade auch die Beiträge dieses Bandes zeigen, wie vernetzt die Argumentationen der Bereichsethiken *de facto* sind anhand der immer wieder auftauchenden grundlegenden Fragestellungen, wie die nach dem Verhältnis des Einzelnen zur Gesellschaft, nach der Zuordnung von Freiheit und Verantwortung, nach den Klärungen der Konzepte von Liebe, Glück, Gerechtigkeit, Diskriminierung, Gewalt und Recht, um nur einige zu nennen. Die Beiträge stellen in ihrer Gesamtheit aber auch eindrücklich vor Augen, wie sehr sich durch die verschiedenen Bereichsethiken Grundprinzipien und Werte ziehen, die keinesfalls selbstverständlich sind, sondern sich in der westlichen Welt maßgeblich der lebendigen christlich-jüdischen Tradition und der Aufklärung verdanken. Bei allen Differenzen sind nahezu alle Beiträge dem Prinzip verpflichtet, niemandem zu schaden, Solidarität in der Sorge um den anderen und nicht nur um sich selbst zu favorisieren und Freiheit und Gerechtigkeit als praxisrelevante Grundwerte pluraler Gesellschaften einzufordern.

Die Beiträge haben wir in vier Blöcke gegliedert, die jeweils thematische Schwerpunkte setzen. Die Beiträge des ersten Themenblocks diskutieren vor allem aus philosophischen und rechtswissenschaftlichen Perspektiven das Verhältnis von *Freiheit und Verantwortung.*

Der Beitrag *Die Freiheit des Einzelnen und das Interesse der Gesellschaft* von Julian Nida-Rümelin stellt ein Problem in den Mittelpunkt seiner Ausführungen, dessen Erörterung sich durch alle Diskussionen während der Tagung wie ein roter Faden zog. Das Auftreten von HIV/Aids hat von Anbeginn die Frage aufgeworfen, welche moralischen Rechte und Pflichten des Einzelnen aber auch der Gesellschaft damit tangiert sind. Zu Beginn wurden vor allem im politischen Diskurs Erwägungen angestellt, deren Umsetzung die individuelle Freiheit des Einzelnen, tatsächlich oder potentiell Betroffenen, massiv eingeschränkt hätte. Unterdessen ist der Umgang mit dieser Krankheit rationaler geworden, ohne dass die aufgeworfenen ethischen Fragen und ihre Implikationen für das individuelle Selbstbestimmungsrecht und die Sexualmoral irrelevant geworden wären. Nida-Rümelin zu-folge beruhen die moderne Gesellschaft und die Demokratie als ihre angemessene Staatsform auf einem Ethos, das individuelle Freiheit mit gleicher Anerkennung (gleicher Würde) verbindet. Das Kollektivinteresse der Gesellschaft oder auch einzelner kultureller Gemeinschaften erlaubt im Rahmen dieses Ethos nicht die individuellen Rechte und Freiheiten Einzelner, ihre autonome Lebensgestaltung, einzuschränken. Dennoch ist unsere Gesellschafts- und Staatsordnung nicht libertär, d.h. die individuellen Rechte und Freiheiten bilden nicht den einzigen Maßstab der Bewertung. Ohne Gemeinwohlorientierung und Kooperationsbereitschaft wäre auch die moderne liberale Demokratie als Staats- und Gesellschaftsform nicht lebensfähig. Daraus erwächst ein Spannungsverhältnis zwischen individuellen Freiheiten und Gemeinwohlinteressen. Nida-Rümelin arbeitet begriffliche und ethische Grundlagen dieses Spannungsverhältnisses heraus, präsentiert unterschiedliche ethische Theorieansätze zur Auflösung dieses Spannungsverhältnisses und skizziert schließlich seinen eigenen – kohärentistischen – Standpunkt, der zu seiner These führt: „Die Verantwortung, selbst zu entscheiden, nimmt uns niemand ab. Aber diese Herausforderung einer freiheitlichen Gesellschaft ist nur zu bewältigen, wenn wir Verantwortung nicht lediglich als „Sorge um uns selbst verstehen, sondern als *Sorge um sich und um die gleiche Autonomie jeder anderen Person.*" (S. 11)

Vittorio Hösle geht in seinem Beitrag *Inwieweit ist man dafür verantwortlich, sich über sich selbst zu informieren? Moral- und rechtsphilosophische Reflexionen im Zusammenhang mit der Aids-Pandemie* davon aus, dass Vieles von dem, was wir tun, nur gelingt, weil wir nicht alles über uns wissen. Insoweit haben wir sogar ein Recht dazu, einige Informationen über uns abzuwehren, die unser Handeln lähmen könnten. Aber dieses Recht gelangt dann an seine Grenze, wenn elementare Rechte andere auf dem Spiel stehe. Daraus ergeben sich wichtige Konsequenzen hinsichtlich der Pflicht von Risikogruppen, sich darüber zu informieren, ob sie HIV-positiv sind, und ihr Verhalten entsprechend zu orientieren. Im Zentrum der Argumentation Hösles steht dabei die Universalität des moralischen Verbots, anderen zu schaden, das Hösle als Teil der elementaren Verantwortung für den anderen bzw. die andere zu bedenken aufgibt. Darüber hinaus bezieht er in dieses Verbot auch die Schädigung des eigenen Körpers ein, da dieser nicht als verfügbarer Besitz des Individuums zu verstehen sei: „Menschliches Leben ist ein viel zu hoher Wert, als dass man es ohne guten moralischen Grund, wie etwa die Rettung anderer Menschenleben, aufs Spiel setzen kann; wer so handelt, gefährdet etwas, was nicht sein Eigentum ist, weil es sich nicht allein ihm verdankt." (S. 29) Das Individuum hat die Pflicht sich und andere vor vermeidbare Krankheiten zu schützen, auch weil es im Ansteckungsfall der Allgemeinheit die Last der notwendigen Unterstützung auferlegt. Die Gesellschaft hat aber nicht nur die Pflicht dazu, auch nicht nur die Pflicht durch Information aufzuklären, sondern gegen jede „Stigmatisierung von Aids-Kranken und HIV-Positiven" einzuschreiten: Wo Stigmatisierung „erfolgt, kann nicht rational mit dem Problem umgegangen werden. Wichtiger noch ist selbstredend, dass Stigmatisierung dem Anspruch eines jeden Menschen auf Respekt widerspricht." (S. 32)

Poul Lübcke erörtert in seinem Beitrag *Die Grenzen des Rechts auf Selbstzerstörung in einer liberalen Gesellschaft* die durch seinen Titel angezeigte Problematik auf der Grundlage der Affirmation liberaler Gesellschaften, die es Lübcke zufolge *de facto* nur in beschränkter Weise gibt. Auch in diesem Beitrag, dessen radikal liberale Position die Freiheit des Individuums so weit wie ethisch denkbar ausdehnen möchte, spielt das Prinzip *neminem laedere* eine entscheidende Rolle. Lübcke sieht nämlich darin die zweite der beiden Grundentscheidungen liberaler Gesellschaften: „1. Die Individuen sind Selbst-zwecke. 2. Das Individuum darf alle seine Präferenzen verfolgen, insofern seine Handlungen nicht andere Individuen schädigen." (S. 38) Freilich sind auch ihm zufolge weitere bereichsethische Begrenzungen der Freiheit des Einzelnen als individuelle Selbstverpflichtungen möglich, aber nicht durch die liberale Gesellschaft begründbar und auch nicht erforderlich. So gesteht Lübcke dem Individuum in einer liberalen Gesellschaft durchaus das Recht auf Selbstzerstörung zu, allerdings „gibt es mindestens drei Begrenzungen: 1. Das Recht auf Selbstzerstörung hört auf, wenn jemand explizit oder implizit einen Vertrag mit anderen (z.B. seiner Familie) hat, der sein Recht auf Selbstzerstörung begrenzt. 2. Jemandem kann zwar ein Recht auf Selbstzerstörung zukommen, aber auch in einer sozialliberalen Gesellschaft darf er ökonomisch und sozial dafür verantwortlich gemacht werden, indem sein Recht auf Unterstützung begrenzt wird. 3. Das Recht auf Selbstzerstörung wird begrenzt (beziehungsweise hört auf), wenn jemand mittels Manipulation eine andere Person dazu verführt, etwas zu tun, das für sie sehr riskant ist und sie wahrscheinlich schädigen kann." (S. 47)

Wolfgang Frisch unternimmt aus rechtswissenschaftlicher und rechtsphilosophischer Perspektive in seinem Beitrag *HIV-Infektionsrisiken und rechtliche Verhaltensordnung. Die Stellungnahme der rechtlichen Ethik* den Versuch, die grundlegenden Entscheidungen des Bundesgerichtshofs zur Frage, ob die Verursachung von HIV-Infektionen bei unwissenden Dritten den Tatbestand der Körperverletzung erfüllt, zu begründen. Der BGH hat dies in einer Entscheidung aus dem Jahre 1988 (BGHSt 36, 1ff.) bejaht. Die von Frisch diskutierten Fragen sind solche der strafrechtlichen Verhaltensordnung, wobei das Grundproblem darin liegt, welche Personen welche Aufklärungs- oder Erkundigungspflichten haben, und wie weit der Gedanke der Selbstgefährdung trägt. Auch Frisch argumentiert dezidiert mit dem Prinzip *neminem laedere* und leitet daraus seine ethische Verteidigung der geltenden Rechtsprechung zu HIV/Aids ab: „Für die Vornahme risikoreduzierender oder risikoausschließender Maßnahmen ist im rechtlichen Sinne niemals der zuständig, der von den Risiken betroffen ist und ihnen nicht ausgesetzt sein will, sondern der, von dessen Person, Handlungen oder Gütern die Gefahren tatsächlich ausgehen. [...] Nicht weniger anerkannt und selbstverständlich ist, dass der, von dessen Handlungen und Produkten gewisse Gefahren ausgehen, die von diesen Gefahren Betroffenen über diese Gefahren aufzuklären hat – und nicht umgekehrt [...]." (S. 62)

Im Mittelpunkt der Beiträge des zweiten Abschnitts stehen Konzepte von *Gerechtigkeit und Diskriminierung*. Insbesondere wirtschaftswissenschaftliche, politische und rechtsphilosophische Fragestellungen werden hier diskutiert.

Den Abschnitt eröffnet der Beitrag von Christoph Benn *Globale Herausforderung – globale Verantwortung. Aids als Anfrage an die gerechte Allokation von Ressourcen.* Benn zeigt historisch zunächst auf, wie es angesichts der tödlichen Krankheit Aids zu einem weltweiten Umdenken im Gesundheitswesen kam. Der Paradigmenwechsel vom Utilitarismus zu einer deontologischen Ethik, wie sie in der Bergpredigt zu finden ist, habe Millionen von Menschen schon jetzt das Leben gerettet: „Aus dem Paradigma von Primary Health Care, möglichst kostengünstig die wichtigsten Krankheiten zu behandeln, wurde die Forderung, insgesamt die Mittel zu erhöhen, um eine größere Fairness in der Verteilung der globalen Ressourcen für Gesundheit zu erreichen." (S. 87) Die Aidsbewegung habe gezeigt, dass Veränderungen hin zu mehr globaler Gerechtigkeit dann möglich sind, wenn Menschen sich weltweit dafür einsetzen. Daher fordert Benn: „Allerdings darf die

Solidarität nicht bei den öffentlichkeitswirksamen Krankheiten stehen bleiben. Die Aids-Bewegung muss zu einem Katalysator werden für mehr Gerechtigkeit im globalen Gesundheitswesen und darüber hinaus im Zugang zu sozialen Diensten im Sinne eines fundamentalen Menschenrechts." (S. 88)

Peter Koslowski verteidigt in seinem Beitrag *Die Wirtschaftsethik von HIV/Aids. Zur Ethischen Ökonomie der gesundheitspolitischen Bekämpfung von HIV/Aids* den Effizienzgedanken, der ein unverzichtbarer Baustein in der komplexen Problematik eines gerechten Gesundheitswesens sei, das ohne Diskriminierung im Sinne notwendiger Unterscheidungen in praktischer aber auch in ethischer Hinsicht nicht auskomme: „Das ist die bittere Arznei der Gesundheitsökonomik, die sie für das Gesundheitswesen bereithält, dass selbst Gesundheitsausgaben Opportunitätskosten haben und dass Gesundheit und Pharmazeutika ein Gut mit Rivalität des Konsums sind." (S. 98) Die ethische Reflektion habe angesichts begrenzter Ressourcen entscheidend dazu beizutragen, dass die Vernünftigkeit und nicht der Moralismus das gesellschaftliche Handeln bestimme: „In einem solchen politischen Umfeld der ausgeprägten Moralisierung von Forderungen an das Gesundheitssystem und deren Durchsetzung unter Ausschaltung ökonomischer Argumente kann es geradezu moralische Pflicht sein, an den Zusammenhang zwischen Gesundheitsleistungen und Kosten zu erinnern und die moralische Nötigung zu einer Entgrenzung der Gesundheitsausgaben zurückzuweisen." (S. 100) Die Ethische Ökonomie von Aids betrifft daher die Synthesis von ethischen und ökonomischen Kriterien der moralischen Verallgemeinerbarkeit und der wirtschaftlichen Effizienz für die Beurteilung von Maßnahmen zur erfolgreichen Bekämpfung von Aids durch das Gesundheitssystem. Die Unternehmensethik von Aids beinhaltet die ethische und ökonomische Beurteilung von Maßnahmen, die Unternehmen zur Bekämpfung von Aids ergreifen können.

In ihrem Beitrag *Gender und Aids* mahnt Rita Süßmuth an, die HIV/Aids-Debatte aus der gesundheitspolitischen Engführung in die notwendige Komplexität gesellschaftspolitischer Konzeptionen zu überführen. Nicht die diskriminierende Ausgrenzung des Anderen, sondern die integrative Vielfalt der Verschiedenen müsse zum Leitbild einer humanen Ethik werden, die die konkreten Probleme politischer Ethik orientieren könne. Dies gilt insbesondere für das Problem, „dass zu nichts so wenig Forschung vorhanden ist wie zur Erkrankung von Frauen" (S. 112). Auch der Zusammenhang von Armut und Aids werde aufgrund inhumaner Perspektiven zu wenig betrachtet. Aids, Armut und die Benachteiligung von Frauen bilden einen Zusammenhang, der „die fundamentale ethische Frage" in den Raum stellt: „in welcher Welt wollen wir leben und mit welchen Mitteln wollen wir diese Welt umsetzen?" (S. 115) Süßmuths Antwort auf diese Frage fordert dazu auf, „eine partizipierende Vielfalt gesellschaftlich zur Geltung zu bringen. Vielfalt unter Männern, Vielfalt unter Frauen, und mit dieser Vielfalt stark zu werden und Menschen aus Ohnmacht herauszubringen, damit sie selbstgestaltend die Zukunft bestimmen können und aus der Opferrolle, der Objektrolle heraustreten können, um verantwortlich handelnde Subjekte zu werden, die ihre Verankerung und Einflussnahme aktiv wahrnehmen wollen. Diese Verantwortlichkeit gegenüber uns selbst und denen, mit denen wir gemeinsam leben, gehören zusammen." (S. 116)

Warum ist Diskriminierung ungerecht? fragt Otfried Höffe in seinem gleich lautenden Beitrag, der aus moralphilosophischer Perspektive den gedanklichen Rahmen einer Anti-Diskriminierungs-Politik abstecken möchte. Wörtlich bedeutet der Ausdruck „Diskriminierung" Unterscheidung. Höffe zeigt die Bedingungen auf, unter denen die notwendige Fähigkeit der Unterscheidung in eine ungerechte Praxis führt. Die Moralphilosophie und die politische Ethik verstehen darunter die rechtliche Benachteiligung, politische Unterdrückung oder feindselige Behandlung von anderen, meist einer Minderheit durch eine Mehrheit. Diese Diskriminierung verstößt gegen die Elementarmoral, die Rechtsmoral bzw. Gerechtigkeit, nicht erst gegen eine verdienstliche Moral, gegen die Tugendmoral der Wohltätigkeit. Sie verletzt sowohl Grundrechte als auch sittliche Grundforderungen von Humanität und Toleranz. Um solche ungerechte Diskriminierung zu vermeiden, bedarf es individueller und gesellschaftlicher Lernprozesse, denn „das nicht-diskriminierende Verhalten scheint keine Naturbegabung zu sein." (S. 125) Um ungerechte Diskriminierung im „weltweiten ‚Kampf' gegen HIV-Infektion und Aids" zu vermeiden, ist zu „sagen: Es braucht eine schwierige Balance zwischen (1) der Aufklärung, (2) dem Hinweis auf (partielle) Eigenverantwortung, nicht infiziert zu werden, (3) der vorbehaltlosen Hilfe der Betroffenen und (4) deren Verantwortung im Umgang mit andern." (S. 124)

Peter Strasser kritisiert in seinem Beitrag *Aids-Archaik. Das Konzept des Bös-Kranken, seine Ursprünge und Folgen* Formen der Selbstdarstellung Homosexueller, die er als Homosexuellenfolklore beschreibt, sowie Formen der Darstellung Homosexueller in den Massenmedien, die er als unbedachte Imitationen der Homosexuellenfolklore analysiert. Er sieht „den Zusammenhang zwischen Aids-Archaik und einer im Grunde unverantwortlichen medialen Quotenpolitik der sexuellen Freizügigkeit." (S. 140) In Analogie zu seinen Forschungen über das Konstrukt des Verbrechermenschen gibt er dagegen zu bedenken, dass

Naturalisierungsstrategien gerade nicht zur Abwehr von Diskriminierung des Anderen beitragen, sondern aufgrund gesellschaftlich verankerter archaischer Vorurteile und Ängste immer in der Gefahr stehen, dass das, was heute als natürlich propagiert wird, morgen dämonisiert wird. Strasser plädiert daher entschieden für Liberalität, die er strikt vom Libertinismus unterscheidet. Die Lüge des Libertinismus besteht in der Feier des Lebens unter Verdrängung der Realität des Todes. „Liberalität ist vielmehr eine Antidiskriminierungshaltung. Sie setzt sich für die rechtliche Gleichstellung aller Formen des Privaten ein, soweit die entsprechenden Umgangsformen auf dem wechselseitigen Einverständnis mündiger Bürger beruhen und soweit nicht Unbeteiligte geschädigt oder das Gemeinwohl ernsthaft gefährdet wird. In diesem Sinne, also im Menschrechtssinne, ist der Liberale für eine strikte, bedingungslose Gleichstellung von Hetero- und Homosexuellen." (S. 140)

Der dritte Abschnitt versammelt solche Beiträge, die vornehmlich das Verhältnis von *Selbstbestimmung und Fremdbestimmung* diskutieren. Damit sind insbesondere medien- und medizinethische Beiträge befasst.

Der Stuttgarter Medienethiker Rafael Capurro stellt unter dem Titel *Fremddarstellung – Selbstdarstellung. Über Grenzen der Medialisierung menschlichen Leidens* die sich zwischen Fremd- und Selbstbestimmung abspielenden ethischen Fragen der Medialisierung von HIV/Aids in das Zentrum seines Beitrages. Ausgehend von dem Grundsatz, dass Medien gemacht und nicht gegeben sind, stellt die „*Deutungsmacht* von Medien, Botschaften und Interpreten" sich „als eine zugleich ontologische, politische, ökonomische und moralische Frage" (S. 144) dar, der sich die medienethische Aufarbeitung der HIV/Aids-Thematik zu stellen hat. Während die Massenmedien des 20. Jahrhundert ihrer Deutungsmacht im Modus der Fremddarstellung der HIV/Aids-Problematik und den damit gegebenen Aspekten menschlichen Leidens Ausdruck verschafften, so dass sich die mit HIV/Aids aufgegebene Problematik der Darstellbarkeit menschlichen, individuellen Leidens in der Öffentlichkeit immer vor dem Hintergrund der Missbräuchlichkeit der Mittlerfunktion der Massenmedien konkretisierte, unterscheidet sich davon die heutige mediale Situation erheblich. Mit dem Auftreten des Internets bietet sich die Möglichkeit der Selbstdarstellung, welche sich über das Modell der Teilhabe des Einzelnen an der medialen Konstruktion definiert. Doch die Grenzen einer verantwortbaren Medialisierung menschlichen Leidens sind unter den Bedingungen der neuen Medien neu zu justieren, weil der selbstbestimmte Raum der elektronischen Kommunikation nicht in ein Modell der institutionellen Sendehoheit eingespannt ist, und weil Aids als Metapher für Kontamination und Mutation immer an der Grenze medialer Fixierung und Instrumentalisierung steht. Capurro votiert unter Rückgriff auf den Kanntischen Vernunftbegriff dafür, Selbstdarstellung zu fördern und zu ermöglichen, um durch den „öffentlichen Gebrauch" der Vernunft, „sich selbst zu gestalten" und so zu einer Gleichwertigkeit von Selbstbestimmung und Solidarität zu gelangen. Entscheidendes Kriterium ist für Capurro „die Reflexion, auf die jeweiligen Möglichkeiten *und Grenzen* von Begriffen und Bildern zu achten, die moralisch verwerflich sind und die durch eine scheinbare Sinnfixierung zur Ausgrenzung, Stigmatisierung und letztlich auch zur Vernichtung des Anderen missbraucht werden". (S. 154)

Klaus Wiegerling nimmt in seinem Beitrag *Tabu und Notwendigkeit: das Dilemma Aids zu zeigen* die Auflösung von Privatheits- und Intimitätsvorstellungen in den gegenwärtigen Medien zum Anlass, um nach den Grenzen des öffentlichen Raumes zu fragen, damit überhaupt noch Selbstbestimmung gewährleistet werden kann. Der Raum der Privatheit wird von Wiegerling als ein positiver Raum ausgewiesen, der für die personale Identitätsbildung grundlegend ist, und deshalb als „ein Bereich radikaler Selbstbestimmung ohne Rücksichtnahme auf heterogene Interessen" (S. 159) zu bestimmen ist. Dies rechtfertigt, diesen Raum mit Tabuisierung zu belegen, eben weil der Raum der Privatheit als ein zentraler Lebensbereich für Selbstbestimmung in der Gefahr steht, „durch öffentliche oder merkantile Zugriffe nicht nur [zu] leiden, sondern möglicherweise zerstört" (S. 167) zu werden. Weil Medien und Öffentlichkeit freie Machtbereiche sind, die nicht institutionell reglementiert werden, so dass sie vor der Würde des Einzelnen inne halten, sind die Lebensbereiche, in denen diese Selbstbestimmung nur eingeschränkt vollzogen werden kann, in besonderer Weise schützenswert. Für die Darstellung von Aids erwächst daraus ein Dilemma: „Das Dilemma, in dem sich jede inszenitorische Auseinandersetzung befindet, ist, die Grenze zu finden zwischen der als notwendig erachteten Enttabuisierung und einem Voyeurismus, der nur niedere Instinkte bedient." (S. 163) Weil kein ethischer Referenzrahmen für die Bearbeitung dieser heterogenen Einflussfelder zu haben ist, hat jede mediale Inszenierung von HIV/Aids diesem Dilemma unter Wahrung desselben zu begegnen und die Grenzen der medialen Inszenierung jedes Mal neu entlang dieses Dilemmas zu ziehen.

Hille Haker wendet sich unter der Überschrift *Medizinethische Grundfragen der HIV/Aids-Bekämpfung* den Aspekten von Selbstbestimmung und Fremdbestimmung zu, denen die Medizinethik im Rahmen der Reflexion auf die Aids-Bekämpfung und Aids-Behandlung begegnet. Dies sind insbesondere Fragen der Identität der von Aids Betroffenen, Fragen der Beziehung zwischen Patienten und Arzt sowie Fragen der Prävention. Da den Ausführungen Hakers zufolge die Rede vom „autonomen Patienten" letztlich gar nichts erklärt, sondern bestenfalls als vergangenheitsblinde Attitüde oder als Trugbild des politischen Liberalismus sich ausweisen lässt, potenziert sich das Problem von Fremd- und Selbstbestimmung in der Medizinethik. Statt wie die normative Medizinethik über den Einzelnen in Form der Argumentation zu triumphieren, wählt Haker den Ansatz einer narrativen Medizinethik. Es geht nicht mehr um eine große, universale Metaerzählung, sondern um einzelne, divergierende Geschichten der von HIV/Aids-Betroffenen. „Im Erzählen kommen nicht nur die verschiedenen Umgangsweisen mit Aids zur Sprache, sondern es werden auch verschiedene Verständnisse der Krankheit deutlich, die dem medizinischen Verständnis ergänzend zur Seite zu stellen sind, um irrtümliche Engführungen zu vermeiden". (S. 177) Von diesem narrativen Ansatz ergeben sich auch Konsequenzen für das Arzt-Patienten-Verhältnis: Nicht ein falsch verstandener Paternalismus resultiert daraus, wohl aber Ärzte, die Anteil nehmen an den Patientenerzählungen und die deshalb „keineswegs die Haltung ihrer Patienten nur passiv entgegen nehmen, sondern sich aktiv mit ihnen auseinandersetzen müssen, um sie so zu einem reflektierten Handeln zu bewegen". (S. 178f.) Von diesen Überlegungen aus kritisiert Haker auch die HIV/Aids-Politik der Mehrheit der Vertreter der katholischen Kirche, sofern sie als bloße Moraltheologie im Mantel naturrechtlicher Argumentation gerade nicht Anteil an den Lebensgeschichten von HIV/Aids-Betroffenen nimmt, sondern in Berufung auf die Essenz des Menschen ihn ohnmächtig werden lässt.

In dem Beitrag *Selbstbestimmt sterben* von Michael Quante wird der medizinethische Diskurs in ein höchst umstrittenes und brisantes Feld gegenwärtiger Ethik geführt. Quante zeigt auf, dass unabhängig von der Aids-Erkrankung die Medizinethik hinsichtlich dieser Thematik aufgefordert ist, grundlegende Fragen zu beantworten, wie die nach dem Verhältnis von Sterbebegleitung oder Sterbehilfe und – noch gravierender – nach den Grenzen der Selbstbestimmung, denn das „Bedürfnis nach aktiver Selbstgestaltung des eigenen Sterbens und des eigenen Todes ist der Grenzfall dieses Bemühens um eine autonome Lebensführung". (S. 194) Quante erfasst die damit gegebene ethische Problemlage vom Prinzip der biographischen Identität einer Person, nach der „die Persönlichkeit sich durch die evaluative Identifikation des Menschen mit seiner eigenen Biografie konstituiert" und folgert daraus, dass „eine Bewertung des eigenen Lebens in das personale

Leben eingeschrieben" (S. 196) ist. Wofür Quante letztlich als Maßgabe plädiert, ließe sich als interne Rekonstruktion individueller Autonomie erfassen: Wir vermögen über uns als Persönlichkeit aus einer externen Perspektive nichts zu sagen, wir können uns nur aus uns selbst und vor dem Hintergrund unserer Biographie begreifen. Von diesem Prinzip aus ist die Qualität des Lebens entscheidend von der durch autonome Personen geleisteten Selbstbewertung abhängig, so dass Ausdruck der personalen Autonomie auch der von Patienten geäußerte Tötungswunsch sein kann, der ethischen Respekt verdient. So sehr Quante ausgehend von dieser Argumentation ein Recht auf freiwillige Sterbehilfe plausibel zu machen sucht, so wenig korrespondiert ihr eine Pflicht zu töten, „denn eine solche Pflicht würde die Autonomie und die Integrität derjenigen, die eine solche Sterbehilfehandlung durchzuführen hätten, systematisch missachten." (S. 203) Quante weist deshalb das Recht auf freiwillige Sterbehilfe als ein „schwaches positives Recht" aus, das sich nur an der Demarkationslinie der allen Beteiligten gewährten Autonomie und Integrität vollziehen kann. Für Quante ergibt sich daraus an die Gesellschaft die Forderung, „einen rechtlichen und institutionellen Rahmen bereitzustellen, der die Umsetzung dieses schwachen positiven Rechts ermöglicht." (S. 204)

Stefan Etgetons Beitrag *„Gesundheit für alle"? Prävention und ihre Grenzen* greift unter dem für die HIV/Aids-Problematik wichtigen Aspekt der Präventionsethik das Verhältnis von Selbstbestimmung und Fremdbestimmung auf. Etgeton sucht nach einem erfahrungsnahen Ansatz für die Präventionsethik, der auf jene rigoros aprioristischen Akzentuierungen verzichtet, deren Kehrseite in einem mangelnden Bezug zu den Bedingungen liegt, die Menschen als Menschen und deren Lebensformen charakterisieren. Von hier aus spricht er sich für einen „aufgeklärten Hedonismus" aus, dessen Medium die *„sinnliche Vernunft"* und dessen „Ziel *nachhaltiger, besonnener Genuss"* ist. Die Präventionsethik steht nach Etgeton deshalb vor der schwierigen Aufgabe, „zur sinnlichen Besinnung der Sinne beizutragen, ohne die Lüste zu rationalisieren". (S. 212) Laut Etgeton gelingt ihr dies nur, wenn sie sich selbst begrenzt und „nicht in den Behaviorismus individueller Handlungsanleitungen oder bloße Gesundheitserziehung abgleitet"(S. 216), sondern ausschließlich die individuelle Entscheidung des Einzelnen mit all ihren Konsequenzen zu respektieren versteht. Im Hintergrund von Etgetons Ausführungen steht letztlich das Ansinnen, gesundheitspolitische Systeme so zu gestalten, dass sie Individuen ein reichhaltiges und erfülltes Leben zu führen ermöglichen. Dies bedeutet eine spezifische Herausforderung in einer Zeit, in der gesundheitspolitische Programme und präventive Interventionen zunehmend auf ein kommerziell verflachtes Verständnis des Wohlergehens reduziert sind. Von daher gewinnt die Präventionsethik Etgeton zufolge ihr ethisches Profil: Sie steht vor der Aufgabe, die Emanzipation der Menschen aus den verhältnisbedingten Selbst/Widersprüchen in ihre Interventionskonzepte zu integrieren und „ihre eigenen präventiven Ziele so präzise und behutsam wie möglich“ (S. 219) zu formulieren.

Bettina Schmidt untersucht in ihrem Beitrag *Völlig gesund und vollends verantwortlich. Die Gesundheitsforderung in der Gesundheitsförderung* kritisch den Begriff der Eigenverantwortung im Gesundheitsdiskurs. Sie zeigt auf, dass dieser Begriff, der im Gewande der Selbstbestimmung daher kommt, sich bei näherem Hinsehen als Fremdbestimmung entpuppt: „Eigenverantwortung meint genau nicht Selbstbestimmtheit bzw. informierte Entscheidungsautonomie im Hinblick auf die Wahl zwischen verschiedenen Verhaltensweisen oder gar verschiedenen Gesundheitszuständen, sondern ist als Anpassungsleistung an den jeweils aktuell gültigen Wissensstand zu Gesundheit zu verstehen.“ (S. 224) Mit der Stärkung der individuellen Verantwortung im Gesundheitswesen wird – nach Schmidt – der Fremdbestimmung Raum gegeben, weil sie zur Anpassung des Gesundheitsbereichs an die Gesetze der Marktökonomie führt. Der Ruf nach Eigenverantwortung verfehle ein handhabbares ethisches Parameter zu sein, sondern diene einem ganz anderen Zweck: „Sie beruhigt die risikosensibilisierte Gesellschaft, wobei die Beruhigung weniger auf die Minderung von Gesundheitsrisiken gegründet ist, sondern darauf, dass man weiß, wen man verantwortlich machen kann – im Zweifel den Einzelnen“. (S. 230) Von daher sei die Rede der individuellen Verantwortung als unterkomplex anzusehen, vielmehr seien nur von differenzierten Prozeduren der Verantwortungszuweisung präventionsethische Optionen zu erwarten. Diese sieht sie realisiert, wenn ausgehend von einer kooperativen Verantwortung ein Paradigmenwechsel stattfindet: „weg von der bisherigen ursachenorientierten hin zu einer lösungsorientierten Betrachtungsweise“ (S. 233), die sich als effektiven Verantwortungsmanagement versteht.

Der letzte Abschnitt des Bandes versammelt religionswissenschaftliche und theologische Perspektiven, die Konzepte von *Erinnerung und Hoffnung* als unverzichtbarer Aspekte ethischer Reflexion herausarbeiten.

Der Beitrag von Bärbel Beinhauer-Köhler *„... ist dicker als Wasser“. Religiös-kulturelle Deutungen von Blut* zeigt das menschliche Blut als Gegenstand vielschichtiger und hochgradig aufgeladener symbolischer Zuschreibungen auf. Man denke an Begriffe wie „Blutschande“, „Blutrache“ und Assoziationen von Leben bis Tod. Die religionswissenschaftliche Perspektive erinnert verbreitete Deutungsmuster und Umgangsweisen mit Blut, die häufig in religiösen Vorstellungen wurzeln und in zahlreiche kulturelle Kontexte übertragen werden. Immer berührt Blut existenziell. Dies wirkt sich unmittelbar auch auf die Wahrnehmung von Aids sowie den Umgang mit Aids-Patienten aus.

Beinhauer-Köhler spürt diesen Zusammenhängen nach und verfolgt verbreitete positive und negative Konnotationen von Blut in Religionen sowie deren Aktualisierungen und Übertragungen in kulturelle Kontexte. So wird ausgehend von der positiv konnotierten und mit „Reinheit" verbundenen Annahme des Blutes als Träger des Lebens dessen Vergießen im Opfer zu einer elementaren religiösen Form, das Blut ist ein Träger von „Heil". Soziale und religiöse Gemeinschaften definieren sich u.U. über eine reale oder fiktive Blutsverwandtschaft und Vorstellungen wie der „Blutsbruderschaft". Gleichzeitig ist Blut ambivalent, als solches meist tabuisiert und weckt ebenfalls negative Assoziationen von Krankheit, Tod, Sexualität und Unreinheit. Verstöße gegen Gemeinschaften werden als „Blutschande" sanktioniert. Das Thema Aids ist nicht von ungefähr besonders emotional besetzt, hier kumulieren Assoziationen zum Thema Blut, die auf eine lange religions- und kulturgeschichtliche Vergangenheit zurückblicken. Beinhauer Köhler weist darauf hin, „dass gerade in den Religionen eine Wurzel für einen humanen Umgang mit Kranken liegt, die sich in großen Institutionen wie der karitativen oder diakonischen Hilfe, aber auch der islamischen *sadaqa* oder der hinduistisch-buddhistischen *dana* manifestiert. Die Ausgrenzung von Aids-Kranken, die als kulturelles Muster eines Zurückschreckens vor ihrem Blut erkennbar wird, kann durch die Ethik, die in den gleichen Kulturen an anderer Stelle entwickelt wurde, positiv aufgelöst werden." (S. 250)

Auch der Beitrag von Andreas Grünschloß *Ethische Normen und ritualisierte Verhaltensweisen im Umgang mit Blut* spiegelt exemplarisch ambivalente Deutungen des Blutes wider. Er zeigt zunächst wie der Osho-Ashram in Pune auf Aids mit der Einführung eines eigenen Aidstestes reagierte und sich damit sogar rühmt, die einzige Aids-bewusste Religion der Welt zu sein, oder wie ein Besucher des Ashram es formulierte: „Der erste Schritt auf dem Weg zur Erkenntnis ist ein Aids-Test" (3). Im zweiten Beispiel geht er Bluttransfusionsproblemen aus der Sicht der Zeugen Jehovas nach. Einen Zusammenhang zwischen Blut und Sperma zeigt er an einem Beispiel aus Papua-Neuguinea auf und befasst sich nach einer knappen systematisch-religionswissenschaftlichen Zwischenüberlegung mit der rituellen Menschentötung bei den Azteken. Diese zeitlich und kulturell breit gestreuten Exempel zeigen gerade auch im Zusammenhang mit dem Beitrag von

Beinhauer-Köhler auf, dass in allen Gesellschaften religiöse Überzeugungen wirken, die ein jeweils verschiedenes Verständnis von Blut und den Umgangsweisen damit erzeugen, die mit anderen Grundfragen individuellen und gesellschaftlichen Handelns wie Krankheit, Sexualität und Schuld oft undurchsichtig zusammenwirken. Der weltweite Kampf gegen HIV/Aids kann aber nur gelingen, wenn nicht allein die medizinische Logik des Westens, sondern die Gesamtheit der jeweiligen Kulturen verstanden und respektiert wird, in denen die Präventionsmaßnahmen und Behandlungen greifen sollen. Ohne religionswissenschaftliches Wissen können Kulturen und ihre Verhaltensmuster nicht begriffen werden – auch nicht die jeweils eigene. Gerade das macht der Blick auf fremde Kulturen und Religionen erfahrbar: „Viele Religionen sehen das Blut geradezu als den ‚Sitz des Lebens' an. Der religiöse Umgang mit Blut ist folglich auch kein natürlich-selbstverständlicher, sondern er unterliegt spezifischen kulturell-religiösen Reglements. Blut kann kontaminierend wirken, es ist aufgeladen mit Energie, diese kann genutzt und kanalisiert werden, oder sie muss aufgrund ihrer Gefährlichkeit gemieden werden." (S. 255f.)

Kristina Dronsch analysiert in ihrem Beitrag *Das medikalisierte Aidsgedächtnis. Wege zu einer Ethik der Erinnerung* Modelle der Zeugenschaft, die implizit und teilweise auch explizit einer Ethik der Erinnerung verpflichtet sind. Den von ihr kritisierten Zeugenschaftsmodellen des Filmes „Philadelphia" und des Buches Kramers wirft sie vor, eine realitätsferne Homogenisierung vorzunehmen, die gerade von der brutalen Realität der Aidskrankheit zerrissen wird: „Denn die Erfahrung mit der Aids-Epidemie vertragen sich nicht mit der tröstlichen Vorstellung einer für allen verbindlichen Lebenswelt und eines gemeinsamen Horizontes des Verstehens." (S. 286) Die Modelle von Zeugenschaft brechen im Innersten zusammen, da dieses auf dem Subjekt gründen, weil es „beim Zeugnis-Geben immer um das Bezeugen einer dem Anderen – eben dem Zeugnisempfänger – unzugänglichen Erfahrung geht." (S. 287) Die gegenwärtige Grundlagenkrise wissenschaftlicher Ethik spiegelt Dronsch zufolge die Inhomogenität des gesellschaftlichen Wissens und Verhaltens. „Eine Lösung ist nur von einer Konzeption zu erwarten, die genau diese Abwesenheit, den Verlust der ordnenden Stabilität zum inhärenten Ausgangspunkt ihrer ethischen Überlegungen macht." (S. 290) Eine Ethik der Erinnerung, die gerade nicht vom Subjekt aus denkt, sondern von der Gabe des Erinnerns, findet Dronsch in der Konzeption des Parakleten im Johannesevangelium: „hier wird eine Konzeption einer Ethik für Erinnerung greifbar, die festhält, dass Erinnerung sich einer Gabe verdankt." (S. 296f.)

Heiko Schulz arbeitet in seinem Beitrag *Genügt die Hoffnung? Über Aids als Problem der theologischen Ethik* das Konzept der Hoffnung als notwendige und hinreichende Bedingung moralischer Verantwortung heraus. Auf der Basis einer knappen Phänomenologie „moralischer Probleme" versucht der Vortrag zunächst zu präzisieren, inwiefern der Problemkomplex HIV/Aids nicht nur eine medizinische, soziale, politische, rechtliche und ökonomische, sondern auch eine irreduzibel ethische Dimension besitzt. Anschließend wird die Frage erörtert, ob und inwieweit eine genuin theologische Perspektive zu einem mindestens in ethischer Hinsicht differenzierteren und umfassenderen Verständnis der Immunkrankheit beitragen kann. Die Frage wird verneint – verbunden mit dem Hinweis, dass der einschlägige Erkenntnis erweiternde Beitrag theologischer Reflexion die metaphysischen Voraussetzungen ethischer und/oder moralischer Urteilsbildung als solcher betrifft. Diese Voraussetzungen werden im letzten Abschnitt im Blick auf ihre genuin eschatologischen Implikationen hin zugespitzt, und zwar am Leitfaden der Frage nach dem Verhältnis von Hoffen und Handeln. Danach besteht erstens die Eigentümlichkeit der Hoffnung in ethischer Hinsicht darin, dass sie moralische Verantwortung freisetzt bzw. hinreichend bedingt: Jeder, wenn auch nicht zwangsläufig nur derjenige, der hofft, hat und übernimmt Verantwortung. Zweitens und epistemisch gesehen steht Hoffnung im Unterschied zum Glauben für ihre eigene Berechtigung ein. Drittens und genetisch betrachtet bietet der christliche Glaube hinreichende Gründe zu hoffen – auch und nicht zuletzt auf den endgültigen Sieg über Aids und/oder HIV. Für jede Ethik aber gilt: „Hoffnung bedingt die Möglichkeit von Moralität hinreichend." (S. 306) „Jeder der hofft, gibt eben dadurch mindestens implizit seine Bereitschaft zu erkennen, sich beim Anspruch auf moralische Integrität seiner selbst und dessen, worauf er hofft, behaften zu lassen." (S. 306)

Elisabeth Gräb-Schmidt gibt in ihrem Beitrag *Hoffnung als Ausdruck der eschatologischen Existenz des Menschen. Einsichten theologischer Ethik* den Menschen als das „weltoffene Wesen" zu verstehen, das in dieser seiner Eigenschaft als handlungsfähig und als auf Zukunft ausgerichtet charakterisiert ist. Der Verlust von Zukunft, der menschliches Leben begleitet, wird damit zur drohenden Bewältigungsaufgabe. Die Krankheit zum Tode ist nach der christlichen Auffassung jedoch nicht ein körperliches Gebrechen, nicht der irdische Tod, sondern die Hoffnungslosigkeit. Die Lebendigkeit des Lebens hingegen liegt in der Hoffnung und wird durch sie lebendig gehalten. Mit dem Gedanken an die Zukunft wird denn auch nicht in erster Linie das drohende Ende, sondern Hoffnung verbunden. Zukunft verbindet sich mit Zuversicht und Vertrauen. Für die Hoffnung liegt in der Zukunft damit eine Verheißung. Gerade diese Verheißung hält nun aber die Gegenwart in gespannter Erwartung. Diese Verheißung macht die Lebendigkeit der Gegenwart aus und bestimmt die Handlungsfähigkeit des Menschen. Genau diese „zeitliche" Hoffnung kennzeichnet die symbolische Kraft des Menschen über die Grenzen seiner endlichen Existenz hinaus. Das christliche Verständnis von Zukunft zielt darauf, dass das, was aussteht, nicht das Ende, sondern Erfüllung und Vollendung ist. Die Zukunftsausrichtung des Daseins meint dann aber nicht zuerst eine Ausrichtung auf das Jenseits. Gerade das hält der Begriff der Eschatologie fest. Eschatologisch verstanden liegt die Bewältigung des Lebens in der Erfassung der Zeitlichkeit des Daseins als Zentrierung der Zeit in der Gegenwart. „Und damit ist die eschatologische Existenz diejenige, die keine Angst vor der Zukunft und keine Angst vor dem Verlust der Zukunft hat." (S. 338) Qualifizierte Gegenwart entsteht christlich verstanden dadurch, dass die Zeit aus der Fülle der Ewigkeit jetzt schöpfen kann. Nur so wird Vertrauen ins Dasein gewonnen und damit die Freiheit, unser gegenwärtiges Sosein in allen Defizienzen zu akzeptieren und angesichts unserer Endlichkeit zu handeln. Das Handeln im Sinne der Gestaltung eines gelingenden Lebens ist insofern aufs engste geknüpft an eine eschatologische Distanznahme zu unseren vordergründigen Bedürfnissen, die uns daran hindern, das Leben aus seiner Ganzheit und Zielbestimmung zu verstehen. Vor diesem Hintergrund wäre es die eschatologisch verstandene Hoffnung, die der Ethik allererst zu ihrer zentralen Kerngestalt, der Thematisierung der Freiheit, verhelfen kann: „Ohne die Hoffnung ist Handeln gar nicht möglich – und auch nicht das Jasagen zum Leben. […] Ohne Hoffnung gegen allen Augenschein, ohne Glaube an Rettung und Sinn, wären die Bemühungen zu helfen zum Scheitern verurteilt, fehlte ihnen die Kraft, die Berge versetzt." (S. 339)

Stefan Alkiers Beitrag *Kann denn Liebe Sünde sein?* erinnert zunächst an das wissensethische Plädoyer für paralogische Diskurse, die der Komplexität und Widersprüchlichkeit der Generierung gesellschaftlichen Wissens Rechnung trägt. Sodann zeigt Alkier auf, dass die Bibel selbst eine paralogische Struktur hat, die es vermeidet, dass die vielen lokalen Erzählungen der Bibel von ihrer narrativen Makrostruktur vereinnahmt und geglättet werden. Die Jesus-Christus-Geschichte als lokales Wort vom Kreuz unterläuft jede totalitäre Ideologie, weil sie an die Stelle totalisierender Macht die lokale Solidarisierung mit den jeweiligen Opfern jenseits der Grenzziehung von Innen und Außen zu leben aufgibt. Aus dieser Einsicht heraus wird das Doppelgebot der Liebe als Selbstverpflichtung derjenigen ausgewiesen, die sich vom

Geist der Jesus-Christus-Geschichte angesprochen fühlen. Dieses kritische Prinzip der Liebe vermag präzise zu formulieren, wann Liebe aus biblischer Sicht zur Sünde wird: „Ist diese Liebe, die den anderen im Blick hat und ihm unter keinen Umständen schaden möchte, im Spiel, so sind auch Lust und Leidenschaft keine Sünde." (S. 352). „Menschen aber, die ihre Lust so ausleben, dass sie den Körper der oder des anderen lieblos benutzen und sie bzw. ihn wie eine Ware behandeln, liegen voll neben dem Geist der Liebe: sie sündigen. Wenn diese lieblose sexuelle Benutzung des bzw. der anderen unsachgemäßer Weise Liebe genannt wird, dann ist Liebe Sünde." (S. 356)

Nach den wissenschaftlichen Beiträgen resümieren Steffen Taubert und Holger Sweers in ihrem Epilog *Was haben sich Aidshilfe und Ethiker zu sagen* aus der Sicht der DAH den Ertrag der im vorliegenden Band versammelten Argumentationen und bemängeln ein Übergewicht des Verantwortungsdiskurses. Ihre Ausführungen machen deutlich, dass aus ihrer Sicht die DAH das ethische Prinzip *neminem laedere* nicht vorbehaltlos akzeptieren soll. Vielmehr erklären sie die Lust des Einzelnen zum Maß der Dinge. Taubert und Sweers fordern Solidarität von der Gesellschaft für die Betroffenen ein, aber nicht von ihnen für die anderen und für die Gesellschaft als Ganze. So fragt sich Sweers, „ob die Aidshilfe nicht in einem anderen Planetensystem kreist als einige Autoren dieses Bandes. ‚Keine Rechenschaft für Leidenschaft', ‚Lust und Rausch', ‚mündiger Drogenkonsum' – das sind ja Stichworte, die für Aidshilfe und für die Aidshilfe steht." (S. 361)

Freiheit und Verantwortung

Die Freiheit des Einzelnen und das Interesse der Gesellschaft[1]

Julian Nida-Rümelin

I.

Die Veranstalter haben mich darum gebeten, einen Vortrag zu halten, der aus der Sicht aller unterschiedlichen Disziplinen und Forschungsansätze, die an diesem Projekt beteiligt sind, relevant ist. Dies möchte ich tun, indem ich Sie – wohl wissend, dass wir uns nicht in einem philosophischen Oberseminar befinden – auf einen Gedankenausflug mitnehme. Ziel ist es, folgende Grundfrage zu erörtern: Wie verhält sich die Freiheit des Einzelnen zum Gesamtinteresse der Gesellschaft beziehungsweise zum Gemeinwohl?

Diese Frage ist nicht nur an sich interessant, sondern an ihr lassen sich auch zwei für die Philosophie wichtige methodologische Punkte festmachen. Zum einen handelt es sich offensichtlich um eine grundlegende Abwägungsfrage. Denn es gilt zu klären, in welchem Verhältnis zwei Werte oder Normen, die uns beide relevant erscheinen, zueinander stehen sollten. Dass uns tatsächlich sowohl das Gemeinwohl als auch die individuelle Freiheit in ähnlichem Maße wichtig sind, zeigt sich unter anderem daran, dass beiden in den Verfassungen liberaler, demokratischer Staaten ein wichtiger Stellenwert zugewiesen wird. Interessanterweise trägt aber gerade die Klärung solcher Abwägungsfragen häufig zum ethischen Fortschritt von Gesellschaften bei – nämlich dann, wenn man feststellen muss, dass die Art und Weise, wie bestimmte Normen praktisch umgesetzt werden, nicht dem Verhältnis

---

1 Bei diesem Text handelt es sich um die redigierte Fassung eines freien Vortrags, der am 19.6.2008 auf der interdisziplinären Fachtagung *„HIV/Aids – Ethische Perspektiven"* an der Goethe-Universität in Frankfurt am Main gehalten wurde. Der freie Stil der Rede wurde weitgehend beibehalten. Für die Redaktion danke ich Christine Bratu.

entspricht, in dem sie gemäß der theoretischen Abwägung zueinander stehen sollten. Als Beispiel hierfür kann man etwa den Wechsel vom paternalistischen Medizinethos zum Paradigma des so genannten informierten Konsens in der Medizinethik anführen: Über Jahrzehnte hinweg hat sich die Medizinethik an der Norm des Expertentums orientiert, da sie von der Vorstellung geprägt war, dass die Ärzteschaft ein Berufsstand sei, dem man die Gesundheit des Einzelnen aufgrund seiner spezifischen Qualifikation und Kompetenz rückhaltlos anzuvertrauen habe. Doch mittlerweile würde man diese Haltung als paternalistisch bezeichnen, nachdem im Laufe der Zeit deutlich wurde, dass sie mit der Selbstverantwortung des Einzelnen als dem normativen Fundament einer liberalen Gesellschaft nur schwer zu vereinbaren ist. Dieses besagt nämlich, dass die letzte Entscheidung über meinen Körper von niemand anderem als mir selbst zu treffen ist – auch wenn wir fachlicher Kompetenz ansonsten einen wichtigen Stellenwert zuweisen.[2]

Zudem wird sich in der Diskussion zeigen, dass die Güte insbesondere ethischer Theorien davon abhängt, ob sie für die Praxis relevant sein, diese also sinnvoll anleiten können. Denn es gilt: Nichts ist praktischer als eine gute Theorie. Auch dies lässt sich am Beispiel der Medizinethik illustrieren. Diese entstand, da sich in der Konfrontation mit konkreten medizinischen Problemen offenbarte, dass die gängigen normativen Großtheorien diese nicht in einer für die Praxis befriedigenden Art beantworten konnten. So konnten weder Kantianismus noch Utilitarismus praxistaugliche Antworten auf die Frage liefern, ob bei komatösen Patienten die medizinischen Geräte abzuschalten seien oder nicht. Die Konfrontation mit der konkreten medizinischen Praxis zwang die philosophische Ethik somit zu einer grundlegenden Klärung des Theorie-Praxis-Verhältnisses und dazu, sich aus den allzu begriffsorientierten Diskussionen zu verabschieden und die Probleme *kohärentistischer* anzugehen. Denn für eine praxisrelevante Lösung solcher Probleme ist es notwendig, nicht nur philosophischen Prinzipien, sondern vor allem auch unseren moralischen Intuitionen zumindest eine gewisse Anfangsplausibilität zuzuschreiben. Insofern hatte Stephen Toulmin durchaus Recht mit der Feststellung, dass konkrete medizinische Fragen der philosophischen Ethik das Leben gerettet haben.[3]

2 Vgl. dazu B. Schöne-Seifert, Medizinethik, in: Angewandte Ethik. Die Bereichsethiken und ihre theoretische Fundierung. Ein Handbuch, hg. v. J. Nida-Rümelin, Stuttgart 2005, 690-803.

3 Vgl. St. Toulmin, How Medicine Saved the Life of Ethics, in: New Directions in Ethic: the Challenge of Applied Ethics, hg. v. J.P. DeMarco, R.M. Fox, New York 1986, 265-281.

Durch diese kohärentistische Wende lässt sich eine „Boomphase" der Ethik verzeichnen, deren Ende nach wie vor nicht abzusehen ist.[4] Dies ist vor allem insofern beachtlich, als sie sich davor in einer Dürrephase befunden hat, die in Kontinentaleuropa meiner Ansicht nach bereits in der ersten Philosophengeneration nach Kant begann. Diese Dürrephase wurde durch die anglo-amerikanische Tendenz, seit Anfang des 20. Jahrhunderts im Rahmen praktischer Philosophie fast ausschließlich metaethische Fragen zu behandeln, noch verstärkt – so dass die philosophische Ethik Anfang der 70er Jahre des letzten Jahrhunderts einem verdorrten Rinnsal ähnelte. Unterdessen hat der neue Ethikboom dazu geführt, dass ethische Themen unter den unterschiedlichsten disziplinären und beruflichen Perspektiven betrachtet werden und sich entsprechend eigene Bereichsethiken entwickelt haben. So ist die Medizinethik beispielsweise eine eigene Disziplin geworden, die kaum noch von Philosophen oder Ethikern betrieben wird, sondern überwiegend von Medizinern. Ich beklage diesen Prozess nicht, da er letztlich ein Nebeneffekt des erfolgreichen Wiederaufstiegs ethischen Denkens ist: Denn wenn ein Ansatz erfolgreich ist, lässt er sich nicht mehr in den Mauern einer Disziplin halten, sondern expandiert und verselbstständigt sich. Dennoch muss man dafür sorgen, dass die zunehmende Verselbstständigung einzelner Bereichsethiken (wie neben der Medizinethik auch der Rechtsethik, der ökologischen Ethik, der Genderethik und vielleicht auch bald der HIV-Ethik) von allgemeinen philosophisch-ethischen Diskursen die Philosophie nicht wieder in Versuchung führt, sich in die zwar hehren theoretischen, oft aber abgehobenen Debatten zurückzuziehen.

II.

Um sinnvoll abwägen zu können, wie sich Gemeinwohl und Freiheit des Einzelnen zueinander verhalten sollen, muss man sich zuerst klar machen, dass die politische Moderne mit dem Augenblick beginnt, in dem alle Legitimation auf das Individuum zurückgeführt wird. Das heißt, moderne politische Theorie zeichnet sich dadurch aus, dass sie das Individuum ernst nimmt und sich ihm gegenüber für rechtfertigungspflichtig hält. Als konkret historische gilt diese These *cum grano*

4 Besonders deutlich ist die Renaissance normativen Denkens in der politischen Philosophie zu beobachten. Das Werk, welches hier die neue Blütephase eingeleitet hat – John Rawls' „A Theory of Justice" von 1971 –, spricht sich dabei explizit für eine kohärentistische, unsere moralischen Intuitionen miteinbeziehende Vorgehensweise aus (Vgl. John Rawls, A Theory of Justice, Cambridge MA 1971).

salis: Denn zum einen gibt es nach wie vor Autoren, die eher einer kollektivistischen Argumentation anhängen.[5] Zum anderen gingen auch in der Antike Autoren von der normativen Relevanz des Einzelnen aus, wie etwa Epikur oder Pythagoras. Allerdings vertrat damals die Mehrheit der Philosophen die kollektivistische Auffassung, wie sich am Beispiel des Aristoteles zeigen lässt. So heißt es in der „Nikomachischen Ethik" gleich auf den ersten Seiten: „Mag nämlich auch das Gute dasselbe sein für den Einzelnen und den Staat, so scheint es doch größer und vollkommener zu sein, das Gute für den Staat zu greifen und zu bewahren; erfreulich ist es zwar schon bei einem einzigen Menschen, schöner und göttlicher aber für Völker und Staaten."[6] Aristoteles ist also der Ansicht, dass wir das Gute für den Einzelnen in Abhängigkeit vom Guten für die Polis zu bestimmen haben. Die politische Moderne vertritt dagegen die entgegengesetzte These: Um zu bestimmen, was das Gute für die Polis ist, müssen wir wissen, was das Gute für den Einzelnen ist. Diese Ansicht – dass also das einzelne Individuum Adressat aller Rechtfertigung und Quelle aller Legitimation im Politischen ist – führt zu unterschiedlichen konkreten Konzeptionen. Eine der wirkungsmächtigsten ist der Utilitarismus.

Diesem liegt die anthropologische These zugrunde, dass jeder Mensch danach strebt, Schaden zu vermeiden, Nutzen dagegen zu mehren. Verschiedene Varianten des Utilitarismus verstehen Unterschiedliches unter „Nutzen": Der Stammvater des Utilitarismus, Jeremy Bentham, vertrat etwa eine hedonistische Auffassung individuellen Nutzens, wonach dieser in der Zufriedenheit mit dem eigenen Leben und also im je eigenen Glücksgefühl besteht. Aktuellere Ansätze versuchen dagegen, den Begriff des Nutzens inhaltlich neutral zu halten und sprechen daher nur noch von Präferenzerfüllung – wobei offengelassen wird, wie diese Präferenzen inhaltlich bestimmt sind.[7] Gemein ist allen utilitaristischen Ansätzen die Ansicht, dass Nutzen der einzige Wert ist, der ethisch relevant ist. Darüber hinaus geht der Utilitarismus davon aus, dass die Nutzenniveaus der einzelnen Individuen mess- und vergleichbar sind. So waren Bentham und seine Schule der Meinung, dass sich die Nutzenmessung irgendwann mit naturwissenschaftlichen Mitteln durchführen lassen würde. Doch selbst wenn sich Benthams

---

5 In dieser Hinsicht kann man einige der aktuellen kommunitaristischen Ansätze verstehen, etwa A. MacIntyre, After Virtue, Notre Dame 1981.

6 Aristoteles, Nikomachische Ethik, 1094b 5-10, in: Aristoteles, Die Nikomachische Ethik, Aus dem Griechischen und mit einer Einführung und Erläuterungen versehen von Olof Gigon, München 2004.

7 Für einen Überblick über die verschiedenen Versionen utilitaristischer Ethik vgl. Einführung in die utilitaristische Ethik. Klassische und zeitgenössische Texte, hg. v. O. Höffe, München 1975.

Hoffnung in die naturwissenschaftliche Glücksforschung nicht erfüllt hat und die Frage nach der Vergleichbarkeit individueller Nutzenwerte ein chronisches Problem des Utilitarismus ist[8] – die politische These, die der Utilitarismus zieht, scheint folgerichtig: Denn er behauptet, dass sich aus dem bisher Gesagten ableiten lässt, dass der gesellschaftliche Nutzen beziehungsweise – um eine gebräuchlichere Terminologie zu wählen – das gesellschaftliche Wohl in der Summe des Nutzens der einzelnen Gesellschaftsmitglieder besteht. Da der Utilitarismus der Ansicht ist, dass es ethisch geboten sei, die Nutzensumme zu steigern, ist demnach die Gesellschaft dazu angehalten, die Nutzensumme ihrer Mitglieder zu befördern. So muss es etwa das Ziel der gesetzgebenden Instanz sein, diejenigen Gesetze festzuschreiben, die im Vergleich zu allen anderen möglichen Gesetzen die Nutzensumme der Bürger optimieren, wie Bentham in seinem Hauptwerk „Principles of Legislation" ausführt.[9]

Bevor ich auf die Schwierigkeiten des Utilitarismus eingehen möchte, will ich zuerst auf seine eminenten Stärken hinweisen. Zum einen ist der Utilitarismus in seinen meisten Spielarten insofern eine liberale Ethik und politische Philosophie, als er keine inhaltlichen Festlegungen dazu trifft, was als Nutzen eines Individuums zählen darf. Die Präferenzen der Einzelnen werden – mit einigen Einschränkungen – so, wie sie sind, ernst genommen. Zum anderen ist die kritische Intention des Utilitarismus nicht zu verkennen: So versucht er einerseits, die Ethik in einem den Menschen tatsächlich vertrauen Phänomen zu verankern, nämlich im individuellen Streben nach Nutzen; dabei orientiert er sich nicht an klerikalen Vorschriften oder gesellschaftlichen Vorurteilen. Andererseits ist er eine streng egalitäre Theorie, da in die Nutzensumme, die es zu maximieren gilt, der Nutzen jedes Individuums gleichermaßen eingeht. Gemessen an obiger These ist der Utilitarismus schließlich eine genuin moderne politische Theorie, da er die Legitimität von staatlichen Handlungen an die Zustimmung durch den Einzelnen zurückbindet. Denn die Konzentration auf das Individuum muss das Proprium einer Konzeption sein, der es um die Mehrung des Nutzens der Einzelnen geht.

Dennoch gerät diese Sichtweise in einen fundamentalen *Konflikt mit einem substantiellen Verständnis individueller Freiheit*. Ich möchte drei Aspekte nennen, die dies deutlich machen: So umfasst unser Verständ-

8 Vgl. dazu J. Nida-Rümelin, Theoretische und angewandte Ethik: Paradigmen, Begründungen, Bereiche, in: Angewandte Ethik. Die Bereichsethiken und ihre theoretische Fundierung. Ein Handbuch, hg. v. J. Nida-Rümelin, Stuttgart 2005, 7-20.

9 Vgl. J. Bentham, An Introduction to the Principles of Morals and Legislation, New York 1948 [EA 1789].

nis von individueller Freiheit Grundrechte – wie das Recht auf Unversehrtheit des Körpers oder auf Selbstbestimmung –, die unhintergehbar sind. Diese Auffassung liegt beispielsweise der Ewigkeitsklausel in Artikel 79, Absatz 3 des Grundgesetzes zugrunde, die die in den Artikeln 1-20 festgelegten Grundrechte jeder Änderung selbst durch die Mehrheit entzieht. Wenn aber die Nutzensummen-Optimierung mit individuellen Rechten dieser Art in Konflikt gerät, so muss der Utilitarismus die Aufweichung dieser Rechte fordern. Denn seiner Ansicht nach ist es die Steigerung der Nutzensumme, die alles in allem betrachtet ethisch relevant ist – nicht die individuellen Rechte des Einzelnen. Es gibt also einen fundamentalen Konflikt zwischen der vom Utilitarismus vorgeschriebenen Optimierung der Nutzensumme und den Menschen- und Bürgerrechten, wie sie in den westlichen Verfassungen, aber auch in der Allgemeinen Erklärung der Menschenrechte von 1948 festgeschrieben sind.

Die gerade intuitiv entwickelte Überlegung wurde in den 70er Jahren durch das so genannte *Liberale Paradoxon* spieltheoretisch fundiert. Dieses Theorem, das von dem bedeutenden Ökonom und Nobelpreisträger Amartya Sen entwickelt wurde, besagt, dass es einen unauflösbaren Konflikt gibt zwischen der Idee, dass jedem Individuum ein bestimmter Entscheidungsspielraum zustehen sollte, innerhalb dessen es frei entscheiden kann, und einer kollektiven Entscheidungsfunktion. Der letzte Begriff bedarf einiger Erläuterung:[10] Kollektive Entscheidungsfunktionen sind Mechanismen, die die Präferenzen einzelner Individuen in eine kollektive Präferenz überführen. Ein Beispiel hierfür wären die Regeln zur Stimmenverrechnung bei Wahlen: Die Präferenzen der einzelnen Bürger (welche diese durch die Stimmabgabe für eine bestimmte Partei kundtun) werden über diese Verfahren zu einem für alle geltenden Ergebnis (dem endgültigen Ergebnis der Wahl) transformiert. Im Allgemeinen muss eine kollektive Entscheidungsfunktion neben anderen Bedingungen diejenige der Pareto-Effizienz erfüllen, damit sie uns rational erscheint. Grundsätzlich bezeichnet man Verteilungen als pareto-effizient, bei denen niemand besser gestellt werden kann, ohne dass dadurch ipso facto ein anderer schlechter gestellt wird. Eine kollektive Entscheidungsfunktion wäre demnach pareto-effizient, wenn es nicht möglich wäre, die Präferenzen einer Person in höherem Maße zu erfüllen, ohne damit gleichzeitig die Präferenzen einer anderen in demselben Maße zu vernachlässigen. Sens Theorem zeigt nun, dass es keine Möglichkeit gibt, individuelle Präferenzen auf eine Art

10 Für eine detaillierte Darstellung vergleiche auch: L. Kern, J. Nida-Rümelin, Logik kollektiver Entscheidungen, München 1994, 243-250.

und Weise zu aggregieren (also in irgendeiner Weise in eine kollektive Präferenz zu überführen), die simultan beide Bedingungen erfüllt – die also gleichzeitig pareto-effizient ist und individuelle Freiheiten achtet.

Obwohl die hohe Abstraktheit und die Notwendigkeit eines gewissen Vorwissens der Rationalitätstheorie dazu geführt hat, dass Sens spieltheoretische Überlegungen außerhalb ökonomischer Kreise nur wenig rezipiert wurden, scheint unsere Alltagsmoral ihre Ergebnisse vorweg genommen zu haben. Denn als ahnten wir die Konsequenzen dieses Theorems, sind in liberalen demokratischen Gesellschaften viele Bereiche des menschlichen Lebens der kollektiven Entscheidung entzogen. Der Wert der Privatsphäre besteht beispielsweise gerade darin, dass die dort verhandelten Fragen dem öffentlichen Urteil nicht anheim gestellt werden. Tatsächlich gilt sogar, dass private Fragen nicht nur nicht Gegenstand öffentlicher Entscheidungen sein dürfen – sie dürfen nicht einmal öffentlich beurteilt werden. Das Individuum muss sich in seinen privaten Entscheidungen nicht vor der Öffentlichkeit rechtfertigen und dieses Privileg wird durch rechtliche Normen geschützt. Allerdings werden die Grenzen zwischen dem der Öffentlichkeit zugänglichen und dem vor ihr geschützten Bereich immer fließender, etwa durch die zunehmende Kommerzialisierung der Medien. Gerade aufgrund solcher Entwicklungen sollte man sich bewusst sein, dass Aussagen wie „Alles Private ist politisch und alles Politische ist privat“ die Axt an die liberale Gesellschaft anlegen. Die Trennung von Öffentlich und Privat – also von Fragen, die im öffentlichen Diskurs zu klären sind und bei denen die öffentliche Meinung zu entscheiden hat, und solchen, die in der Verantwortung des Einzelnen bleiben und der öffentlichen Transparenz nicht ausgesetzt werden dürfen – ist für eine liberale Gesellschaft unverzichtbar.

Der zweite Punkt, an dem der Utilitarismus gegen unsere Vorstellungen von der legitimen Freiheit des Einzelnen verstößt, lässt sich als *Integritätsproblem* bezeichnen.[11] Denn durch die ethischen Forderungen des Utilitarismus entsteht eine Bedrohung der Integrität der Person. Dies wird deutlich, vergegenwärtigt man sich, dass der Utilitarismus fordert, das wirklich moralische Subjekt solle sich in seiner gesamten Lebenspraxis daran orientieren, was der Allgemeinheit nützt. Doch kann eine Person, die konsequent jede Entscheidung unter das moralische Kriterium stellt, die Nutzensumme der Gesellschaft zu optimieren, ihrem eigenen Leben noch einen Sinn geben? Kann sie beispielsweise noch eigenen persönlichen Projekten folgen? Diese Frage ist deswegen

11 Vgl. B. Williams, Persons, Character and Morality, in: ders.: Moral Luck: Philosophical Papers 1973-1980, Cambridge 1981, 1-19.

von Relevanz, weil jeder Mensch seine Individualität durch eben solche persönlichen Projekte entwickelt. Jeder von uns wird nur dadurch zu dem einzigartigen Menschen, der sie oder er ist, dass sie oder er Wertungen setzt, von denen eben nicht anzunehmen ist, dass andere sie teilen (von einigen wenigen Menschen im persönlichen Nahbereich vielleicht abgesehen); und für jeden von uns ist es wesentlich, diese Projekte zu verfolgen und zu realisieren. Ein wesentlicher Teil unserer Persönlichkeit äußert sich darin, dass Projekte unserem Leben Struktur, Orientierung und Sinn geben. Wenn nun aber ein allgemeines ethisches Kriterium – wie zum Beispiel das des Utilitarismus – angelegt wird, dann hat sich das Individuum bei jeder Entscheidung zu fragen, ob die Arbeit an diesem Projekt auch wirklich Nutzensummen-optimierend ist.

Man könnte versuchen, diesem Problem dadurch entgegenzutreten, dass man es sich zum persönlichen Projekt macht, die Nutzensumme der Gesellschaft zu optimieren. Tatsächlich würde in diesem Fall das skizzierte Spannungsverhältnis zwischen persönlichen Projekten sowie davon abhängiger personaler Integrität und Befolgung des ethischen Kriteriums nicht auftreten – aber für wie viele Menschen ist die Optimierung der Nutzensumme als persönliches Projekt wirklich denkbar? Es scheint doch, dass die Befolgung des ethischen Postulats als Inhalt des individuellen Lebens nur für wenige Menschen realisierbar ist – von Ausnahmen wie etwa Mutter Theresa abgesehen. Für alle übrigen – und das heißt also: für die meisten – bleibt das Spannungsverhältnis bestehen.

Doch das Spannungsverhältnis zwischen Bestimmung des eigenen Lebenssinns einerseits und Rücksichtnahme auf und Orientierung am Gemeinwohl andererseits kann nicht zugunsten eines dieser beiden Pole aufgelöst werden: Weder kann man das Ethische ausschließlich der Sonntagspredigt überlassen und sich selbst nur um die eigenen Belange kümmern, noch kann man die persönlichen Projekte marginalisieren oder sie im großen, ausschließlich am Gemeinwohl orientierten Ziel aufgehen lassen. Diese beiden Auflösungen sind inadäquat und höchstens als Grenzfälle denkbar. Vielmehr bedarf dieses Spannungsverhältnis einer *humanen* Auflösung. Ein solcher humaner Umgang verlangt meines Erachtens folgende Perspektive auf normative Fragen: Wir setzen Spielräume fest – wobei von Fall zu Fall bestimmt werden muss, welchem Spielraum eine Situation zuzuordnen ist –, innerhalb derer wir uns ungestört um unsere eigenen Angelegenheiten kümmern dürfen; jenseits dieser Grenzen müssen wir dagegen Gemeinwohl-orientiert handeln. Dies entspricht einer *deontologischen Auffassung von Normativität,* die konsequentialistischen Erwägungen einen gewissen

Platz einräumt. Aber in bestimmten Bereichen, die durch die Festlegung unhintergehbarer Grenzen entstehen, darf man von der Optimierung der Konsequenzen der eigenen Handlungen mit Blick auf das Gemeinwohl absehen. Doch wie sollen die Grenzen, die den von absoluten Rechten geschützten Bereich und von dem konsequentialistischer Optimierung trennen, bestimmt werden? Hier bietet es sich meines Erachtens an, auf Immanuel Kant zurückzugreifen: Dessen Antwort war, dass diese Grenze entlang des gleichen Respekts vor der Autonomie jeder einzelnen Person gezogen wird. Die Verfolgung eigener Projekte hat dort ihre Grenze, wo sie mit dem gleichen Respekt vor der Autonomie anderer in Konflikt gerät, etwa wenn andere durch mein Handeln daran gehindert werden, ihre eigenen Projekte zu verfolgen.

Als abschließenden Einwand gegen eine Theorie, die wie der Utilitarismus das Gemeinwohl überbetont, möchte ich eine Überlegung John Rawls' anführen. Dieser argumentiert in seinem 1971 erschienenen Hauptwerk „A Theory of Justice", dass solche Theorien gegen die *„separateness of persons"*, also gegen die Getrenntheit von Personen verstoßen. Mit diesem Schlagwort will Rawls verdeutlichen, dass man zwar sinnvollerweise für sich selbst beschließen kann, dass man in den nächsten drei Jahren auf jeden größeren Urlaub verzichtet, um in diesem Jahr eine Kreuzfahrt machen zu können – dass es uns aber intuitiv moralisch fragwürdig erscheint, wenn Person A beschließt, dass Person B in den nächsten drei Jahren auf jeden größeren Urlaub zu verzichten hat, damit Person A dieses Jahr eine Kreuzfahrt machen kann. Anders ausgedrückt: Intuitiv sind wir der Ansicht, dass das Lebensglück einer Person nicht mit dem Lebensglück einer anderen verrechnet werden darf. Der Utilitarismus fordert aber unter Umständen genau das: Dass eine Person ihre Lebenspläne zum Zwecke der Steigerung der gesellschaftlichen Nutzensumme aufgibt. Getreu seiner kohärentistischen Herangehensweise gibt Rawls keine weiteren Argumente dafür an, warum uns solche Forderungen moralisch fragwürdig erscheinen; aber er stellt meines Erachtens korrekterweise fest, dass sie unserem gemeinsamen Gerechtigkeitssinn zuwiderlaufen.

III.

Im letzten Teil meiner Überlegungen möchte ich auf das *Verhältnis von Verantwortung und Freiheit* zu sprechen kommen. Denn auch wenn – wie oben gezeigt – die Freiheit des Einzelnen dem Gemeinwohl nicht geopfert werden darf, so sind ihr doch auch Grenzen gesetzt.

Ich plädiere für einen emphatischen Freiheitsbegriff, der aus zwei Komponenten aufgebaut ist:[12] Das eine grundlegende Element ist Autarkie. Damit meine ich – rein *ex negativo* –, dass über einen freien Menschen niemand bestimmt. Das heißt, niemand darf über eine andere Person entscheiden und dies muss durch rechtliche Normen gesichert sein. Das zweite, die Autarkie ergänzende Element von Freiheit ist Autonomie. Denn ein freier Mensch ist nicht nur jemand, über den kein anderer herrscht – sondern vor allem jemand, der sich selbst die Gesetze seines Handelns gibt. Dem eigenen Leben selbst Struktur geben und es zu einem kohärenten Ganzen machen ist der Kern von Autonomie. Freiheit bestimmt sich demnach durch eine negative Komponente – die Abwesenheit von Zwang, ausgedrückt in Autarkie – und eine positive Komponente – die eigene Gestaltungsmacht, ausgedrückt in Autonomie.

An einem Beispiel, das aktuell viel diskutiert wird, möchte ich zeigen, wie sich diese beiden Komponenten zueinander verhalten: Das Prinzip der Autarkie besagt, dass jede Person über sich selbst verfügen darf. Dies geht soweit, dass der Einzelne auch frei über seinen eigenen Tod bestimmen kann und selbst in solch existentiellen Fragen nicht von anderen gelenkt werden darf. Obwohl im Liberalismus theoretisch angelegt, hat sich diese Einsicht in der Praxis lange Zeit nicht durchgesetzt; so war versuchter Suizid bis vor einigen Jahrzehnten noch in vielen europäischen Ländern strafbar. Doch was ist zu tun, wenn Sie von einer Freundin wissen, die fürchterlichen Liebeskummer hat und sich von der Brücke stürzen will. Müssen Sie sie – getreu dem Prinzip der Autarkie – tatsächlich springen lassen? Meiner Ansicht nach nicht, vielmehr haben Sie die Pflicht, ihre Freundin vor dieser Tat zu bewahren. Doch wie passt dies mit meinem Plädoyer für Autarkie zusammen? Die Vereinbarkeit kommt dadurch zustande, dass anzunehmen ist, dass ihre Freundin spätestens in zwei Wochen glücklich darüber sein wird, dass sie an ihrer Selbsttötung gehindert wurde. Als autonome Person – also als eine Person, die ihr Handeln an Gründen ausrichtet und dadurch langfristige Strukturen an ihr Leben legt – wird sie dann der Meinung sein, ihr Suizid wäre ein Fehler gewesen. Wir geben also durch unsere Intervention einer autonomen Entscheidung die Chance und verletzen dafür für einen Augenblick die Autarkie. Zusammenfassend kann man sagen: Grundsätzlich gilt, dass wir die Grenzen für Interventionen, die durch das Prinzip der Autarkie gezogen werden, achten müssen; da aber das Wesentliche an Autarkie, wel-

12 Ausführlicher habe ich dies in „Über menschliche Freiheit" dargelegt. Vgl. J. Nida-Rümelin, Über menschliche Freiheit, Stuttgart 2005.

ches ihr erst ihre ethische Relevanz verleiht, ist, dass Menschen ihr Leben nach ihren eigenen Vorstellungen gestalten und zu Autoren ihres Lebens werden, kann Autarkie punktuell zugunsten von Autonomie vernachlässigt werden. Diese Einsicht hat auch politische Konsequenzen: So ist es Kerngedanke und Pflicht des humanen Sozialstaats, die Fähigkeit seiner Bürger, Autoren ihres eigenen Lebens zu sein, in existentiellen Notsituationen – wie in Krankheitsphasen oder aber auch bei Arbeitslosigkeit – zu erhalten.

Die Verantwortung des Einzelnen besteht nun darin, dass er in letzter Instanz immer selbst entscheiden muss und die Verantwortung für sein Leben niemals in die Hände anderer legen kann. Die liberale Tradition sieht keine natürliche hierarchische Ordnung vor, so dass man nicht die Hoffnung hegen kann, es gäbe Weise, denen man in ihren Entscheidungen einfach nur zu folgen habe, da sie immer wüssten, was richtig ist. Die Verantwortung, selbst zu entscheiden, nimmt uns niemand ab. Aber diese Herausforderung einer freiheitlichen Gesellschaft ist nur zu bewältigen, wenn wir Verantwortung nicht lediglich als Sorge um uns selbst verstehen, sondern als *Sorge um sich und um die gleiche Autonomie jeder anderen Person.*

Inwieweit ist man dafür verantwortlich, sich über sich selbst zu informieren?

Moral- und rechtsphilosophische Reflexionen im Zusammenhang mit der Aids-Pandemie[1]

VITTORIO HÖSLE

I.

Es gibt nur eine Sache, die schlimmer ist als der Moralismus, und das ist der Immoralismus. Was ist denn, wenn auch in unterschiedlichem Grade, so schlimm an diesen beiden Einstellungen? Um mit dem Moralismus zu beginnen, so will ich ihn, in Abweichung vom oft unscharfen Sprachgebrauch, als Unterart jener Einstellung klassifizieren, bei der ein Mensch das eigene Selbstwertgefühl dadurch stärkt (in Extremfällen sogar allein daraus bezieht), dass er sich als moralisch besser als andere empfindet. Das nur im Lukasevangelium (18,9-14) überlieferte Gleichnis vom Pharisäer und Zöllner beschreibt diese Einstellung in bis heute unübertroffen bündiger Weise. Das Gebet des Pharisäers (18,11f.) besteht aus nur zwei Sätzen. Erst im zweiten Satz erwähnt er seine Taten, auf die er moralisch stolz ist – er fastet zweimal die Woche und gibt den Zehnten seiner Einnahmen. Im ersten Satz aber dankt er Gott, dass er nicht so ist wie die anderen Leute – Räuber, Betrüger, Ehebrecher oder wie der Zöllner, der neben ihm betet. Was kennzeichnet den Pharisäer? Anders als der Zöllner ist er selbstgerecht, d.h. er hält sich für gerechtfertigt. Wie sein verräterischer erster Satz andeutet, sind es nicht einfach einzelne Taten, auf die er sich etwas einbildet; es ist sogar sein personales Sein: Er *ist* nicht so wie die anderen. Aber eben dieses Sein kriegt er nur in den Blick, indem er es mit demjenigen anderer konfrontiert. Diese anderen sind dabei nicht nur abstrakte Typen, die in

1 Ich danke meinem Freund Klaus Leisinger für ein sehr informatives Gespräch zu dem Thema und die kritische Lektüre des Manuskripts.

absteigender Reihenfolge Unrecht begehen: Körperverletzung (ggf. einschließlich Tötung), Eigentumsdelikte, Ehebruch, Kooperation mit einer verhassten Besatzungsmacht. Nein, der Pharisäer fühlt sich sogar besser als sein konkreter Mitbeter, den er doch gar nicht kennt und um dessen wesentlich faszinierendere Innenperspektive, nämlich dessen ehrliches Sündenbewusstsein, es im Rest des Gleichnisses Jesu geht. Wir werden daher den Verdacht nicht los, dass das eigentliche Motiv für die im zweiten Satz erwähnten frommen Taten nicht der Wunsch ist, gottgefällig zu sein, das Gesetz zu erfüllen, sich selbst zu reinigen oder den ärmeren Mitmenschen zu helfen, sondern vielmehr die Begierde, sich anderen moralisch überlegen vorzukommen. Und es ist diese Begierde, die zwar nicht die objektive Richtigkeit der vom Pharisäer befolgten Normen, wohl aber den subjektiv-moralischen Wert einer Gesinnung vergiftet, die, wie bei Onkel Nolte am Schluss der „Frommen Helene" Wilhelm Buschs, auf die scheinbare Trauer über die Verfehlungen und das Elend der Mitmenschen einen echten Freudeausbruch folgen lässt: „Ei ja! – Da bin ich wirklich froh!/Denn, Gott sei Dank! ich bin nicht so!!"

Es mag an dieser Stelle die schwierige metaethische Frage offen bleiben, ob die moralisch reine Gesinnung zunächst, wie Kant lehrt, auf ein abstraktes moralisches Prinzip gerichtet sein muss (aus dem dann durchaus der Wert etwa von Personen folgt) oder ob vielmehr der Erfahrung konkreter Werte, etwa in den Personen anderer, die eigentliche moralische Würde zukommt. (M.E. sind beide Einstellungen jeweils für sich einseitig und in eine komplexere und synthetische zu integrieren.) Klar ist auf jeden Fall, dass der Wunsch, besser zu sein als andere, kein würdiges moralisches Motiv ist, weil er den Bezug zu einer idealen Sphäre von Werten verrät und stattdessen in die Konkurrenz mit Mitmenschen tritt. Max Scheler hat diese Mentalität bekanntlich „gemein" genannt.[2] Wie gesagt, ist der Moralismus als Unterart jener Einstellung zu definieren, bei der ein Mensch das eigene Selbstwertgefühl dadurch stärkt (in Extremfällen sogar allein daraus bezieht), dass er sich als moralisch besser als andere empfindet. Das setzt voraus, dass jene Einstellung sich keineswegs nur bei Moralisten findet. Und in der Tat ist der Pharisäer der obigen Parabel nicht ohne weiteres als „Moralist" zu bezeichnen, denn er wird keineswegs explizit als Intellektueller geschildert, der ethische Normen entwickelt – er übernimmt sie vielmehr unhinterfragt aus seiner eigenen Tradition, gibt ihnen aber die eben geschilderte, nicht sonderlich anziehende Wendung. Ein Moralist ist dagegen jemand, der ausdrücklich ethische Normen aus dem Motiv

2 M. Scheler, Das Ressentiment im Aufbau der Moralen, Frankfurt 1978, 13.

heraus entwickelt, sein eigenes Selbstwertgefühl dadurch zu stärken, dass er sich als moralisch besser als andere empfindet. Nahe liegend ist es zu diesem Zwecke, Normen aufzustellen, die nur von wenigen Mitmenschen erfüllt werden; denn dann kann man in deren eigener Befolgung ein Verdienst erkennen, das einen vor anderen auszeichnet. Allerdings ist aus religiösen Kontexten auch die Variante bekannt, dass jemand Normen aufstellt, deren Nicht-Erfüllt-Werden auch und gerade durch sich selbst er zugibt; da er auf der Metaebene allerdings des Weiteren lehrt, dass auf die Einsicht in dieses Versagen Zerknirschung und Demut in bisher unbekanntem Ausmaß zu folgen haben, kann er dann triumphierend darauf verweisen, dass keiner so wie er um das eigene Versagen wisse, und auf diese Weise dann doch noch den Rest der Menschheit überbieten.

In einer durch Moralphobie gekennzeichneten Zeit wie der unseren ist es nicht wirklich nötig, auf das moralisch Fragwürdige, ja Abstoßende des Phänomens des Moralismus zu verweisen. Es geht nicht einfach um die Tatsache, dass der Moralist oft genug selber den Normen nicht gerecht wird, die er predigt, also ein Heuchler ist wie etwa der lächerliche Puritaner Malvolio in Shakespeares „Twelfth Night" oder gar der teuflische Angelo in „Measure for Measure". Es geht auch nicht bloß darum, dass der Moralismus, wie er innerhalb der christlichen Tradition entwickelt wurde, in deutlichem Widerspruch steht zu zentralen Aussagen des Evangeliums: Eine Religion der Liebe kann schwerlich Übelwollen anderen gegenüber rechtfertigen, wie es Malvolios Namen ankündigt und seine Person symbolisiert. Selbst dort, wo der Moralist sich regelkonform verhält und sich nicht auf eine religiöse Tradition beruft, die u.a. aus einer Revolte gegen Formen des Moralismus entstanden ist, ist folgendes offenkundig. Die Anerkennung besonders strenger moralischer Normen steht beim Moralisten im Widerspruch zu dem eigentlich treibenden Motiv, die eigene Partikularität hervorzuheben, und sei es durch das paradoxe Mittel ihrer Unterwerfung unter Normen, die eigentlich die Auslöschung der eigenen Subjektivität verlangen. Man braucht gar nicht die dritte Abhandlung von Nietzsches „Zur Genealogie der Moral" gelesen zu haben, um zu fühlen, dass das Nichts (der eigenen Subjektivität) zu wollen eine Weise sein kann, das Nicht-Wollen zu vermeiden, also die eigene Subjektivität auszuleben. Analog kann die größte Härte sich selbst gegenüber ein Trick sein, um guten Gewissens anderen gegenüber noch härter zu sein, noch ungehemmtere Macht auszuüben. Auch ohne ein Studium der Psychologie absolviert zu haben, ja, auch ohne es sehr weit gebracht zu haben in der geistigen Ausbildung, weiß jeder heute zudem, dass es eine besondere Klasse von Verboten gibt, bei deren Verkündigung eine eigentümliche Form der Befriedigung der eigentlich durch diese Normen verbotenen Lust erfolgt. Ich meine natürlich nicht Eigentumsdelikte, denn der Dieb wird dadurch, dass er gegen derartige Vergehen predigt nicht reicher. Es kann nur um jene Form von Lust gehen, die zu gutem Teil in der Antizipation des konkreten Vollzugs durch Phantasie besteht, und das heißt um sexuelle Lust. Dass derjenige, der gegen sexuelle Verfehlungen predigt, ja, sie im Detail ausmalt, um sie dann zu verwerfen, selber einer eigenwilligen Form sexueller Befriedigung frönt, gehört zu den Wahrheiten, die in unserer Zeit selbst Kinder begreifen. Das ist einer der entscheidenden Gründe, warum sexualethische Normierungen in unserer Zeit besonders schwierig sind: Wer sich auf dieses Glatteis begibt, macht sich nicht nur unbeliebt, sondern sogar lächerlich, und vor kaum einer Sanktion haben wir Heutigen mehr Angst, als lächerlich zu werden. Hinzukommen natürlich grundsätzliche Probleme des Moralpredigens unter Bedingungen der Spätmoderne: Da einer der zentralen Gehalte der modernen Ethik die Gleichheit aller ist, stellt sich die Frage, wie es sich jemand herausnehmen kann, selbst wenn er Recht hat in dem, was er sagt, eine auch nur punktuelle Asymmetrie in Anspruch zu nehmen und andere Menschen Moral zu lehren. Traditionelle Kulturen haben dafür ein eigenes Amt gehabt, das des Priesters bzw. in einigen Fällen auch den inspirierten Propheten, und um beide steht es in einer Ära weitgehender Individualisierung nicht gut, da deren Amts- bzw. charismatische Autorität keine allgemeine Anerkennung mehr genießt. Und es versteht sich von selbst, dass dies nicht nur für den Pastor, sondern auch für den Ethikprofessor gilt. Es spricht allgemein einiges dafür, dass sozial am wirkungsvollsten bei der Formierung von Werteinstellungen indirekte Formen der Mitteilung sein können, also solche durch Kunst. Paradoxerweise ist große Kunst dann am ehesten in der Lage, moralischen Einfluss auszuüben, wenn sie ihn nicht intentione recta anstrebt.

Wenn denn der Moralismus so verfehlt ist, wieso ist der Immoralismus noch schlimmer? Zunächst einmal: Was ist der Immoralismus? Ich will ihn hier, ebenfalls unter Abweichung vom üblichen Sprachgebrauch, als jene Einstellung definieren, die Moralisieren grundsätzlich verwirft, weil es ja aus Moralismus entspringe. Der Immoralismus kann, muss sich aber nicht zu einer Position steigern, die eine objektive Wertordnung und verbindliche moralische Verpflichtungen leugnet. Gegen den Immoralismus ist zunächst einzuwenden, dass er sich in einen performativen Widerspruch verwickelt: Er verwirft diejenigen, die andere verwerfen; er bemüht sich nicht zu verstehen, warum der Moralismus eine leider relativ nahe liegende Erscheinung der Phänomenologie des moralischen Bewusstseins ist. Der Wunsch, besser zu sein als andere, ist in Wahrheit natürlich – damit freilich gerade nicht moralisch. Er ist natürlich, weil Menschen sich ständig mit ihren Mitmenschen vergleichen müssen, um ihr Verhalten an dasjenige anderer anzupassen. Bei der Bildung unserer moralischen Überzeugungen versuchen wir zwar unweigerlich zunächst, den Erwartungen anderer zu entsprechen, und es gibt gute moralische Gründe zu wünschen, in einer stabilen „Sittlichkeit" zu leben, d.h. in einer Gesellschaft, in der die meisten Menschen die grundlegenden moralischen Prinzipien teilen, weil eine solche Gesellschaft berechenbarer ist und daher in ihr mehr Güter verwirklicht werden können. Der in diesem Sinne sittliche Mensch will in der Tat nicht besser sein als sein Mitmensch, sondern in unauffälliger Weise so wie die anderen. Unter „Moralität" versteht man dagegen diejenige Einstellung, die sich von der allgemein geteilten Sittlichkeit absetzt und sie überbieten möchte. Der Grund dazu ist keineswegs notwendig der Wille, besser als die Umgebung zu sein; es kann durchaus die Erfahrung sein, dass die Sittlichkeit der eigenen Kultur moralischen Normen nicht gerecht wird, die man als unaufgebbar sei es empfindet, sei es aus rationalen Gründen anerkennt. Eine solche Erfahrung ist in der Regel schmerzlich, aber ohne sie gäbe es keinen moralischen Fortschritt. Allerdings ist eine Verhärtung bei den Vertretern der Moralität nicht selten. Hält man anfangs etwas für moralisch geboten, *obwohl* es von der faktischen Sittlichkeit verworfen wird, können die Kämpfe, auf die man sich einlassen muss, dazu führen, dass man etwas für geboten hält, *weil* es von den anderen verworfen wird. Vielleicht ist es der verständliche Wunsch, Leiden zu vermeiden, der jenen Schmerz über das Versagen der anderen umwandelt in Stolz auf und Lust an der eigenen moralischen Überlegenheit. Die Sonderstellung der jüdischen Religion im Kontext der Religionslandschaft des Nahen Ostens brachte nahezu unvermeidlicherweise so etwas wie einen aggressiven Moralismus im Außenverhältnis und dann, nach der Ausbreitung des griechischen und römischen Einflusses, auch im Innenverhältnis Spannungen hervor, die von den Evangelisten sicher in subjektiver, ihrem eigenen Anliegen entgegenkommender Weise interpretiert wurden, aber wirklich existierten. Aber nicht nur sollte man gerade von einem Kritiker des Moralismus mehr Verständnis für die psychischen Mechanismen erwarten, die den Moralismus hervorbringen. Seine Kritik am Moralismus ist deswegen so berechtigt, weil sie in ihrem Wesenskern nicht eine ästhetische, sondern eine moralische Kritik ist; damit aber ist der Appell an das Moralische dem Moralismus und dem Immoralismus gemeinsam. Die eigentliche Aufgabe kann nur darin liegen, moralische Normen so aufzustellen, dass in dem Prozess nicht selber moralische Normen verletzt werden.

II.

Unsere Kultur fühlt die entgegengesetzten Forderungen, einerseits sich vor Moralismus zu hüten, andererseits das unaufgebbare Verfahren moralischer Beurteilung fortzusetzen. Man kann den Kultur- und Politikbetrieb unserer Zeit gar nicht richtig verstehen, wenn man nicht erkennt, wie er durch beide Forderungen zugleich getrieben wird, manchmal mit dem Resultat eines inkonsistenten Kompromisses, der wenigstens für kurze Zeit die öffentliche Meinung befriedigt. Eine verbreitete Weise, beiden Forderungen zugleich gerecht zu werden, besteht darin, sich auf strukturelle Ungerechtigkeiten zu konzentrieren. Damit kann man sein Scherflein zur moralischen Hebung der Wirklichkeit beitragen und gleichzeitig vermeiden, einzelnen Menschen moralische Vorhaltungen zu machen. Es gibt zahlreiche Gründe, darunter durchaus rationale und moralisch legitime, für die Konzentration gegenwärtiger moralischer Bestrebungen auf sozialethische Projekte; aber *ein* Grund ist zweifelsohne, dass sie die individuelle Inanspruchnahme vermeiden, weil sie sich an einen nicht näher definierten Adressatenkreis wie die Gesellschaft im Ganzen wenden. Alle, und d.h. niemand, ist angesprochen, wenn es nicht um allgemeine Verbote geht, die einen jeden verpflichten, sondern um Gebote, die sich sinnvollerweise nur an eine unbestimmte Menge von Akteuren richten.

Solche Gebote sind, um endlich auf das Thema unserer Tagung zu kommen, z.B. „Macht antiretrovirale Medikamente möglichst vielen Aids-Kranken zugänglich" oder „Kümmert euch um Aids-Waisen". Es besteht nicht der geringste Zweifel, dass derartige Gebote durch die moralische Vernunft legitimiert sind. Das Aids-Problem stellt sich ja auf drei unterschiedlichen Stufen – *vor* dem Ausbruch der Krankheit, *während* der Krankheit und *nach* der Krankheit, d.h. angesichts der durch die Todesfälle verursachten Folgen. Um mit dem Letzteren zu beginnen, also gleichsam rückwärts vorzugehen, so besteht das Schreckliche an Aids gerade darin, dass die Krankheit keineswegs nur Konsequenzen für die Kranken selbst hat. Es sterben jährlich nach einigen Schätzungen mehr Menschen an Malaria als an Aids, aber da 50% der Malariatoten Kinder unter fünf Jahren sind, hinterlässt diese Krankheit wesentlich weniger Waisen als Aids. Die sozialen Folgekosten sind bei Aids wohl so hoch wie bei keiner anderen heutigen Krankheit, weil die Krankheit hauptsächlich Menschen aus armen Entwicklungsländern, zumal in Afrika, wegrafft, die im mittleren Lebensalter stehen. Die Krankheit tötet nicht nur Eltern, sondern auch Menschen in deren Alter, die als Elternersatz oder zumindest als Lehrer pädagogisch tätig werden könnten. Die Großeltern, die für die Eltern einspringen, leben selten, bis ihre letzten Enkel die Volljährigkeit erhalten. Fast unvermeidlicherweise werden solche Kinder, wenn sie nicht ohnehin infiziert wurden und früh sterben, ein elendes Leben führen, sofern sie keine angemessene Betreuung erhalten, ja, zur Belastung der weiteren Entwicklung ihrer Gesellschaft werden. Die Entwicklungsfortschritte der letzten Jahrzehnte werden dadurch wieder aufgezehrt. Ohne Zweifel sind viele Entwicklungsländer überfordert (bei denen manchmal ein primitives Erbrecht sogar die Ausplünderung der Witwen und Waisen durch Verwandte des Vaters zulässt) und ist internationale Solidarität bei der Lösung des Waisenproblems moralisch geboten, durch Staaten, Kirchen, Nicht-Regierungs-Organisationen. Der *Global Fund to Fight AIDS, Tuberculosis and Malaria* etwa hat sich unter anderem zum Ziel gesetzt, den Aids-Waisen medizinisch und pädagogisch zu helfen. Es versteht sich, dass dieses Problem noch auf Jahrzehnte Menschen guten Willens beschäftigen wird.

Natürlich ist es noch besser, wenn den potentiellen Aids-Waisen dadurch geholfen werden kann, dass man verhindert, dass sie Waisen werden. Seit der Entwicklung antiretroviraler Medikamente lässt sich das Leben der Aids-Kranken bedeutend verlängern, und einer der weiteren Leistungen des *Global Funds* ist, dass er antiretrovirale Medikamente Menschen zur Verfügung stellt, die sie sich sonst nicht leisten könnten. Denn nicht nur viele Individuen, auch viele Staaten können die Medikamente, zumal die Dreifachkombinationstherapien, oft genug nicht bezahlen – schon jetzt beanspruchen die Maßnahmen gegen Aids bis zu 25% des Gesundheitsbudgets einiger afrikanischer Länder, und das heißt, dass der Kampf gegen andere Krankheiten wie Retinolmangel oder Masern zurückstehen muss, obgleich mit gleichem Geld mehr Menschenleben gerettet werden könnten, da es etwa bei Masern eine vergleichsweise billige Impfung gibt, auf die man bei Aids nach Meinung der Experten auch im Falle bedeutender Forschungsinvestitionen noch lange wird warten müssen, u.a. da ausgiebige Tests erforderlich sind und es mehrere Subtypen des Humanen Immundefizienz-Virus (HIV) gibt, die schnell mutieren. Zwar ist die manchmal erhobene Forderung unsinnig, man könne die allgemeine Zugänglichkeit teurer Medikamente dadurch garantieren, dass man den Patentschutz abschaffe. Sicher muss ein Staat das Recht zu Zwangslizenzen haben, um Menschenleben zu retten; und Artikel 31f. von TRIPS war deswegen ungerecht, weil er Zwangslizenzierungen fast nur für den Binnenmarkt zuließ, was kleine Länder benachteiligte, die keine eigene Pharmaindustrie aufbauen und nun nicht aus reicheren Entwicklungsländern wie Brasilien und Indien Generika importieren konnten. Auch ist es richtig, dass Patente marktwirtschaftlich deswegen problematisch sind, weil sie mit einer temporären Monopolstellung verbunden sind. Der Wettbewerb von Generika führt, wie man sieht, zur raschen Senkung der Preise. Doch es ist nicht einzusehen, wie ein Anreiz zu Investitionen im Pharmabereich beibehalten werden kann, wenn es keine Patente der Pharmaindustrie gibt. Zudem ist es keineswegs so, dass Medikamente, deren Patentschutz abgelaufen ist, in Afrika leicht zu finden wären, fehlt es doch an der Infrastruktur zu ihrer Herstellung und ihrem Vertrieb und sind doch die lokalen Regierungen keineswegs immer an der Unterstützung ihrer ärmsten Staatsbürger interessiert. Das moralische Problem ist nicht der grundsätzliche Patentschutz (dessen Details durchaus problematisch sind), sondern dass viel mehr Geld investiert wird in Lifestyle-Medikamente wie etwa Viagra als in Forschungen zu einer Impfung gegen Malaria, weil viele Menschen mit erektilen Dysfunktionen zahlungskräftiger sind als vom Malariatod bedrohte Kinder. (Für die Aids-Kranken in Entwicklungsländern ist es, so zynisch es auch klingt, von Vorteil, dass Aids nicht auf Entwicklungsländer begrenzt ist.)

Denn bekanntlich ist der Markt zwar der effizienteste Mechanismus zur Herstellung eines Gleichgewichts von Angebot und Nachfrage, aber nur im Falle der Nachfrage von Menschen mit Kaufkraft. Dazu gehören weder die Ärmsten der Welt noch die kommenden Generationen, auf deren Bedürfnisse der Markt, wenn nicht andere Prinzipien greifen, keine sonderliche Rücksicht nimmt. Es ist allerdings eine moralische Forderung, das Recht auf Leben nicht nur als Abwehr-, sondern auch als Leistungsrecht zu verstehen, und das heißt, dass auch den Ärmsten dieser Welt, die aufgrund von Unterernährung Aids wohl noch schneller entwickeln, lebensrettende Medikamente zustehen sollten. Die sinnvollste Weise, dies zu tun, ist differential (tiered) pricing, also eine marktspezifische Preisgestaltung, die allerdings gefährdet wird, wenn gar keine Parallelimporte der verbilligt abgegebenen Mittel verhindert werden können. Sofern die verbilligten Preise lebensrettender Mittel durch die Konsumenten von Lifestyle-Medikamenten mitfinanziert werden, mag deren Gebrauch sogar eine moralische Würde haben, die ihm sonst abgeht.

Aber auch wenn schließlich die antiretroviralen Medikamente zu Produktionskostenpreisen von den Armen erstanden werden können, werden die Ärmsten, die von zwei Dollars am Tag leben, sie sich trotzdem schwerlich leisten können. Angesichts der Komplexität der Behandlung ist die Compliance bei vielen Menschen gerade aus Entwicklungsländern ferner keineswegs immer ausreichend, und zudem ist die Einschränkung der Lebensqualität selbst bei vollkommener Komplianz aufgrund der Nebenwirkungen der Medikamente beträchtlich. Und weil, wie schon gesagt, die Opportunitätskosten der Aids-Therapie hoch sind – das Geld, das in sie fließt, kann nicht der Bekämpfung anderer Krankheiten gewidmet werden –, ist es zweifelsohne sinnvoll, bei der Prävention, also schon vor der Infektion mit HIV, einzusetzen. Bekanntlich erfolgt die Infektion ausschließlich durch infizierte Körperflüssigkeiten, wobei die lange Latenzphase der Krankheit – im Durchschnitt etwa zehn Jahre bis zum Ausbruch der Aids-Symptome – zu dem epidemischen bzw. pandemischen Charakter von Aids beigetragen hat. Viele Menschen, die andere infizieren, haben viele Jahre lang die Symptome nicht und wissen daher nicht, dass sie Träger des Virus sind; und selbst wenn sie es wissen, können diejenigen, die mit ihnen interagieren, es nicht erkennen. Dadurch kann sich die Ausbreitung der Krankheit, die durch die Globalisierung stark gefördert wurde, über einen viel längeren Zeitraum erstrecken als bei einer normalen Pandemie, etwa der Spanischen Grippe, vielleicht der einzigen Pandemie, die (in absoluten Zahlen)[3] noch wesentlich mehr Menschen getötet hat, als Aids bisher Menschenleben gefordert hat, allerdings nur in einem kurzen Zeitraum (1918/1919) gewirkt hat (was keineswegs nur positiv zu bewerten ist).

Die Übertragungswege sind bekannt[4] – durch verseuchte Bluttransfusionen, die besonders viele Hämophile betroffen haben, von der Mutter auf das Kind während der Geburt und während des Stillens, durch gemeinsame Benutzung von verunreinigten Kanülen und Nadeln sowie durch ungeschützten Geschlechtsverkehr. Glücklicherweise ist es in den meisten Ländern gelungen, den ersten Weg durch Bluttests stark einzudämmen. Allerdings sind Antikörper erst nach einer Fensterperiode von einigen Wochen nach dem Zeitpunkt der Infektion nachweisbar; zudem sind dort, wo Blut von den Spendern verkauft wird, die Risiken besonders groß. Im Falle HIV-infizierter Schwangerer lässt sich die Übertragungswahrscheinlichkeit durch Behandlung der Mutter mit antiretroviralen Medikamenten, Kaiserschnitt und Verzicht auf Stillen stark senken – wobei in armen Entwicklungsländern auch letzteres ein bedeutendes Kostenproblem darstellt. Gelegentlich ergibt sich das Problem, dass die Mutter, oft unter dem Druck des Vaters, der unberechtigterweise einen Verlust der Fruchtbarkeit befürchtet, einem Kaiserschnitt nicht zustimmt. Die meisten Neuansteckungen gehen

3 Bezieht man sich auf relative Zahlen, gilt das natürlich nicht: Die Pest von 1347/49 tötete bis zu einem Drittel der europäischen Bevölkerung, deren Zahl aber viel niedriger war als heute.

4 Zum Folgenden: T. Barnett, A. Whiteside, AIDS in the Twenty-First Century. Disease and Globalization, 2. Aufl., Houndmills/New York 2006, 41ff. Ich verdanke diesem Buch viele Informationen.

freilich heute auf ungeschützten Sexualverkehr (in verschiedenen Varianten) zurück, wobei das Risiko besonders hoch ist, wenn weitere Geschlechtskrankheiten vorliegen, und wesentlich niedriger ist, wenn der Mann beschnitten ist; die Risikogruppen sind, neben Drogenabhängigen, die gemeinsam Nadeln benutzen, daher Prostituierte, Personen mit häufig wechselnden Geschlechtspartnern und Personen, die ungeschützten Geschlechtsverkehr mit einem infizierten Partner haben.

III.

Eben diese Tatsache zwingt unvermeidlich zu Reflexionen auf sexualethische Normen. Dies ist, wie ich eingangs erklärt habe, besonders schwierig. Aber es ist nichtsdestoweniger unumgänglich. Ich will mit einigen Differenzierungen beginnen, die das weitere Vorgehen in diesem verminten, weil identitätsrelevanten Gelände vielleicht erleichtern. Zunächst einmal ist streng zwischen moralischem und rechtlichem Diskurs zu unterscheiden. Zwar trifft es m.E. zu, dass gerechtes Recht, also das sogenannte Naturrecht, eine echte Teilmenge des moralisch Gebotenen ist,[5] das Recht bedarf einer moralischen Grundlage, wenn es möglich sein soll, gerechtes Recht von ungerechtem Recht zu unterscheiden. Aber es ist, wie gesagt, eine echte Teilmenge der Moral, und das heißt, dass nicht alles moralisch Gebotene mit Rechtsmitteln durchgesetzt werden soll oder auch nur darf. Die Entkriminalisierung des Strafrechts im Sexualbereich, die in vielen, zumal westlichen Ländern im letzten halben Jahrhundert erfolgt ist, war m.E. sinnvoll, ja moralisch geboten, selbst wenn man davon ausgeht, dass sexuelle Promiskuität, ganz unabhängig von möglichen Folgen wie unerwünschten Schwangerschaften und Geschlechtskrankheiten, gegen die man sich freilich schützen kann, einen intrinsischen moralischen Unwert hat. Für dieses moralische Urteil spricht einiges: Die Kontrolle des stärksten Triebes (und das ist der Sexualtrieb in der Regel) ist eine Weise, die Tugend der Selbstbeherrschung zu konstituieren, durch die sich das Ich in seiner Autonomie als mehr denn als bloß vitales Zentrum erfasst; Geschlechtsverkehr ohne Liebe stellt oft eine Instrumentalisierung des anderen dar; und umgekehrt kann Sexualität als Ausdruck von Liebe gar nicht mehr geglaubt werden, wenn sie inflationär geübt worden ist. Und doch sprachen für jene Entkriminalisierung erstens die Opportunitätskosten jeder strafrechtlichen Normierung – es gibt ein-

5 Siehe V. Hösle, Moral und Politik, München 1997, 776ff. Eine alternative Verteidigung des Naturrechts findet man im deutschen Sprachraum bei O. Höffe, z.B. in seinem Werk: Kategorische Rechtsprinzipien, Frankfurt 1999.

fach wesentlich wichtigere Aufgaben des Staates, als im Sexualleben seiner Bürger herumzuschnüffeln. Zweitens traf das alte Sexualstrafrecht auch moralisch völlig unbedenkliche Formen von Sexualität – man denke an stabile und liebevolle Bindungen zwischen Homosexuellen.[6] Und drittens ist schwer einzusehen, warum auf Konsens basierende sexuelle Beziehungen zwischen Erwachsenen, auch wenn sie keinen hohen moralischen Wert haben, den Staat interessieren sollen, *sofern* sie keine weiteren Konsequenzen haben. (Ich werde auf diese wichtige Einschränkung im nächsten Abschnitt zurückkommen.) Auch wenn die Abgrenzung von rechtlich zu sanktionierenden und nur moralisch geltenden Normen notorisch schwierig ist, scheint zumindest dies klar, dass die Freiwilligkeit einer sexuellen Beziehung sie viel weniger unmoralisch macht als die Anwendung von Gewalt oder die Ausnutzung von Abhängigkeiten wie etwa in der Familie. Da der Staat bei weitem nicht alles tut, um etwa Zwangsprostitution, sexuelle Ausbeutung von Kindern usw. zu beseitigen, erscheint es abwegig, ihn auch noch mit der strafrechtlichen Normierung konsensueller Beziehungen zu belasten. Aus der Differenz moralischer und naturrechtlicher Normen ergibt sich freilich ein Doppeltes: Weder kann derjenige, der etwas für moralisch verboten hält, nach dem Strafrichter rufen, noch darf derjenige, der aus guten Gründen etwas für strafrechtlich irrelevant hält, daraus den Schluss ziehen, es sei moralisch statthaft.

Die zweite Differenzierung betrifft den Unterschied zwischen Normverletzung und Normverletzer. Auch wer der Ansicht ist, dass derjenige, der einen anderen mit HIV ansteckt, unter bestimmten Voraussetzungen moralisch schuldig wird, hat nicht das mindeste Recht, diese Person, insofern sie HIV-positiv ist, zu demütigen. Jeder HIV-Positive trägt schon an einer schweren Bürde, in Ländern ohne allgemeinen Zugang zu antiretroviralen Medikamenten muss er ggf. nahezu mit einem Todesurteil leben, das er unter keinen Umständen moralisch „verdient" haben kann, wenn man nicht Moralvorstellungen auf dem Kleinkinderniveau des „Struwwelpeters" huldigt, bei dem ja das Missverhältnis zwischen Schuld und Strafe unübertreffbar grotesk ist. Jeder HIV-Positive verdient Empathie, ja, Solidarität: ohnehin, aber keineswegs nur, diejenigen, die nicht die geringste Verantwortung für ihre Ansteckung trifft wie Bluter oder bei der Geburt infizierte Kinder. Aber

6 Das nur zu berechtigte Schamgefühl wegen der früheren ungerechten Verfolgung von Homosexualität erklärt manche der Schwierigkeiten bei einem rationalen Umgang mit Aids, da in den entwickelten Ländern Homosexuelle eine besondere Risikogruppe darstellen. Aber riskant ist die promiske Lebensform, ob homo- oder heterosexuell, und es stellt keine Diskriminierung von Homosexuellen dar, weder eine mittelbare noch eine unmittelbare, wenn die Konsequenzen dieser Lebensform untersucht werden.

das kann nicht bedeuten, dass man als Ethiker nicht das Recht hat, das breite Verhaltensspektrum, das zu HIV-Ansteckungen führt, zu kategorisieren und zu bewerten zu suchen. Dabei wird man sich stets Rechenschaft geben, dass in dieser Sphäre das eine bedeutende Rolle spielt, was man „moral luck" genannt hat.[7] Um präzise zu sein, geht es um „resultant moral luck", d.h. um das Phänomen, dass man dazu tendiert, Menschen unterschiedlich zu bewerten, die sich, was ihre Intentionen angeht, gleich verhalten haben, deren Handlungen allerdings aufgrund externer Zufälle unterschiedliche Konsequenzen gehabt haben, obgleich es sehr schwierig ist, in der Tatsache, dass der eine mit seinem Verhalten bestimmte Konsequenzen hat vermeiden können, mehr als Glück zu sehen. Um dies auf Aids anzuwenden: Es kann durchaus vorkommen, dass jemand, der nur ein einziges Mal in einem Augenblick der Schwäche einen ungeschützten Geschlechtsverkehr mit einer dritten Person vollzogen hat (ja, sich vielleicht sogar zu schützen versucht hat, aber mangels Erfahrung unsachgemäß vorgegangen ist), dann seine eigene Partnerin bzw. seinen eigenen Partner ansteckt, während jemand, der sorglos promisk lebt und sich tatsächlich zu der Maxime bekennt, dass es ihm nichts ausmacht, wenn er andere infiziert, sich selbst oder wenigstens andere nicht ansteckt, da die Ansteckungswahrscheinlichkeit für den einzelnen Geschlechtsverkehr gering ist. Es liegt für eine intentionalistische Ethik auf der Hand, dass es ungerecht wäre, dem Ersten mehr Vorhaltungen zu machen als dem Zweiten, und vermutlich sind die meisten Menschen gut beraten, in einer solchen Situation keine Steine zu werfen. Zudem mag jemand, der in einem Bereich schuldig wird, in anderen wesentlich besser sein als seine Mitmenschen, die sich sexualethisch vorbildlich verhalten, für die freilich auch das weite Feld ethischer Pflichten sich zu ausschließlich sexualethischen verengt.

Wer versucht, das breite Feld von erfolgreichen Ansteckungen moralisch zu enkadrieren und zu kategorisieren, wird eine erste entscheidende Dimension danach bestimmen, ob der einen anderen Ansteckende (im Folgenden heiße er: A, der von ihm Angesteckte: B) um seine eigene Ansteckung weiß. (Das ist durchaus in Übereinstimmung mit dem Strafrecht, aber ich spreche hier primär als Moralphilosoph, auch wenn zwangsläufig Strukturanalogien mit dem Strafrecht bestehen, das jeder Ethiker studieren sollte.) Am einen Ende des Spektrums ist der Fall anzusiedeln, dass A um seine eigene Ansteckung weder weiß noch wissen kann. Diesen Fall hat es natürlich am Anfang der

7 Der Begriff wurde erstmals in gleichnamigen Aufsätzen von Th. Nagel (Mortal Questions, Cambridge 1979, 24-38) und B. Wiliams (Moral Luck, Cambridge 1982, 20-39) diskutiert.

Pandemie, bevor Aids überhaupt identifiziert und kausal korrekt erklärt wurde, gegeben; heute ist er selten, da allenthalben über Aids gesprochen wird. Aber es mag zumal in Entwicklungsländern Menschen geben, die nicht Bescheid wissen bzw. ehrlich Aussagen ihres Medizinmannes bzw. lokalen Politikers glauben, Aids werde nicht durch Geschlechtsverkehr verursacht. Diese Menschen werden weder vorsätzlich noch fahrlässig schuldig (wohl aber jene, die sie falsch informieren).[8] Am anderen Ende des moralischen Spektrums befindet sich derjenige, der nicht nur um die eigene HIV-Positivität weiß, sondern sogar ausdrücklich will, dass B angesteckt wird, bei dem also direkter Vorsatz vorliegt. Im Bürgerkrieg in Kongo sollen etwa marodierende Soldaten bei Massenvergewaltigungen besonders diejenigen mit dieser Aufgabe betraut haben, die als HIV-positiv bekannt waren. Es ist angesichts der geringen Wahrscheinlichkeit der Opfer, an antiretrovirale Medikamente zu gelangen, und der Niedrigkeit der Beweggründe schwer, ein solches Verhalten anders denn als Mord bzw., wenn es nicht zum Tode führt, als Mordversuch zu qualifizieren. Analoges gilt auch dann, wenn keine Gewalt vorliegt, aber sich jemand mit dem ausdrücklichen Wunsch in das Vertrauen Bs einschleicht, sie oder ihn anzustecken. Stehen Medikamente zur Verfügung, liegt schwere Körperverletzung vor.

Dagegen wird manchmal eingewandt, der Tod erfolge doch erst lange nach der Ansteckung (wenn auch mit hoher Wahrscheinlichkeit, *sofern* eine Ansteckung eingetreten ist und *sofern* B nicht antiretrovirale Medikamente erhält). Ich selber vermag allerdings nicht zu sehen, warum die bloße zeitliche Distanz die Handlung moralisch weniger schlimm machen soll: Wer eine Bombe in einer Schule versteckt, die erst hundert Jahre später hochgehen wird, ist des Mordversuchs schuldig, auch wenn die formelle *Vollendung* der Tat ihrer materiellen *Beendigung* lange vorausgeht. Wer sich mit dem Thema intergenerationeller Gerechtigkeit befasst hat, weiß, dass die Diskontierung der Zukunft moralisch höchst problematisch ist. Psychologisch ist allerdings zuzugeben, dass die zeitliche Streckung das Schuldbewusstsein schwächt; man beruhigt sich leicht damit, es könnten noch unvorhergesehene Vorgänge eintreten, die das Eintreten von Umweltkatastrophen bzw. den Ausbruch von Aids verhindern würden.

---

8 Ich setze voraus, dass die von der überwältigenden Mehrzahl der Mediziner vertretene Theorie korrekt ist, dass Aids durch HIV verursacht wird. Abweichende Meinungen wie die des Chemienobelpreisträgers Kary Mullis und des Retrovirologen Peter Duesberg sind mir bekannt; doch als Laie kann ich nur der opinio communis folgen. Politiker, die sich ohne eigene Sachkenntnisse gegen sie stellen, wie etwa der südafrikanische Staatspräsident Thabo Mbeki, handeln m.E. pflichtwidrig.

Direkter Vorsatz bei der Ansteckung ist sicher ein seltener Extremfall. Viel häufiger ist, das A zwar darum weiß, infiziert zu sein, aber keineswegs direkt die Ansteckung Bs anstrebt; er nimmt sie nur in Kauf, indem er sich auf einen ungeschützten Sexualkontakt einlässt, den er als befriedigender empfindet als einen solchen mit Kondomen. Strafrechtlich spricht man von Eventualvorsatz (dolus eventualis). Aber es gibt auch den Fall, dass A nicht um die eigene HIV-Positivität weiß, anders als im anfangs erörterten Fall aber darum wissen könnte, wenn er nur wollte. Er mag wegen habitueller Gedankenlosigkeit niemals ernsthaft erwogen haben, er könne sich angesteckt haben, obgleich sein Lebenswandel ein entsprechendes Risiko mit sich führt. Oder er mag zu dem Ergebnis gekommen sein, er sei ein Glücksrabe; es sei also gar nicht nötig, sich testen zu lassen, da es von Anfang an klar sei, dass er immer HIV-negativ bleiben werde. Es kann allerdings auch sein, dass A durchaus mit der Möglichkeit rechnet, HIV positiv zu sein, aber es vorzieht, keine Gewissheit diesbezüglich einzuholen, und im Übrigen aufrichtig hofft, er werde niemanden anstecken. Seine Weigerung, sich testen zu lassen, mag zwei unterschiedliche, doch natürlich miteinander kompatible Gründe haben. Einerseits würde ein positives (also existenziell negatives) Ergebnis den moralischen Druck erhöhen, auf ungeschützten Geschlechtsverkehr zu verzichten; und warum sollte man sich diesem Druck aussetzen? Andererseits, und das ist normalerweise der entscheidende Grund, ist die Konfrontation mit einer Diagnose, die unter bestimmten Bedingungen tödlich sein kann[9], eine notorische Belastungsprobe. Hat nicht jeder das Recht, ihr aus dem Wege zu gehen?

Wir leben in einer Gesellschaft, in der die Patientenautonomie einen sehr hohen Stellenwert besitzt, während in früheren Zeiten der Arzt meist nach seinem eigenen Urteilsvermögen das anordnete, was er für den Patienten für besser hielt.[10] Dazu gehörte auch die Täuschung des Patienten, wenn der Arzt glaubte, sie könne zur Heilung beitragen oder wenigstens die Todesangst mindern.[11] Eine Folge der Abkehr vom Paternalismus ist, dass man seit einigen Jahrzehnten im Westen den Patienten in der Regel auch dann informiert, wenn man ihm nur mitteilen kann, dass er nicht mehr lange zu leben hat. Bestimmte Diagnosen

9 Allerdings besteht in Ländern ohne allgemein verfügbare antoretrovirale Medikamente meist auch kein allgemeiner HIV-Test, da er zu teuer ist. (Daher kann meist nur Aids nach dem Ausbruch festgestellt werden.)

10 κατὰ δύναμιν καὶ κρίσιν ἐμήν, heißt es zweimal im Hippokratischen Eid.

11 Vgl. den historischen Überblick bei J. Lutterbach, C. Weissenberger, K. Hitzer, A. Helmes, Qui nescit simulare nescit curare – Wer nicht täuschen kann, kann nicht heilen. Anmerkungen zur Aufklärung von Patienten in der (Radio-)Onkologie, in: Strahlentherapie und Onkologie 180 (2004), 469-477.

terminaler Krebserkrankungen sind ein viel besseres Beispiel als die Feststellung, dass jemand HIV-positiv ist; aber es bestehen durchaus Analogien. Es ist bekannt, dass nicht alle Menschen in gleicher Weise auf die Diagnose reagieren: Einige stellen sich innerlich auf sie ein, sei es aufgrund religiöser, sei es aufgrund stoischer Reserven, andere verleugnen sie. Das kann soweit gehen, dass eine Zukunftsperspektive als selbstverständlich weitergepflegt wird, als ob nicht gegenteilige Informationen mehrfach gegeben worden seien, wobei freilich die deutlich bezeugte Aversion gegen den Arzt, der einen mit der Wahrheit konfrontiert hat, beweist, dass seinerzeit die Mitteilung durchaus rezipiert, allerdings später verdrängt wurde. Eine dritte Klasse von Patienten oszilliert zwischen beiden Einstellungen, wobei manchmal die Äußerung unrealistischer Erwartungen – der Patient mit einer Lebenserwartung von wenigen Monaten freut sich etwa auf eine Reise im nächsten Jahr, zu der er schon jetzt gar nicht mehr in der Lage ist – symbolisch zu deuten ist: Symbole erweisen sich als machtvolles Mittel, den Übergang in den unvorstellbaren Bereich des Todes in einer Weise zur Sprache zu bringen, die auch in dieser Welt verständlich ist.

Es mag daher sogar sein, dass die alte paternalistische wohlmeinende Täuschung *für einige Menschen* die richtige war. Es ist bekannt, dass Theodor Storm nach der Diagnose seines Magenkrebses 1887 in eine schwere Depression fiel; aus ihr kam er nur heraus, weil sein Bruder sich mit dem Hausarzt und einem weiteren Arzt verabredete und ihm mitteilte, es habe sich um eine Fehldiagnose gehandelt. Dieser barmherzigen Täuschung verdanken wir den *Schimmelreiter*, den Storm noch in seinem letzten Lebensjahr zu verfassen dadurch die Kraft erhielt. Dabei hatte Storm schon 1864 seine Todesahnung in einem der großartigsten Gedichte ausgesprochen, das in den Tod vorläuft – „Beginn des Endes". Wenn also selbst der Autor jener erschütternden Verse „Ein Punkt nur ist es, kaum ein Schmerz..." der Täuschung hinsichtlich seines bevorstehenden Todes bedurfte, mit welchem Recht kann man moralischen Druck auf einen Menschen dahingehend ausüben, sich über seine HIV-Positivität zu informieren? Es geht ja nicht darum, zum alten Paternalismus zurückzukehren – schon weil es normalerweise nicht der Arzt ist, der entscheiden darf, *für wen* jene Täuschungsstrategie die richtige ist. Zudem verlor in den paternalistischen Zeiten eine harmlose Diagnose an Glaubwürdigkeit, wenn der Patient wusste, sein an Magenkrebs verstorbener Freund sei kurz vor seinem Tode ebenso optimistisch beschieden worden. Aber das allein bedeutet doch keineswegs, dass es eine moralische Pflicht gibt, sich zu einem Arzt zu begeben, um gesundheitsrelevante Informationen einzuholen.

Dagegen kann man zwar einwenden, dass eine besondere Würde des Menschen darin besteht, ggf. auch dem eigenen Tod ins Auge zu blicken. Die Größe von Akira Kurosawas *Ikiru,* seines wohl bedeutendsten Films (und das will bei einem Regisseur von seiner Genialität etwas besagen), besteht darin, dass der Antiheld Watanabe (der ein Held gerade dadurch ist, dass er sich sosehr von Kurosawas Samurais unterscheidet) es schafft, trotz der abwiegelnden Diagnose des Arztes der Wahrheit ins Gesicht zu sehen und wenigstens angesichts des Todes aus seinem verpfuschten Leben noch etwas Wertvolles zu machen. Aber das ist, wie gesagt, etwas, was jeder nur selber entscheiden kann; das Vorlaufen zum Tode kann niemandem aufgezwungen werden. Es ist deswegen eine private Entscheidung, weil niemand einem das Sterben abnehmen kann. Zwar kann man sich selbstredend privat auch dazu entschließen, diese Entscheidung bzw. das eigene Sterben sozial zu gestalten, doch auf der letzten Ebene bleibt die Privatheit bestehen. Aber genau dieses Argument gilt dort nicht mehr, wo ich durch mein Verhalten nicht nur mich selbst, sondern andere gefährde. *Gerade weil mich niemand dazu zwingen kann, mich der Wahrnehmung meiner Krankheit, und gar einer Krankheit zum Tode, zu stellen, darf auch ich den anderen nicht dem Risiko dieser Krankheit aussetzen.* Das ist Teil meiner elementaren Verantwortung für sie/für ihn, der ich mich auch dann nicht entziehen kann, wenn wir beide den Geschlechtsakt nicht als Besiegelung einer dauernden Beziehung deuten. Und das heißt, dass ich, wenn ich einen guten Grund habe, zu vermuten, ich sei HIV-positiv, mich entweder einem Test unterwerfen oder aber, wenn ich das nicht will, auf ungeschützten Geschlechtsverkehr verzichten muss. Die Einschränkung, die mit der Kondombenutzung verbunden ist, ist durchaus zumutbar, wenn es darum geht, Menschenleben oder zumindest die Gesundheit anderer Menschen nicht zu gefährden. Das Ansteckungsverbot folgt unmittelbar aus dem Verbot, anderen zu schaden, dem Kernbereich der Moral, die freilich darauf nicht reduziert werden kann.

Bei der moralischen Bewertung des Ansteckens spielt allerdings zweitens nicht nur As Wissen eine Rolle, sondern auch Bs. So kommt es durchaus vor, dass B weiß, dass A HIV-positiv ist, und sich aus welchen Gründen auch immer für den ungeschützten Geschlechtsverkehr entscheidet. Bei dem sogenannten Barebacking mögen der Wunsch, den eigenen Todesmut zu beweisen, Gleichgültigkeit gegenüber dem eigenen Leben, Hass gegen die üblichen Gesellschaftsnormen eine Rolle spielen. A mag auf der anderen Seite B einfach verschweigen, dass er/sie HIV-positiv ist, oder er/sie mag, danach gefragt, B anlügen. Zwischen bloßem Verschweigen und direkter Lüge gibt es, und zwar keineswegs nur im Zusammenhang mit der Frage nach der HIV-Infektion, eine Fülle moralisch relevanter Übergänge. A mag schweigen, weil seine Lebensform B bekannt ist und aus ihr bestimmte Schlüsse naheliegenderweise gezogen werden können. Oder er mag sich gar nicht die Frage stellen, wie viel B vermutet. Ja, A mag etwa ein Vertrauensverhältnis aufbauen, in dem sich eine solche Frage geradezu verbietet, so dass er/sie nicht zu lügen braucht. Aber das ist keineswegs dasselbe wie bloßes Verschweigen in Situationen, in denen der andere gar nicht daran interessiert ist zu fragen. Denn in der Vertrauenssituation würde der andere ja fragen, wenn nicht der durch die psychische Intimität erzeugte Wunsch, den anderen nicht durch taktlose Fragen zu verletzen, und das Vertrauen darauf, der andere würde einem so etwas sicher nicht antun, die Frage im Keim erstickten. Auch hier kann man weiter differenzieren: A mag kaltblütig berechnend eine Situation schaffen, in der sich eine direkte Frage gerade für zart fühlende Mitmenschen verbietet, oder aber er mag instinktiv sich so verhalten, dass dasselbe Resultat eintritt. Der zweite Weg ist im Übrigen meist der erfolgreichere, weil Berechnung leichter durchschaut wird als instinktive Manipulation. Es ist nicht immer besser, die Absichten, die das eigene Verhalten bestimmen, in das Licht des Bewusstseins zu heben.

Es versteht sich, dass ausdrückliches Lügen, aber auch das Ausnutzen einer Situation, in der sich das Lügen erübrigt, weil bestimmte Fragen gar nicht gestellt werden können, moralisch wesentlich schlimmer ist als die Ansteckung Bs, wenn dieser weiß – oder wenigstens nicht überrascht sein kann, wenn er erfährt –, dass A HIV-positiv ist. Manchmal findet man jedoch sogar die Ansicht vertreten, im Falle beiderseitigen Wissens handle A gar nicht unmoralisch, wenn er B anstecke. Aber ich kann mich dieser Ansicht nicht anschließen, die derjenigen analog ist, jemand handle nicht verwerflich, der einem anderen Drogen verkauft, nachdem er ihn über die Risiken informiert hat. Der Grund ist, dass auf der moralischen Ebene kein Recht zur Selbstschädigung besteht (und damit auch nicht zur Beihilfe bei der Selbstschädigung des anderen). Menschliches Leben ist ein viel zu hoher Wert, als dass man es ohne guten moralischen Grund, wie etwa die Rettung anderer Menschenleben, aufs Spiel setzen kann; wer so handelt, gefährdet etwas, was nicht sein Eigentum ist, weil es sich nicht allein ihm verdankt. Aber selbst auf der Ebene der Rechtsordnung gibt es gute Gründe, Selbstschädigung nicht generisch zuzulassen – und zwar genau dann, wenn man einen Sozialstaat befürwortet, in dem jeder bestimmte Leistungsrechte hat. Denn wer sich schädigt, fällt in einem solchen Staate der Allgemeinheit zur Last, die eine Pflicht hat, ihn zu unterstützen; also muss die Allgemeinheit auch das Recht haben, dafür zu sorgen, dass die Selbstschädigung und die Schädigung anderer mit deren Einverständnis nicht überhand nehmen.[12]

Eine dritte Dimension bei der moralischen Beurteilung von Ansteckungsphänomenen betrifft die besondere Verpflichtung gegenüber der Person, die man schädigt; das klang oben schon an. Der promisk Lebende, der viele Nichtsahnende ansteckt, schädigt mehr Menschen als derjenige, der ein einziges Mal fremd geht, sich dabei ansteckt und dann das Virus auf seine schwangere Frau überträgt. Aber aufgrund des besonderen Vertrauensverhältnisses und der meist wenigstens impliziten Treueverpflichtung zwischen Eheleuten wird der Letztere sich vermutlich in höherem Maße schuldig fühlen. Und sosehr tiefes Mitleid angemessen ist gegenüber demjenigen, der etwa in einem armen Land erkennen muss, dass er seine Familie ins Elend gestürzt hat, weil er seine Frau, vielleicht auch sein Kind einem schleichenden Tod überantwortet hat und seine anderen Kinder einem unsicheren Schicksal als Waisen überlassen muss, sosehr ehrt man einen solchen Menschen, wenn man ihm nicht abstreitet, dass er schuldig geworden ist. Denn allein die Anerkennung seiner Schuld kann so etwas wie Vergebung möglich machen, die ihm gerade ein liebender Mensch nicht versagen wird. Schuldig wird aber nach einer universalistischen Ethik auch derjenige, der einen Menschen ansteckt, mit dem ihn nichts mehr als ein One-Night-Stand verbunden hat. Das gilt selbst dann, wenn die entsprechende Person sich etwa der Prostitution ergibt, weil das die einzige realistische Weise ist, die eigene Familie zu ernähren, auch wenn hier schuldmindernde Gründe vorliegen, die die Entscheidung zu einer solchen Lebensform als tragisch erscheinen lassen.

IV.

Der Appell an die Verantwortung des Einzelnen ist sicher entscheidend; der Staat kann sich allerdings angesichts der Schwere des Problems nicht darauf beschränken. Offenbar hat er bei seiner Vorgehensweise eine Gratwanderung zwischen verschiedenen moralischen Forderungen zu unternehmen. Erstens, und vorrangig, geht es darum, das Leben bzw. die Gesundheit der Menschen zu schützen. Zweitens aber dürfen Freiheitsrechte des Einzelnen nicht ohne Not beschnitten werden. Auch wenn Kuba sich beachtliche Verdienste dadurch erworben

12 Vgl. meinen Aufsatz: V. Hösle, Was darf und was soll der Staat bestrafen? Überlegungen im Anschluß an Fichtes und Hegels Straftheorien, in: Die Rechtsphilosophie des deutschen Idealismus, hg. v. V. Hösle, Hamburg 1989, 1-55, sowie Hösle, Moral und Politik, 802 (Anm. 5).

hat, dass es überdurchschnittlich viele Ärzte ausgebildet hat, die auch anderen Entwicklungsländern zur Verfügung stehen, gebietet seine rigorose Politik der Isolierung der HIV-Positiven, der kein einziger anderer Staat gefolgt ist, schwerlich Bewunderung. In den 1980er Jahren wurden viele Kubaner (keineswegs nur diejenigen, die zu Hochrisikogruppen gehören) zwangsweise darauf getestet, ob sie HIV-positiv waren, und gegebenenfalls in „Sanatorien" untergebracht. Auch wenn diese 1994 offiziell aufgehoben wurden, befanden sich 2003 noch die Hälfte der HIV-positiven Kubaner in solchen Sanatorien, wo sie immerhin eine gute medizinische Versorgung mit antiretroviralen Medikamenten genossen.[13] Die Erfolge der Politik waren beeindruckend: Die Infektionsrate war in Kuba bis vor wenigen Jahren sehr gering. Aber es ist leicht zu sehen, dass die Politik Kubas nicht nachgeahmt werden kann und nicht nachgeahmt werden darf. Sie kann nicht nachgeahmt werden, weil sie einen funktionierenden autoritären Staat (mit hohen medizinischen Kompetenzen) und eine weitgehende Isolation vom Ausland, also undurchlässige Grenzen, voraussetzt. (Seitdem sich das Land dem Tourismus geöffnet hat, ist die Prävalenz der Krankheit in der Tat merklich gestiegen.) Und sie sollte nicht nachgeahmt werden, weil die bloße Möglichkeit, dass sich jemand unverantwortlich verhält, nicht rechtfertigt, ihn auf Jahrzehnte seiner Freizügigkeit zu berauben (ganz davon abgesehen, dass sich viele kubanische Soldaten in Afrika infiziert hatten, wohin sie nicht freiwillig geschickt worden waren). Die erste Form von Quarantäne beschränkte sich, wie der Name verrät, auf vierzig Tage; und ohne Zweifel sind Quarantänen, ganz wie die Infektionsquellenforschung, eine moralisch legitime Form von Gesundheitspolitik, wenn sie erstens zeitlich begrenzt und zweitens notwendig sind, um die Allgemeinheit zu schützen. Aber wer HIV-positiv ist, kann, wenigstens bisher, nicht gesunden, und die Ansteckungswege sind sehr begrenzt.

Was kann, was soll also der Staat tun? Sicher ist seine erste Pflicht, die Bürger zu informieren. Die beiden Länder, die die größten Erfolge bei der Senkung der Prävalenz und Inzidenz der HIV-Positiven gehabt haben, Uganda und Thailand, haben dies ausgiebig getan. Wer Bescheid weiß, kann nicht die Ausflucht haben, er sei nicht für die Folgen seines Verhaltens verantwortlich. Das setzt voraus, dass man offen über Übertragung bei gemeinsamer Verwendung von Kanülen und bei Sexualkontakten redet, die ja nicht dadurch verschwinden, dass man sie totschweigt. Unter anderem, aber keineswegs nur aus diesem

13 H. Hansen, N. Groce, Human Immunodeficiency Virus and Quarantine in Cuba, in: The Journal of the American Medical Association 290 (2003), 2875.

Grund, ist die Stigmatisierung von Aids-Kranken und HIV-Positiven moralisch so falsch: Wo diese erfolgt, kann nicht rational mit dem Problem umgegangen werden. Wichtiger noch ist selbstredend, dass Stigmatisierung dem Anspruch eines jeden Menschen auf Respekt widerspricht. In Uganda hat Präsident Museveni schon 1986 das Aids-Problem offen angesprochen und ein nationales Komitee mit Figuren aus der Zivilgesellschaft, zumal den Religionen, geschaffen (das National AIDS Prevention and Control Committee, später abgelöst durch die Uganda AIDS Commission). Bekanntlich spielte in Uganda die „ABC-Botschaft" eine zentrale Rolle: Abstain, be faithful, condom if necessary. Sicher ist es verständlich, wenn einige, zumal christliche Autoren im Zusammenhang mit Aids die Rückkehr einer strengeren Sexualethik beschwören und Kondome als rein technische Lösung des Problems kritisieren.[14] Aber es ist unrealistisch zu erwarten, dass das Problem durch Appelle an Keuschheit in den Griff bekommen werden kann. Man wird schwerlich strenge Monogamie erzielen können, und daher ist der Verweis auf Kondome unabdingbar und deren grundsätzliche Verurteilung etwa durch die Katholische Kirche unverantwortlich. Zwar mag es sein, dass die allgemeine Zugänglichkeit von Kondomen in Einzelfällen die Bereitschaft zur Promiskuität erhöht, aber das kann nie ein Argument sein, sie nicht zugänglich machen zu wollen. Der Sexualtrieb und die schon von Kant beklagte Diskrepanz zwischen sozialer und sexueller Reife werden durch die Kondome ja nicht erst geschaffen. (Analog müsste man dann auch gegen antiretrovirale Medikamente argumentieren, da aufgrund der sogenannten Risikohomöostase zahlreiche Menschen vermutlich weniger vorsichtig agieren, wenn sie damit rechnen können, die Medikamente seien ihnen zugänglich.) Es ist sachlich und strategisch falsch, wenn die Aids-Krise von religiösen Kreisen als Hebel benutzt wird, dem Staat Aufgaben wie die Förderung von Keuschheit zuzuschreiben, die nicht seines Amtes sind. Wohl aber hat er Menschenleben zu schützen – das gewährt ihm Eingriffsrechte in die Ordnung von Sexualbeziehungen, begrenzt sie aber auch sehr genau.

So wünschenswert es ist, jedem Menschen den Zugriff auf antiretrovirale Medikamente zu ermöglichen, so klar ist auch, dass dies in zahlreichen Entwicklungsländern nicht der Fall ist und nicht bald der Fall sein wird. Wie im Falle von knappen Organen, auf die viele warten, stellt sich hier die quälende Frage der Selektionskriterien. M.E. sind u.a folgende plausibel: Lebensalter, soziale Nützlichkeit, aber auch

14 Vgl. etwa V. Thampu, Cross-cultural issues in AIDS: An Afro-Asian advocacy, New Delhi 1995.

Mangel an eigener Verantwortung für die Erkrankung. So spricht sehr viel dafür, vorzugsweise werdenden Müttern in jeder Hinsicht dabei zu helfen, HIV-negative Kinder zu gebären. Auch unabhängig von der Schwangerschaft verdienen Mütter, deren Tod viele Waisen zurücklassen würde und die oft durch ihre Ehemänner angesteckt wurden, eine Vorzugsbehandlung. Die Stärkung der Rechte der Frauen senkt allgemein die Gefahr ihres sexuellen Missbrauchs. Interessant ist die Frage, ob nicht auch Multiplikatoren der Infektion, etwa Prostituierte, vorzugsweise Zugang zu antiretroviralen Medikamenten haben sollten. Schwerlich verdienen sie dies in besonderem Maße, aber man kann argumentieren, dass ihre Behandlung viele Unschuldige retten könnte, die sonst von ihren Partnern angesteckt würden, die selbst von jenen Multiplikatoren infiziert wurden.[15]

Nicht alle Menschen sind willens, Vorsicht walten zu lassen, selbst wenn dies nicht nur andere, sondern auch sie gefährdet. Man hat etwa dahingehend argumentiert, dass gerade in Entwicklungsländern mit niedriger Lebenserwartung der Ausbruch einer Krankheit nach fast zehn Jahren wenig abschreckende Wirkung hat, zumal für jemanden, der arm und perspektivenlos ist. „A young adult aged 20 in a country where life expectancy is only 40 has only 20 more years to look forward to, 20 years in which to fulfill herself".[16] Vermutlich wird die Zukunft um so eher diskontiert, je kürzer die eigene Lebenserwartung ist[17]. Das heißt aber, dass unmittelbar greifende Sanktionen eher abschrecken können, zivilrechtliche Schadensersatzansprüche ebenso wie strafrechtliche Drohungen. Man denke etwa an Prostitution. Gewiss ist eine Gesellschaft ohne Prostitution wünschenswert, und man kann hoffen, dass das schwedische Beispiel Schule macht. Aber dort, wo das Ziel eines durchgreifenden Prostitutionsverbotes aufgrund entgegenstehender Sitten nicht realistisch ist, ist eine gesundheitspolizeiliche Kontrolle der Prostitution geboten, wie sie in der Tat in mehreren Ländern vorgeschrieben ist – man denke etwa an das österreichische Aids-

15 Vgl. A.-L. Barabási, Linked. How Everything is Connected to Everything Else and What It Means, New York 2003, *. Nach ihm und anderen Netzwerkforschern liegen statistisch gesehen Potenzgesetze der Verteilung der Zahl von Sexualpartnern zugrunde. Siehe etwa auch J.H. Jones, M.S. Handcock, An Assessment of Preferential Attachment as a Mechanism for Human Sexual Network Formation, in: Proceedings of the Royal Society B: Biological Sciences 2003 June 7; 270 (1520): 1123-1128.

16 Barnett, Whiteside, AIDS, 22 (Anm. 4).

17 Vgl. den interessanten Artikel von J. Blech, Geld als Therapie, in: DER SPIEGEL vom 31.12.2007, 1/2007, 117, wonach bei Modellversuchen das Abbrechen des Rauchens zunahm, wenn man für den Verzicht pro Termin Geld ausbezahlt bekam – und zwar einen wesentlich geringeren Betrag, als man durch das Sparen des Zigarettengeldes ohnehin verdiente.

Gesetz, das regelmäßige Tests vorschreibt und ein Gewerbsverbot bei HIV-Positivität ausspricht (§ 4). In Ländern, in denen Tests zu teuer sind, mag stattdessen Kondombenutzung vorgeschrieben werden. Das österreichische Gesetz sieht auch eine allgemeine Meldepflicht von Aids (allerdings nicht der HIV-Infektion) vor, die in Deutschland, anders als bei Masern, eigenwilligerweise nicht besteht. Nach jenem Gesetz (§ 5) muss ferner der Arzt den Patienten informieren, falls er eine HIV-Infektion bei einer Untersuchung feststellt (zu der, da sie mit Blutabnahme verbunden ist, niemand gezwungen werden kann, auch nicht die Prostituierten, die freilich bei Weigerung Gewerbsverbot erhalten).[18] Ferner spricht viel dafür, wie im Schweizer (Art. 231) oder österreichischen Strafgesetzbuch (§§ 178 f.) einen eigenen Straftatbestand des Verbreitens menschlicher Krankheiten aufzunehmen, der die Allgemeinheit vor Epidemien schützen soll.

Das deutsche Strafrecht kennt keinen solchen Straftatbestand, bestraft aber wie das österreichische und Schweizer natürlich individuelle Körperverletzungen, wie sie u.a. durch Ansteckungen erfolgen können. Das Strafrecht unterscheidet sich von der Moral u.a. dadurch, dass es, um anwendbar zu sein, scharfe Trennungslinien ziehen muss, wo in der Wirklichkeit ein komplexes Kontinuum waltet. So ist die Abgrenzung zwischen Eventualvorsatz und bewusster Fahrlässigkeit notorisch schwierig, aber in den Rechtsfolgen durchaus relevant. Allerdings hat das Schweizerische Bundesgericht in einer Entscheidung vom 20. Oktober 1999 bestritten, eine Ansteckung aus einer Zeit, in der es noch keine antiretroviralen Medikamente gab, durch einen um seine HIV-Positivität Wissenden sei ein Tötungsversuch. Angesichts des zeitlichen Abstandes zwischen Infektion und Tod könne nicht wirklich von Vorsatz die Rede sein, auch wenn die Staatsanwaltschaft des Kantons Zürich auf die grundsätzliche Gleichbehandlung von direktem und Eventualvorsatz verwiesen hatte.[19] An dem Urteil stört die Berufung auf das Rechtsgefühl, das universalisierbar sein muss und keineswegs allgemeinen Prinzipien widersprechen darf. Aber richtig ist, dass die strenge Bestrafung des Eventualvorsatzes eine merkwürdige Konsequenz hätte: Sie würde einen starken Anreiz schaffen, sich nicht über den eigenen HIV-Status zu informieren, weil dies einen nur benachteiligen würde, wenn man nicht die Willenskraft hätte, sein Verhalten entspre-

18 Berufsethisch und strafrechtlich interessant ist die Frage, ob ein Arzt gerechtfertigt ist, als ultima ratio den Partner eines Patienten auch gegen den Willen des Letzteren darüber zu informieren, dass dieser HIV-positiv ist, sofern er den Eindruck gewinnt, dass dieser das seinem Partner verheimlicht und ihn dadurch gefährdet.

19 BGE 125 IV 255.

chend zu ändern.[20] Wer eine moralische Pflicht lehrt, sich über sich selbst zu informieren, wird daher an der Aufweichung der strengen strafrechtlichen Zäsur zwischen Eventualvorsatz und bewusster Fahrlässigkeit zumindest dies begrüßen, dass sie ein Hindernis beseitigt, jener Pflicht nachzukommen.

20 Vgl. meine grundsätzlichen Überlegungen in: Hösle, Moral und Politik, 137f. (Anm. 5).

Die Grenzen des Rechts auf Selbstzerstörung in einer liberalen Gesellschaft

POUL LÜBCKE

In diesem Vortrag werde ich mich hauptsächlich mit der Frage beschäftigen, ob und in welchem Ausmaß die Freiheit des Individuums durch das Auftauchen einer übertragbaren Krankheit wie etwa Aids aufgrund der Prinzipien einer liberalen Gesellschaft begrenzt werden darf. Die Frage ist einerseits *eine rechtsphilosophische Frage*, insofern zur Diskussion gestellt wird, welche Freiheitseinschränkungen einer liberalen Gesellschaft in einer derartigen Situation erlaubt sind; anderseits ist die Frage von *ethischer Natur*, weil gefragt wird, ob und in welchem Ausmaß ein Mensch, der ein Teil einer liberalen Gesellschaft ist, ethisch verpflichtet ist, seine Freiheit zu begrenzen.

Nicht diskutiert wird hingegen, ob und in welchem Ausmaß die menschliche Freiheit in einer solchen Situation unter anderen Gesichtspunkten ethisch eingeschränkt werden darf. Ein Mensch kann zwar ein Teil der liberalen Gesellschaft sein und die Liberalität dieser Gesellschaft anerkennen, aber darüber hinaus eine *persönliche Verpflichtung gegenüber weiteren ethischen Begrenzungen* übernehmen. Diese Begrenzungen können z.B. auf Basis einer kantischen oder einer gemeinschaftlichen Ethik begründet werden oder aber religiös motiviert sein. Ich bespreche nur jene Begrenzungen, die auf Basis der Loyalität gegenüber der liberalen Gesellschaft begründet werden können. Welche Verpflichtungen die Menschen privat darüber hinaus anerkennen möchten, liegt außerhalb meines Themas.

Ferner geht es mir hier nicht darum, welche Vorkehrungen eine liberale Gesellschaft denjenigen Bürgern gegenüber treffen darf, die zwar zu dieser Gesellschaft gehören, die aber grundsätzlich die Liberalität dieser Gesellschaft *nicht* anerkennen. Hier denke ich nicht nur an solche radikale Gruppen am linken oder rechten Rand des politischen Spektrums, die besonders in den Siebzigerjahren in Deutschland, Frankreich und Italien Terroraktionen durchgeführt haben oder an heutige islamistische Zellen, die davon träumen, die liberale Gesellschaft in Europa gewaltsam umzustürzen, um etwa die Scharia einzuführen. Ich denke hier auch nicht vorwiegend an geschichtlich gesehen moderatere nicht-liberale Kräfte wie z.B. die katholischen Priester in Italien zwischen 1870 und 1922, die Repräsentanten einer Kirche waren, die den neu gegründeten – teilweise – liberal fundierten Staat nicht anerkennen wollten. Worum es mir hier jedoch vor allem geht, sind die großen gesellschaftlichen Gruppen, die zwar gesetzestreu sind, die aber eigentlich die liberalen Grundannahmen *nicht* mitmachen. Es handelt sich dabei vielleicht sogar um die Mehrheit der Bevölkerung, was natürlich unter einem liberalen Gesichtspunkt problematisch ist. Diese an sich interessante Frage wird aber hier nicht weiter diskutiert.

I

Eine liberale Gesellschaft ist in allen ihren Varianten mehr oder weniger durch zwei Grundannahmen (oder Grundentscheidungen) gekennzeichnet:

1. Die Individuen sind Selbstzwecke.
2. Das Individuum darf alle seine Präferenzen verfolgen, insofern seine Handlungen nicht andere Individuen schädigen.

Das heißt erstens, dass die Individuen und die Erfüllung ihrer willkürlichen Präferenzen und nicht der Gott, das Volk, die Nation, der Staat oder die Realisierung irgendeines Ideals (wie Schönheit, Wahrheit oder Liebe zwischen den Menschen) als das Hauptziel der Gesellschaft angesehen werden. Darüber hinaus bedeutet dies zweitens, dass der Staat hauptsächlich die Rahmenbedingungen der Erfüllung von individuellen Präferenzen anbieten soll, wogegen er in all jenen Fragen *neutral* sein muss, die mit dem guten Leben zu tun haben. Anders ausgedrückt: Die Individuen dürfen grundsätzlich selbst entscheiden, welche Präferenzen sie in ihrem Leben verfolgen möchten, wogegen der Staat sich darauf beschränken muss, die Präferenzen zweiter Ordnung hinsichtlich der Richtlinien zu unterstützen, entsprechend denen die Präferenzen erster Ordnung der Einzelpersonen reguliert werden sollen. Anders ausgedrückt: Dem liberalen Ausgangspunkt gemäß ist es nicht Aufgabe des Staats, den Inhalt des guten Lebens zu bestimmen und deshalb auch nicht Aufgabe des Staats, die individuelle Möglichkeit der Selbstdestruktion zu begrenzen. Die Freiheit des Individuums und die Wertneutralität des Staats sind zwei Seiten derselben Sache.

Diese Grundannahmen gehören natürlich zum Fundament des Ideals eines liberalen Minimalstaats, wie es z.B. neuerdings von Nozick in seinem modernen Klassiker, *Anarchy, State and Utopia* (1974), verteidigt wird. Der liberale Minimalstaat wurde aber nirgends realisiert.

Wir finden hingegen verschiedene Kombinationen von sozialliberalen Staatskonstruktionen vermischt mit nicht-liberalen Elementen. Vor allem unterstützen die meisten sozialliberalen Staaten mehr oder weniger nicht-liberale, wirtschaftliche Monopole, z.B. die Landwirtschaftsordnungen in der Europäischen Gemeinschaft und in den Vereinigten Staaten. Hinzu kommt, dass diese Staaten Kultusministerien haben, die mehr oder weniger substanzielle Werte unterstützen, was natürlich der Neutralität eines liberalen Staats widerspricht. Insbesondere werden in mehreren Staaten bestimmte religiöse Auffassungen vom Staat unterstützt wie z.B. in Dänemark, wo wir zwar Religions*freiheit*, aber keine Religions*gleichheit* haben, insofern es eine so genannte „Volkskirche" gibt, deren evangelisch-lutherische Pfarrer Beamte sind, die qua Beamte auch von Katholiken, Atheisten, Juden und Muslimen usw. über Steuermittel bezahlt werden. Übrigens gibt es in fast allen Staaten geschichtlich bedingte, nicht-liberale Sondergesetze gegen z.B. Homosexualität, Pornographie, Prostitution, Verkauf von Alkohol, Drogen und in den letzten Jahren auch Tabak, vor allem Zigaretten. Es ließe sich natürlich noch eine ganze Reihe von Beispielen nennen. Entscheidend ist hier, dass die real existierenden „sozialliberalen Staaten", was die Wertneutralität des Staats betrifft, eigentlich gar nicht so liberal sind.

Diese Lage muss mitbedacht werden, wenn wir die Frage diskutieren möchten, ob das Recht auf Selbstzerstörung in einer liberalen Gesellschaft durch das Auftauchen einer übertragbaren Krankheit wie etwa Aids begrenzt werden darf. Eine mögliche Berücksichtigung kann darin bestehen, dass man die Existenz von Aids und die damit verbundene, eventuelle Begrenzung der individuellen Freiheit in *Analogie* mit anderen historisch bedingten, nicht-liberalen Einschränkungen der Freiheit diskutiert. Das ist ein typisch *politischer* oder *juridischer* Zugang, der der Tradition eine höhere Geltung zugesteht als den Prinzipien. *Philosophisch* gesehen handelt es sich hingegen darum, auf die Grundprinzipien der liberalen Gesellschaft zurückzugehen und die Frage der eventuellen Begrenzung der Freiheit auf dieser Grundlage zu beantworten. Wenn die Antwort dadurch liberaler wird, als in anderen analogen Bereichen der realen politischen Welt, kann die Antwort zum Thema Aids als Grundlage einer Kritik der Politik auf diesem analogen Felde benutzt werden. Die Prinzipien stehen höher als die Tradition.

II

Ich gehe also von der liberalen Neutralitätsthese aus, dass das Individuum alles tun darf, insofern seine Handlung nicht andere Individuen schädigt, und ich werde die Konsequenzen dieser These verfolgen, insofern wir entweder den strikt liberalen Minimalstaat als Ideal anerkennen oder den sozialliberalen Staat vorziehen. In diesen beiden Varianten von liberalen Staaten gehören die sexuellen Beziehungen zwischen Menschen grundsätzlich der Privatsphäre an. Was zwei oder mehr Erwachsene sexuell mit anderen tun, ist in einer liberalen Gesellschaft nicht eine Angelegenheit des Staats, sondern ist unter einem liberalen Gesichtspunkt eine *Frage der Übereinkunft* zwischen den beteiligten Parteien. Anders gesagt: Es handelt sich um private – implizite oder explizite – *Verträge,* wozu sich der liberale Staat neutral verhalten muss.

Um Missverständnisse zu vermeiden, möchte ich betonen, dass ich *nicht* die These vertrete, menschliche Beziehungen ließen sich im Allgemeinen auf Verträge reduzieren. Ganz im Gegenteil: *Mitleid* gegenüber anderen Menschen, *freundschaftliche* Beziehungen oder *Liebes*verhältnisse usw. haben ganz andere Strukturen als jene, die charakteristisch für Verträge sind. Die Erwartungshorizonte, die gegenseitigen Verpflichtungen, die emotionale Zugehörigkeit usw. sind in diesen Fällen ganz anders als dies bei Verträgen der Fall wäre. Auch wenn man – wie ich – der Meinung ist, dass ein Leben, das nur auf der Grundlage von Verträgen gelebt wird, als ein reduziertes Leben angesehen werden muss, ändert dies nichts daran, dass rein vertragliche sexuelle Beziehungen – unter einem liberalen Gesichtspunkt – an sich ethisch wie auch rechtsphilosophisch unproblematisch sind (solange keine dritte Person geschädigt wird). Es mag sein, dass ein Mensch sich selbst schädigt, wenn er bloß danach strebt, seine sexuellen Präferenzen durch Kontrakte zu verwirklichen, aber das ist dann – von einer liberalen Perspektive aus gesehen – sein eigenes Problem. Die Kehrseite der Freiheit ist die Möglichkeit, sich grundsätzlich zu irren. Nur wenn es einen Dritten gibt, der geschädigt werden kann, und der nicht seine Zusage gegeben hat, wie etwa die eigene Familie und insbesondere die Kinder, denen gegenüber man verantwortlich ist, gibt es in einer liberalen Gesellschaft eine Grenze des Rechts auf sexuelle Selbstzerstörung. Die Grenze ist erstens moralisch und zweitens rechtlich. Unter einem moralischen Gesichtspunkt handelt es sich um ein Versagen der Fürsorge der Familie gegenüber; rechtlich gesehen handelt es sich um einen Vertragsbruch zwischen der Person und der Familie.

Das Entscheidende ist, dass eine Person die volle Autonomie hat, mit ihrem Körper zu tun, was sie möchte, solange keine anderen Menschen dabei geschädigt werden. Das bedeutet einerseits, dass sie unter einem liberalen Gesichtspunkt grundsätzlich die Freiheit hat, *ihren Körper zu schädigen,* zu *verkaufen* oder sogar zu *töten.* Die liberale Position betrachtet also *den Körper als einen Besitz der Person*, die nur sich selbst gegenüber verantwortlich ist, was sie mit diesem Körper tut. Diese liberale Position widerstreitet der weit verbreiteten Meinung, dass der Körper als vorgegebener, unumgänglicher Teil meines In-der-Welt-Seins *nicht* als mein Eigentum interpretiert werden darf. Es gibt mehrere Versuche, diese anti-liberale Position zu begründen. Ich bespreche kurz nur zwei davon. Einer Argumentation zufolge, die auf Kant zurückgeht, darf ich weder meinen Körper schädigen noch töten, weil er die sinnliche Bedingung der Möglichkeit dafür ist, dass ich die Verpflichtungen des kategorischen Imperativs erfüllen kann. Dagegen kann beantwortet werden, dass eben wenn wir akzeptieren, dass es überhaupt so etwas wie einen kategorischen Imperativ gibt (bei Kant wird er nur als Postulat eingeführt), folgt daraus nur, dass ich dem Imperativ gegenüber verpflichtet bin, sofern ich lebe; es folgt nicht unmittelbar, dass ich auch verpflichtet bin zu leben. Interessanterweise macht Kant einen analogen Fehler wie die Utilitaristen, nach denen *der Mensch nur als Produzent und Konsument von Nutzen aufzufassen ist*. Grundsätzlich geschieht dasselbe bei Kant, da *der Mensch auf einen Platzhalter der Verpflichtungen des kategorischen Imperativs reduziert wird*. Die liberale Autonomie des Menschen, d.h. *die negative Freiheit* seine eigenen Präferenzen zu verfolgen, solange die Handlungen andere Individuen nicht schädigen, wozu es bei Kant starke Ansätze gibt, wird schließlich von einer nicht-liberalen *positiven Freiheit* abgelöst, die das gute Leben an die Erfüllung der Ansprüche einer Tugendlehre (plus Glückseligkeit nach dem Tod) reduziert. Dieser säkularisierte Pietismus bei Kant muss letztlich als seine private Auffassung angesehen werden – und nicht als argumentativer Beitrag zur Philosophie.

Eine andere Begründung läuft darauf hinaus, dass ich nicht Herr meines eigenen Körpers bin, insofern ich ihn *nicht geschaffen habe*. Diese Begründung, die von der Theologie stammt, ist philosophisch gesehen ohne Wert. Erstens ist es eine offene Frage, ob der Mensch überhaupt geschaffen ist, insofern man als Philosoph nicht wie die Theologen eine theistische Schöpfungslehre dogmatisch annehmen darf. Zweitens, auch wenn man die Schöpfung annehmen würde, wäre unklar, wie eine Schöpfung an sich eine Begrenzung meiner Freiheit meinem eigenen Körper gegenüber begründen könnte. Es scheint eher ein eigenartiger naturalistischer Fehlschluss theologischer Art zu sein, so eine Verbindung zu behaupten; ein Fehlschluss, den sich ein Philosoph nicht erlauben darf.

An all dem ändert sich in einem liberalen Minimalstaat im Wesentlichen nichts, wenn sexuelle Handlungen unter den Bedingungen einer übertragbaren Krankheit wie Aids stattfinden. Ob die Menschen sich schützen oder nicht ist grundsätzlich Privatsache, bei der sie nur sich selbst gegenüber verantwortlich sind, ob sie die Möglichkeit einer Ansteckung als kalkuliertes Risiko der Sexualität mit in Kauf nehmen möchten oder nicht. Unter diesem liberalen Grundaxiom haben weder der Staat noch andere Bürger ein Recht dazu, eine paternalistische Haltung anderen gegenüber einzunehmen. Menschen, die Berge besteigen, Haie im Meer photographieren möchten, die in tropischen Wäldern jagen usw., betrachten auch die damit verbundenen Gefahren als ein Risiko, das mitkalkuliert werden muss – oder vielleicht sogar als Teil der Spannung angesehen wird. So, wie es in einem liberalen Minimalstaat ein Übergriff ist, wenn der Staat ein Verbot gegen fettes Essen, Alkohol, Tabak, Drogen unterstützen würde, weil der Staat damit aufhören würde, dem Inhalt des guten Lebens gegenüber neutral zu sein, ebenso wäre es ein Übergriff, wenn der Staat die sexuelle Freiheit einschränken würde, um den Bürger vor sich selbst zu schützen.

III

Hingegen wirft das Aufkommen des Sozialstaats die Frage auf, ob und in welchem Ausmaß das liberale Recht auf Selbstzerstörung eingeschränkt werden muss, weil andere Menschen für die Behandlung bezahlen müssen, die durch diese Selbstzerstörung erforderlich wird. Es ist hier gleichgültig, ob die Krankenkassen- und Sozialversicherungsaufwendungen durch den Steuerzahler (wie in Dänemark und teilweise im übrigen Skandinavien) oder durch Arbeitgeber und Lohnempfänger aufgrund staatlicher Regulierungen (wie in Zentral- und Südeuropa) aufgebracht werden. Das Entscheidende ist, dass in einem Sozialstaat die anderen Bürger *nicht* dazu nein sagen können, die Konsequenzen meiner Selbstzerstörung mehr oder weniger zu bezahlen. Fettes Essen erhöht die Wahrscheinlichkeit von Zucker- und Herzproblemen, Alkoholgenuss kann u.a. zu Leberkrankheiten führen, Tabakkonsum führt zu Krebs und schädigt die Lungen, Drogen können Schizophrenie hervorrufen und sexuelle Promiskuität ohne Gebrauch von Kondomen steht statistisch gesehen in signifikantem Zusammenhang mit Geschlechtskrankheiten und Aids. All das belastet nicht nur die Person und eine eventuelle Familie, es belastet auch *die anonymen Anderen*, die für die Konsequenzen dieser Lebensform bezahlen müssen. Bedeutet das nicht, dass das Individuum, das in einem sozialliberalen Staat lebt, mehr Begrenzungen hinnehmen muss, als das Individuum, das in einem (fiktiven) rein liberalen Staat wohnt?

Die Antwort hängt davon ab, wie man die soziale Seite des sozialliberalen Staats begründet. Als Bezugspunkt für die Diskussion nehme ich Rawls' *A Theory of Justice* (Eine Theorie der Gerechtigkeit, 1973) als einen moderner Klassiker, der versucht, die Grundlage des Sozialstaats zu rekonstruieren, indem er vor allem utilitaristische Alternativen kritisiert. Rawls zufolge irren sich die Utilitaristen in zweierlei Hinsicht:

Erstens irren die Utilitaristen sich, weil sie die Menschen nur als Mittel zur Steigerung des Glücks betrachten, während Rawls in Übereinstimmung mit der liberalen Tradition behauptet, dass ein Staat nur gerecht sei, wenn jeder Mensch ein gleiches Recht auf das umfangreichste System gleicher Grundfreiheiten habe. Dieses Prinzip wird *das Freiheitsprinzip* genannt.

Zweitens werden die Utilitaristen kritisiert, weil sie sich nur für die Maximierung des Glücks interessieren, während Fragen der Gleichheit für sie nur interessant sind, insofern eine Ungleichheit möglicherweise das Ausmaß des Glücks vermindern kann. Dagegen behauptet Rawls, dass soziale und wirtschaftliche Ungleichheiten nur gerecht seien, wenn sie so gestaltet sind, dass sie den am schlechtesten Gestellten die größten Vorteile bringen und mit Positionen und Ämtern verbunden seien, die jedem offen stehen, und zwar so, dass für Erreichung solcher Positionen eine weitgehende Chancengleichheit für alle gegeben sei.[1] Dieses zweite Prinzip nennt Rawls *das Differenzprinzip*.

Das Freiheitsprinzip ist die liberale Seite bei Rawls, während das Differenzprinzip seine Art von *Sozial*liberalismus präzisiert. Als Liberaler behauptet er, dass das Freiheitsprinzip das lexikographisch geordnete erste Prinzip sei, d.h., dass es nicht gestattet ist, die sozialen Rechte auf Kosten des Freiheitsprinzips zu erfüllen. Das bedeutet z.B., dass es nicht akzeptabel ist, wenn etwa ein Staat nicht nur diplomatisch sondern auch ökonomisch davon profitieren könnte, einen unschuldigen Menschen an einen anderen Staat auszuliefern, in dem er einem politisch motivierten Prozess unterworfen würde, oder dass ein Staat seine Exporte zu erhöhen trachtet, indem er eigene Staatsbürger daran hindert, sich ihrer Redefreiheit zu bedienen, da in beiden Fällen das Freiheitsprinzip höher als jede ökonomische Überlegung steht. Das hat Konsequenzen für unsere Frage. Da es eine Grenze dafür gibt, wieweit der Staat die anonymen Anderen zwingen kann, für die Gesamtkosten aufzukommen und da ungeschütztes sexuelles Verhalten statistisch gesehen mit Krankheiten verbunden ist, die große Kosten verursachen können, bedeutet dies, dass ein solcher Lebensstil nicht nur für die Involvierten gefährlich ist, sondern auch mit Kosten verbunden ist,

1 Vgl. J. Rawls, Eine Theorie der Gerechtigkeit, Frankfurt/Main 1973, 105f.

welche die Möglichkeiten des Staats einschränken, andere schwache Gruppen zu unterstützen. Trotzdem ist es auf der Grundlage von Rawls' Theorie der Gerechtigkeit nicht erlaubt, die sexuelle Freiheit mit einem Hinweis auf die ökonomischen Folgekosten zu beschränken. Das Prinzip der Freiheit steht immer höher als das Differenzprinzip. Insofern ein HIV-positiver Mensch zu den am schlechtest Gestellten gehört, wenn er keine medizinische Behandlung erhält und insofern das Differenzprinzip lediglich besagt, dass eine ökonomische Gleichheit in der Gesellschaft angestrebt werden soll, so dass Ungleichheiten nur gerecht sind, wenn sie so gestaltet sind, dass sie den am schlechtesten Gestellten die größten Vorteile bringen, bedeutet dies, dass ein HIV-positiver Mensch laut Rawls' Theorie einerseits nicht in seiner früheren Handlungsweise eingeschränkt werden dürfte, andererseits einen Anspruch darauf hätte, behandelt zu werden, wie alle anderen. Das bedeutet, dass es nicht möglich ist, persönliche Verantwortung aufgrund von Rawls' Theorie der Gerechtigkeit zu artikulieren.

Das Problem, dass Rawls' Theorie der Gerechtigkeit die eigene Verantwortlichkeit nicht berücksichtigt, wird u.a. von Philosophen wie Dworkin und Kimlicka diskutiert. Wie Rawls sind sie beide sozialliberal und nehmen so wie er an, dass das Differenzprinzip als Grundlage für die Güterverteilung angenommen werden muss. Im Unterschied zu Rawls verteidigen sie aber eine *Ressourcengleichheit,* die zwar den Menschen zu Beginn ihres Lebens ein Recht auf gleiche Ressourcen zugesteht, die aber auch dafür offen ist, dass sie ihre Ressourcen verlieren können. In jenen Fällen, in denen ein Mensch selbst dafür verantwortlich ist, muss er die Konsequenzen tragen. Jedem Menschen soll z.B. eine staatlich finanzierte Ausbildung angeboten werden, wenn aber jemand zu bequem ist, sich dieser Möglichkeit zu bedienen, wird er später nicht damit rechnen können, dass der Staat eine neue Ausbildung zahlen wird. Auf ähnliche Weise ist es gerecht, dass jeder Mensch im Rahmen einer Krankenkasse gegen die Kosten von jenen Krankheiten versichert ist, die hauptsächlich genetisch oder extern verursacht sind. Wenn es sich dagegen um Krankheiten handelt, die eher vom Lebensstil abhängig sind, ist es zwar gerecht, dass wir alle dieselben Ressourcen erhalten, eine Versicherung mit einer privaten Krankenkasse einzugehen, aber in diesem Fall müssen wir damit rechnen, dass die Krankenkasse bei der Berechnung der Versicherungsleistung wirtschaftsmathematischen Prinzipien folgt. Es ist antiliberal, Alkohol, Tabak oder fettes Essen zu verbieten oder schwer zugänglich zu machen. Dagegen ist gerecht, dass diejenigen von uns, die gern Alkohol trinken, Tabak rauchen oder fett essen, als persönlich verantwortlich für die damit verbundenen Krankheiten angesehen werden. Ebenso ist es nicht liberal, darüber zu moralisieren, dass jemand seine Sexualität ungeschützt auslebt, aber es ist andererseits in einem sozialliberalen Kontext gerecht, dass er die Verantwortung für die ökonomischen und sozialen Konsequenzen übernehmen muss.

IV

Als Teilkonklusion können wir jetzt sagen, dass es zwar in einer liberalen Gesellschaft aufgrund des Freiheitsprinzips nicht erlaubt ist, die sexuelle Freiheit unter Verweis auf die ökonomischen Konsequenzen für die Gesellschaft einzuschränken, während es jedoch auch in einem sozialliberalen Staat zu begründen möglich ist, dass ein Mensch zumindest teilweise für seinen Lebensstil ökonomisch verantwortlich gemacht werden kann. In diesem Sinn gibt es eine gesellschaftliche Grenze des Rechts auf Selbstzerstörung in einer liberalen Gesellschaft. Auf der individuellen Ebene gibt es aber auch eine Grenze, die mit der liberalen negativen Verantwortung anderen gegenüber verbunden ist.

Nehmen wir an, wir haben zwei erwachsene Personen, A, der HIV-positiv ist und dies auch weiß, und B, der nicht HIV-positiv ist. Nehmen wir ferner an, dass sie anderen gegenüber keine besondere Verantwortung haben. Es gibt dann mehrere Möglichkeiten, wobei die ersten beiden unter einem rein liberalen Gesichtspunkt unproblematisch sind:

1. A informiert B und sie schützen sich.

2. A informiert B, aber A und B sind sich einig, sich nicht zu schützen.

Dagegen zeigen die dritte und die vierte Möglichkeit, wie eine liberale Verantwortung eingeführt werden kann:

3. A informiert B, der aber nicht dieselben Informationen hat wie A, weshalb er glaubt, dass sie trotzdem sexuell verkehren können, ohne sich zu schützen.

4. A informiert B, aber B hat nicht dieselben Informationen wie A, und A kann deshalb B überreden, mit ihm sexuell zu verkehren, ohne sich schützen zu müssen.

Die dritte Möglichkeit ist liberal gesehen noch unproblematisch, aber die vierte Möglichkeit ist an der Grenze. Das Verhältnis von A und B ist unter liberalen Gesichtspunkten vor allem ein Vertrag und die Frage ist deshalb, wie weit A gehen darf, wenn er versucht, B zu überreden etwas zu tun, das er nicht gemacht hätte, wenn er besser informiert gewesen wäre. Jemanden zu überreden etwas zu tun, ist liberal gesehen nicht an sich schlecht – oder wenn es an sich schlecht gewesen wäre, müsste man die ganze liberale Verteidigung der ökonomischen Marktwirtschaft aufgeben. Jemand zu *überreden* ist aber etwas anderes als jemand zu *verführen;* und je genauer A darüber Bescheid weiß, dass B sich ganz anders verhalten hätte, wenn er besser informiert gewesen wäre, desto mehr ähnelt sein Verhalten einer Verführung, die an der Grenze des liberal akzeptierbaren Vertrags angesiedelt ist. Auch die nächste Möglichkeit bewegt sich an der Grenze:

5. A informiert B *nicht,* und sie schützen sich nicht. A ist der Meinung, dass B wissen muss, dass es mit einer Gefahr verbunden ist, mit einem Fremden sexuell zu verkehren, ohne sich zu schützen.

Während man bis zu diesem Punkt unter liberalen Voraussetzungen vielleicht A verteidigen kann (unter anderen Gesichtspunkten ist sein Benehmen in den letzten beiden Varianten natürlich unakzeptabel), ist es in den folgenden Varianten unter einem liberalen Gesichtspunkt *nicht* mehr möglich, A zu verteidigen:

6. A informiert B *nicht,* und sie schützen sich nicht. A handelt so, obwohl er weiß, dass B nicht weiß, dass es mit einer Gefahr verbunden ist, mit einem Fremden sexuell zu verkehren, ohne sich zu schützen.

7. A *lügt,* wenn B ihn fragt, ob er weiß, ob er HIV-positiv ist. Sie schützen sich nicht, obwohl B weiß, dass es mit einer Gefahr verbunden ist, mit einem Fremden sexuell zu verkehren, ohne sich zu schützen.

In diesen beiden Fällen handelt es sich um eine Manipulation, wo A den B verführt, etwas zu tun, das für ihn sehr riskant ist und ihn wahrscheinlich schädigen kann. Das kann nicht mehr als ein Vertrag zwischen freien Menschen angesehen werden und wir haben deshalb eine neue Grenze des Rechts auf Selbstzerstörung in einer liberalen Gesellschaft erreicht. A's Benehmen wird natürlich unter liberalem Gesichtspunkt ständig unakzeptabler, wenn wir die nächsten Varianten betrachten:

8. A *lügt* und sagt zu B, dass er gerade untersucht worden sei, und dass die Untersuchung negativ war. Sie schützen sich nicht, obwohl B weiß, dass es mit einer Gefahr verbunden ist, mit einem Fremden sexuell zu verkehren, ohne sich zu schützen.

9. A *lügt* und sagt zu B, dass er gerade untersucht worden sei, und dass die Untersuchung negativ war. Sie schützen sich nicht, obwohl A weiß, dass B nicht weiß, dass es mit einer Gefahr verbunden ist, mit einem Fremden sexuell zu verkehren, ohne sich zu schützen.

10. A *lügt* irgendwie, weil er B schaden möchte. Sie schützen sich nicht.

V

Die Variationen können natürlich extremer werden. Die Konklusion dürfte aber klar geworden sein: Obwohl dem Individuum in einer liberalen Gesellschaft als Ausgangspunkt ein Recht auf Selbstzerstörung zukommt, gibt es mindestens drei Begrenzungen:

1. Das Recht auf Selbstzerstörung hört auf, wenn jemand explizit oder implizit einen Vertrag mit anderen (z.B. seiner Familie) hat, der sein Recht auf Selbstzerstörung begrenzt.

2. Jemandem kann zwar ein Recht auf Selbstzerstörung zukommen, aber auch in einer sozialliberalen Gesellschaft darf er ökonomisch und sozial dafür verantwortlich gemacht werden, indem sein Recht auf Unterstützung begrenzt wird.

3. Das Recht auf Selbstzerstörung wird begrenzt (beziehungsweise hört auf), wenn jemand mittels Manipulation eine andere Person dazu verführt, etwas zu tun, das für sie sehr riskant ist und sie wahrscheinlich schädigen kann.

HIV-Infektionsrisiken und rechtliche Verhaltensordnung

Die Stellungnahme der rechtlichen Ethik

WOLFGANG FRISCH

I. Einführung

1. Zur Notwendigkeit einer rechtsethischen Fundierung der strafrechtlichen Position

Als mein Münchner Strafrechtskollege Bernd Schünemann und der damalige Präsident des Bundesgerichtshofs, Gerd Pfeiffer, im Jahre 1987 in Mannheim das erste große deutsche Symposium über „Die Rechtsprobleme von AIDS" veranstalteten,[1] war das der sichtbare Beginn einer Diskussion, die die verschiedensten Teildisziplinen des Rechts gut ein Jahrzehnt intensiv beschäftigte.[2] Mittlerweile ist es in

1 Vgl. dazu den Tagungsband: Die Rechtsprobleme von AIDS, hg. v. B. Schünemann, G. Pfeiffer, Baden-Baden 1988.

2 Vgl. aus dieser Diskussion zur rechtlichen Problematik neben Anm. 1 allgemein den Sammelband: Aids, Recht und Gesundheitspolitik, hg. v. C. Prittwitz, Berlin 1990; speziell zur strafrechtlichen Problematik: AIDS und Strafrecht, hg. v. A.J. Szwarc, Berlin 1996; zur öffentlich-rechtlichen Seite: A. Costard, Öffentlich-rechtliche Probleme beim Auftreten einer neuen übertragbaren Krankheit am Beispiel von AIDS, Berlin 1989; zu arbeitsrechtlichen Fragen: G. Heemann, AIDS und Arbeitsrecht, Baden-Baden 1991; zu versicherungsrechtlichen Aspekten: C. Thies, Die Auswirkungen von AIDS im Privatversicherungsrecht, Frankfurt a.M., New York 1991; siehe ferner: AIDS – Was eine Krankheit verändert, hg. v. S.R. Dunde, Frankfurt a.M. 1987; G. Frankenberg, AIDS-Bekämpfung im Rechtsstaat, Baden-Baden 1988 und M. Keller, Rechtliche Bedeutung des Status „HIV-positiv", Basel u.a. 1993 und die vom Archiv für Sozialpolitik herausgegebene Bibliographie von S. Dressler, Ethik, Moral, Sittlichkeit und AIDS, Frankfurt a.M. 1994.

den meisten Teilfeldern des Rechts still um dieses Thema geworden. Selbstständige Beiträge zu rechtlichen Fragen von Aids erscheinen kaum mehr; die Kommentarwerke beschränken sich darauf, die Ergebnisse einer weitgehend abgeschlossenen Diskussion in dürren Worten wiederzugeben.[3]

Ich muss gestehen, dass ich angesichts dieses Stellenwerts des Themas „Aids und Recht" zunächst zögerte, der Einladung zu dieser Tagung zu folgen und hier über die Problematik der HIV-Infizierung als Körperverletzung zu sprechen. Was gibt es zu diesem Thema zu sagen, was nicht schon gesagt ist? Der bloße Bericht über eine abgeschlossene Diskussion aber schien mir kein sehr reizvolles Unternehmen. Dass ich mich trotz solchen anfänglichen Zögerns dann doch zur Übernahme des Referats entschlossen habe, hat mit Zweierlei zu tun: der thematischen Grundausrichtung dieser Tagung und einer Feststellung, die mich nach einer nochmaligen Überprüfung der inzwischen weitgehend abgeschlossenen strafrechtlichen Diskussion doch etwas betroffen stimmte. Aus heutiger Sicht lesen sich nicht nur die schon 1988 und 1989 ergangenen grundlegenden Entscheidungen des Bundesgerichtshofs zur Problematik,[4] sondern auch die sie begleitenden literarischen Äußerungen[5] etwas sehr juristisch-technisch. Die hier auf dieser Tagung betonte ethische Komponente ist kaum angesprochen und auch tiefer ansetzende Überlegungen zu den Verantwortungsbereichen der Einzelnen fehlen weitgehend. Vielleicht hat die Kritik mancher an dieser Judikatur auch hier, in dieser mangelnden Verdeutlichung ihrer ethischen und rechtsprinzipiellen Basis, einen Grund.

2. Maßstäbe: Bindung der Rechtsprechung an Gesetz und Recht

Ich will daher im Folgenden versuchen, die damals doch zu isoliert und juristisch-technisch geführte Diskussion zur Frage der HIV-Infizierung als Körperverletzung um einige grundsätzliche Erwägun-

3 Symptomatisch für den Diskussionsstand der letzte gesonderte rechtliche Beitrag zur Problematik von B. Schünemann, der seine Überlegungen in der Festschrift für A. Eser, München 2005, 1141ff., selbst als Nekrolog auf eine inzwischen praktisch abgeschlossene Diskussion bezeichnet.

4 Es handelt sich um die Entscheidungen BGHSt 36, 1ff. vom 4.11.1988 und 36, 262ff. vom 12.10.1989.

5 Vgl. (i.S. einer Auswahl) etwa W. Bottke, Aids-Forschung 1989, 468ff.; Bruns, Monatsschrift für deutsches Recht 1989, 199ff.; R.D. Herzberg, Juristenzeitung 1989, 114ff., 470ff.; C. Prittwitz, Strafverteidiger 1989, 123ff.; H. Schlehofer, Neue juristische Wochenschrift 1989, 2017ff.; B. Schünemann, Juristische Rundschau 1989, 89ff.; weit. Nachw. bei W. Frisch, Juristische Schulung 1990, 362, 363ff.

gen zu ergänzen und auf diese Weise vielleicht verständlich zu machen. Freilich muss ich dabei – gewissermaßen im Gegenzug – den Zuhörer auch bitten, sich auf jene Betrachtungsweise der Problematik einzulassen, die der Rechtsprechung schon durch unsere Verfassung vorgegeben ist. Die Rechtsprechung ist danach an die vorhandenen Gesetze und das Recht gebunden. Sie kann bei der Beurteilung rechtlicher Fragestellungen nicht ihrem eigenen persönlichen Meinen folgen, sondern hat von dem auszugehen, was sich aus den bereits vorhandenen, demokratisch zustande gekommenen Gesetzen für die interessierenden Sachverhalte ergibt. Zu dieser verfassungsmäßigen Bindung an Gesetz und Recht gehört dabei auch, dass die Rechtsprechung bei ihren Entscheidungen allgemeine Prinzipien des Rechts zu beachten hat.[6] Auch die eigene bisherige Judikatur entfaltet für die Rechtsprechung eine gewisse Bindungswirkung. Treffen die Überlegungen, die hinter einer schon vorhandenen Konkretisierung des Gesetzes durch die Rechtsprechung stehen, auch auf die jetzt zu beurteilenden Sachverhalte zu, so kann die Rechtsprechung diese Sachverhalte nicht einfach anders beurteilen. Solange sie an dem schon bisher Entschiedenen als richtig festhält, muss sie die insoweit tragenden Überlegungen auch bei der Beurteilung der jetzt zu entscheidenden Sachverhalte beachten. Die abweichende Betrachtung eines in wesentlicher Hinsicht gleichliegenden Sachverhalts ist der Rechtsprechung durch das Willkürverbot verwehrt.

Ich habe diese Zusammenhänge zwischen Verfassung und Bindung der Rechtsprechung an Gesetz und Recht deshalb so eingehend dargestellt, weil sie deutlich machen, dass die Rechtsprechung jedenfalls eines nicht kann, was manche – Verbände wie Politiker – von ihr offenbar erwarten: einfach plausiblen rechtspolitischen Forderungen oder Strategien zu folgen. Die Rechtsprechung hat vom Gesetz und dem vorhandenen Rechtsstoff auszugehen, auch bei der Beurteilung der strafrechtlichen Fragen von Aids. Ihr ist es verwehrt, um der Erreichung eines manchem vielleicht sinnvoll erscheinenden gesellschaftspolitischen Konzepts einfach das zu ignorieren, was sich aus Gesetzen und Rechtsprinzipien ergibt, die sie sonst – meist unter Zustimmung der Kritiker ihrer Aids-Judikatur – selbst praktiziert. Dementsprechend hat auch eine verantwortungsvolle rechtswissenschaftliche Stellungnahme, um die ich gebeten worden bin, hier anzusetzen. Diese am vorhandenen Rechtsstoff orientierte Betrachtungsweise schließt eine

6 Zu dieser sich aus Art. 20 Abs. 3 GG ergebenden Bindung statt vieler H. Hofmann, in: B. Schmidt-Bleibtreu, H. Hofmann, A. Hopfauf, Kommentar zum Grundgesetz, 11. Aufl., Köln u.a. 2008, Art. 20 Rn. 91; R. Zippelius, T. Würtenberger, Deutsches Staatsrecht, 32. Aufl., München 2008, § 13 Rn. 56; BVerfGE 34, 269, 286ff.

rechtspolitische Betrachtung nicht aus. Aber diese bildet erst den zweiten Schritt. Und sie ist nur notwendig, wenn die Stellungnahme des geltenden Rechts nicht überzeugt.

Sachlich folgt aus diesen Bemerkungen zur Art der Betrachtungsweise zugleich, dass es im Rahmen der rechtswissenschaftlichen Stellungnahme zum Thema Aids nicht einfach um eine unter dem Mantel des Rechts erfolgende ethische Betrachtung gehen kann – dies trotz des eingangs zur fehlenden rechtsethischen Seite der strafrechtlichen Diskussion Gesagten. Zwar muss die rechtswissenschaftliche Position, gerade die des Strafrechts, ethisch kompatibel und einsichtig sein – und um die Verdeutlichung dessen hat man sich möglicherweise etwas zu wenig bemüht. Aber das Strafrecht kann bestimmtes Verhalten nicht schon deshalb mit Zwang durchsetzen, weil es ethisch richtig ist oder ethischen Anforderungen entspricht. Es muss sich auf das beschränken, wozu der Zwang des Rechts und hier wieder insbesondere der Zwang durch Verbote und Strafe aus staatstheoretischer und verfassungsrechtlicher Sicht legitimerweise eingesetzt werden darf.

3. Die Tatbestände der Tötungs- und Körperverletzungsdelikte als Erfüllung der staatlichen Schutzpflicht

Zu den elementaren, auch mit Zwang durchsetzbaren Aufgaben des Staates gehört es, den Einzelnen vor Verhaltensweisen anderer zu schützen, die ihn in seinen Rechten, Gütern und Freiheiten beeinträchtigen. Rechtstechnisch erfolgt dieser Schutz durch Verbote und Gebote und deren zwangsweise Durchsetzung – u.a. dadurch, dass auf die Verletzung besonders wichtiger oder elementarer rechtlicher Verhaltensregeln mit Strafe reagiert wird. Bestimmte besonders wichtige Bereiche des ethischen Gebots „neminem laedere" werden so auf der Ebene des Rechts durch staatlichen Zwang stabilisiert.

Geradezu zum Kernbereich einer solchen durch Strafe stabilisierten Verhaltensordnung gehört der Schutz der körperlichen Integrität, der Gesundheit und des Lebens vor Verhaltensweisen, die diese Güter beeinträchtigen oder gefährden. Straftatbestände, die dem Schutz dieser Rechtsgüter dienen, finden sich in allen Rechtsordnungen der Welt – wenn auch mit gewissen Unterschieden in der Ausgestaltung. Im deutschen Strafrecht dienen diesem Schutz die Straftatbestände der Körperverletzungsdelikte und der Tötungsdelikte, die sich in den §§ 223 ff. bzw. §§ 211 ff. des Strafgesetzbuchs (StGB) befinden. Sie bilden den Ausgangspunkt und die wesentliche Grundlage auch der strafrechtlichen Diskussion von Aids. Die Tötungsdelikte können wir dabei freilich – trotz der möglichen Auswirkung der Aids-Erkrankung auf das Rechtsgut Leben – an dieser Stelle wohl ausscheiden. Sie haben schon bislang aus mehreren Gründen rechtspraktisch keine nennenswerte Rolle gespielt[7] und dürften für die strafrechtliche Aids-Diskussion in Deutschland jegliche Bedeutung verlieren, wenn richtig ist, was Mediziner sagen: dass an einer HIV-Infektion angesichts der Möglichkeiten antiretroviraler Therapie heute niemand mehr sterben muss.[8]

Strafrechtlich erfassen lassen sich die Sachverhalte der Ansteckung einer anderen Person mit dem HI-Virus damit in Deutschland im Wesentlichen nur über die Tatbestände der Körperverletzung. Diese setzen voraus, dass eine Person eine andere Person körperlich misshandelt oder an ihrer Gesundheit schädigt. Ähnlich lauten die Körperverletzungstatbestände des Strafrechts vieler anderer Staaten. Für die Aids-Diskussion ist von diesen beiden Tatbestandsalternativen – also der körperlichen Misshandlung und der Gesundheitsschädigung – in erster Linie die Alternative der Gesundheitsschädigung einschlägig. Als Zustand einer Gesundheitsschädigung wird üblicherweise ein im Vergleich zum Normalzustand des gesunden Menschen krankhafter Zustand angesehen (wobei freilich ganz geringfügige und vorübergehende krankhafte Zustände ausgeschieden werden).[9] Strafbar ist die Herbeiführung eines solchen krankhaften Zustands dabei nicht nur, wenn sie vorsätzlich, sondern auch, wenn sie nur fahrlässig geschieht.[10]

Freilich setzt die Strafbarkeit aus den Körperverletzungstatbeständen nicht unbedingt den tatsächlichen Eintritt eines krankhaften Zustands voraus. Auch wenn ein solcher Zustand nicht eingetreten ist, wird eine Person doch – und zwar wegen Versuchs – bestraft, wenn sie

---

7 Über Fälle, in denen der Täter eine andere Person durch Ansteckung mit HI-Viren letztlich töten wollte, ist zwar vereinzelt in den allgemeinen Medien berichtet worden. Selbst in solchen Fällen kam jedoch – mangels Todeseintritts – regelmäßig allein ein Versuch in Betracht. In aller Regel scheitern Tötungsdelikte, auch in der Form des Versuchs, indessen jedenfalls am Tötungsvorsatz, der in den rechtspraktisch bedeutsamen Fällen auch in der Form des Eventualvorsatzes nicht gegeben ist (vgl. nur BGHSt 36, 1, 15f.). Zu Ansätzen, die Tötungsdelikte selbst bei auf den ersten Blick vorhandenem Vorsatz bereits im Objektiven, insbesondere mit Blick auf den Zeitablauf zwischen Handlung und etwaigem Todeseintritt, scheitern zu lassen, und der Übertragung dieses Ansatzes auch auf Versuchsfälle vgl. R.D. Herzberg, in: AIDS und Strafrecht, hg. v. A.J. Szwarc, Berlin 1996, 61ff., 73ff. und G. Rivero, Goltdammer's Archiv für Strafrecht 2001, 283ff. m.w.N. Auf dieser Linie auch das Schweizerische Bundesgericht BGE 125 IV, 255.

8 Vgl. nur B.S. Kamps, in: C. Hoffmann, J. Rockstroh, B.S. Kamps, HIV.Net 2007, 27, 35, 44; C. Hoffmann, daselbst, 95ff., 97.

9 Vgl. statt vieler BGHSt 36, 1, 6; 43, 346, 354; K. Lackner, K. Kühl, StGB, 26. Aufl., München 2007, § 223 Rn. 5; T. Fischer, StGB, 55. Aufl., München 2008, § 223 Rn. 6.

10 Vgl. § 223 für die vorsätzliche und § 229 StGB für die fahrlässige Körperverletzung.

den krankhaften Zustand herbeiführen wollte oder wenn sie bei ihrem Handeln die mit dem Verhalten verbundene Möglichkeit des Erfolgseintritts gesehen, sich damit abgefunden und gleichwohl gehandelt hat. Auch diese Strafbarkeit der versuchten Körperverletzung (und ebenso die der fahrlässigen) ist keine Besonderheit des deutschen Strafrechts,[11] sondern in vielen anderen Rechtsordnungen ebenso zu finden.

II. HIV-Infektion und Gesundheitsschädigung – Staatliche Schutzpflichten und Phänomenologie der HIV-Infektionsrisiken

Es ist vor diesem Regelungshintergrund leicht ersichtlich, worin das erste strafrechtliche Problem in den Fällen der Infizierung mit dem HI- oder Aids-Virus liegt. Es ist die Frage, ob jener Zustand, der durch die Übertragung des HI-Virus eingetreten ist, als Zustand der Gesundheitsschädigung und damit als krankhafter Zustand im Sinne der Körperverletzungstatbestände anzusehen ist. Das lässt sich zwar für jene Fälle ernsthaft nicht bestreiten, in denen es nicht bei der Infektion (ohne weitere Symptome) geblieben, sondern zum Ausbruch der Aids-Krankheit gekommen ist. Zweifeln könnte man aber daran, ob eine Gesundheitsschädigung auch schon dann vorliegt, wenn sich die körperliche Veränderung auf das Vorhandensein einer (feststellbaren) Infektion beschränkt, es also an darüber hinausgehenden Störungen des gesundheitlichen Befindens – etwa Schmerzen, sichtbaren Symptomen oder besonderen Anfälligkeiten – (noch) fehlt. Es gibt Rechtsordnungen, die die bloße Infektion für eine Körperverletzung noch nicht ausreichen lassen; freilich besitzen diese Rechtsordnungen dann regelmäßig Sondertatbestände, die die Übertragung einer Infektionskrankheit als eigene Straftat behandeln.[12] Der Bundesgerichtshof hat sich – in Übereinstimmung mit der Rechtsprechung vieler europäischer Obergerichte – für ein Verständnis entschieden, das bereits das Vor-

11 Freilich kennt das deutsche Strafrecht selbst die Strafbarkeit der einfachen vorsätzlichen Körperverletzung im Versuchsstadium erst seit 1998 (weshalb BGHSt 36, 1 ff. die Strafbarkeit des folgenlosen Sexualverkehrs eines HIV-Infizierten noch über die Annahme des Versuchs einer *gefährlichen* Körperverletzung [in der Variante der lebensgefährdenden Behandlung] begründen musste).

12 Beispielhaft dafür etwa Polen, das in Art. 161 seines StGB schon die Gefahr der Übertragung bestimmter Infektionskrankheiten (§ 1 HIV; § 2 Geschlechtskrankheiten) unter Strafe stellt; andere Staaten kennen solche Vorschriften *neben* den auch bloße Infektionen erfassenden Körperverletzungsdelikten, vgl. etwa §§ 178, 179 des österreichischen StGB; Art. 231 des schweizerischen StGB; § 252 des dänischen StGB; § 155 des norwegischen StGB.

handensein der HIV-Infektion als Gesundheitsschaden (und damit die Herbeiführung dieses Zustands als Gesundheitsschädigung) ansieht.[13] Ein solches Verständnis überträgt nicht nur konsequent und dem Gleichbehandlungsgrundsatz entsprechend das, was seit langem für andere Infektionskrankheiten gilt,[14] auf die HIV-Infektion. Es entspricht auch dem Verständnis des bei Weitem überwiegenden Teils der Bevölkerung. Diese empfindet, durchaus begründet, als Gesundheitsschaden bereits einen Zustand, der zur Vermeidung gravierender Beschwerden oder gar des Todes die lebenslange Einnahme von Medikamenten notwendig macht, deren es ohne die entsprechende Veränderung nicht bedurft hätte. Erst recht gilt das, wenn sich selbst bei medikamentöser Behandlung der Eintritt erheblicher Beschwerden oder gar des vorzeitigen Todes noch nicht einmal mit Sicherheit unterbinden lässt (wie das für die Aids-Krankheit lange Zeit zutraf).

Sachlich erscheint mir diese allererste Entscheidung in der Gesamtdiskussion um „Aids und Strafrecht" unbezweifelbar richtig. Es wäre ein grotesker Wertungswiderspruch, wollte man Sachschäden, Eigentumsentziehungen oder den mit einer kräftigen Ohrfeige verbundenen Schmerz als Zustände ansehen, die legitimerweise durch Verbote und Strafe unterbunden werden dürfen, den Zustand der Infektion mit einem Erreger, der zur lebenslangen Einnahme von Medikamenten zwingt und unter gewissen Voraussetzungen nicht ausschließbar schwerste Folgen bis hin zum Tod der infizierten Person nach sich ziehen kann, dagegen nicht.

So zu werten, wäre aber nicht nur widersprüchlich und willkürlich. Auf den Einsatz des Strafrechts zur Verhütung von HIV-Infektionen mit ihren unweigerlichen bzw. nicht ausschließbaren Folgen völlig zu verzichten, wäre auch ein grober Verstoß gegen Schutzpflichten, die den Staat schon nach der Verfassung treffen.[15] Zwar zwingen diese

13 Grundlegend BGHSt 36, 1, 6 f.; daneben BGHSt 36, 262 ff.; ebenso eine Vielzahl unveröffentlichter Entscheidungen des BGH; ähnlich z.B. der Oberste Gerichtshof Schwedens, NJA (Nytt juridiskt arkiv) I 2004, 176ff., 193ff.; zu Italien vgl. L.G. Savona, Urteil v. 6.12.2007 (unter www.altex.com abrufbar) und das Oberste Gericht, Cassazione penale, Sez. I, 8. Settembre 2000, Pres. Teresi, ric La Marina, in: Diritto penale e processo 11/2001, 1397ff. m. Anm. Saldo, 1399ff.; zu Großbritannien D. Warburton, Journal of Criminal Law 68 (2004), 55ff. – Krit. zur Auffassung des BGH aber z.B. C. Prittwitz, Strafverteidiger 1989, 123, 127; anders auch Amtsgericht Kempten, Neue juristische Wochenschrift 1988, 2314.

14 Etwa für die Infektion mit einer Geschlechtskrankheit, vgl. dazu BGHSt 36, 1, 6 und schon R. v. Frank, Das Strafgesetzbuch für das deutsche Reich, 18. Aufl., Tübingen 1931, § 223 Anm. I 2; ebenso die Rspr. des Reichsgerichts in Zivilsachen, vgl. z.B. RGZ 102, 372; 165, 336; ferner BGH, Neue juristische Wochenschrift 1985, 1402.

15 Zu diesen (und insbesondere auch zur Frage eines dabei etwa notwendigen Einsatzes des Strafrechts) näher BVerfGE 39, 1; 46, 160, 164; 56, 54, 80 ff.; 88, 203 mit jeweils

Schutzpflichten den Staat nicht stets und sogleich zum Einsatz des Strafrechts. Soweit es effiziente andere Möglichkeiten des Schutzes gibt, hat der Staat ein gewisses Ermessen, auf welche Weise er seiner Schutzpflicht nachkommt. Solche alternativen Schutzkonzepte spielen in Gestalt des Beratungskonzepts und freiwilliger Verhütungsmaßnahmen gerade auch bei der Verhütung von HIV-Infektionen eine wichtige Rolle – und dass sie dem Einsatz des Strafrechts sachlogisch vorausgehen, sollte klar sein.[16] Aber es wäre kurzschlüssig und ein Denkfehler anzunehmen, dass mit dem Vorhandensein und dem sachlogischen Vorrang solcher Verhütungskonzepte die Problematik erledigt sei und das Strafrecht überflüssig werde. Tatsächlich haben solche Verweise ja doch im Wesentlichen nur den Fall der einverständlichen Sexualkontakte vor Augen. Das ist indessen nicht der einzige praktisch relevante Sachverhalt.

So haben sich deutsche und ausländische Gerichte z.B. wiederholt mit Fällen zu beschäftigen gehabt, in denen der Täter die Infektion des Opfers dadurch herbeigeführt hat (bzw. herbeiführen wollte), dass er diesem bewusst HIV-kontaminiertes Blut spritzte oder es mit entsprechend infizierten Gegenständen verletzte[17] – in einer Reihe von Fällen, um sich an dem Opfer zu rächen oder es zu töten. Überhaupt nichts mit einverständlichen Sexualkontakten zu tun haben auch die Fälle, in denen es durch die Transfusion kontaminierten Blutes, über infizierte medizinische Instrumente oder durch das Verhalten von selbst infizierten Medizinalpersonen zur Übertragung des Virus gekommen ist.[18] Desgleichen ist eine etwaige Infektion nicht Folge einverständlicher Sexualkontakte, wenn der infizierte Täter sein Opfer durch Gewalt oder Drohungen zu sexuellen Handlungen gezwungen und es dabei infiziert hat oder es sonst im Rahmen körperlicher Verletzungen des Opfers zur Übertragung des HI-Virus gekommen ist.[19]

Dass in all diesen Fällen die von der Gefahr einer Infektion bedrohten Opfer staatlichen Schutz vor der Infektion und ihren Folgen erwar-

---

weit. Nachw.; speziell zur Schutzpflicht im Blick auf Aids BVerfG, Aidsforschung 1987, 521ff. m. Anm. Gallwas.

16 Das Strafrecht ist gerade hier lediglich Ultima Ratio zur Stabilisierung einer gewissen Mindestverhaltensordnung; die eigentliche Prävention ist lange vor dem Strafrecht zu leisten. Eingeh. zur Problematik W. Bottke, in: AIDS und Strafrecht, hg. v. A.J. Szwarc, Berlin 1996, 277, 278ff.; ferner W. Bottke, in: Die Rechtsprobleme von AIDS, hg. v. B. Schünemann, G. Pfeiffer, Baden-Baden 1988, 171, 178 und A. Sinn, Sonderheft des Ärzteblatts Mecklenburg-Vorpommern 2007, 14ff.

17 Vgl. etwa die bei Herzberg, 61f. (Anm. 7), referierten Fälle („Duisburger Fall", „Amsterdamer Fall").

18 Vgl. dazu bei Herzberg, 62 (Anm. 7).

19 Vgl. etwa die bei Bottke, in: Rechtsprobleme, 171, 178 und 201 (Anm. 16) berichteten Fälle.

ten dürfen, ist evident. Ebenso evident ist freilich, dass dieser Schutz hier über Beratung und Selbstschutz nicht erreichbar ist. Da irgendwelche sonstigen, halbwegs effizienten Mittel des Schutzes hier ebenfalls nicht ersichtlich sind, bleibt damit als – zugegebenermaßen sehr begrenzt wirksamer – Schutz nur das *Verbot* solcher Handlungen und dessen Bewehrung durch die Ultima Ratio der Strafe. Diesen Schutz in solchen Fällen zu versagen, während gegenüber vielen weniger gewichtigen Beeinträchtigungen und Bedrohungen strafrechtlicher Schutz gewährt wird, wäre nicht nur ungerecht, sondern willkürlich. Das dürfte auch der einsehen, der Infektionen, zu denen es im Rahmen einverständlicher Sexualkontakte kommt, aus dem Strafrecht herausnehmen will.[20] Diesem Verlangen kann, wenn überhaupt, nicht schon dadurch entsprochen werden, dass man (bloße) HIV-Infektionen gar nicht als Körperschaden oder Gesundheitsschaden qualifiziert. Die Ausscheidung von Infektionen, die im Rahmen einverständlicher Sexualkontakte verursacht worden sind, kann vielmehr nur jenseits der eben erwähnten Grundentscheidung erfolgen – etwa indem in bestimmten Fällen der Gesundheitsschaden zwar bejaht, dieser aber nicht dem die Infektion Übertragenden angelastet wird, man also in seinem Verhalten kein für die Zurechnung der Folgen taugendes missbilligtes Verhalten sieht. Das führt in das eigentliche Zentrum der strafrechtlichen Problematik von HIV/Aids.

III. Einverständliche sexuelle Handlungen eines HIV-Infizierten als rechtlich missbilligte Risikoschaffung für die körperliche Integrität des Partners?

Im Mittelpunkt der strafrechtlichen Diskussion von HIV und Aids stehen die Fälle einverständlicher Sexualkontakte – einverständlicher Sexualkontakte zwischen einer HIV-infizierten und einer gesunden Person. Dass das zur Infektion und damit zum Gesundheitsschaden führende oder das mit dieser Gefahr behaftete Geschehen in diesen Fällen eine *Straftat* darstellen soll, wird zum Teil heftig kritisiert.

1. Zum Meinungsstreit

Tatsächlich kann von einer Straftat hier nur dann die Rede sein, wenn der, der seinen Sexualpartner bei einverständlichen Sexualkontakten

20 S. dazu näher unten III.

infiziert oder zu infizieren droht, sich wegen der mit seinem Verhalten verbundenen Infektionsrisiken gegenüber dem anderen rechtlich fehlerhaft verhält – wenn er also ein rechtlich missbilligtes Risiko in Richtung auf die Gesundheit des anderen schafft.[21] Wenn das der Fall ist, wird die Realisierung des Risikos in Gestalt der eingetretenen Infektion (also des Gesundheitsschadens) dem HIV-Infizierten als Unrechtsfolge zugerechnet. Anders wenn man das Verhalten des HIV-Infizierten trotz eines diesem Verhalten anhaftenden Infektionsrisikos in den Fällen einverständlicher Sexualkontakte generell als rechtlich nicht missbilligt ansieht: Dann ist die eingetretene Infektion nicht die Folge eines rechtswidrigen Verhaltens. Sie bildet vielmehr die Folge einer Risikoschaffung, vor der der gesunde Sexualpartner rechtlich nicht geschützt wird, sondern sich selbst zu schützen hat. Unterlässt er diesen Selbstschutz, so hat er sich die Folgen – als Folge einer Selbstgefährdung – selbst zuzuschreiben.[22] Ob in den Fällen der HIV-Infizierung bei einverständlichen Sexualkontakten die eine oder die andere Sichtweise zutreffend ist, bildet die wohl umstrittenste Frage der strafrechtlichen Behandlung der HIV/Aids-Problematik.

Freilich gibt es selbst insoweit noch einen Bereich, der – zumindest in Deutschland – weitgehend außer Streit ist. Es handelt sich um die Fälle, in denen die gesunde Person, die mit der infizierten Person einverständliche Sexualkontakte hat, um die Infektion des anderen weiß. Ist die gesunde Person in einem solchen Fall auch zu autonomer Entscheidung fähig, so ist es in Deutschland praktisch einhellige Meinung, dass der HIV-Infizierte sich hier durch sein mit dem Infektionsrisiko behaftetes Verhalten nicht strafbar macht. Unterschiede bestehen nur in der Begründung dieses Ergebnisses. Die einen sprechen insoweit von einer eigenverantwortlichen Selbstgefährdung der gesunden Person.[23] Die anderen bejahen zwar eine von der HIV-infizierten Person ausgehende Fremdgefährdung, sehen diese aber im konkreten Fall als nicht missbilligt an, weil die um das Risiko wissende gesunde Person mit der

21 Zum Erfordernis der Schaffung eines rechtlich missbilligten Risikos des Eintritts des tatbestandsmäßigen Erfolgs als Grundvoraussetzung aller Erfolgsdelikte, also auch der Körperverletzungsdelikte, umfassend W. Frisch, Tatbestandsmäßiges Verhalten und Zurechnung des Erfolgs, Heidelberg 1988, insbes. 33ff., 507ff.; C. Roxin, Strafrecht, Allgemeiner Teil I, 4. Aufl., München 2006, § 11 Rn. 53 ff., 65 ff., je m.w.N.

22 Eingeh. zum Sachverhalt der Selbstgefährdung im Strafrecht Frisch, Verhalten, 148ff. (Anm. 21); ders., Neue Zeitschrift für Strafrecht 1992, 1ff., 62ff.; U. Murmann, Die Selbstverantwortung des Opfers im Strafrecht, Berlin u.a. 2005, insbes. 307ff. mit umfassenden Nachw.

23 In diesem Sinne z.B. BayObLG Neue juristische Wochenschrift 1990, 131; zust. D. Dölling, Juristische Rundschau 1990, 474; H. Hugger, Juristische Schulung 1990, 972ff.; weit. Nachw. bei W. Frisch, Neue Zeitschrift für Strafrecht 1992, 62, 66f.

Schaffung dieses Risikos einverstanden sei, wenn sie sich gleichwohl auf Sexualkontakte einlasse.[24] Sachlich streitig ist also auch bei den einverständlichen Sexualkontakten im deutschen Strafrecht im Wesentlichen allein die Behandlung des Infektionsrisikos bei unterschiedlicher Risikokenntnis – also insbesondere in dem Fall, in dem der HIV-Infizierte um seine Infektion weiß, der mit ihm sexuell verkehrende gesunde Partner dagegen nicht.[25]

Die höchstrichterliche Rechtsprechung und die weit überwiegende Auffassung in der Literatur gehen davon aus, dass der HIV-Infizierte den um die Infektion nicht wissenden Gesunden hier trotz der Einverständlichkeit der Sexualkontakte als solcher in rechtlich missbilligter Weise dem Risiko einer Gesundheitsschädigung aussetze.[26] Dementsprechend werden dann auch eine Infektion und etwaige weitere Folgen als dem HIV-Infizierten zurechenbare Gesundheitsschäden und der Gesamtvorgang als Gesundheitsschädigung des gesunden Partners durch den infizierten Partner angesehen. Der Gedanke, dass der etwaige Gesundheitsschaden (ausschließlich) Folge einer vom (unwissenden) gesunden Partner eingegangenen Selbstgefährdung sei, wird zwar erwogen, aber von der Rechtsprechung und herrschenden Meinung verworfen. Von einer bloßen Selbstgefährdung könne keine Rede sein, da der gesunde Partner hier das wahre Risiko seines Verhaltens nicht kenne. Dieses sei vielmehr nur dem um seine Infektion wissenden Infizierten selbst bekannt, der deshalb unter Risikoaspekten überlegenes Wissen habe, das Geschehen insoweit beherrsche und sich damit die eintretenden Folgen beim Gesunden als Realisierung des ihm bekannten Risikos zurechnen lassen müsse. Ganz ähnlich wird die Frage von den Gerichten und der überwiegenden Literatur in einer Reihe anderer Staaten beantwortet.[27] Freilich ist die Frage nach wie vor nicht unbe-

24 Im Sinne einer solchen Einwilligungslösung z.B. W. Frisch, Neue Zeitschrift für Strafrecht 1992, 62, 65f. m.w.N.

25 Natürlich sind auch andere Fälle relevanter Wissensunterschiede denkbar – wie z.B. dann, wenn der tatsächlich Infizierte seine Infektion (aufgrund entsprechender Kontakte) nur vermutet oder für möglich hält, der Sexualpartner dagegen (völlig) ahnungslos ist; zu solchen und ähnlichen Konstellationen weiterführend Bottke, in: Rechtsprobleme, 171, 205ff. (Anm. 16) und jüngst das Schweiz. Bundesgericht, Urteil vom 13.6.2008, sub E 8 (zur Veröffentlichung vorgesehen in Heft 1 der Zeitschrift Forum Penale).

26 Vgl. für die Rechtsprechung insbesondere BGHSt 36, 1ff. und BGHSt 36, 262ff.; aus der Literatur zuvor schon ebenso Bottke, in: Rechtsprobleme, 171, 205ff. (Anm. 16); W.H. Eberbach, Zeitschrift für Rechtspolitik 1987, 395, 396f.; R.D. Herzberg, Neue juristische Wochenschrift 1987, 2283, 2284; weit. Nachw. bei W. Frisch, Juristische Schulung 1990, 362, 369f.; ders., Neue Zeitschrift für Strafrecht 1992, 62, 66f.

27 So z.B. vom Obersten Gerichtshof in Schweden, vgl. NJA (Nytt juridiskt arkiv) I 2004, 176ff.; vom Obersten Gerichtshof in Finnland, vgl. OGH 1993, 92; vom Obers-

stritten. Eine literarische Mindermeinung bejaht auch in diesen Fällen eine Selbstgefährdung des gesunden Partners; eingetretene Gesundheitsschäden dürften nicht dem um seine HIV-Infektion Wissenden zugerechnet werden, sondern seien auch in diesem Fall ausschließlich dem gesunden Partner als Folge einer – trotz Unwissenheit anzunehmenden – Selbstgefährdung zuzurechnen.[28]

2. Aufklärungspflichten als konsequente Fortschreibung sonst unbestrittener Rechtsprinzipien

Welche dieser Auffassungen nach den Maßstäben des Rechts den Vorzug verdient, lässt sich nur beantworten, wenn man sich auf die für die Beantwortung der Frage einschlägigen Rechtsprinzipien besinnt und fragt, was sich aus diesen Prinzipien für die Beantwortung der hier interessierenden Problematik ergibt. Prinzipien des Rechts, die man in anderen Zusammenhängen anerkennt, weil sie Ausdruck einer tieferen Rationalität sind, müssen auch im vorliegenden Zusammenhang beachtet werden; sie sind keine beliebig verfügbare Ware.

Im Lichte einer solchen auch sonst anerkannte Prinzipien des Rechts ernst nehmenden Sicht gilt es zunächst einer Fehlassoziation entgegenzutreten, die sich gerade in der HIV/Aids-Diskussion nicht selten findet: die Annahme nämlich, der Staat sei in der Frage der Pönalisierung von für Dritte riskanten Verhaltensweisen mehr oder weniger frei.[29] Davon kann keine Rede sein. Die Menschen, die durch für sie riskante Freiheitsentfaltungen anderer in Gütern beeinträchtigt zu werden drohen, erwarten Schutz vor solchen Güterbedrohungen und Güterbeeinträchtigungen. Sie erwarten genau so sehr, dass sie nicht ungefragt und ohne die Möglichkeit einer autonomen Entscheidung durch Dritte Risiken ausgesetzt werden, die sie selbst vernünftigerweise nicht eingehen wollen. Es lässt sich durch die gesamte Rechtsordnung hindurch verfolgen, dass der Staat diese Schutzerwartungen sehr

---

ten Gerichtshof in Norwegen, vgl. Retstidende 2000, 195; 2002, 605 und 2006, 1246; vom Court of Appeal in England (Fall Konzani), siehe dazu M. Weait, Criminal Law Review 2005, 763, 767 und vom Schweiz. Bundesgericht BGE 125 IV, 242, 252; 131 IV, 1, 8f.

28 So z.B. H.-J. Bruns, Neue juristische Wochenschrift 1987, 2281, 2282; F. Herzog, C. Nestler-Tremel, Strafverteidiger 1987, 369, 370; A. Kreuzer, Zeitschrift für die gesamte Strafrechtswissenschaft 100 (1988), 785, 800, 801f.

29 Besonders deutlich in den Stellungnahmen derer, die so tun, als ginge es um die bloße Lösung eines gesundheitspolitischen Problems, bei der der Einsatz des Strafrechts leicht hinderlich sein könne, vgl. etwa H.-J. Bruns, Monatsschrift für deutsches Recht 1987, 353, 356.

ernst nimmt und ihnen mit den Mitteln des Rechts (auch des Strafrechts) Rechnung zu tragen versucht.[30] Das gilt für die mit Lebens- oder Arzneimitteln verbundenen Risiken ebenso wie z.B. für die Risiken technischer Betriebe oder medizinischer Handlungen oder auch, der Aids-Problematik noch näher kommend, das Risiko der Übertragung von Infektionskrankheiten. Die Mittel, deren sich der Staat bedient, um solchen berechtigten Schutzerwartungen seiner Bürger Rechnung zu tragen, reichen vom Totalverbot bestimmter Handlungen über die Zulässigkeit von Handlungen nur unter deutlich risikominimierenden Bedingungen bis hin zu Informationspflichten, um dem, der von bestimmten Risiken betroffen wäre, eine autonome Entscheidung zu ermöglichen, ob er das an sich unerwünschte Risiko – zumindest unter gewissen risikominimierenden Bedingungen – ausnahmsweise doch eingehen wolle. Für die Rechtsordnung charakteristisch ist nach allem, dass sie die Bürger vor den Risiken, denen diese vernünftigerweise nicht ohne ihre Entscheidung ausgesetzt sein wollen, prinzipiell durch das Verbot der Schaffung solcher Risiken bzw. durch Informationspflichten schützt, die eine autonome Entscheidung ermöglichen.

Einem prinzipienorientierten Umgang mit HIV-Infektionsrisiken entspricht es damit, dem HIV-Infizierten Verhaltensweisen zu verbieten, durch die andere Personen ohne ihr Wissen und eine darauf aufbauende autonome Entscheidung dem Risiko einer HIV-Infektion ausgesetzt werden. Denn natürlich handelt es sich insoweit um ein Risiko, dem der weit überwiegende Teil der Bevölkerung nicht ohne eigene diesbezügliche Entscheidung ausgesetzt sein will. Aus prinzipienorientierter Sicht hat die Rechtsprechung und herrschende Meinung damit Recht, wenn sie sexuelle Handlungen, die mit dem Risiko der HIV-Infizierung des gesunden Partners verbunden sind, bei fehlender Aufklärung des Partners über die bestehende Infektion (und damit das bestehende Infektionsrisiko) als rechtswidriges, weil unerlaubt die Gesundheit des Partners gefährdendes Handeln qualifiziert. Zugleich muss sich jene Auffassung, die die Dinge anders sieht und von einer Selbstgefährdung des Gesunden spricht, vorhalten lassen, mit sonst anerkannten und praktizierten Prinzipien zu brechen.

Natürlich wird der, der gleichwohl an der Qualifikation des Vorgangs als Selbstgefährdung des Gesunden festhalten möchte, versu-

30 Dass man sich die Inhalte des Rechts in diesem Sinne aus den Rechtsverhältnissen der Einzelnen, also aus wechselseitigen Erwartungen und Zuerkennungen und nicht einfach als Entscheidungen einer mehr oder weniger freien Institution Staat „von oben her“ entwickelt vorzustellen hat, kann hier naheliegenderweise nicht weiter dargelegt werden. Vgl. dazu etwa W. Frisch, in: Mediating Principles, hg. v. W. Wohlers, Baden-Baden 2005, 83, 87ff., und Murmann, Selbstverantwortung, 196ff. m.w.N. (Anm. 22).

chen, diesen schwer bestreitbaren Bruch mit anerkannten und auch sonst praktizierten Prinzipien zu rechtfertigen. Nahe liegend und immer wieder zu hören ist dabei der Satz, dass der Gesunde sich doch auch selbst schützen könne: indem er den Partner vor dem sexuellen Kontakt nach dem Gegebensein eines entsprechenden Risikos befrage oder, wenn er dies scheue, selbst risikoausschließende oder risikoreduzierende Schutzmaßnahmen ergreife.[31] Doch wer so argumentiert, bricht in Wahrheit wieder mit anerkannten Rechtsprinzipien. Denn natürlich enthalten hochdifferenzierte, ethisch, kulturell und philosophisch reflektierte Rechtsordnungen auch prinzipielle Aussagen darüber, wer für den Ausschluss bestimmter Risiken zuständig ist und wem die Last der Aufklärung über die mit bestimmten Handlungen verbundenen Risiken obliegt. Für die Vornahme risikoreduzierender oder risikoausschließender Maßnahmen ist im rechtlichen Sinne niemals der zuständig, der von den Risiken betroffen ist und ihnen nicht ausgesetzt sein will, sondern der, von dessen Person, Handlungen oder Gütern die Gefahren tatsächlich ausgehen. Das ist so evident und wird in den unterschiedlichsten Bereichen mit größter Selbstverständlichkeit praktiziert, dass man sich eigentlich nur darüber wundern kann, dass manche das im Kontext der HIV-Problematik vergessen. Nicht weniger anerkannt und selbstverständlich ist, dass der, von dessen Handlungen oder Produkten gewisse Gefahren ausgehen, die von diesen Gefahren Betroffenen über diese Gefahren aufzuklären hat – und nicht umgekehrt der von bestimmten Gefahren des Handelns oder der Güter anderer Betroffene sich vom Vorhandensein oder Nichtvorhandensein der Gefahr selbst ein Bild zu machen hat. Beispielhaft: Es ist nicht die Obliegenheit des Patienten, sich nach etwaigen Risiken medizinischer Maßnahmen zu erkundigen, sondern der Arzt hat den Patienten über die mit bestimmten medizinischen Maßnahmen verbundenen Risiken aufzuklären.[32] Der Produzent von Gebrauchsgegenständen oder Arzneimitteln usw. hat über Anwendungs- und Gebrauchsrisiken zu informieren[33] – niemand würde ernsthaft auf die Idee kommen, dass die-

---

31 In diesem Sinne z.B. H.-J. Bruns, Monatsschrift für deutsches Recht 1987, 353, 356; ders., Neue juristische Wochenschrift 1987, 2281, 2282; F. Herzog, C. Nestler-Tremel, Strafverteidiger 1987, 360, 370; A. Kreuzer, Zeitschrift für die gesamte Strafrechtswissenschaft 100 (1988), 786, 801; ähnlich die Stellungnahme der AIDS-Hilfe Schweiz, Januar 2001, 2.

32 Siehe dazu statt vieler A. Schönke, H. Schröder, A. Eser, StGB, 27. Aufl., München 2006, § 223 Rn. 40 ff. m.w.N.; G. Geilen, Einwilligung und ärztliche Aufklärungspflicht, Bielefeld 1963, 50ff.; K. Ulsenheimer, Arztstrafrecht in der Praxis, 4. Aufl., Heidelberg 2008, Rn. 53 ff. m.w.N.

33 Vgl. dazu statt vieler Frisch, Verhalten, 199ff. (Anm. 21); L. Kuhlen, Fragen einer strafrechtlichen Produkthaftung, Heidelberg 1990, 17f., 123ff.; A. Schönke, H. Schrö-

se Personen keinerlei Aufklärung über Risiken schuldeten und der mit diesen Produkten Umgehende sich die benötigte Information selbst zu beschaffen habe. Wieso angesichts dieser festliegenden und in vielen Bereichen anerkannten und mit Selbstverständlichkeit praktizierten Prinzipien zur Zuständigkeit für Aufklärung und risikoausschließende Maßnahmen nicht der HI-Virusträger als Quelle des Infektionsrisikos zur Aufklärung über das von ihm ausgehende Risiko zuständig sein soll, bleibt unerfindlich. Statt dessen die Last der Information über ein etwaiges Risiko der Infektion und den Ausschluss dieses Risikos allein auf den Gesunden zu verlagern, stellt jedenfalls einen eklatanten Bruch mit anerkannten und praktizierten Prinzipien dar.

Dieser Bruch mit anerkannten Prinzipien entfällt auch nicht etwa deshalb, weil der dem Infektionsrisiko ausgesetzte gesunde Partner bei einverständlichen Sexualkontakten selbst in das Geschehen involviert ist. Die (aktive) Beteiligung am Sexualgeschehen ändert nichts daran, dass der HI-Virusträger auch in solchen Fällen Risikoquelle und der Gesunde von diesem Risiko Betroffener bleibt. Ebenso wenig kann aus dem Einverständnis mit dem realen sexuellen Geschehen auf ein Einverständnis mit der Risikoschaffung geschlossen werden, solange der gesunde Sexualpartner über das für ihn bestehende Risiko nicht informiert ist.[34] Und auch ein Handeln auf eigene Gefahr scheidet aus, wenn der gesunde Partner nach den sonst geltenden Prinzipien der Rechtsordnung erwarten darf, über nur dem anderen bekannte Risikofaktoren informiert zu werden.[35] Auch hier sollte der, der sich mit der HIV-Problematik beschäftigt, nicht das vernachlässigen, was in anderen Zusammenhängen absolut selbstverständlich ist. Niemand würde auf die Idee kommen, einem Patienten Handeln auf eigene Gefahr oder eine Selbstgefährdung vorzuhalten, wenn der Patient sich nach unzureichender oder fehlender Aufklärung über die Risiken eines medizinischen Eingriffs mit diesem einverstanden erklärt oder ihn sogar

---

der, P. Cramer, D. Sternberg-Lieben, § 15 Rn. 223 f. m.w.N. (Anm. 32) – Aus der ausdifferenzierten (zivilrechtlichen) Rspr. zu den Instruktionspflichten von Herstellern z.B. BGHZ 106, 273, 280 f.; 116, 60 sowie BGH, Neue Juristische Wochenschrift 1992, 560; 1995, 1286 bestätigt durch BVerfG, Neue Juristische Wochenschrift 1997, 249. – Zum Erfordernis einer Packungsbeilage zu Arzneimitteln und deren notwendigem Inhalt siehe § 11 Arzneimittelgesetz vom 12.12.2005.

34 Ebenso der englische Court of Appeal im Falle Konzani, vgl. bei M. Weait, Criminal Law Review 2005, 763, 766; ders., Intimacy and Responsibility, London, New York 2007, 37ff.

35 Denn dann liegt zwar im ungeschützten Verkehr noch immer das Eingehen des Risikos, sich anzustecken, falls die andere Person von ihrer Infektion selbst nichts weiß, nicht aber – bei Unterstellung normkonformen Verhaltens des Anderen – das Eingehen des Risikos der Ansteckung durch eine Person, die von ihrer eigenen Infektion weiß.

wünscht. Und auch eine etwaige aktive Mitwirkung am medizinischen Geschehen – wie etwa in den Fällen einer transösophagealen Echokardiographie (sog. Schluckecho) – ändert an alledem nichts.

Im Sinne einer Zwischenbilanz lässt sich damit feststellen: Den auch sonst anerkannten Prinzipien des Rechts über die Zuständigkeit zur Information und Entschärfung von Risiken entspricht allein jene Auffassung, die den Virusträger selbst rechtlich in die Pflicht nimmt, indem sie ihm auferlegt, den Sexualpartner vor der Vornahme infektionsgeeigneter Sexualhandlungen auf seine Infektion hinzuweisen. Die Prinzipien, die – nicht immer scharf ausgelotet – hinter der Rechtsprechung und herrschenden Meinung stehen, sind dabei nicht etwa Prinzipien nur des deutschen Rechts. Der Umstand, dass auch die Gerichte anderer Staaten die hier interessierenden Sachverhalte im Ergebnis nicht anders beurteilen,[36] zeigt, dass es um die Konkretisierung von Rechtsprinzipien geht, die weit über das deutsche Recht hinaus anerkannt sind. Es handelt sich bei alledem auch nicht nur um Prinzipien, die in der gerichtlichen Praxis anerkannt sind. Auch der demokratische Gesetzgeber geht von diesen Prinzipien aus. Das zeigt sich am deutlichsten in all jenen Rechtsordnungen, in denen der Gesetzgeber selbst zur Gewährleistung einer eindeutigen Rechtslage die hier interessierenden Verhaltensweisen sogar in Sondertatbeständen ausdrücklich als rechtlich missbilligtes Handeln unter Strafe gestellt hat.[37]

3. Ethische und rechtsökonomische Fundamente dieses Standpunkts

Die Berufung auf allgemeine rechtliche Prinzipien mag einem Nichtjuristen möglicherweise suspekt erscheinen. Ich will es daher bei der Berufung auf auch sonst mit großer Selbstverständlichkeit anerkannte Rechtsprinzipien nicht bewenden lassen, sondern – zumindest skizzenhaft – noch eines anfügen: dass diese Prinzipien auf ethischen Fundamenten ruhen und auch Ausdruck einer tieferen ökonomischen Rationalität des Rechts sind.

a) Dass nicht der von bestimmten riskanten Handlungen in seinen Gütern Bedrohte, sondern der, mit dessen Freiheitsentfaltung Risiken für andere verbunden sind, für den Ausschluss oder die Reduzierung der Risiken zuständig ist, folgt als zwingende Konsequenz aus einem

36 Vgl. die Nachw. der in Anm. 13 und 27 genannten Entscheidungen.

37 Vgl. etwa die ausdrückliche Bestimmung des neuen polnischen Strafrechts in Art. 161 § 1 des polnischen StGB von 1997; siehe weiter § 252 Abs. 2 und 3 des dänischen StGB i.V. mit der Bekanntmachung Nr. 547 vom 15.6.2001; §§ 178, 179 des österreichischen StGB i.V. mit § 2 des AIDS-Gesetzes von 1993.

ethischen Prinzip, das in praktisch allen Kulturkreisen anerkannt und nicht mehr hintergehbar ist: dem Prinzip „neminem laedere".[38] Wer diesem Schädigungsverbot folgen will, muss das an eigenen Handlungen vermeiden, was (bei realistischer Sicht) zu Schädigungen bei anderen führen kann. Diese im „neminem laedere" wurzelnde Verpflichtung und Verantwortlichkeit zur Vermeidung risikobehafteten eigenen Verhaltens entfällt nicht dadurch, dass auch der von dem Risiko Betroffene den Folgeneintritt möglicherweise durch bestimmte Handlungen vermeiden könnte. Das führt vielmehr, wenn überhaupt, allenfalls zu einer Mitverantwortlichkeit des Betroffenen.[39]

Aus dem Grundsatz des „neminem laedere" folgt letztlich auch die Pflicht, andere über die vom eigenen Handeln ausgehenden Risiken aufzuklären. Allein die Aufklärung des von der riskanten Handlung Betroffenen ermöglicht diesem, eine autonome und verantwortungsbewusste Entscheidung darüber zu treffen, wie er sich angesichts der Risikobehaftetheit des fremden Verhaltens selbst vernünftigerweise verhalten soll. Nur die Aufklärung des von dem Risiko Betroffenen über das mit dem eigenen Verhalten für ihn verbundene Risiko und die Respektierung der auf dieser Basis getroffenen Entscheidung des Betroffenen werden damit dem „neminem laedere" auch unter dem Aspekt der Achtung der Selbstbestimmung des anderen gerecht.

Um nicht missverstanden zu werden: Die im ethisch fundierten Rechtsgebot des „neminem laedere" gründende Zuständigkeit des Einzelnen für die Freiheit seines Handelns von Risiken für die Güter Dritter und die der Autonomie des Dritten geschuldete Aufklärungspflicht über vorhandene, keineswegs allgemeine Risikofaktoren[40] schließen es nicht aus, auch von den etwa betroffenen Partnern zu erwarten, dass sie sich nicht leichtfertig in Gefahr begeben. Wer sich leichtfertig in Situationen begibt, die mit Risiken für ihn selbst verbunden sein können, verletzt Regeln der Klugheit und ethische Verpflichtungen gegen sich selbst – vielleicht auch Verpflichtungen gegenüber

38 Zur Entwicklung dieses Prinzips und seinen philosophischen (Seneca, Grotius, Pufendorf, Kant u.a.) und theologischen (z.B. Thomas von Aquin) Wurzeln vgl. etwa G. Schiemann, Juristische Schulung 1989, 345ff. und W. Lübbe, Archiv für Rechts- und Sozialphilosophie 2000, Beiheft Nr. 74, 73ff.

39 Dass nicht genutzte eigene Vermeidemöglichkeiten des Opfers nicht einfach zur ausschließlichen Verantwortlichkeit des Opfers führen, sondern zunächst nur dessen *Mit*verantwortlichkeit begründen, wird nicht nur in Stellungnahmen von AIDS-Verbänden, sondern auch von manchen Juristen bisweilen verkannt.

40 Nicht entschieden ist damit über die Frage, ob Aufklärung auch dann noch geschuldet ist, wenn die entsprechenden Risikofaktoren praktisch ubiquitär sind. Hier rechnet auch der, der diese Sachlage kennt, in ganz anderer Weise mit dem Risiko als in den Fällen, in denen das Vorliegen des Risikofaktors eine seltene Ausnahme ist.

der Gesellschaft.[41] Aber dieses Fehlverhalten in eigener Sache ändert nichts an der ethischen Fehlerhaftigkeit des Handelns dessen, der dem „neminem laedere" zuwider handelt und das nicht erbringt, was er der Autonomie des anderen schuldet. Und es bildet für die Rechtsordnung auch keinen Grund, auf die rechtliche Stabilisierung des ethisch fundierten Verbots von Verhaltensweisen zu verzichten, die Güter Dritter beeinträchtigen oder dazu geeignet sind. Beispielhaft: Wer sich in eine übel beleumundete oder durch gehäufte Verkehrsverstöße oder Verstöße gegen das Lebensmittelrecht verrufene Gegend oder Lokalität begibt, handelt sicherlich unvernünftig und vielleicht auch ethisch fragwürdig gegenüber sich selbst. Aber das ist noch lange kein Grund für die Rechtsordnung, in solchen Fällen von der Qualifikation des verletzenden oder bedrohenden Verhaltens als Unrecht oder Straftat abzusehen. Diese Selbstverständlichkeit sollte auch im Kontext der Aids-Diskussion nicht vergessen werden.[42]

b) Das Rechtsprinzip, dass derjenige, mit dessen Freiheitsentfaltung besondere Risiken für andere verbunden sind, für die Risikofreiheit seines Handelns zuständig ist und den etwa betroffenen Anderen durch Aufklärung eine autonome Entscheidung über den Umgang mit dem Risiko zu ermöglichen hat, ist freilich nicht nur ethisch fundiert. Es ist auch Ausdruck einer tieferen Rationalität – jedenfalls dann, wenn das Risiko auf das Vorhandensein von Umständen zurückzuführen ist, die statistisch bei Weitem die Ausnahme sind, wie das für die HIV-Infiziertheit in unseren Breiten (glücklicherweise) zutrifft. Denn unter dieser Voraussetzung ist die Pflicht des Risikoträgers zur Aufklärung der bei ihm vorliegenden besonderen Risikofaktoren im Vergleich zu einem hierauf verzichtenden Konzept der entschieden angemessenere, weil mit den geringsten gesamtgesellschaftlichen Folgekosten verbundene Weg, um den von etwa riskanten Handlungen Betroffenen autonome Entscheidungen zu ermöglichen und so Beeinträchtigungen bzw. Infektionen zu verhindern.

41 Etwa im Blick auf dadurch (über soziale Verpflichtungen) der Gesellschaft überbürdete Kosten usw.

42 Anders ist dies hier erst, wenn man aus dem Verhalten des Nichtinfizierten entnehmen muss, dass dieser selbst bereits ernsthaft mit dem Vorliegen einer Infektion bei dem anderen rechnet und (deshalb oder aus anderen Gründen) auf eine Aufklärung keinen Wert legt. Dann fehlt es, wenn man die Aufklärungspflicht für verfügbar hält, an einem pflichtverletzenden Verhalten des Infizierten und es liegt damit rechtlich eine ganz in den Verantwortungsbereich des Nichtinfizierten fallende Selbstgefährdung vor. Ob und wann ein solcher Sachverhalt angenommen werden darf, ist letztlich eine Frage der tatsächlichen Umstände des Einzelfalls, die hier schon aus Raumgründen nicht mehr weiterverfolgt werden kann.

Skizzenhaft: Die Aufklärungspflicht dessen, von dem Risiken ausgehen, erlaubt es, die nicht einfache Kommunikation über sensible Risikofaktoren im Wesentlichen auf die (wenigen) Beziehungen zu beschränken, an denen wirklich eine mit dem Risikofaktor belastete Person beteiligt ist. Diese Möglichkeit einer weitgehenden Beschränkung der Kommunikation auf einen doch sehr begrenzten Kreis von Beziehungen entfällt, wenn man den Träger des Risikofaktors von seiner Aufklärungspflicht rechtlich entbindet. Damit zwingt man den, der eine gewisse Sicherheit haben will, zu fragen. Und das bedeutet, dass es in vielen Fällen auch zu Fragen kommen dürfte, in denen bei Bestehen einer Aufklärungspflicht nicht gefragt würde, weil die Beteiligten darauf vertrauen, dass der andere von selbst tut, was von ihm verlangt wird. Kurz: Der Verzicht auf die Aufklärungspflicht und die Obliegenheit des an Sicherheit Interessierten, sich selbst zu vergewissern, produzieren eine Vielzahl überflüssiger Fragen, die nicht nur dem sie Stellenden schwer fallen, sondern vielfach auch die Befragten überaus irritieren können. Nicht nur der Aufwand zur Gewährleistung der (von den gesunden Partnern) gewünschten Information ist also bei Weitem größer als im Aufklärungsmodell; auch die negativen sozialen Folgen sind größer.

Nun könnte man selbst das noch hinnehmen, wenn es triftige Gründe dafür gäbe, den nach allgemeinen Grundsätzen Aufklärungspflichtigen von seiner Aufklärungspflicht zu befreien. Solche Gründe sind indessen nicht zu sehen. Auch das manchen vielleicht leitende Bemühen, dem Infizierten die ihm schwer fallende Offenbarung seiner Krankheit zu ersparen, ist kein wirklich tragfähiger Grund. Dies nicht nur deshalb, weil sich dieses Ziel durch den Verzicht auf die Aufklärungspflicht nur sehr begrenzt erreichen lässt. Denn wenn der an Klarheit interessierte Partner fragt, bleibt dem Kranken ja auch bei Fehlen einer Aufklärungspflicht das als unangenehm Empfundene nicht erspart (es sei denn, man gibt ihm ein Recht zu lügen – was freilich krass wäre![43]). Was den eben genannten Grund geradezu diskreditiert, ist etwas anderes: Wenn das Bemühen, dem Infizierten die Offenbarung seiner Krankheit zu ersparen, aufgehen soll, so muss dabei ja doch zugleich darauf gesetzt werden, dass auch der Partner nicht fragen werde. Damit kalkuliert man nun freilich, um dem Infizierten eine unter Umständen unangenehme Offenbarung zu ersparen, nicht nur eine

43 In diesem Sinne aus dem juristischen Schrifttum soweit ersichtlich nur H.-J. Bruns, Monatsschrift für deutsches Recht 1987, 353, 356; siehe aber auch die Stellungnahme der AIDS-Hilfe Schweiz vom Januar 2001, 2. – Natürlich muss der Infizierte die Frage des gesunden Partners überhaupt nicht beantworten – freilich hat er dann auch hinzunehmen, dass der andere sein Interesse verliert.

nicht autonome Entscheidung des bewusst im Unklaren gelassenen Partners ein. Man nimmt sehenden Auges auch in Kauf, dass es beim Partner zu einer Infektion kommen könnte, weil dieser sich möglicherweise scheut, dem anderen die entscheidende Frage zu stellen. Krasser könnte eine staatliche Fehlwertung eigentlich kaum ausfallen.

Dieser Vorwurf einer groben Fehlwertung lässt sich auch nicht dadurch ausräumen, dass man auf reale Schutzmöglichkeiten des Gesunden verweist: Von ihnen sei richtigerweise Gebrauch zu machen; damit erledige sich das Problem, ohne dass sich der Infizierte offenbaren müsse![44] – Wer so argumentiert, übersieht nicht nur, dass derartige Schutzmaßnahmen in gewissen Zusammenhängen von vornherein nicht möglich und in manchen Fällen aus den unterschiedlichsten Gründen nicht effizient sind, so dass die Aushebelung der Autonomie und die Fehlwertung für gewisse Fälle noch immer bestehen. Er muss sich auch den Vorwurf gefallen lassen, mit dem völligen Verzicht auf eine Aufklärungspflicht und der Verweisung auf faktische Schutzvorkehrungen jedwedes normativ stabilisierte Vertrauen zu zerstören und einer (möglicherweise ja sogar beabsichtigten![45]) Atmosphäre großflächigen Misstrauens Vorschub zu leisten. Ebenso muss er sich vorhalten lassen, mit einer solchen Strategie über die Verstärkung großflächigen Misstrauens all jenen die Basis für Freiheitsentfaltung und damit Freiheiten zu nehmen, die auf der Grundlage einer normativ durchgehaltenen und stabilisierten Aufklärungspflicht unter Umständen Sexualkontakte ohne Schutzvorkehrungen bevorzugen würden.

Die vorstehenden Überlegungen zeigen, dass die Aufklärungspflicht des Infizierten über seine Krankheit nicht nur aus ethischer Sicht fundiert ist und deshalb den Vorzug verdient. Das Aufklärungsmodell ist einer rechtlichen Lösung, die auf eine Pflicht zur Aufklärung völlig verzichtet, auch im Blick auf die sozialen Kosten und Nebenfolgen eindeutig überlegen. Damit bleibt es dabei: Der HIV-Infizierte, der den gesunden Partner bei Sexualkontakten ohne vorherige Aufklärung in die Gefahr einer realistischerweise nicht ausschließbaren Infizierung bringt, verhält sich diesem gegenüber rechtlich fehlerhaft, weil er ihn unter Missachtung seiner Autonomie einem nicht hinzunehmenden Risiko aussetzt.

---

44 In diesem Sinne z.B. H.-J. Bruns, Monatsschrift für deutsches Recht 1987, 353, 356.

45 Denn natürlich ist das allgemeine gesundheitspolitische Ziel, der Ausbreitung von Aids durch möglichst ubiquitäre Kondombenutzung zu begegnen, am besten erreichbar, wenn man dafür sorgt, dass jeder in dem Sexualpartner einen potentiellen HIV-Infizierten sieht!

IV. Zur Konkretisierung der missbilligten Risiken aus der Autonomie des Betroffenen

Den Dreh- und Angelpunkt der Frage nach dem richtigen oder falschen Verhalten des HIV-Infizierten bildet damit das Risiko einer nicht ausschließbaren Infizierung, dem der Infizierte den gesunden Partner aussetzt. Dieses Erfordernis ist, wie deutlich geworden sein dürfte, nicht einfach Ausfluss eines staatlichen Oktroi. Es hat seine Wurzeln vielmehr in der Autonomie der Betroffenen: *Diese* sind es, die dem Risiko einer nicht ausschließbaren Ansteckung mit dem HI-Virus nicht ausgesetzt werden wollen und deshalb erwarten, dass Handlungen unterbleiben, die sie diesem Risiko aussetzen. Der Staat trägt durch seine Verbote nur diesen Erwartungen Rechnung. Das gilt es auch bei der Konkretisierung des Risikoerfordernisses zu beachten.

Es spielt zunächst schon eine Rolle bei der Antwort auf die Frage, ob sich das relevante Risiko nicht über statistische Wahrscheinlichkeiten präzisieren lasse. Natürlich liegt es im Rahmen einer ersten Annäherung an das Problem nahe, so zu denken. Bei näherer Betrachtung zeigt sich freilich sehr schnell, dass statistische Wahrscheinlichkeiten kein brauchbares Mittel zur Präzisierung des hier interessierenden relevanten Risikos sind. Man braucht sich dazu nur den Inhalt einer Aussage über ein statistisches Infektionsrisiko zu vergegenwärtigen: Dass ein Infektionsrisiko von z.B. 1:10.000 bestehe, bedeutet, dass von 10.000 Personen, denen gegenüber eine bestimmte ansteckungstaugliche Handlung vorgenommen wird, *eine* Person tatsächlich infiziert wird. Diese Person trifft das statistisch aufgespaltene Risiko nun freilich voll; ihr nutzt es überhaupt nichts, dass die statistische Quote der Infektion nur 1:10.000 ist. Nun kommt das Entscheidende: *Wer* diese Person ist, die vom Risiko voll getroffen wird, weiß niemand. Dies hängt von Umständen ab, die wir nur z.T. kennen und von deren Gegebensein im Zeitpunkt der möglicherweise infizierenden Handlung wir regelmäßig nichts oder nur wenig wissen – angefangen bei Schleimhautläsionen, über die Viruslast des HIV-Infizierten bis hin zu eigenen Anfälligkeiten gegenüber dem HI-Virus. Bei dieser Sachlage, bei der im Grunde jeder von der riskanten Handlung Betroffene der *eine* Infizierte sein kann, entspricht es der Selbstbestimmung eines jeden Vernünftigen, nicht ungefragt und ohne darüber selbst entscheiden zu können, einem solchen Risiko ausgesetzt zu werden. Diese Grundentscheidung besteht auch gegenüber statistisch sehr geringen Risiken, die, wenn sie sich verwirklichen, den Betroffenen voll treffen und für ihn unter Umständen lebenslange Einschränkungen zur Folge haben. Auch mit solchen Risiken, die das Leben entscheidend verändern, wenn sie sich realisieren, will eine vernünftige Person nicht ohne ihr Einverständnis überzogen werden – weil sie diese regelmäßig allenfalls unter gewissen Voraussetzungen und aus für sie zureichenden Gründen eingehen wird. Dem hat der Staat bei der inhaltlichen Erfüllung seiner Rechtsordnung Rechnung zu tragen. Pointiert: Eine Freigabe riskanten Handelns in den hier interessierenden Fällen mit Rücksicht (allein) auf die doch relativ geringe statistische Wahrscheinlichkeit einer Ansteckung[46] wäre nicht nur eine Verletzung der staatlichen Schutzpflicht gegenüber jenem zahlenmäßig begrenzten Kreis von Personen, die vom statistisch geringen Risiko individuell voll getroffen werden. Eine solche Freigabe wäre auch eine Missachtung der Autonomie Millionen Vernünftiger, die erwarten, mit bestimmten, für sie in der individuellen Risikohöhe regelmäßig gar nicht erkennbaren Risiken nicht überzogen zu werden.

Der Blick auf die Autonomie des von der riskanten Handlung Betroffenen ergibt auch, dass bestimmte Formen des Sexualkontakts bei vorhandener Infektion aus verschiedenen Gründen ernsthaft nicht freigegeben werden können, sondern missbilligte Risikoschaffungen bleiben müssen. Das gilt vor allem für die Fälle des ungeschützten Sexualverkehrs, bei denen die nicht ausschließbare Möglichkeit besteht, dass es zu einem Kontakt virusbelasteter Körperflüssigkeiten (oder Körpersekrete) mit infektionsanfälligen Körperpartien des (um die Infektion nicht wissenden) Sexualpartners kommt. Handlungen dieser Art sind nicht nur deshalb missbilligte Risikoschaffungen, weil sie der autonomen Entscheidung des Vernünftigen widersprechen, nicht ungefragt mit individuell unüberschaubaren Risiken überzogen zu werden. Sie sind es auch deshalb, weil sie außerdem einer zweiten Erwartung vernünftiger Menschen widersprechen: nämlich bei nicht überschaubaren Risiken, die sich deutlich reduzieren lassen, nicht dem vollen, nicht reduzierten Risiko ausgesetzt zu werden. Ungeschützte Sexualkontakte infizierter Personen, deren Viruslast nach unserem Erfahrungswissen in einem Bereich liegt, bei dem Infektionen nicht ausgeschlossen werden können, sind damit bei fehlender Aufklärung über die Infektion als missbilligte Risikoschaffungen für die Gesundheit des gesunden Partners anzusehen (wenn die nicht ausschließbare Möglichkeit eines Kon-

46 Die freilich je nach Sexualpraktiken und nach der Viruslast des Infizierten nochmals recht unterschiedlich sein kann; vgl. etwa U. Marcus, Risiken und Wege der HIV-Übertragung, in: Bundesgesundheitsblatt – Gesundheitsforschung – Gesundheitsschutz 2000, 449ff.; Powers, in: The Lancet: Infections Diseases. Online-Publikation, 5. August 2008, 1ff.

takts virusbelasteter Körperflüssigkeiten mit infektionsanfälligen Körperpartien des Sexualpartners besteht).[47]

Es bleibt die Frage, welche Bedeutung im hier diskutierten Zusammenhang die Stellungnahme der Eidgenössischen AIDS-Kommission vom Januar 2008 hat. Nach dieser Stellungnahme soll das Risiko einer HIV-Infizierung des gesunden Partners durch sexuelle Handlungen bei HIV-infizierten Menschen, die unter wirksamer antiretroviraler Therapie stehen, praktisch ausgeschlossen sein.[48] Da die Stellungnahme selbst an die Voraussetzung einer wirksamen, ärztlich kontrollierten Behandlung mit den genannten Medikamenten und einer seit mindestens sechs Monaten unter der Nachweisgrenze liegenden Viruslast geknüpft (sowie auf heterosexuelle Partnerschaften bezogen) ist, sollte zunächst eines klar sein: In allen Fällen, in denen diese und gewisse weitere in der Stellungnahme selbst ausdrücklich betonte Voraussetzungen nicht vorliegen, bleibt es beim bisher Gesagten. Anlass zu einer Modifizierung der bisher gemachten Ausführungen könnte mit anderen Worten allenfalls insoweit bestehen, als eine HIV-infizierte Person objektiv alle Voraussetzungen erfüllt, bei deren Gegebensein eine Ansteckung nach der Auffassung der Kommission im Blick auf die von dieser ausgewerteten Erfahrungen ausgeschlossen erscheint. Selbst insoweit ist freilich vor einer Überschätzung der *rechtlichen* Bedeutung der Kommissionsaussagen zu warnen.

Nicht zu übersehen ist zunächst, dass schon in der Stellungnahme selbst das Nichtgegebensein der sexuellen Infektiosität an mehrere Bedingungen geknüpft ist, die ganz überwiegend nur der behandelnde Arzt feststellen und kompetent beurteilen kann. Bei manchen dieser Bedingungen bestehen Beurteilungsspielräume und sind Fehleinschätzungen nicht ausgeschlossen. Bei dieser Sachlage besteht ein begreifliches Interesse gesunder Partner daran, sich ggf. – etwa in einem Gespräch auch mit dem Arzt – zu vergewissern, dass wirklich alle Risikofaktoren ausgeräumt und die in der Stellungnahme erwähnten Bedingungen eindeutig erfüllt sind. Das alles und damit eine autonome Entscheidung des gesunden Partners, ob er das nie ganz ausgeschlossene Risiko einer Fehlbeurteilung eingehen will, ist nur möglich, wenn

47 Inwieweit sich das (im Falle fehlender Aufklärung des anderen über die eigene Infektion) bei Benutzung von Schutzvorkehrungen (Kondomen) ändert, bedürfte einer eigenen, hier im Einzelnen nicht möglichen Beurteilung. Angedeutet sei nur, dass im Blick auf die Möglichkeit ganz unsachgemäßen Umgangs (mit dann durchaus verbleibender Infektionsgefahr) eine generelle Verneinung der missbilligten Risikoschaffung zu weit ginge. Näher dazu demnächst W. Frisch, in: Festschrift für Szwarc, 2009, III. 5.

48 Vgl. dazu im Einzelnen P. Vernazza, B. Hirschel, A. Bernasconi, M. Flepp, in: Schweizerische Ärztezeitung 2008, 165ff.

er vor den sexuellen Kontakten vom anderen über dessen HIV-Infektion aufgeklärt wird.

Mindestens ebenso wichtig ist ein zweiter Gesichtspunkt. Die Stellungnahme der Eidgenössischen AIDS-Kommission hat zwar Gewicht und man darf annehmen, dass sie subjektiv verantwortungsbewusst erarbeitet worden ist. Aber es fällt doch auf, dass eine so dezidierte Stellungnahme bislang vereinzelt geblieben ist. Andere AIDS-Kommissionen haben sich nicht in vergleichbarer Weise geäußert; namhafte Institute und Virologen halten sich zurück, relativieren[49] – oder widersprechen, wie das amerikanische Center of Disease Con-trol.[50] Der kritische und vernünftige Betrachter der Diskussion muss aus dieser fast zwangsläufig den Eindruck gewinnen, dass die Dinge angesichts der Zurückhaltung und Skepsis vieler doch keineswegs so klar und unter Fachleuten so allgemein anerkannt sind, wie man es der Stellungnahme der Eidgenössischen Kommission vielleicht entnehmen könnte. Dies gilt um so mehr, als diese Stellungnahme an einer Stelle selbst einräumt, dass „die heute vorliegenden medizinischen und biologischen Fakten streng wissenschaftlich den Beweis nicht erbringen können, dass eine HIV-Infektion unter wirksamer antiretroviraler Therapie *nicht* möglich ist".[51] Dass bei dieser Sachlage ein vernünftiger, an der Ausschaltung eines Infektionsrisikos interessierter Mensch nicht damit einverstanden ist, ungefragt dem danach aus seiner Sicht noch nicht eindeutig ausgeschlossenen Risiko einer HIV-Infektion ausgesetzt zu werden, erscheint begreiflich und muss von einem die Autonomie seiner Bürger achtenden Staat respektiert werden.

V. Zusätzliche Bestrafungserfordernisse – Schlussbemerkung

Die bisherigen Überlegungen galten der rechtlichen *Verhaltensordnung* im Blick auf HIV-Infektionsrisiken. Ich habe mich ganz bewusst auf diesen Punkt konzentriert, weil er jenen Teil der rechtlichen Diskussion repräsentiert, der den engsten Bezug zur ethischen Generalthematik dieser Tagung aufweist. Gewisse rechtstechnische Qualifikationen habe ich ebenso beiseite gelassen wie bestimmte weitere Voraussetzungen,

49 Vgl. die Äußerung von O. Hamouda (zuständiger Fachgebietsleiter des Robert-Koch-Instituts) in der F.A.Z. vom 5.2.2008 (Nr. 30, S. 36) und die Gemeinsame Stellungnahme der Bundeszentrale für gesundheitliche Aufklärung, des Robert-Koch-Instituts und der deutschen AIDS-Hilfe e.V. vom 28. Februar 2008.

50 Vgl. die Reaktion des amerikanischen CDC vom 1. Februar 2008.

51 Vgl. a.a.O., 165.

die für die Strafbarkeit neben dem rechtlich fehlerhaften Verhalten natürlich noch erfüllt sein müssen. Deshalb – nur zur Vermeidung von Missverständnissen – noch Folgendes: Selbstverständlich macht sich nicht jeder, der gegen die strafrechtlich bewehrte Verhaltensordnung verstößt, auch *strafbar*. Das gilt gerade auch in den HIV/Aids-Fällen. Mehr noch: Nur ein geringer Teil derer, die sich insoweit rechtlich fehlerhaft verhalten, wird strafrechtlich wirklich zur Verantwortung gezogen. Die Strafbarkeit wegen eines *vollendeten* vorsätzlichen oder fahrlässigen Körperverletzungsdelikts ist selten, weil der Verhaltensnormverstoß in den HIV/Aids-Fällen meist folgenlos bleibt – und selbst bei eingetretener Infektion bleibt oft ungeklärt, wer die Infektion verursacht hat. Die damit allein noch denkbare Bestrafung wegen Versuchs setzt Vorsatz voraus, der oft (z.B. auch beim Vertrauen auf problematische Empfehlungen) tatsächlich nicht gegeben ist oder sich nicht nachweisen lässt – und zwar trotz der meines Erachtens problematisch geringen Anforderungen, die die Rechtsprechung des Bundesgerichtshofs in den HIV/Aids-Fällen an die Annahme des Vorsatzes stellt.[52]

Natürlich könnte diese statistisch geringe Bedeutung des Strafrechts am Ende noch einmal Anlass zu einer kritischen Frage geben: Wenn es doch nur eine sehr begrenzte Zahl von Sachverhalten ist, in denen es wirklich zu einer Bestrafung kommt, und das Strafrecht damit doch offenbar zur Verhütung von AIDS nur wenig leistet – könnte man dann auf den Einsatz des Strafrechts nicht gleich überhaupt verzichten? – Ich glaube nicht, dass man gut beraten wäre, wenn man dem folgte. Sinn des Strafrechts ist es, eine gewisse Mindestverhaltensordnung des Rechts zu stabilisieren, indem auf besonders strafwürdige und strafbedürftige Verletzungen dieser Verhaltensordnung mit Strafe reagiert wird. Solche Fälle gibt es auch im Kontext von Aids – etwa, wenn es um absichtliche Ansteckungen geht oder die Ansteckung des Opfers dem Täter völlig gleichgültig ist. Den Verzicht auf die Bestrafung in solchen Fällen würde auch eine aufgeklärte und dem Aids-Erkrankten menschlich verbundene Öffentlichkeit nicht akzeptieren.

52 Vgl. dazu näher W. Frisch, Juristische Schulung 1990, 363, 366ff.; ders., in: Gedächtnisschrift für K.H. Meyer, Berlin, New York 1990, 533ff.; K. Lüderssen, Strafverteidiger 1990, 83, 85f.; anders als der BGH noch LG München I vom 2.3.1987, Neue juristische Wochenschrift 1987, 1595.

Gerechtigkeit und Diskriminierung

Globale Herausforderung – globale Verantwortung

Aids als Anfrage an die gerechte Allokation von Ressourcen

CHRISTOPH BENN

Einführung

Seit den ersten Berichten über eine neue Immunschwächekrankheit im Jahre 1981 hat Aids eine Sonderstellung unter den Krankheiten von globaler Bedeutung eingenommen mit großen Auswirkungen auf politischer und wirtschaftlicher Ebene. Wie keine andere Krankheit zuvor hat Aids eine weltweite Bewegung ausgelöst, die zu einer starken Beachtung in den Medien, und zur Gründung einer großen Zahl von Nichtregierungsorganisationen sowie einer Sonderabteilung der Vereinten Nationen – UNAIDS – geführt hat. In historisch gesehen einzigartiger Weise stiegen die global zur Verfügung stehenden finanziellen Mittel zur Vorbeugung und Behandlung von Aids von 300 Millionen US-Dollar im Jahr 1996 auf etwa 10 Milliarden US-Dollar im Jahr 2007. In meinem Beitrag möchte ich über die Ursachen dieser bemerkenswerten Entwicklung nachdenken und darlegen, wie Aids zu einer Art Paradigmenwechsel in der ethischen Begründung von *global public health* geführt hat. Ich werde der Frage nachgehen, wie dies ethisch und politisch zu bewerten ist, und welche Auswirkung dieser Paradigmenwechsel auf die internationale Gesundheitspolitik insgesamt haben wird.

Zuvor aber soll in aller Kürze die Geschichte einer Krankheit erzählt werden, die wie kaum eine andere in der Menschheitsgeschichte das Überleben von ganzen Gesellschaften bedroht und geradezu zu einem Symbol für eine globalisierte, aber abwehrgeschwächte Welt geworden ist. Denn ohne diesen historischen Rückblick ist die gegenwärtige Situation nicht zu verstehen.

Ein historischer Rückblick

Wir schreiben das Jahr 1981. Fünf junge Männer in Los Angeles erkranken an einer mysteriösen Krankheit. Sie sind jung, offensichtlich leistungsfähig und doch bricht plötzlich wie aus heiterem Himmel ihr Immunsystem zusammen. Ein Arzt erkennt, dass es sich hier um ein neues Syndrom handelt und veröffentlicht seine Beobachtungen. Die Ursache dieses Phänomens liegt völlig im Dunkeln. Nur ein Faktum ist bekannt. Alle fünf Männer sind homosexuell. Man spricht von GRID (Gay related immune deficiency). Fast zeitgleich in einer ganz anderen Weltregion: In Uganda herrscht ein grausamer Diktator: Idi Amin. Als er seine Truppen im Nachbarland Tansania Einmarschieren lässt, ist deren Geduld zu Ende. Sie schlagen zurück und nach blutigen Kämpfen wird Idi Amin abgesetzt. Kurz danach beobachten die Menschen in der Region ein merkwürdiges Phänomen. Junge Menschen magern extrem ab und sterben nach einer Krankheitsphase, die begleitet ist von Lungenentzündungen und Durchfällen. Man spricht von der slim-disease, da die Abmagerung am meisten ins Auge sticht. Niemand ahnt zu diesem Zeitpunkt, dass die Ereignisse in Los Angeles und in Uganda miteinander in Verbindung stehen. Erst einige Jahre später werden Wissenschaftler herausfinden, dass es sich bei dieser neuen Krankheit um eine Virusinfektion handelt. Aber dieses Virus verbreitete sich zunächst nur langsam, es musste erst die Bedingungen finden für eine massenhafte Vermehrung: Mobilität durch neue Transportmöglichkeiten, größere Konzentration von Menschen in urbanen Ballungszentren oder Wirtschaftszentren wie Minen und Bergbau, Menschenbewegungen durch Krieg und Bürgerkrieg wie an der Grenze zwischen Uganda und Tansania mit allen Folgeerscheinungen von Gewalt, vor allem auch sexueller Gewalt gegen Frauen. 1985 kommt endlich ein Test auf den Markt, der Antikörper gegen dieses Virus nachweisen kann. In Nordamerika und Europa bricht geradezu eine Hysterie aus. Man sieht die Gesellschaften bedroht und startet massive Aufklärungskampagnen. Man erkennt schnell, dass es sich um eine sexuell übertragene Erkrankung handelt.

Die Infektion kann relativ leicht durch Benutzung eines Kondoms verhindert werden. Sexuelles Verhalten ändert sich zwar nicht über Nacht, aber die Epidemie schwächt sich in den Industrienationen stark ab. Für viele kommt diese Entwicklung aber zu spät. Sie waren zu diesem Zeitpunkt schon infiziert. Inzwischen weiß man, dass diese neue Krankheit eine extrem lange Inkubationszeit hat, d.h. zwischen Ansteckung und Ausbruch der Krankheit vergehen im Durchschnitt zehn Jahre. Der Höhepunkt der Sterblichkeit wird in Westeuropa Anfang der

90er Jahre erreicht. Zurück nach Afrika. Die Welt hat inzwischen wahrgenommen, dass sich diese neue Krankheit offensichtlich in Zentralafrika besonders in der Region um den Viktoriasee dramatisch ausbreitet. Ich arbeite zu diesem Zeitpunkt 1988 als Leiter eines Krankenhauses in Tansania. Entgegen der Annahmen aller Experten nimmt die Infektion auch in den ländlichen Regionen dramatisch zu. 1990 sind bereits 30% meiner Patienten mit HIV infiziert.

Es gibt Aids-Konferenzen, auf denen Wissenschaftler Statistiken vorlegen, über steigende Krankheits- und Sterblichkeitsraten diskutieren, aber die Gesundheitsminister Afrikas interessieren sich zunächst wenig für diese Schreckensszenarien. Sie halten es für eine Übertreibung westlicher Medien. Außerdem haben sie mit vielen Gesundheitsproblemen zu kämpfen. Dass Menschen viel zu früh sterben, ist in Afrika keineswegs ein neues Phänomen. Es sind nicht afrikanische Politiker, sondern Gesundheitsfachleute und Aktivisten aus Europa und Nordamerika, die das Thema auf die weltpolitische Agenda setzen. Sie organisieren die ersten Aids-Konferenzen, die nicht mehr nur die neuesten wissenschaftlichen Erkenntnisse diskutieren, sondern zu einer medialen Bühne für politische Forderungen werden. Zum ersten Mal wird eine Krankheit zum Gegenstand politischer Diskussionen auf höchster Ebene.

Im Jahre 2000 steht Aids auf der Tagesordnung des Weltsicherheitsrats. Eine ganze Generation von Politikern wie Kofi Annan, Präsident Chirac, der japanische Premierminister Mori und US-Botschafter Holbrooke setzen sich für die Aids-Bekämpfung ein. Vor allem aber gibt es eine ganze Generation von Aids-Aktivisten, die Aids zu einem hochpolitischen Thema machen. Eine Begründung für dieses sehr ungewöhnliche Phänomen war auch der persönliche Hintergrund der meisten Aids-Aktivisten. Sie waren zumeist homosexuelle Männer, gut ausgebildet, politisch sehr aktiv und über ein hervorragendes Netzwerk verfügend. Sie hatten Erfahrung in jahrelangen Kämpfen um die Achtung der Menschenrechte für Minderheiten, in der Beseitigung rechtlicher Ungleichheiten und in der Mobilisierung von Medien für ihre Bewegung. Dieser Aktivismus beschränkte sich zunächst weitgehend auf Forderungen nach stärkerer Förderung von Aids-Forschung, Schutz gegen Diskriminierung und Ausgrenzung sowie das Recht auf freien Zugang zu spezifischen Informationen und wirksamen Präventionsmethoden.

Im Jahre 1996 kam jedoch eine weitere entscheidende Komponente hinzu: die Forderung nach gerechtem Zugang zu der gerade entdeckten wirksamen antiretroviralen Therapie. Auf der Internationalen Aids-Konferenz in Vancouver wurden zum ersten Mal die Medikamentencocktails vorgestellt, mit denen sich die Viruskonzentration im Blut drastisch verringern ließ. Es stellte sich heraus, dass bei konsequenter Behandlung selbst eine fortgeschrittene Immunschwäche revidiert werden konnte und die Lebensqualität und Lebenserwartung sich derjenigen von Nichtinfizierten annäherte. Die Konferenz stand unter dem bezeichnenden Motto: One World, One hope.

War dieser Titel reines Wunschdenken oder würde sich tatsächlich die Hoffnung, die sich plötzlich für Menschen mit HIV in wohlhabenden Ländern eröffnete, weltweit umsetzen lassen? Alles sprach zunächst dagegen. Die Behandlung war sehr kompliziert. Zu dem Zeitpunkt arbeitete ich in der Tropenklinik in Tübingen. Die ersten Aids-Patienten, die ich mit den neuen Medikamenten behandelte, erhielten 26 Tabletten über den ganzen Tag verteilt.

Schwer vorstellbar, dass das unter einfachsten Bedingungen in Afrika funktionieren sollte. Das größte Hindernis war aber der Preis. Die Kosten für die Behandlung eines Patienten lagen in der 90er Jahren bei umgerechnet 10.000-20.000 US-Dollar pro Jahr. Viele Länder Afrikas mit den höchsten Infektionsraten hatten zu diesem Zeitpunkt Pro-Kopf-Ausgaben für Gesundheit von 5-10 US-Dollar pro Jahr. Es war also völlig offensichtlich, dass es nicht nur unrealistisch, sondern geradezu irrwitzig war, diese Behandlung in den ärmsten Ländern der Erde einzusetzen. Es widersprach auch nicht nur den Kriterien jeder seriösen Kosten-Nutzen-Rechnung, sondern auch der vorherrschenden Philosophie der Weltgesundheitsorganisation, die auf den Prinzipien von Primary Health Care beruhte. Demnach sollten die äußerst begrenzten Ressourcen in Entwicklungsländern so eingesetzt werden, dass möglichst viele Menschen in den Genuss einer Art Basisbehandlung kommen, die nur die Verwendung sehr preiswerter Generika vorsah. Hier könnte die Geschichte aufhören. Aids hätte behandelt werden können wie jede andere Krankheit auch. Schließlich gibt es auch keine Insulin Injektionen für Diabetes Patienten im ländlichen Afrika oder Dialyse Einrichtungen für Nierenkranke. Hat man jemals gehört, dass sich Diabetes Patienten in Deutschland für ihre Mitpatienten in Afrika einsetzen würden oder dass ein nephrologischer Kongress sich hauptsächlich mit der Frage beschäftigt, wie denn Dialyse-Einrichtungen und Nierentransplantationen in armen Ländern zugänglich werden können?

Aids war anders und darum hörte die Geschichte nicht auf, sie ging in beispielloser Weise weiter. Aids-Patienten in reichen Ländern, denen durch die Medikamente ein neues Leben geschenkt wurde, forderten das gleiche Recht auf Leben auch für die Millionen von Menschen vor allem in Afrika, die hilflos an dieser Krankheit zugrunde gingen. Auf der Aids-Konferenz im Jahre 2000 in Durban hielt einer der obersten Richter Südafrikas, Justice Cameron eine bewegende Rede:

> "I stand before you because I am able to purchase health. I am here because I can pay for life itself. To me this seems a shocking and monstrous inequity - that, simply because of relative affluence, I should be living when others have died."

Die Welt horchte auf. Auf derselben Konferenz unterstützte eine der bedeutendsten moralischen Autoritäten der Gegenwart, Nelson Mandela, die Forderung nach gerechtem Zugang zu lebensrettenden Medikamenten. In einem dramatischen Prozess in Südafrika verzichteten die Pharmakonzerne weitgehend auf ihr Patentrecht. Die Preise gingen um mehr als 95% zurück. Der Medikamenten-Cocktail kostete nun nicht mehr 10.000 Dollar, sondern 300.

Kurz darauf rief Kofi Annan zu einer UN-Vollversammlung zu HIV/Aids auf. Sie fand im Juni 2001 statt. Eine der Forderungen war die Einrichtung eines Globalen Fonds, der den weltweiten Zugang zu Prävention und Behandlung finanzieren konnte. Kofi Annan nannte diesen Fonds „his war chest", seine Kriegskasse gegen Aids und gab einer Arbeitsgruppe genau sechs Monate Zeit, um die Details dieses Fonds auszuarbeiten. Der Zeitplan wurde eingehalten.

Im Januar 2002 trat der Vorstand dieses Fonds, der nun Global Fund to fight AIDS, Tuberculosis and Malaria hieß, zum ersten Mal zusammen. Ich wurde als Vertreter der Nichtregierungsorganisationen in diesen Vorstand berufen. Seit 2003 bin ich als Director of External Relations zuständig für die Außenbeziehungen des Fonds, das heißt für die Beziehungen zu Regierungen, dem Privatsektor und den Nichtregierungsorganisationen. Vor allem aber war ich für eine Aufgabe zuständig: finanzielle Mittel zu mobilisieren, um der ursprünglichen Vision gerecht zu werden – Prävention und Behandlung weltweit bezahlbar zu machen. Seit 2002 hat der Globale Fonds mehr als 20 Milliarden US-Dollar eingeworben. Die Mittel kommen aus den unterschiedlichsten Quellen: Entwicklungshaushalte, aber auch private Stiftungen wie die Bill&Melinda Gates Stiftung. Privatunternehmen oder Sondersteuern wie die Abgabe auf Flugtickets in Frankreich, Schuldenumwandlungen und Zuwendungen privater Geldgeber. Ein besonders kreatives Projekt wurde von Bono initiiert: (Product) RED.

Namhafte Firmen stellen besonders attraktive Produkte her, die alle über eine gemeinsame Farbe (Rot) vermarktet werden und von denen ein Teil des Erlöses an den Globalen Fonds geht. Der Fonds leitet dieses Geld an Aids-Projekte in Afrika weiter. Bisher sind auf diese Weise mehr als 100 Millionen US-Dollar zusammengekommen.

Innerhalb von gut zehn Jahren haben sich die finanziellen Mittel zur Bekämpfung von Aids um das Dreißigfache erhöht, von 300 Millionen US-Dollar auf mehr als 10 Milliarden US-Dollar pro Jahr. Dies ist eine beispiellose Entwicklung im Bereich der globalen Gesundheitspolitik, aber auch der Entwicklungsfinanzierung.

Was ist mit dem Geld passiert? Insgesamt erhalten inzwischen etwa 3 Millionen Menschen in Entwicklungsländern antiretrovirale Therapie.[1] Es wurde errechnet, dass 2,5 Millionen Menschen heute am Leben sind, die sonst schon gestorben wären. In dem Land, in dem ich früher gearbeitet habe, Tansania, erhalten ein Drittel aller Menschen mit Aids eine wirksame Behandlung. In Ruanda sind es sogar mehr als 60%. Es gibt flächendeckende Programme zur Versorgung von Waisenkindern, die nun Nahrung, Kleidung und Schulgeld erhalten. Zwei weitere Krankheiten, die lange vernachlässigt wurden, Tuberkulose und Malaria, haben direkt von der Aids-Advocacy profitiert. Die Mittel für diese Krankheiten haben proportional gesehen sogar noch stärker zugenommen.

Die Malaria Sterblichkeit bei Kindern ist in Äthiopien und Sambia um mehr als 50% zurückgegangen,[2] und wir sprechen jetzt zum ersten Mal seit Jahrzehnten wieder von der Möglichkeit einer kompletten Unterbrechung der Malaria-Übertragung in vielen Ländern. Dies sind erstaunliche Ergebnisse, die innerhalb von nur wenigen Jahren erreicht wurden.

Aber es mehren sich auch die Stimmen, die sagen: ist diese Aufmerksamkeit und diese Fokussierung der international zur Verfügung stehenden Mittel auf eine oder drei Krankheiten gerechtfertigt? Wer kümmert sich um die anderen wichtigen Infektionskrankheiten, wie Durchfall oder Lungenentzündung, an der Millionen Kinder sterben. Wo bleiben die Mittel zur Versorgung mit Nahrungsmitteln und wer finanziert den Ausbau der Gesundheitssysteme auf nationaler Ebene?

All dies sind sehr berechtigte Fragen und ich will versuchen, im Folgenden darauf eine ethisch begründete Antwort zu geben.

---

1 Vgl. UNAIDS 2008.

2 WHO Preliminary Report, Impact of long-lasting insecticidal-treated nets (LLINs) and artemisinin-based combination therapies (ACTs) measured using surveillance data, in four African countries, 2008: http://www.who.int/malaria/docs/ReportGFImpact-Malaria.pdf (Zugriff am 14.8.2008).

Ethische Reflektionen

Lassen sie mich zunächst die Frage etwas präzisieren. Es geht ja primär nicht um die Frage: soll einem Menschen, der ohne Behandlung unweigerlich sterben wird, eine Therapie zur Verfügung gestellt werden, die ihm nicht nur das Überleben ermöglicht, sondern ihm die Möglichkeit gibt, ein produktives Leben in Familie und Gesellschaft zu führen? Auf der individuellen Ebene wird kaum jemand die ethische Begründung, ja geradezu die ethische Verpflichtung dieses Vorgehens verneinen. Die Fragen ergeben sich vielmehr auf der Makroebene. Die finanziellen Mittel zur Aids-Bekämpfung sind nur begrenzt additiv. Entwicklungshaushalte sind limitiert und Mittel gegen Aids können leicht auf Kosten anderer wichtiger Aufgabenbereiche gehen. Wie erreichen wir eine gerechte Allokation von Ressourcen auf nationaler Ebene in einem afrikanischen Land, in dem unter Umständen mehr Geld zur Verfügung steht zur Bekämpfung von Aids, TB und Malaria als für alle anderen Gesundheitsprobleme zusammengenommen? Wer sorgt für eine gerechte Verteilung der Ressourcen für Gesundheitsförderung weltweit?

Die Vereinten Nationen und die G8-Länder haben als Ziel *„Universal Access to AIDS prevention, care and treatment by the year 2010"* formuliert. Das heisst nicht ein Drittel aller Betroffenen sollen Zugang zu Behandlung erhalten wie z.B. in Tansania, sondern mindestens 80%. Dieses Ziel ist nicht mit 10 Milliarden US-Dollar pro Jahr zu erreichen, sondern erfordert mindestens 30 Milliarden US-Dollar. Damit ist Aids immer noch deutlich unterfinanziert. Die internationale Gemeinschaft müsste die Mittel noch mindestens verdreifachen, wenn sie ernsthaft die Versprechungen einhalten würde, die sie nicht nur auf G8-Gipfeln, sondern auch auf der UN-Vollversammlung abgegeben hat. Aber spätestens bei jährlichen Zuwendungen für Aids allein von über 30 Milliarden US-Dollar sind wirkliche Verteilungskämpfe um begrenzte Mittel zu erwarten.

Lassen sie mich versuchen, diese Fragen anhand der wichtigsten ethischen Theorien zu überprüfen.[3]

3 T.L. Beauchamp, J.F. Childress, Principles of Biomedical Ethics, 4. Aufl., New York, Oxford, 1994.

Utilitarismus

Die Theorie, die jahrzehntelang die Debatten um Prioritätensetzung in *public health* bestimmt hat, ist der Utilitarismus. Diese Theorie, die auf Jeremy Bentham und John Stuart Mill zurückgeht, beurteilt Handlungen aufgrund ihrer Konsequenzen. Das Ziel ist es, das größtmögliche Glück für die größtmögliche Zahl der Menschen zu erreichen. Gerade wenn die Ressourcen begrenzt sind, gilt es, sie möglichst rational und effizient einzusetzen, damit die Konsequenzen für möglichst viele Menschen positive Auswirkungen haben.

Um herauszufinden, ob Entscheidungen zu einem effizienten Einsatz von Mitteln führen, bedient man sich verschiedener Instrumente wie z.B. Kosten-Effektivitäts-Analysen. Ein wichtiges Kalkulationsinstrument wurde von der Weltbank entwickelt und propagiert. Es errechnet den Dollarwert pro gerettetem Lebensjahr, wobei auch die Beeinträchtigung der Lebensqualität durch nicht unmittelbar tödliche Krankheiten berücksichtigt werden. Diese Methode heißt Disability Adjusted Life Years oder DALY.[4] Es gibt durchaus auch andere Methoden der Berechnung, aber für unseren Zweck mag die Darstellung einer Methode genügen.

Krankheit[5]	$ pro DALY
GLOBAL FUND UNTERSTÜTZTE PROGRAMME	
Tuberkulose (DOTS)	5-35
Malaria Prävention	5-17
Aids-Behandlung	350-500
ANDERE INTERVENTIONEN	
Behandlung Durchfallerkrankungen	130-1000
Impfungen	10-20
Schlafkrankheit	10-20
Leishmaniose	9

4 World Bank, World Development Report. Investing in Health, New York, Oxford 1993.

5 Disease Control Priorities in Developing Countries (2. Aufl.), Kap. 2: Intervention Cost-Effectiveness: Overview of Main Messages, Ramanan Laxminarayan, Jeffrey Chow, Sonbol A. Shahid-Salles, April 2006.

Die Methode ist keineswegs unumstritten und die angegebenen Summen stellen immer nur annähernde Werte dar. Der Geldwert für ein gerettetes Lebensjahr variiert sehr stark je nach der Verbreitung der Krankheiten, der Wirtschaftskraft des Landes und den realen Möglichkeiten der Durchführung der zu fördernden Programme. Tatsächliche Entscheidungen über die Verteilung von limitierten Ressourcen werden daher immer auch politische, kulturelle und soziale Faktoren mit einbeziehen.

Lassen sie mich trotzdem einige Bemerkungen zu unserer Kernfrage auf der Basis einer utilitaristischen Ethik machen. In den ersten Jahren nach der Einführung der antiretroviralen Therapie war diese ohne Zweifel in wirtschaftlich armen Ländern nicht kosteneffektiv. Durch den Rückgang der Medikamentenpreise und den Aufbau einer gewissen Infrastruktur hat sich dieses durchaus geändert. Zwar sind die Kosten einer antiretroviralen Behandlung mit 300-500 US-Dollar relativ hoch im Vergleich zu Impfungen oder der Behandlung anderer vernachlässigter Tropenkrankheiten, sie liegen aber durchaus im Bereich anderer Interventionen, die regelmäßig unterstützt werden, z.B. der Behandlung von Durchfallerkrankungen. Man kann auch noch eine andere Berechnung anstellen. Vom Standpunkt der Wirtschaft eines Landes aus gesehen: ist es effizient, einen Menschen mit HIV/Aids zu behandeln und somit seinen/ihren Beitrag zur wirtschaftlichen und sozialen Entwicklung zu erhalten oder nicht? Für Südafrika z.B. ist die Antwort eindeutig positiv. In diesem Land mit einer relativ hoch entwickelten Wirtschaft, in der bei einer HIV-Infektionsrate von mehr als 20% für jeden Arbeitsplatz mehrere Mitarbeiter ausgebildet werden müssen, wird eine Behandlung als ökonomisch sinnvoll angesehen.[6]

Aber selbst in ärmeren, landwirtschaftlich geprägten Gesellschaften kann es wirtschaftlich sein, junge Erwachsene durch Behandlung am Leben zu erhalten, ganz abgesehen von der sozialen und moralischen Notwendigkeit, Millionen von Kindern das Schicksal zu ersparen, als Waisenkinder aufwachsen zu müssen. Public-Health-Experten argumentieren, dass jede Maßnahme, die weniger als das Dreifache des durchschnittlichen Jahresverdienstes kostet, als kosteneffektiv zu bezeichnen ist.[7]

---

6 B. Ventelou, J.P. Moatti, Y. Videau, M. Kazatchkine, 'Time is costly': Modelling the Macroeconomic Impact of Scaling-up Antiretroviral Treatment in Sub-Saharan Africa, in: AIDS 22/1 (2008), 107-113.

7 WHO Commission on Macroeconomics and Health, Macroeconomics and Health: Investing in Health for Economic Development. Report of the Commission on Macroeconomics and Health, Genf 2001.

Deontologie

Die Frage ist allerdings, ob man ein Menschenleben überhaupt in monetären Kategorien bewerten darf. Selbstverständlich ist es nicht angemessen, den Wert eines Menschen nur an dem Beitrag zur wirtschaftlichen Entwicklung zu messen. Damit kommen wir zu einem völlig anderen ethischen Ansatz: der deontologischen Ethik. Sie beurteilt vorwiegend die Handlungen selbst, nicht ausschließlich ihre Konsequenzen. Sie betont die ethische Verpflichtung gegenüber einem Individuum und erlaubt es, die Auswirkungen auf der Makroebene zunächst außer Acht zu lassen. Die deontologische Ethik hat sehr stark die Ethik des Arzt-Patienten-Verhältnisses in der Tradition des Hippokratischen Eids geprägt. Ein Arzt ist dabei ausschließlich dem Wohl des Patienten verpflichtet, der ihm anvertraut ist. Bei der Entscheidung, einer Patientin eine Behandlung zukommen zu lassen oder nicht, muss sie primär nicht das Interesse des Gesundheitssystems als Ganzem im Blick haben, sondern strebt die bestmögliche Behandlung an.

Auch die christlich-theologische Ethik würde diesen Ansatz unterstützen. Es ist an dieser Stelle nicht möglich, eine umfassende Ethik der Theologie zu entfalten. Es genügt festzustellen, dass der ethische Ansatz des Neuen Testaments sicherlich eher einer deontologischen Ethik entspricht, die den einzelnen Menschen und seine Bedürftigkeit in den Blick nimmt und die ethische Beurteilung einer Handlung nie einer Kosten-Effektivitäts-Abschätzung unterziehen würde. Darum entspricht es durchaus den Grundsätzen christlicher Ethik, alles zu tun, um Menschen, die an heilbaren Krankheiten leiden, die bestmögliche Behandlung zukommen zu lassen, ohne als erstes auf die Kosten zu schauen.

Die goldene Regel – „Alles nun, was ihr wollt, dass euch die Leute tun sollen, das tut ihnen auch." (Mt 7,12) – würde eine noch weitgehendere Umverteilung von Ressourcen nahe legen. Wenn alles das, was wir in den reichen Ländern wollen und was wir wie selbstverständlich in Anspruch nehmen, auch allen anderen Menschen zur Verfügung stehen sollte, müssten die Investitionen in HIV/Aids nur der erste Schritt sein hin zu einem universellen Recht auf optimale Gesundheitsversorgung.

Es ist genau diese deontologische Ethik gewesen, die zum Paradigmenwechsel in der internationalen Gesundheitspolitik und ihrer Finanzierung geführt hat. Als Menschen mit HIV in Deutschland, den USA und anderswo sich mit den so viel schwerer betroffenen Menschen vor allem in Afrika solidarisierten, taten sie es nicht, weil sie alle Kosten für Aids mit denen für andere Krankheiten verglichen hätten.

Als Justice Cameron sein bewegendes Statement abgab, ging es ihm um sein eigenes Leben, das den gleichen Wert haben sollte wie das seiner weniger privilegierten Landsleute.

Das Bemerkenswerte daran ist, dass sich in wenigen Jahren ausgelöst durch eine Krankheit – Aids – ein jahrzehntelanges Paradigma und seine Begründung völlig umkehrte.

Aus dem Paradigma von Primary Health Care, möglichst kostengünstig die wichtigsten Krankheiten zu behandeln, wurde die Forderung, insgesamt die Mittel zu erhöhen, um eine größere Fairness in der Verteilung der globalen Ressourcen für Gesundheit zu erreichen.

Dabei hat Aids eine Vorreiterrolle gespielt, von der wie beschrieben nicht nur Tuberkulose und Malaria profitiert haben. Inzwischen gibt es auch eine starke Lobby für umfassende Impfprogramme, andere Tropenkrankheiten und ganze Gesundheitssysteme. Dieser dramatische Paradigmenwechsel hat bereits jetzt Millionen von Menschen das Leben gerettet.

Ethik und Politik

Damit komme ich zur Politik zurück. Die Reflektion ethischer Theorien hat hoffentlich größere Klarheit in die Argumentation gebracht, aber nicht unbedingt eine wirkliche Entscheidung darüber, wie letztendlich eine gerechte Verteilung von Ressourcen auf globaler Ebene vorgenommen werden soll. Dies ist nicht wirklich überraschend, denn letztendlich handelt es sich dabei immer um eine politische Frage. Politische Entscheidungen sollten ethisch motiviert sein und auf einer soliden Kenntnis von ethischen Parametern beruhen, müssen aber im Endeffekt viele andere Prozesse mit berücksichtigen.

In der realen Politik geht es um die Rechtfertigung von Ausgaben gegenüber Steuerzahlern und Wählern soweit es sich um öffentliche Mittel handelt. Gerade Mittel für Entwicklungspolitik müssen vermittelbar sein. Es gibt große Zweifel in der Bevölkerung, ob die Gelder tatsächlich bei den bedürftigen Menschen ankommen. Darum hängt die Höhe der Finanzzusagen für Aids-Programme direkt von den konkreten Ergebnissen und ihrer Vermittelbarkeit ab.

Aus diesen Gründen kann es politisch gesehen keine rein utilitaristische Rechtfertigung für große Investitionen in Gesundheit geben. Es wird nicht möglich sein, Mittel vergleichbar zu denen im Aids-Bereich für die Leishmaniose aufzubringen – eine Krankheit, die kein Steuerzahler und Konsument kennt und an der in Deutschland niemand leidet. Man sollte es daher begrüßen, dass Aids die Aufmerksamkeit von

Politikern und Öffentlichkeit auf die Ungerechtigkeiten in der weltweiten Gesundheitsversorgung gelenkt hat.

Es gibt auch nach wie vor keine Weltregierung, die rein nach rationalen Kriterien eine absolut gerechte Verteilung von begrenzten Mitteln vornehmen könnte. In der Realität müssen nach wie vor Menschen in wohlhabenden Ländern motiviert werden, sich mit ihren Mitmenschen auch in fernen Ländern solidarisch zu erklären.

Diese Solidarität kann humanistisch oder religiös begründet und motiviert sein, aber in ihrem Mittelpunkt steht die Sympathie, das Mitfühlen mit anderen weniger privilegierten Menschen. Diese Sympathie muss vermittelbar sein, so wie sie es bei Aids und zunehmend bei Malaria bereits ist.

Allerdings darf die Solidarität nicht bei den öffentlichkeitswirksamen Krankheiten stehen bleiben. Die Aids-Bewegung muss zu einem Katalysator werden für mehr Gerechtigkeit im globalen Gesundheitswesen und darüber hinaus im Zugang zu sozialen Diensten im Sinne eines fundamentalen Menschenrechts.

Die politische Lage spricht zurzeit durchaus noch für eine weitere Zunahme der Ressourcen zur Aids-Bekämpfung. Auf dem G8-Gipfel in Heiligendamm wurden 60 Milliarden US-Dollar zur Bekämpfung von Aids, Tuberkulose und Malaria für die nächsten fünf Jahre in Aussicht gestellt. Entgegen den Erfahrungen auf anderen Politikfeldern stehen die Aussichten gut, dass diese Absichtserklärung auch tatsächlich eingelöst wird. Auf Bitten von Präsident Bush hat der US-Kongress gerade 48 Milliarden US-Dollar für die nächsten fünf Jahre zur Bekämpfung von Aids, TB und Malaria genehmigt. Die beiden verbliebenen US-Präsidentschaftskandidaten unterstützen dieses Vorhaben ohne Vorbehalte. Die Begründung ist interessant, denn es gibt einen eindeutigen ethischen Hintergrund. Keiner der Kandidaten will sich dem Verdacht aussetzen, Menschenleben unnötig aufs Spiel zu setzen. Makroökonomische Aspekte spielen dabei keine Rolle. Die deontologische Ethik hat gegenüber der utilitaristischen Ethik gerade in einem angelsächsischen Kernland gesiegt. Auch der britische Premierminister Gordon Brown hat letzten Monat gerade ein neues Programm für 6 Milliarden Pound Sterling zur Förderung von Aids-Programmen und Gesundheitssystemen in Entwicklungsländern angekündigt. Es gibt also zurzeit keine Anzeichen, dass Politiker weltweit die Ausgaben für internationale Gesundheit zurückfahren würden.

Schlussfolgerung

Lassen Sie mich zum Schluss noch einmal zur Kernfrage dieses Vortrags zurückkehren: Sind die im Vergleich zu anderen globalen Gesundheitsproblemen sehr hohen Ausgaben für Aids ethisch zu rechtfertigen und wenn ja, wie? Nach meiner Meinung sind die Ausgaben auf dem gegenwärtigen Niveau durchaus zu rechtfertigen angesichts der Millionen von Menschen, die ohne diese Zuwendungen nicht mehr am Leben wären.

Die einzigartige politische und finanzielle Unterstützung für Aids ist eindeutig auf einen Paradigmenwechsel in der internationalen Gesundheitspolitik zurückzuführen. Die Solidarisierung zwischen Betroffenen in Nord und Süd, die Mobilisierung von Politikern und die Aufmerksamkeit in den Medien beruhen auf einer Betonung der Prinzipienethik, die den Wert des Lebens des einzelnen Menschen in den Mittelpunkt stellt.

Auf die Dauer wird die Sonderstellung von Aids nur zu rechtfertigen sein, wenn Aids weiterhin ein Katalysator bleibt für mehr Gerechtigkeit in der globalen Gesundheitsversorgung insgesamt. Aids darf nicht isoliert betrachtet werden. Es muss unseren Blick schärfen für die extreme Ungleichheit in den Lebensmöglichkeiten zwischen armen und reichen Ländern, nicht nur aber gerade auch im Zugang zu lebensrettenden Maßnahmen zur Verhinderung von Krankheit und Förderung von Gesundheit.

Von der historisch einzigartigen Advocacy für Aids haben bereits jetzt Krankheiten wie Tuberkulose und Malaria profitiert. Es gibt klare Hinweise darauf, dass nun auch die Bekämpfung von anderen Krankheiten stärker gefördert werden wird und die Ausgaben für Gesundheitssysteme in Entwicklungsländern deutlich ansteigen.

So aber auch nur so lässt sich die Sonderrolle von AIDS ethisch *und* politisch rechtfertigen.

Auf diesem Kongress erinnern wir uns an die Geschichte von Aids seit 1981, an millionenfaches Leid und Sterben, aber auch an eine außergewöhnliche Bewegung von engagierten Menschen. In Deutschland war es die Deutsche AIDS-Hilfe, die in den letzten 25 Jahren diese Bewegung ermöglicht und politisch vertreten hat. Seit 2001 hat das Aktionsbündnis gegen AIDS, in dem die Deutsche AIDS-Hilfe neben vielen anderen Organisationen Mitglied ist, diesen Aspekt der globalen Solidarität noch verstärkt. Selbstverständlich werden wir nicht bei der historischen Erinnerung stehen bleiben. Aids ist keine Krankheit der Vergangenheit. Nach wie vor sind mehr als 30 Millionen Menschen mit HIV infiziert und nur ein Bruchteil von ihnen hat Chancen auf eine adäquate Behandlung. Effektive Prävention ist völlig unzulänglich, besonders auch für marginalisierte Menschen in vielen Regionen der Welt. Aids wird auch in den nächsten 25 Jahren eine der wichtigsten Krankheiten sein, mit der wir uns auseinander zu setzen haben.

Dabei sollten wir aber nie vergessen, dass Aids weltweit unser Verständnis von Gesundheit und Krankheit, von Gerechtigkeit und Fairness, von Politik und Bewusstseinsarbeit unwiderruflich verändert hat. Aids hat demonstriert, welche Macht und welche Möglichkeiten in der Mobilisation von Menschen über viele Grenzen hinweg stecken, die sich für ein gemeinsames Ziel einsetzen. Lassen Sie uns nicht die Vision aus dem Blick verlieren, dass eine Welt ohne Aids und mit fairem Zugang zur Prävention und Behandlung aller Krankheiten möglich ist.

Die Wirtschaftsethik von HIV/Aids

Zur Ethischen Ökonomie der gesundheitspolitischen Bekämpfung von HIV/Aids

PETER KOSLOWSKI

Wirtschaftsethik ist ein Begriff mit wenigstens zwei Bedeutungen. Er meint einmal die angewandte Ethik der Wirtschaft, die ethischen Normen im Kultursachbereich oder gesellschaftlichen Subsystem der gewinnorientierten Wirtschaft. Er beschreibt jedoch auch eine Synthese von ökonomischen und ethischen Kriterien in einer formalen Theorie, in einer formalen Ethischen Ökonomie, die sowohl ethische wie ökonomische Kriterien auf politische und wirtschaftliche Zusammenhänge anzuwenden sucht.[1]

I. Wirtschaftsethik als Ethische Ökonomie und als angewandte Ethik der Wirtschaft

Aus dieser doppelten Bedeutung von Ethischer Ökonomie ergeben sich zwei Fragestellungen. Erstens: Wie sollen aus der Sicht einer Synthese von Ethik und Ökonomie Mittel für die Bekämpfung von HIV/Aids eingesetzt werden? Die Ethische Ökonomie von HIV/Aids untersucht in einer Synthesis von ethischen und ökonomischen Kriterien die Allokation von Mitteln zur Bekämpfung von HIV/Aids. Sie ist eine Allokationsethik und -ökonomie und klärt die Frage, wo und wie Mittel für die Bekämpfung von HIV/Aids alloziert, d.h. investiert und zugewiesen werden sollen. Die Ethische Ökonomie von HIV/Aids führt das ethische Kriterium der moralischen Verallgemeinerbarkeit und das ökonomische Kriterium der wirtschaftlichen Effizienz bei der Allokation von Mitteln und für die Beurteilung von Maßnahmen zur erfolgrei-

1 Vgl. zur Theorie der Ethischen Ökonomie: P. Koslowski, Principles of Ethical Economy, Dordrecht, London, Boston 2000. Original: Prinzipien der Ethischen Ökonomie, Tübingen 1988.

chen Bekämpfung von HIV/Aids durch das Gesundheitssystem zusammen.

Die Wirtschaftsethik von HIV/Aids untersucht zweitens die Frage, wie die Wirtschaft, d.h. die Unternehmen und Institutionen der Wirtschaft, mit HIV/Aids umgehen sollen. Was sind die Pflichten von Firmen gegenüber ihren Mitarbeitern in bezug auf HIV/Aids. Diese Fragestellung betrifft die Wirtschafts- bzw. Unternehmensethik der Wirtschaft in ihrem Verhältnis zu HIV/Aids und die ethische und ökonomische Beurteilung von Maßnahmen, die Unternehmen zur Bekämpfung von HIV/Aids ergreifen können. Die Unternehmensethik des Wirtschaftsunternehmens gegenüber HIV/Aids sieht sich Argumenten für und wider ein Engagement individueller Unternehmen in Maßnahmen gegen HIV/Aids gegenüber. Einerseits können Unternehmen kosteneffizient und mit positiven Auswirkungen auf die Mitarbeitermoral HIV/Aids bekämpfen, andererseits ist HIV/Aids keine Berufskrankheit, die unmittelbar in die Verantwortung von Unternehmen fällt. Auch müssen Unternehmen beachten, nicht in die persönliche Sphäre ihrer Mitarbeiter durch Empfehlungen zu sicherem Sex und ähnlichem einzugreifen. Besonders in Südafrika wird die Frage diskutiert, welche Rolle Unternehmen im Kampf gegen HIV/Aids spielen können – auch um gegen das Wegsterben ihrer Mitarbeiter anzukämpfen.

II. Ethische Ökonomie als Allokationsethik von HIV/Aids

Bei der Ethischen Ökonomie von HIV/Aids können wir uns idealtypisch in die Rolle eines Gesundheitsministers oder „surgeon general" versetzen, der die ethisch und ökonomisch optimale Strategie gegen HIV/Aids entwickeln muss. Wie soll ein solcher zentraler Entscheider als Stellvertreter der Allgemeinheit und des allgemeinen Interesses die begrenzten Mittel des Gesundheitswesens auf die Bekämpfung der verschiedenen Krankheiten einsetzen oder allozieren? Der zentrale Entscheider des Gesundheitswesens sieht sich der Notwendigkeit der Allokation, ja deren verschärften Form der Triage gegenüber. Begrenzte oder knappe Ressourcen müssen immer effizient eingesetzt werden, um unnötige Verluste zu vermeiden. Das Allokationsproblem ist Gegenstand der Ökonomie. Wenn zentrale Rechte des Menschen wie Lebensrechte oder Fragen von Leben oder Tod, die über die Frage der Ökonomie nach Mehr oder Weniger, mehr oder weniger Bedürfnisbefriedigung, hinausgehen, durch die Allokation berührt werden, kann die Allokation nicht nur das Kriterium der ökonomischen Effizienz, der

Outputmaximierung, umfassen, sondern muss auch ethische Kriterien der Personrechte und Verallgemeinerbarkeit beinhalten. Die Frage nach der Allokation wird zur Frage nach der ethischen Allokation. Es geht in der Ethischen Allokation um Effizienz und Sittlichkeit, Outputmaximierung und Beachtung von Personrechten. Das ethisch-ökonomische Allokationsproblem wird schließlich zum Triage-Problem, wenn die Ressourcen nicht ausreichen, alle berechtigten Ansprüche an das medizinische System zu befriedigen und die bevorzugte Bekämpfung einer Krankheit die Bekämpfung anderer Krankheiten schwächt.

Da ein zentraler Entscheider über medizinische Forschung und Krankenversorgung stets mehrere epidemiologische Krankheiten bekämpfen muss, muss er nicht nur die Allokation von Mitteln auf verschiedene Krankheitstherapien, sondern auch eine Triage zwischen verschiedenen Krankheitsbekämpfungen vornehmen. Die stärkere Förderung der Bekämpfung der Krebskrankheiten, der Verletzungen und Vergiftungen, der Kreislaufkrankheiten und der psychiatrischen Krankheiten, welche die größten Killer unter den Volkskrankheiten bilden, die Bemühung um eine Reduktion der durch diese Krankheiten verursachten „Verlorenen Lebensjahre" schwächt die Bekämpfung der Infektions- und parasitären Krankheiten, unter die HIV/Aids fällt und führt zu mehr durch diese Krankheiten verlorenen Lebensjahre. Die Statistik für die durch Krankheiten verlorenen Lebensjahre sieht für Deutschland wie folgt aus:

Tabelle: Durch Krankheiten verlorene Lebensjahre je 100.000 Einwohner:[2]

	Gestorbene	Gestorbene je 100.000 Einwohner	Verlorene Lebensjahre je 100.000 Einwohner
Alle Krankheiten	182.634	249,1	3.676
Infektions- und parasitäre Krankheiten	2.563	3,5	66
HIV-Infektionen	773	1,0	25
Krebserkrankungen	64.000	85,9	895
Psychiatrische Erkrankungen	6.024	8,3	149
Krankheiten des Kreislaufsystems	46.494	61,8	590
Krankheiten der Verdauungsorgane	15,072	20,4	257
Verletzungen und Vergiftungen	22.332	32,7	876

Die Tabelle lässt erkennen, dass die verschiedenen Krankheitstypen sehr unterschiedliche Auswirkungen an verlorenen Lebensjahren aufweisen. Wenn man die Effizienz von Gesundheitsausgaben in gewonnenen Lebensjahren pro Ausgaben von 10 Millionen EURO kennt, könnte man die Mittel so allozieren, dass ein Maximum an gewonnenen Lebensjahren die Folge wäre. Leider ist eine exakte Zurechnung von Mitteln auf Heilungserfolge schwierig und die Grenzproduktivität von Gesundheitsausgaben pro Krankheitstyp schwer zu ermitteln. Wäre sie ermittelbar, würde gelten, dass die Grenzproduktivität von Gesundheitsausgaben pro Krankheitstypus gleich sein sollte. Es sollten Mittel für alle Krankheiten soweit ausgegeben werden, bis der letzte EURO der Ausgaben in allen Krankheitsformen denselben Zuwachs an gewonnenen Lebensjahren ergibt.

Unterschiedliche Raten der Grenzproduktivität von Maßnahmen für Krankheitstypen führen zu einer unterschiedlichen Allokation von

2 Quelle: Vorzeitige Sterblichkeit (Anzahl, Dichte, verlorene Lebensjahre – mit/ohne Altersstandardisierung, Tod unter 65-70 Jahren – 1980-1997). Gliederungsmerkmale: Jahre, Region, Geschlecht, ICD-9, Art der Standardisierung (Auszug), in: Gesundheitsberichterstattung des Bundes, http://www.gbe-bund.de

Mitteln pro Krankheitstypus. Von der theoretischen Ökonomie her müsste man die Forderung erheben, dass alle Mittel für den größten „Killer" unter den Krankheiten mit den besten Heilungschancen ausgegeben werden müssten, in unserem deutschen Fall für die Bekämpfung der Krebskrankheiten. Für die medizinische Triage gilt, dass die Krankheit mit den höchsten Chancen der Bezwingung und den höchsten Heilungschancen der größten Zahl von Kranken ohne Rücksicht der Person oder des betroffenen Personenkreises zuerst bekämpft werden muss. Von der Ethischen Ökonomie her muss das Effizienzdenken jedoch beschränkt werden durch den Grundsatz der Rechtsgleichheit. Auch Patienten schwerer oder aufwändiger zu behandelnder Krankheiten haben ein Recht auf Behandlung ihrer Krankheit.

Weder der Gleichheitsgrundsatz noch das Prinzip der Allokation nach der Effizienz der Maßnahme bestimmen allein die Allokationsentscheidungen im Gesundheitssystem. Wenn bestimmte Krankheiten bevorzugt wohlhabende Schichten treffen, wie Krebserkrankungen, und andere, wie Unfälle besonders Arbeiter, können die Wohlhabenden über den Markt und durch Stiftungen die Allokation von Mitteln zu ihren Gunsten verändern. Dasselbe gilt für Interessengruppen. Es ist eine häufig zu hörende Kritik, dass es den von HIV/Aids-Betroffenen und hier vor allem Homosexuellengruppen gelungen ist, mehr Mittel in die HIV/Aids-Forschung und -bekämpfung zu steuern, als den tatsächlich durch HIV/Aids verursachten „Verlorenen Lebensjahren" entspricht.

Zweifellos spielt der Zusammenhang zwischen sexueller Lust und der Ursache von HIV/Aids hier eine Rolle, insofern HIV/Aids mit der Enttäuschung der Erwartungen an eine nichtrepressive Sexualmoral verbunden ist und auf die sexuelle Befreiung der Kater von HIV/Aids folgte. Ein wirksames Heilmittel oder ein Impfstoff gegen HIV/Aids würden die Hoffnung in eine problemlose sexuelle Befreiung wieder beleben, die Suche nach ihnen kann daher hohe Unterstützung mobilisieren.

Die Frage, ob HIV/Aids als Krankheit eine relativ bevorzugte Behandlung erfährt oder nicht, ist schwer zu entscheiden. Die Frage nach den Prioritäten der Forschungsförderung ist aber eine bleibende Frage an das Gesundheitssystem. Welche Priorität HIV/Aids unter den Krankheiten in einem Sozialversicherungssystem zukommt, ist nicht nur durch die von der Krankheit Betroffenen, sondern durch den/die Gesundheitsminister/in und die Solidargemeinschaft der Sozialversicherung nach objektiven Daten zu entscheiden, weil zunächst alle Kranken das Recht auf dieselbe Zuwendung und Investition oder Allokation von Mitteln in die Bekämpfung ihrer Krankheit haben. Es gilt hier das strikte Gleichheitsprinzip, solange die Mittel für die Bekämpfung durch die Allgemeinheit aufgebracht werden. Allerdings hat die Solidargemeinschaft auch ein Recht, über den Umfang der medizinischen Leistungen zu entscheiden, die von ihr aufgebracht werden.

An dieser Stelle ist zugleich das Modell vom zentralen Entscheider zu modifizieren. Der Gesundheitsminister ist nicht der gottgleiche Beobachter und Entscheider, der alle Informationen besitzt, die zu einer Optimierung des Gesundheitssystems notwendig sind: Er kennt nicht die Zukunft und er kennt auch nicht die genaue Grenzproduktivität der Maßnahmen der Forschungsförderung für die verschiedenen Krankheiten. Der englische Ökonom Jack Wiseman sprach einmal von Mr. Omniscient Observer – the economist's substitute of God. Wir sind nicht die allwissenden Beobachter der Welt und des Gesundheitssystems, sondern zugleich Akteure in ihm und Beobachter mit unvollständigem Wissen, fehlender Voraussicht auf alle Folgen unserer Entscheidungen und subjektiven Interessen.

Es gehört zum Wesen von Forschung, dass man nicht im Voraus weiß, was bei ihr herauskommen wird. Deshalb ist auch die Forschung als Markt, als dezentrales Entdeckungsverfahren organisiert, in dem verschiedene Anbieter und Forschungsteams ihre Leistung anbieten.

In der sozialen Demokratie, die nicht mit der Partei der Sozialdemokratie zu verwechseln ist, obgleich „sozialdemokratische" Orientierungen in der sozialen Demokratie alle Parteien des politischen Spektrums beeinflussen, wird über den demokratischen Prozess ebenfalls in einem marktähnlichen Verfahren das Angebot von sozialen Leistungen nach der politischen Nachfrage durch große Wählergruppen entschieden. Die Mobilisierung der Betroffenen und ihre Präsenz im politischen Prozess entscheiden über die Prioritäten der Politikbereiche, in unserem Fall der Gesundheitspolitik mit. Im Gegensatz zum sozialen Königtum, das Lorenz von Stein Mitte des 19. Jahrhunderts beschrieb, wird in der sozialen Demokratie nicht durch eine vom Monarchen eingesetzte, sondern durch von Interessengruppen beeinflusste Wahl entschieden.

Die Grundannahme, dass im Sozialversicherungssystem jedes Mitglied das Recht auf die gleiche medizinische Behandlung hat, wenn auch die medizinische Forschung de facto von unterschiedlicher Beeinflussung durch Interessengruppen von betroffenen Patienten nicht frei ist, gilt nicht für ein privates Gesundheitssystem. In einem privaten Gesundheitssystem können die Betroffenen durch Mehrinvestitionen aus dem privaten Einkommen oder Vermögen die Allokation zu ihren Gunsten verändern können. Dies ist dann nicht ungerecht, wenn die

Forschungs- und Entwicklungserfolge auch jenen zu Gute kommen, die nicht über die Investitionsmittel verfügen.

Das staatliche Gesundheitssystem steht in der Krankheitsbekämpfung immer vor einem Triage-Problem, ob man das will oder nicht, weil die Mittel für die Krankheitsbekämpfung stets die Bedürfnisse nach einer Senkung der durch Krankheiten „Verlorenen Jahre" übersteigen. Die Regeln für die Triage in Katastrophenfällen reichen von „Wir versorgen sie in der Reihenfolge, in der wir sie bemerken" und „Wir retten, wen wir kennen" bis zu einer ökonomischen Regel „Wir retten nach dem Humankapital der Geretteten und maximieren ihr zu erwartendes Lebenseinkommen vom Zeitpunkt der Rettung an". Für den Katastrophenfall ist letztere Regel freilich viel zu kompliziert. Da der Arzt im Katastrophenfall oder der Militärarzt auf dem Schlachtfeld nicht die Zeit und die Informationen hat, solche Humankapitalabschätzungen durchzuführen, gilt im Katastrophen- oder Kriegsfall, dass allein nach medizinischen Gründen der erwartbaren Heilungserfolge entschieden werden muss.

Für die Nichtkatastrophenmedizin stellt sich die Frage, wie die Triage zwischen Krankheiten ethisch und ökonomisch richtig vorgenommen werden kann. Soll nur der medizinische Erfolg unabhängig von der Lebenssituation und dem Lebensalter des Betroffenen für seine Zulassung zur Therapie entscheiden oder sollen andere, auch Humankapitalkriterien in die Entscheidung eingehen. Für die Nierentransplantation und -dialyse sind hier von den verschiedenen Gesundheitssystemen differenzierte Kriterien entwickelt worden. Erschwert wird diese Triage durch die Unsicherheit über die zukünftige Entwicklung der Krankheiten und die internationale Dimension des Problems. Der Entscheider eines nationalen Gesundheitssystems sieht sich mit der unterschiedlichen Verteilung der HIV/Aids-Epidemie in verschiedenen Ländern und deren unterschiedlichen Prioritäten konfrontiert.

Aus ethischer Sicht muss der Gleichheit der Ansprüche an Forschung und Therapien Geltung verschafft werden, weil nach den Menschenrechten alle Menschen Anspruch auf Gesundheitsleistungen haben. Da aber nach dem Grundsatz der Verallgemeinerung und der Gleichheit Gleiches gleich und Ungleiches ungleich behandelt werden muss, wird der Gleichheitsgrundsatz durch medizinische Effizienzüberlegungen stets wieder relativiert. Man muss soweit gehen zu sagen, dass in der Triage der ethische Gleichheitsgrundsatz den medizinökonomischen Effizienzgrundsatz und der Effizienzgrundsatz den Verallgemeinerungsgrundsatz relativiert, ja dass geradezu in dieser wechselseitigen Relativierung der Grundsatz des gleichen Rechts und der Gleichbehandlung erst seine Verwirklichung findet. Es würde als gleichheitsverletzend angesehen werden, wenn wegen des Gleichheitsgrundsatzes eine Behandlung ohne Erfolgsaussicht durchgeführt und dadurch die Behandlung eines anderen Patienten mit guten Heilungschancen verschoben werden müsste.

III. Gesundheit als zugleich transzendentales und privates Gut

Das Gesundheitssystem ist ein System, in welchem wie in anderen Politikbereichen die Nachfrage in gewisser Weise stets das Angebot übersteigt. Es ist stets ein noch besseres Gesundheitssystem wünschenswert und zugleich zu teuer. Dies gilt jedoch auch für das Verkehrssystem und das Rentensystem. Im Falle des Gesundheitssystems betrifft das Auseinanderfallen von Angebot und Nachfrage nach Leistungen jedoch den Bereich von Leben und Tod, der jede Ausdehnung des Gesundheitswesens zu rechtfertigen scheint. Es ist jedoch ein Missverständnis zu glauben, die Wirtschaftsethik würde wachsende Ansprüche an das Gesundheitswesen per se rechtfertigen. Welches Recht auf Ausdehnung ärztlicher und pharmazeutischer Leistungen jeder hat, ist nicht von vornherein klar.

Die Rede von Gesundheit als transzendentalem Gut,[3] das aus seiner Natur heraus stets alle anderen Güter an Wert übertreffe und daher nicht den ökonomischen Beschränkungen unterworfen sei, die für andere Güter zutreffen, übersieht, dass Gesundheit wie andere Güter Opportunitätskosten aufweist. Gesundheit ist wie andere Güter auch ein materielles und privates Gut. Es ist kein ausschließlich formales und öffentliches Gut. Der Verbrauch und Gebrauch von Gesundheitsgütern weist materielle Kosten auf und weist Rivalität im Konsum auf. Das Bett, das ein Kranker belegt, kann nicht gleichzeitig von einem anderen Kranken belegt werden. Die Arzneimittel, die ein Kranker verbraucht, können nicht auch durch einen anderen Kranken genutzt werden. Das ist die bittere Arznei der Gesundheitsökonomik, die sie für das Gesundheitswesen bereithält, dass selbst Gesundheitsausgaben Opportunitätskosten haben und dass Gesundheit und Pharmazeutika ein Gut mit Rivalität des Konsums sind. Es ist die bittere Arznei der Ethik für das Gesundheitswesen, dass die Begrenzung von Ausgaben

3 Vgl. zum Problem von Gesundheit als transzendentalem Gut den Beitrag von G. Marckmann, Ausrichtung von Forschung und Entwicklung in der Pharmaindustrie: Keine Chance für seltene und Dritte-Welt-Erkrankungen?, in: Bittere Arznei. Wirtschaftsethik und Ökonomik der pharmazeutischen Industrie, hg. v. P. Koslowski, A. Prinz, München 2008, 71-82.

für Gesundheit aufgrund der Opportunitätskosten und Knappheit der Güter ethisch gefordert sein kann, wenn andere wichtige Güter gefährdet sind.[4]

Es ist unbestreitbar, dass Gesundheit und Leben nicht schlechthin Güter wie andere sind, weil man ohne Leben überhaupt keine anderen Güter nutzen kann. Leben und Gesundheit sind in diesem Sinn tatsächlich transzendental: Sie sind die Bedingung der Möglichkeit von anderen Gütern. Ohne sie sind die anderen Güter schlicht nicht möglich, nicht erfahrbar. Diese Bedingung der Möglichkeit von Gütern, die Gesundheit und Heilung von Krankheiten, ist jedoch selbst nicht unbedingt, bloß formal und transzendental, sondern eben auch selbst bedingt und materiell. Gesundheit als Bedingung von anderen Gütern ist nicht zuletzt deshalb selbst bedingt, weil der Tod die Grenze jedes Lebens ist. Weil nicht das ewige Leben, sondern das begrenzte Leben der Vergleichsmaßstab der ärztlichen und pharmazeutischen Bemühungen ist, hat die zusätzliche Gesundheitsausgabe nicht unendlichen, sondern einen per definitionem endlichen Nutzen. Ihr Grenznutzen, das heißt der Nutzen, der durch eine zusätzlich Ausgabe an Gesundheits- und Lebenserhaltung entsteht, ist der mit dem Nutzen anderer Investitionen in Lebensqualität zu vergleichen.

Wo Kosten entstehen, entstehen Kostenrechnung und Überlegungen über Opportunitätskosten. Nach Kant ist nicht Gesundheit, sondern Freiheit das transzendentale Gut, das keinen Preis, sondern Würde hat und damit die Bedingung der Möglichkeit von Preisbildung ist.[5] Gesundheit hat dagegen durchaus einen Preis, auch wenn er nicht so hoch sein sollte, dass er Menschen von gewöhnlichen Gesundheitsleistungen ausschließt.

---

4 Vgl. auch V.R. Fuchs, Who Shall Live? Health, Economics, and Social Choice, Ney York 1974; L. Koslowki, Lebensverlängerung als Aufgabe und Begrenzung ärztlichen Handelns – aus ärztlicher Sicht, und P. Koslowski, Lebensverlängerung als Aufgabe und Begrenzung ärztlichen Handelns – aus philosophischer und ökonomischer Sicht, beide in: Die Verführung durch das Machbare. Ethische Konflikte in der modernen Medizin und Biologie, hg. v. P. Koslowski, P. Kreuzer, R. Löw, Stuttgart 1983, 75-82 und 83-100; G. Enderle, Das Triage-Problem, in: Wirtschaftswissenschaftliches Studium 12 (1987), 615-618, sowie Th. Kopetsch, Zur Ethik der Rationierung medizinischer Leistungen, in: List Forum für Wirtschafts- und Finanzpolitik 29 (2003), 1-18.

5 I. Kant, Grundlegung zur Metaphysik der Sitten, 1. Aufl., Riga (Hartknoch) 1785, 78.

IV. Ethik als Begrenzung eines entgrenzten Moralisierungsdiskurses

Die Behauptung, dass diese Kosten keine Relevanz haben und keine Berücksichtigung finden dürfen und jeder unabhängig von seinen Beiträgen oder Zahlungen das Recht auf die beste ärztliche und pharmazeutische Versorgung aus moralischen Gründen habe, ist kein moralisches Argument, sondern eine Forderung, die eher auf moralischer Erpressung oder moralischer Aggression gründet als auf einem überzeugenden Argument und bei der nicht ganz klar ist, gegen wen sie gerichtet ist – gegen den Staat, gegen die Sozialversicherung oder gegen alle anderen Mitmenschen. Es liegt hier ein Fall von Rentseeking durch Moral vor. Unbezahlte Ansprüche auf Renten, die nicht durch Tauschleistung, sondern durch politischen Druck entstehen, werden durch moralischen Druck durchgesetzt.

In einem solchen politischen Umfeld der ausgeprägten Moralisierung von Forderungen an das Gesundheitssystem und deren Durchsetzung unter Ausschaltung ökonomischer Argumente kann es geradezu moralische Pflicht sein, an den Zusammenhang zwischen Gesundheitsleistungen und Kosten zu erinnern und die moralische Nötigung zu einer Entgrenzung der Gesundheitsausgaben zurückzuweisen. Wirtschaftsethik wird hier zum Korrektiv einer vermeintlichen Moralisierung und Entökonomisierung des Gesundheitswesens. Es tritt das Paradox ein, dass die Ethik einen entgrenzten Moralisierungsdiskurs selbst begrenzen muss. Die Wirtschaftsethik sieht sich hier als ökonomisch reflektierte Ethik in einer ähnlichen Rolle, wie sie auch das Recht gegenüber entgrenzten Moralisierungen einnimmt, in der Rolle desjenigen, der überbordende moralische Ansprüche durch ökonomische Überlegungen und rechtliche Normen begrenzt und die moralische Aggression gegen andere oder gegen das System sozialer Leistungen einschränkt.

Die Indikation einer medizinischen Maßnahme ist der Schlüssel zum Problem der Ethischen Ökonomie des Gesundheitswesens. Sie ist auch für HIV/Aids entscheidend. Welche Maßnahmen sind indiziert und welche nicht? Welche Kriterien außer ärztlichen, also auch ökonomische und ethische, gehen in die Entscheidung über die Indikation ein? Der Patient wird, wenn er keine Grenzkosten für zusätzliche Maßnahmen tragen muss und keine Schmerzen durch Maßnahmen erfährt, immer mehr Maßnahmen nachfragen. Der Arzt wird hier auch zum Gatekeeper für ärztlich und ökonomisch sinnvolle medizinische Maßnahmen. Er muss die Maßnahmen auf die wirklich indizierten beschränken, weil alle Maßnahmen Kosten verursachen, die vom Betroffenen oder von der Versicherungsgemeinschaft getragen werden müssen.

Dass Gesundheit kein schlechthin transzendentales Gut ist, sondern ihren Preis hat, ist auch daran erkennbar, dass es häufig verschiedene Arten von Maßnahmen gibt, die unterschiedliche Preise in realen Größen, in Opportunitätskosten, aufweisen. So kann auf bestimmte moderne Stoffwechselkrankheiten mit einer medikamentösen Therapie oder mit einer Diät geantwortet werden. Die medikamentöse Therapie verursacht monetäre Kosten, die Diät Kosten in Form der Einschränkung der Lebensweise und Genussmöglichkeiten. Bereits Plato beschreibt diese Alternative eindringlich in seinen Dialogen und weist darauf hin, dass die Menschen meist die Kosten der Einschränkung durch eine Diät zugunsten der Therapie durch den Arzt vorziehen. „Lifestyle drugs" weisen dieselbe Dialektik von kostenverursachendem Lebensstil und den durch diesen Lebensstil verursachten Therapien auf. Die Therapie von Lifestyle-Krankheiten wie Bluthochdruck, Diabetes, Gicht – und auch HIV/Aids – kann durch alternative Therapiestrategien, durch „Lifestyle drugs" oder durch den Verzicht auf den diese Krankheiten verursachenden Lebensstil und durch Diät geschehen. HIV/Aids ist in dieser Sicht auch eine Lifestyle-Krankheit.

Die ethische Forderung kann nicht sein, dass jeder jederzeit zu allen Mitteln, auch zu den teuersten und ausgefallensten Medikamenten, Zugang haben sollte. Vielmehr ist die ethische Frage diejenige, zu welchen Mitteln er vernünftigerweise, und das heißt aus ethischer und ökonomischer Sicht, Zugang haben sollte. Aus ökonomischer Sicht gilt, dass der Zugang zu Gütern durch Zahlungsbereitschaft und -fähigkeit bestimmt wird. Aus ärztlicher Sicht gilt, dass die Mittel durch die ärztliche Indikation bestimmt werden. Im Marktsystem wird die Zahlungsbereitschaft und -fähigkeit durch die Nachfrage und die Budgetgrenze des Einzelnen bestimmt, im Sozialversicherungssystem wird die Zahlungsfähigkeit durch die von der Sozialversicherung in den DRGs, den Diagnosis Related Groups, festgelegten und genehmigten Maßnahmen begrenzt. Die G-DRGs, die deutsche Version der ursprünglich in Australien entwickelten Standardtherapien für die verschiedenen Diagnosen,[6] die von den Krankenkassen in Deutschland übernommen werden, bilden eine weitreichende Standardisierung der Therapien und eine durch die Standardisierung bewirkte Begrenzung der Behandlungskosten, die entsprechend der Finanzlage der Gesetzlichen Krankenversicherung enger oder weiter gefasst werden kann. Auch HIV/Aids

6 Vgl. zu den G-DRGs: http://www.g-drg.de/

ist eine DRG, die durch das Solidarsystem der gesetzlichen und privaten Krankenkassen festgelegt werden muss.

Die Zahlungsbereitschaft allein bestimmt nicht den Preis einer ärztlichen Leistung, weil der Patient im Fall einer lebensgefährdenden Krankheit bereit sein kann, einen Preis für eine ärztliche Leistung zu bezahlen, die weit über dem Marktpreis dieser Leistung liegt. Der Arzt ist auch nicht berechtigt, diese Zahlungsbereitschaft „abzuschöpfen", sondern muss sich an den Markt- oder üblichen Preis für eine Leistung halten. Der Chirurg, der seinem Patienten nach der Operation empfahl: „Zahlen Sie mir die Hälfte von dem, was Sie mir vor der Operation für die Operation zu bezahlen bereit waren.", trifft das Problem der Preisfestsetzung und trifft es zugleich nicht. Die Wertschätzung des Patienten kann selbst nach der Operation noch über dem Marktpreis der Leistung liegen.

Im marktorientierten Gesundheitssystem hat der Patient ein Recht auf alles, was er bezahlen kann, auf alles, für das er zu seiner Zahlungsbereitschaft ein Angebot erhält. In der Sozialversicherung hat der Patient ein Recht auf alles, was die Solidargemeinschaft als ein Krankheitsrisiko ansieht, das solidarisch zu tragen ist. Auf alles, was außerhalb der Solidarhaftung der Sozialversicherung liegt, hat das Mitglied der gesetzlichen Krankenversicherung als einer Sozialversicherung per definitionem keinen Anspruch.

V. Media ordinaria und media extraordinaria

Insofern ist die von Politikern immer wieder vorgebrachte Behauptung, im deutschen System der Gesetzlichen Krankenversicherung habe der Patient ein Recht auf die beste Versorgung unzutreffend. In der Gesetzlichen Krankenversicherung hat der Patient ein Recht auf die beste von der Gesetzlichen Krankenkasse bezahlte Versorgung. Die Behauptung, dass der Patient ein Recht auf die beste Versorgung habe, würde nur zutreffen, wenn die im Katalog der G-DRGs der Sozialversicherung festgestellten Arzneimittel und ärztlichen Maßnahmen mit den bestmöglichen Maßnahmen zusammenfielen.

Das Zusammenfallen der von der Sozialversicherung genehmigten mit den besten Maßnahmen kann zwar angestrebt werden, ist aber nicht notwendig durch das Solidarprinzip gedeckt, weil dieses kein Maximalprinzip, sondern ein Prinzip der solidarischen Angemessenheit ist und durchaus unter dem Maximalkatalog von Maßnahmen bleiben kann, ja muss, weil die Sozialversicherung nicht alle ihre Mitglieder auf die solidarische Haftung für Maximalmaßnahmen festlegen kann. Einige Versicherte werden einen geringeren Versicherungsgrad als angemessen ansehen. Sie können daher nicht zu maximalen „Solidaropfern" verpflichtet werden.

In der Sozialversicherung hat der Versicherte nicht das Recht auf alle maximalen Maßnahmen, sondern auf das, was die Solidargemeinschaft als solidarisch zu tragendes Risiko und zu finanzierende Maßnahme der Risikobewältigung ansieht. Der Versicherte hat das Recht auf das medium ordinarium, auf das gewöhnliche, für die Versicherten übliche Mittel.[7] Das optimale oder maximale Mittel als medium ordinarium ohne die entsprechende Zahlungsbereitschaft zu fordern, würde das Solidarprinzip gefährden. Denn das Solidarprinzip ist zwar kein Konsensprinzip in dem Sinne, dass jedes Mitglied allen Maßnahmen der Solidargemeinschaft explizit zustimmen müsste. Das Solidarprinzip muss jedoch eine allgemeine Zustimmungsmöglichkeit unterstellen, die mit der Beitragsbereitschaft als Zahlungsbereitschaft einhergeht. Wenn Mitglieder einer Solidarversicherung maximale Leistungen fordern, aber ebenso niedrige Beiträge verlangen, stimmen Zahlungsbereitschaft und Leistungsanspruch nicht überein, und es kommt zu Krisen der Solidarversicherung.

Die Unterscheidung zwischen medium ordinarium und medium extraordinarium spielt für ein marktwirtschaftliches Gesundheitssystem keine Rolle. In ihm gibt es nur normalpreisige und hochpreisige Mittel. Für die ärztliche Indikationsstellung wird die Unterscheidung ebenfalls häufig als nicht relevant abgetan, da es für den Arzt nur indizierte oder nichtindizierte, nicht aber gewöhnliche und ungewöhnliche Mittel gebe.

Trotzdem kann auch der Arzt nicht umhin, die Kosten von Therapien mit in Betracht zu ziehen. Ein Arzneimittel, das ärztlich indiziert, aber ein Vermögen kostet, kann in der ärztlichen Praxis kaum medium ordinarium werden. Für die Sozialversicherung ist die Unterscheidung von gewöhnlichen und ungewöhnlichen Mitteln offensichtlich zentral. Sie muss media ordinaria, für die Versicherungsgemeinschaft gewöhnliche und übliche Mittel, von media extraordinaria, von außergewöhn-

7 Vgl. Papst Pius XII., Antwort über die ‚Wiederbelebung', in: Der Anaesthesist 7 (1958), 243: Die Behandlungspflicht des Arztes „verpflichtet gewöhnlich nur zum Gebrauch der ordentlichen Mittel (entsprechend den Umständen der Personen, der Orte, der Zeiten, der Kultur), das heißt der Mittel, die für den Betreffenden selbst oder für einen anderen keinen außerordentliche Last auflegen. Eine strengere Verpflichtung wäre zu schwer für die Mehrzahl der Menschen und würde die Erwerbung höherer, wichtigerer Güter zu sehr erschweren. [...] Im übrigen ist es nicht untersagt, mehr zu tun als das unbedingt zur Erhaltung des Lebens und der Gesundheit Notwendige, unter der Voraussetzung, daß man wichtigere Pflichten nicht vernachlässige."

lichen und von der Solidarhaftung nicht gedeckten Mitteln, unterscheiden. Es gibt für sie keine Pflicht zur Maximaltherapie, sondern nur zur gewöhnlich und üblich zu verschreibenden Therapie. Auf weiterreichende Therapien oder Mittel kann der in der Solidarversicherung Versicherte keinen Anspruch aus Solidarität haben, wenn er ihn nicht auch allen anderen Versicherten zubilligt. Da er den Anspruch auf Maximaltherapie durch die begrenzten Beitragszahlungen den anderen solidarisch Versicherten de facto, das heißt durch seine Beitragszahlungen, nicht zuerkennt, kann er ihn auch selbst nicht einfordern.

VI. Pflichten der pharmazeutischen Industrie

Wendet man diese Überlegungen zu gewöhnlichen und ungewöhnlichen Mitteln auf die Pflichten der pharmazeutischen Industrie an, ergeben sich folgende Schlussfolgerungen, die auch für HIV/Aids-Medikamente gelten:

Es gibt keine Pflicht der pharmazeutischen Industrie, außerordentliche oder ungewöhnliche Mittel, die, da sie noch in der Entwicklung sind, besonders teuer sind, zum Preis von bereits für den Massenvertrieb geeigneten, ordentlichen Mitteln abzugeben, weil es keine Pflicht zur Gratis-Behandlung gibt. Die pharmazeutische Industrie kann ein Medikament nicht unter Preis abgeben da dieses die Kosten für Entwicklung, Produktion und Vertrieb erwirtschaften muss.[8] Dies gilt auch für den Vertrieb von Medikamenten in Entwicklungsländer.

Die Erwartung, dass die pharmazeutische Industrie im Rahmen ihrer Möglichkeiten Preisdiskriminierung zugunsten der armen Länder vornehmen soll, ist hiervon unberührt. Wie schwierig diese bevorzugende Preisdiskriminierung ist, zeigt der Reimport der verbilligt abgegebenen Originalmedikamente aus den Entwicklungsländern in die Ursprungsländer. Diese Erwartung, dass Entwicklungsländer Medikamente unter dem Marktpreis erhalten sollten, begründet keine zwingende moralische Pflicht, sondern eine „Tugendpflicht", eine freiwillige Selbstverpflichtung der Industrie, keine einforderbare, unbedingte moralische Pflicht. Die pharmazeutische Industrie hat aber auch die Pflicht, Medikamente nicht überteuert abzugeben, und es gibt eine unbedingte Pflicht der pharmazeutischen Industrie, Erfindungen, die sie gemacht hat, entweder durch Eigenvermarktung oder durch „out-

8 Vgl. auch für die Hierarchie der „corporate responsibilities" oder Pflichten der pharmazeutischen Industrie K.M. Leisinger, The Corporate Social Responsibility of the Pharmaceutical Industry: Idealism Without Illusion and Realism Without Resignation, in: Business Ethics Quarterly 15 (2005), 577-594: 584ff.

licensing",[9] durch den Verkauf der Erfindung an andere Vermarkter den Patienten zugänglich zu machen. Eine Zurückhaltung von Patenten oder Erfindungen vom Markt ist eine moralische Pflichtverletzung der pharmazeutischen Industrie, weil sie zur Hilfestellung durch ihre Widmung und Vertrauensstellung gegenüber den Patienten verpflichtet ist und weil sie der Pflicht zur Nichtzurückhaltung von Erfindungen stets genügen kann.

Es gibt eine weitere Pflicht in der Preisgestaltung der pharmazeutischen Industrie, von Notlagen von Bevölkerungen in Fällen von Epidemien u.ä. keinen ausbeuterischen Gebrauch zu machen. Das Recht auf ein „Peak load pricing", eine Erhöhung der Preise im Falle von Nachfragespitzen, kann für die pharmazeutische Industrie nicht gelten. Vielmehr kann die Industrie sogar zu Preisnachlässen verpflichtet sein und gesetzlich gezwungen werden, weil sie im Falle von Seuchen economies of scale des Absatzes und wahrscheinlich auch der Produktion haben wird, die an die von der Seuche betroffene Bevölkerung weitergegeben werden sollten. Hier sollten Argumente für verbilligte HIV/Aids-Medikamente in den Entwicklungsländern ansetzen.

Die pharmazeutische Industrie ist auch verpflichtet, niemals Arzneimittel zum Zweck einer Verknappung und Preissteigerung dieser Mittel zeitweise vom Markt zurückzuhalten. Sie hat aufgrund ihres Geschäftsgegenstandes, der Förderung der Gesundheit, eine Garantenstellung, die derjenigen des Arztes ähnlich ist. Die pharmazeutische Industrie ist daher zur Hilfestellung für ihre Patienten-Kunden verpflichtet.

Schluss

Man hat von dem „exceptionalism", der Ausnahme HIV/Aids, unter den Krankheiten gesprochen. Es gibt Eigenschaften von HIV/Aids, die es aus der Reihe der Krankheiten heraustreten lassen wie die Tatsache, dass vor allem junge Menschen in der „Blüte ihrer Jahre" betroffen sind, sowie die Tatsache, dass HIV/Aids auch eine Krankheit ist, die mit einem bestimmten Lebensstil verbunden ist. Exceptionalism darf jedoch nicht zur Rechtfertigung werden, sich vor der nüchternen ethisch-ökonomischen Analyse von HIV/Aids zu drücken und den Kampf gegen HIV/Aids aus der vergleichenden Analyse von Forschungs- und Behandlungsstrategien von Krankheitstypen herauszu-

9 Vgl. G. Reepmeyer, Vermarktung von Arzneimittelpatenten, in: Bittere Arznei. Wirtschaftsethik und Ökonomik der pharmazeutischen Industrie, hg. v. P. Koslowski, A. Prinz, München 2008, 183-208.

nehmen. Die Allokationsethik der Ethischen Ökonomie gilt für HIV/Aids wie für alle Krankheiten, weil die ethisch-ökonomische Analyse die Voraussetzung von Effizienz und Humanität im Gesundheitswesen ist. Es ist geradezu ein Gebot der ärztlichen Humanität, alle Krankheiten als gleich anzusehen und die Heilung des Patienten von der Krankheit, und nicht die Genese oder Exzeptionalität der Krankheit in den Mittelpunkt zu stellen.

Gender und Aids

RITA SÜẞMUTH

Bei der Durchsicht des Programms dieser Tagung wurde in mir die Befürchtung wach, dass hier so viele Zuständige gesucht werden, dass am Ende unter Umständen niemand mehr zuständig ist. Hierin sehe ich eine latente Gefahr, die bedacht werden sollte, wenn es um die Umsetzung dieses Konzeptes geht. Und auch gerade nach dem engagierten Vortrag von Frau Haker möchte ich noch einmal betonen – ich habe es immer wieder in der Politik erlebt –, dass bestimmte Gruppen Anforderungen an andere stellen, die sie selbst nicht einhalten. Und das gilt gerade auch für das Verhalten, insbesondere der katholischen Kirche, aber auch der evangelischen, selbst wenn Letzterer mehr „political correctness" als der katholischen zugestanden werden muss. Leider bestehen hinsichtlich der Fragen, wie überträgt sich HIV und wie betreuen wir Aids-Infizierte und Aids-Kranke in unserer Gesellschaft keine durchgängig als human zu bezeichnenden Konzeptionen. Wenn zudem diese Konzeptionen auf einem Menschenbild beruhen, innerhalb dessen Aids nur als negativ krankhaft, amoralisch und ethisch verwerflich zu bezeichnen ist, dann stellt sich die große Frage, was solch ein Menschenbild, in dem Aids als ein Fremdkörper erscheint, für Auswirkungen auf die gesamte medizinische und pflegerische Einstellung hat. Hier werden Bereiche auseinander gerissen, die zusammengehören.

Nach dieser Vorbemerkung möchte ich nun mit der eigentlichen Thematik meines Vortrags beginnen, der an erster Stelle nach dem Zusammenhang von politischer Ethik und „Gender und Aids" fragt, welches Verständnis von Ethik zugrunde zu legen ist. Zweitens wird es darum gehen, was wir gegenwärtig gerade aus den armen Ländern lernen können, die zugleich übrigens über menschlichen Reichtum verfügen. Armut bezieht sich hier auf die natürlichen Ressourcen, die für jeden Menschen notwendig sind. Was können wir von ihnen für die entwickelten Länder lernen? Dieser zweite Teil geht vor allen Dingen auf die Reduktion dieser Krankheit auf ganz bestimmte Merkmale unter Ausklammerung anderer ein. Und im dritten Teil gehe ich dann noch einmal auf die Frage von Gender und Aids ein. Dieser dritte Teil hat insofern einen überwölbenden Charakter, da wir auch gegenwärtig immer noch feststellen müssen, dass Mensch nicht gleich Mensch ist. In vielen Gesellschaften ist Mensch gleich Mann, und Frau wird vielleicht eines Tages zum Menschen. Diese Ungleichheit spiegelt sich auch im Umgang mit der Aidsproblematik wider.

An den Anfang möchte ich die Unterscheidung von Ethik und Moral stellen. Die Mores sind in allen Gesellschaften vorhanden, heute deutlich vielfältiger ausgelegt als früher. Aber die Mores beinhalten noch nicht, dass sie eine ethische Grundlage haben. Diese Unterscheidung ist mir äußerst wichtig, weil wir oft Moralität und Ethik gleichsetzen – ganz in dem Sinne: Wer moralisch lebt, ist ein ethisch handelnder Mensch, ethisch denkender Mensch. Aber demgegenüber ist festzuhalten: Ich kann Moralität beanspruchen, die in höchstem Maße unethisch ist. Beispielsweise der Umgang mit Homosexuellen ist ganz stark geleitet von bestimmten feststehenden moralischen Überzeugungen, wie ein Mensch in Anführungsstrichen „normalerweise" zu sein hat. Das haben Gesellschaften irgendwann festgelegt. Die einen beziehen sich auf die Biologie, die anderen auf die Theologie, die dritten auf eine sozio-ökonomische Ideologie und daraus leiten sie Weiteres ab. In Polen erleben wir in unserer gegenwärtigen Zeit eine Haltung, die Homosexualität als ein krankhaftes Phänomen auffasst, das der Behandlung bedarf. Und schon reagiert ja auch ein Teil der kompetenten politischen polnischen Öffentlichkeit und sagt, dass dies wahrscheinlich der falsche Ansatz ist. Aber eines zeigt sich an diesem Beispiel ganz deutlich, nämlich wie stark die Mores bis in die Gesellschaft und die Politik hineinwirken und deren Handlungen bestimmen.

Ethik hingegen bestimmt eine Geisteshaltung; sie ist eine Konzeption, ein Entwurf vom Menschen. Man könnte vereinfachend sagen, es geht um Sein und Sollen, aber es geht auch um viel mehr. Denn es geht auch darum, welches Bild, welche Auffassung wir vom Menschen als Individuum und als soziales Wesen haben. Die Alternative „Setzen wir beim Individuum oder beim Kollektiv an?" ist aus diesem Grund eine in Bezug auf die Ethik unzutreffend gestellte Frage, denn es geht darum, beides im Blick zu haben. Ob wir nun bei Aristoteles ansetzen oder ob wir bei Thomas von Aquin ansetzen, der Mensch ist zugleich einzigartig und ein in soziale Strukturen eingebundenes Wesen. Und wenn ich von diesen Annahmen ausgehe, dann bedeutet das auch, im ethischen Sinne die Verantwortung für mich selbst und andere übernehmen zu müssen. Es ist eine Ich-Du-Beziehung, um es im Sinne Guardinis' zu sagen oder ich könnte auch mit Martin Buber antworten. Denn all unsere Ansätze in der politischen Ethik sind darauf aus, den Menschen eingebunden in ein Beziehungssystem zu verstehen und Ausgrenzungen zu vermeiden. Alle Ansätze in der politischen Ethik haben mit der grundlegenden Einsicht zu tun, dass der Mensch nicht im Sinne Schopenhauers für sich allein lebt, sondern in sozialen Bezügen, in denen es um die Frage geht, wie er zugleich als Individuum respektiert und seine Sozialität gelebt werden kann. Sie wissen, wie hart bis heute zum Teil in unseren Kirchen – insbesondere in der katholischen – um die Anerkennung der Gewissensentscheidung gestritten wird. Die nicht abreißenden Auseinandersetzungen mit Thomas von Aquin, bis hin zu der Floskel „Aber der Mensch und sein irrendes Gewissen" führt immer wieder dazu, ihm diese Entscheidung doch nur in relativierter Form zu gewähren. Aber: Gewissensfreiheit ist nicht nur zu gewähren, sondern dem Menschen zuzubilligen und als ein Recht anzusehen. Auch das irrende Gewissen hat seine Berechtigung. Es ist mir sehr wichtig, weil sonst permanent der Mensch als Individuum in Frage gestellt wird. Dieser gesamte Fragekomplex, wie viel Selbstbestimmungs- und Selbstentscheidungsrecht haben Menschen, ist mir so deutlich geworden an der §218-Frage und der in diesem Rahmen propagierten Position: Es ist besser, ein Dritter bestimmt über dich, weil du selbst nicht dazu in der Lage bist, weil du selbst das Falsche tun könntest. Mit dieser Problematik wird eine zentrale Grundfrage der Anthropologie angesprochen, die Europa durchzieht. Wie viel Vertrauen wird in den Menschen gelegt? Da ist die Frage der menschlichen Sexualität übrigens kein nebenthematischer, sondern ein zentraler Schauplatz. Denn die Sexualität ist als das Gefährlichste angesehen worden, was im Menschen vorhanden ist und diszipliniert, reguliert, ja unterdrückt werden muss. Unlängst gab es wieder den Fall, dass eine Eheschließung mit einem nicht mehr gebärfähigen Paar kirchlicherseits untersagt wurde, weil der Zweck der Ehe, nämlich die Kinderzeugung, nicht mehr erfüllt werden konnte. Hier werden die extremen Auswüchse dieser reduktiven Anthropologien deutlich, die sich in den Ängsten vor menschlicher Sexualität zeigen. Schon Platon hatte immense Vorbehalte gegen alles, was menschliche Emotionalität in Wallung bringt, für ihn gehörte die Musik dazu. Platon warnte vor jeder Art von emotionaler Exzessivität.

Vielleicht stellen Sie sich die Frage, was diese Ausführungen mit Aids und der politischen Ethik zu tun haben. Sie dienen der Verdeutlichung bestimmter Menschenbilder, die auf einem Defizitverständnis des Menschen aufbauen. Argumentationen, wie: der Mensch ist von Natur aus böse und nur Menschenwerk kann ihn disziplinieren und vom Bösen abbringen, sind tief mit der politischen Ethik verwurzelt. Dem Einzelnen nicht zu viel Spielraum zuzugestehen ist die Grundhaltung. Wir erleben heute noch immer Situationen, in denen das elementare Gut, welches wir durch die Barbarei des Nationalsozialismus schätzen gelernt haben, nämlich die Sicherung der personalen Grundrechte, immer wieder relativiert und manchmal wie ein Schweizer Käse durchlöchert wird. Die Nicht-Anerkennung dieser Grundrechte steht in einer engen Relation zur Aids-Thematik, die als eine infektiöse Krankheit in die Mitte der Gesellschaft gehört und gerade nicht als Sonderfall dargestellt wird. Denn ein Sonderfall zu sein, heißt aus der Mitte der Gesellschaft zu fallen, und dies stellt immer den ersten Schritt zur Stigmatisierung bestimmter Gruppen oder Personen dar. Trotz der immensen Erfolge innerhalb der gesellschaftlichen Aufarbeitung der Aids-Problematik ist angesichts der heutigen Möglichkeiten, Lebensqualität und Leben zu verlängern, Ausgrenzung von Aids-Erkrankten bei der Wohnungssuche, Ausgrenzung bei Pflegeplätzen, etc. an der Tagesordnung. Nicht von ungefähr fordern die Aids-Hilfen den Aufbau eigener Einrichtungen. Es ist den Engagierten in dieser Gesellschaft zu verdanken, die hier als unermüdliche Brückenbauer zwischen den Nicht-Aids-Infizierten, Menschen mit anderen Erkrankungen und Aids-Erkrankten fungieren. Sie verbreiten jenen ethischen Geist, von dem auch die politische Ethik erhebliche Lektionen erteilt bekommt; ein Geist, der das Umdenken ermöglicht. Da nicht davon ausgegangen werden kann, dass in bestimmten Institutionen, in theologischen Fakultäten, in soziologischen Fakultäten, in Gesundheitsämtern, in Arztpraxen diese humane Ethik zu Hause ist, bedarf es der andauernden Suche nach den Personen oder Gruppen, die eine solche Ethik zum Maßstab Ihres Handels machen. Vom Standpunkt meiner politischen Erfahrung her hat sich gezeigt, dass es maßgeblich von diesen aktiven Personengruppen abhängt, ob eine bestimmte politische Ethik durchsetzbar ist oder nicht. Es hilft auf dem politischen Parkett nicht nur der gute Wille, sondern es bedarf guter Positionen und Argumente, aber vor allem Menschen, die sich aktiv für Veränderung einsetzen.

Gerade in Afrika beispielsweise, und nehmen wir uns selbst nicht aus, sind wir davon zum Teil noch weit entfernt. Wir empören uns schnell über die Tabus in Afrika. Dabei sollten wir sollten einmal genauer hinschauen, wie viele wir selbst noch immer haben. Zur politischen Ethik gehört, dass Tabus im Bereich des Redens und des Erörterns menschlicher Sexualität gebrochen werden können. Indem ich in politischen Bezügen – beispielsweise im Parlament – Aufklärung leiste über das, was die Homosexualität betrifft, die zu verstehen ist als ein Teil unserer gesellschaftlichen Vielfalt, unseres Andersseins, wird die Dringlichkeit dieser Aufklärungsarbeit deutlich, denn um es mit Brecht zu sagen: Nichts fällt dem Menschen schwerer als Anderssein zu respektieren, geschweige denn wertzuschätzen. Wir haben trotz aller Entwicklungen zu Komplexität und Heterogenität noch immer eine tiefe Sehnsucht nach Homogenität. Und diese Homogenität, die eine Fiktion ist, führt zu der großen Schwierigkeit, ein Ethos zu entwickeln, das nicht nach Ethnien, nicht nach Rasse, nicht nach der Art der Behinderung, nicht nach dem Umfang des Gesundseins fragt, sondern das Menschen in ihren unterschiedlichen Ausprägungen mit ihren Stärken und Schwächen ernst nimmt. Besonders im Zusammenhang mit Fragen der Migration herrschen ethnische Ansätze vor. Hier finden sich häufig Argumentationen, wie die folgende: Er kommt aus der arabischen Welt, also ist er ein Muslim, also ist er ein Islamist und die Steigerung ist Terrorist. Solche Ableitungen passieren sehr schnell und laufen beinahe unbewusst ab, sofern ein reduktives negatives Menschenbild vorliegt. Wer ist der Verwerfliche, der Destruktive in einer Gesellschaft? Es bedurfte einer längeren Zeitspanne in unserer Gesellschaft, bis Migranten als gesellschaftlich bereichernd verstanden wurden. Es ist die Vielfalt die bereichert! Aus diesem Grund ist auch Homosexualität als ein Aspekt von Vielfalt aufzufassen, denn es brachte gesellschaftlich eine menschliche Erweiterung und ermöglichte die Entdeckung einer neuen Männlichkeit. Dieser Punkt ist mir wichtig, weil ich dort am stärksten gelernt habe, was mit dem Männlichkeitsideal überhaupt nicht verbunden sein muss: dass das Heldische etwas anderes ist als das, was wir über Jahrhunderte daraus gemacht haben. Nicht der Krieger, sondern derjenige, der empfindet wie ein Mensch mit aller Sensibilität und deswegen nicht ein Softie ist. Es bedarf hier bewusst der Notwendigkeit etwas weiter auszuholen, denn nur so ist verständlich, dass das, was in der Aids-Politik gesundheitspolitisch geschieht, viel weiter gefasst werden muss, nämlich gesellschaftspolitisch. Es bedarf der Notwendigkeit, die Aids-Thematik an die Themen heranzutragen, die unser Zusammenleben prägen. Das vorliegende Tagungsprogramm, welches verschiedene ethische Ansätze aus den Disziplinen zu Wort kommen zu lassen, ist wichtig. Aber noch wichtiger ist es, daraus eine integrative Ethik zu entwickeln. Damit nicht jeder von anderen Maßstäben ausgeht – ganz in dem Sinn: Das passt aber nicht in meine Ethik hinein. Es bedarf der konsequenten Konzentration auf den Menschen, damit sich eine integrative Ethik entwickeln kann. Dadurch stellen sich der politischen Ethik natürlich unterschiedliche Aufgaben. Einerseits muss der Sachbezug bekannt sein, was oft mühsam genug ist. Denn, was geschieht in den Fällen – das haben wir bei Aids gehabt –, wo das Wissen in keiner Relation zu dem steht, was handelnd verantwortlich zu tun ist? Hier bedarf es einer Kriterienprüfung, bei der die Prinzipien meines Handelns hinterfragt werden. Aber wer nun sagt, nur wenn wir alles Wissen haben, können wir verantwortlich handeln, dem ist entgegenzuhalten, dass das Wissen sich nicht als einziges Kriterium für Maßstäbe unseres Handelns eignet, denn unser Wissen ist stets ein unabgeschlossenes: Unser Wissen ist ein Kontinuum, welches sich ständig erweitert oder auch verengt. Entscheidend sind daher die ethischen Prinzipien, nach denen ich handele. Innerhalb dieser ethischen Prinzipien ist es durchaus begründbar – auch wenn ich wenig weiß –, warum Ausgrenzung ein nicht akzeptables Prinzip ist. Es ist auch begründbar, warum der Einzelne nicht für sich lebt und sagen kann: Ich habe alle Rechte, aber keine Pflichten. Durch die ethischen Prinzipien wird begründbar, warum Rechte und Pflichten in der Beachtung des Schutzes des anderen, der Freiheit des anderen zusammenliegen. Innerhalb dieser ethischen Prinzipien wird deutlich, dass eine Frage, wie die folgende: „Stellt der Aidskranke eine Bedrohung am Arbeitsplatz dar?", eine berechtigte ist, die ohne Information eine Befürchtung bleibt. Vor dem Hintergrund der ethischen Prinzipien stellt sich natürlich auch die Aufgabe, das vorhandene Wissen zu berücksichtigen und mit diesem in einen argumentativen Diskurs zu treten. Auch die ersten Aidsforscher haben mehr mit menschlicher Plausibilität als mit Wissen argumentiert auf dem Hintergrund ihrer medizinischen Erfahrung.

Vor dem Hintergrund der bisherigen Ausführungen möchte ich somit den zweiten Punkt dieses Beitrages ausführen: Zwar hat sich unser Wissen bezüglich HIV/Aids in den letzten Jahren erheblich erweitert, aber unsere Erfassungsdaten sind zum Teil noch sehr eng medizinisch angelegt und lückenhaft. Besonders die Übertragungswege von HIV, die Risikogruppen, etc. sind Punkte, die bisher in der politischen Ethik noch viel zu wenig berücksichtigt werden. Deutlich wird dieser Umstand an Fragen der allgemeinen Gesundheitspolitik. Die Frage nach der Armut im Zusammenhang mit Gesundheitschancen ist erst eine in jüngster Zeit gestellte. Weder war dieser Zusammenhang ein Thema in der Frauenpolitik noch in der Gesundheitspolitik. Nicht von ungefähr wiesen WHO-Experten darauf hin, dass zu nichts so wenig Forschung vorhanden ist wie zur Erkrankung von Frauen, dies gilt auch noch Mitte der achtziger Jahre. Hier werden in der politischen Ethik bestimmte Themen ausgeblendet, die aber in diesen Zusammenhang gehören.

Diese Überlegungen möchte ich anhand von Afrika vertiefen. Was können wir von den Menschen dieses Kontinents lernen? Die Vorstellung, nach der wir es sind, die das Wissen zu den Menschen dieses Kontinents tragen, ist heutzutage immer noch prägend. Doch mit dieser Haltung, die in der Regel impliziert, dass wir unser Wissen absolut setzen und zum alleinigen Maßstab für den Umgang mit der Aids-

Erkrankung machen, werden wir bei der Bekämpfung von HIV/Aids keine nachhaltige Wirkung haben. Es bedarf eines Ansatzes, der den kulturellen Bedingtheiten gerecht wird. Gerade die Anerkenntnis dieser kulturellen Bedingtheiten auch im Umgang mit HIV/Aids verbietet es, in Afrika permanent unseren Ansatz so weiterzugeben, dass die Bevölkerung nichts oder nur wenig mit ihm anfangen kann. Das Kernproblem heute ist nicht das fehlende Medikament – ich möchte an dieser Stelle Fragen der Ungerechtigkeiten oder die Gleichheitsfragen für einen Moment außer Acht lassen. Wohl wissend, dass die bei einigen südafrikanischen Politikern stehenden Geldsäcke niemals ausgegeben worden sind für den vorgesehenen Zweck, eine bis heute ungeheuere Tabuisierung lastet auf dieser Tatsache – das Kernproblem besteht viel mehr darin, dass es keine ausreichenden Infrastrukturen gibt, in denen die Menschen überhaupt erreicht werden können, sowohl von ihrem Wissen, was sie weitergeben an die Gesundheitspolitik, als auch von dem, was sie wirklich brauchen. Hinzu kommt, dass selbst eine politisch einzigartige Persönlichkeit wie Nelson Mandela dass Wort „Aids" erst in den Mund genommen hat und sich der HIV/Aids-Problematik gestellt hat, als sein Sohn verstorben war. Es besteht immer noch ein großes Misstrauen in medizinische Angebote, wie sie sich ausdrücken in der Aussage: „Wir gehen lieber zu unseren Heilern als zu euren westlichen Angeboten." Dieses Vertrauen zueinander zu gewinnen, ist weit mehr als ein medizinischer Akt, sondern ist ein glückender sozialer Beziehungsakt, den ich in der Betreuung – sowohl in der Prävention als auch in der Therapie – benötige. Doch unsere bisherigen Konzepte in den Entwicklungsländern sind nicht so angelegt. Deshalb haben wir von der Bevölkerung Afrikas zu lernen: Es ist nicht in erster Linie die Frage, wie viel Wissen über Ursache und Wirkung der HIV/Aids-Erkrankung vorhanden ist, sondern welche Dinge wir ihnen nahe bringen können, die es ihnen und ihren Familien, ihren kleinen oder auch größeren Einheiten, mit denen sie zusammenleben, ermöglichen, mit dem HI-Virus umzugehen, indem sie ganz bestimmte Verhaltensweisen praktizieren. Und da erleben wir beispielsweise, dass eine Minderheit von Frauen die geltenden gesellschaftlichen Normen durchbricht. Doch sind hier auch Männer zu nennen, auch katholische Theologen. Einige davon schweben in Gefahr, ihr Amt zu verlieren, weil sie sich nicht davon abbringen lassen, in der Aids-Politik aktiv zu sein. Eine solche Haltung ist für mich als christlich zu bezeichnen: Nicht zu fragen, wie hast du Aids bekommen, sondern wie helfe ich dir, dass du in dieser Situation ein Unterstützter, ein Geborgener, ein Einbezogener bist. Es sind gerade die diese Haltung praktizierenden Personen, denen es so gelungen ist, ein mehr an Lebensperspektive für die Aids-Erkrankten zu bieten, im Gegensatz zu Personen, die HIV/Aids nur medizinisch, virologisch oder von der Infektionsrate her in den Blick genommen haben. Wir können gerade von den Entwicklungsländern lernen, wie man ganzheitliche Bezüge wieder herstellt. Das ist Punkt eins.

Punkt zwei: Die Fonds, die gebildet wurden, sind zu einseitig abgestellt auf die Frage nach der Medikamentenverteilung. Statt nach einem ganzheitlichen Ansatz zu verfahren, der die reale Lebenssituation in eine Beziehung zur HIV-Infektion stellt und sich den Fragen widmet: wie bringe ich die Menschen aus ihrer Armut, wie bringe ich sie zu genießbarem Wasser, welche Möglichkeiten der Hygiene erschließe ich ihnen, werden Fragen der Armut und deren Bekämpfung innerhalb der gebildeten Fonds unzureichend in dem Zusammenhang mit HIV/Aids gestellt. Stattdessen heißt es: dort Armut, hier Aids. Es kommt ja nicht von ungefähr, dass gerade dieser arme Kontinent betroffen ist, insbesondere die überaus arme Region der westlichen und südlichen Sahara. Für eine nachhaltige HIV/Aids-Bekämpfung bedarf es der Änderung der Konzepte hin zu einem ganzheitlichen Ansatz, ansonsten verbleibt es bei einem Flickenteppich der Aids-Bekämpfung. Die ethische Grundfrage, die sich stellt, ist: Gilt wirklich uneingeschränkt an jedem Ort und zu jeder Zeit der Grundsatz unseres Grundgesetzes – der Artikel 1 – Die Menschenwürde ist teilbar? Wenn dieser Grundsatz nicht leitend ist, wird es nicht gelingen, in globalen gesellschaftlichen Kontexten Verantwortung zu übernehmen. Aspekte wie Entwicklung und Integration machen nur zu deutlich, dass das Aids-Problem uns nur an einem kleinen Ausschnitt zeigt, wie weit wir von allgemeinen Menschenrechten, von einer Verantwortung globaler Art entfernt sind. Aber gleichzeitig ist festzustellen, dass die Menschen in unserer Republik das Gefühl haben, dass es gar nicht mehr um den Menschen geht. Es geht nur noch um Sachzwänge, um Systeme, um Märkte, um globalen Wettbewerb; und die Distanz zwischen denen, die in dieser Weise handeln, und die davon betroffen sind, wird immer größer.

Dies führt mich zu meinem dritten Punkt: Frauen. Die Feststellung, dass die hohe HIV-Infektionsrate bei Frauen in Afrika darin begründet ist, weil sie ungebildet sind, trifft die Sache nicht. Es lässt sich vielmehr beobachten, dass in Afrika – oft stärker als in den europäischen Ländern – die NGO's überwiegen weiblich sind, die mit einer – ich nenne es sehr plakativ – mit einer Power, einer Überzeugung, einer Nähe zum Menschen präsent sind. Hier begegnet einem eine Leidenschaft gegen Leid anzugehen, was sie lindern wollen. Es handelt sich hierbei um gebildete Frauen. Sie fühlen sich verpflichtet, nicht nur als die Gebildeteren in ihren Führungspositionen aktiv zum Wohle der afrikanischen

Bevölkerung zu handeln, sondern auch für eine gelebte Solidarität mit denjenigen einzustehen, die arm und entrechtet sind. Ich komme oft aus Indien, aus Afrika aus Latein- und Südamerika zurück mit dem Eindruck, dass die Leidenschaft dieser Menschen, die sich engagieren, größer ist als bei uns. Wir sind in vielem sehr gesättigt. Und jeder schaut für sich, hat aber kaum mehr einen Blick für die anderen.

Abschließend möchte ich noch auf den Gender-Aspekt zu sprechen kommen. Zu gerne bringen wir mit Bezug auf die Afrikanerinnen deren wenig ausgeprägtes sexuelles Selbstbestimmungsrecht zur Sprache. Ihnen stehen nur wenige praktische Möglichkeiten zur Verfügung, sich zu schützen. Doch ist die Frage nach dem Selbstbestimmungsrecht eine für Kontinentaleuropa so abwegige? Wie sieht es denn für einen oftmals schweigenden Teil der Frauen in Europa aus? Damit ist nicht nur das Problem des Frauenhandels und der Zwangsprostitution angesprochen, sondern diese Problematik geht tief in die freien Lebenseinheiten hinein. Das gewährte Selbstbestimmungsrecht ist noch kein gelebtes. Und ich wünsche mir als eine von Männern und Frauen gemeinsam zu bewältigende Aufgabe, dass sie lernen, nicht die einen zu Objekten zu machen und die anderen bleiben die handelnden Subjekte, sondern dass man einander befähigt, handelnde Subjekte zu werden. Zentral für unsere gelebten sozialen Beziehungen – auch für unsere sexuellen – ist die politische Frage nach Herrschen und Beherrschen. Es wurden in der Theorie zwar gravierende Erfolge für die Gleichbehandlung erzielt, aber in der Praxis bleiben wir oft weit dahinter zurück.

Daran anschließend ist für mich ein weiterer Aspekt wichtig: nämlich die Frage, in welchem Maß weltweit Frauen als Streiterinnen für eine gerechte Welt in unseren Männerbündnissen eingesetzt werden. Als Frauen ist es uns bisher nicht gelungen – trotz aller Fortschritte, die wir in Europa gemacht haben –, eine gestaltende, einflussnehmende Kraft in der Welt zu werden. Und insofern sind wir weit davon entfernt, diese Machtfrage im Sinne der Partnerschaftsfrage gelöst zu haben. Bei der Frage nach Gender und Aids steht deshalb immer auch die fundamentale ethische Frage im Raum: in welcher Welt wollen wir leben und mit welchen Mitteln wollen wir diese Welt umsetzen? So ist das Drogenproblem nicht ein geschlechtsspezifisches, sondern beide Geschlechter betreffendes. Wenn ich Ihnen sage, wie sehr wir in den achtziger Jahren um die simple Frage des Zugangs nach sterilen Spritzen gekämpft haben, um die geltende Überzeugung aufzubrechen „die sollen ja überhaupt nicht spritzen, also gibt es auch keine saubere Spritzen“, dann wird erahnbar, was diese fundamentale Frage nach der Welt, in wir leben wollen, konkret bedeutet. An dem Umgang mit der Drogenproblematik lässt sich eine nicht auf einer humanen Ethik gründende politische Position ableiten, die behauptet, Menschen zu schützen und zu stärken, obwohl sie die Drogenabhängigen allen Risiken aussetzt bis hin zum Drogentod. Meine Botschaft ist deshalb nicht: Frauen werdet wie Männer und Männer werdet wie Frauen, sondern eine partizipierende Vielfalt gesellschaftlich zur Geltung zu bringen. Vielfalt unter Männern, Vielfalt unter Frauen, und mit dieser Vielfalt stark zu werden und Menschen aus Ohnmacht herauszubringen, damit sie selbstgestaltend die Zukunft bestimmen können und aus der Opferrolle, der Objektrolle heraustreten können, um verantwortlich handelnde Subjekte zu werden, die ihre Verankerung und Einflussnahme aktiv wahrnehmen wollen. Diese Verantwortlichkeit gegenüber uns selbst und denen, mit denen wir gemeinsam leben, gehören zusammen. Sonst fehlt uns das Ethos. Aus diesem Grund hat die politische Ethik sich auf ihr zugrundeliegendes Welt- und Menschenbild hin befragen zu lassen und aus diesem Grund ist es wichtig, bei der Frage nach HIV/Aids die größeren Zusammenhänge deutlich zu machen, in denen unser ethisches Handeln wirksam wird und an denen wir unser ethisches Handeln ausrichten. Erst wenn HIV/Aids in einen komplexen Zusammenhang einbezogen wird, gelingt es uns, glückende Beziehungen für eine menschlichere Gesellschaft zu formen.

Warum ist Diskriminierung ungerecht?

Otfried Höffe

Damit Sie es von vornherein wissen und nicht später vermissen, sage ich es sogleich: Das Thema dieser interdisziplinären Fachtagung, ethische Perspektiven zu HIV/Aids, ist der Politischen Ethik so gut wie unbekannt. Mein Vortragstitel ist der Versuch, trotzdem philosophische Kompetenz einzubringen. Ich trage Ihnen tatsächlich einen Versuch vor, aber nicht im anspruchsvollen Sinn, den wir aus der Aufklärungsepoche im Französischen als Essai, im Englischen als Essay und bei Kant, Fichte und Goethe als Versuch auch im Deutschen kennen. Überlegungen, die nur im Entfernten an die hochdifferenzierte Gründlichkeit der entsprechenden Abhandlungen erinnern, werde ich Ihnen nicht bieten. Erwarten Sie bestenfalls einige Vorbemerkungen.

Ein zweites Caveat: Wäre ich ein Moralist, so würde ich exemplarische Diskriminierungen nennen und mich über jede von ihnen empören. Ich würde also meine Stimme erheben, den Zeigefinger recken und gegen Mitmenschen, die sich der Diskriminierung schuldig machen, wettern. Meine Empörung würde mich auf die richtige, die gute Seite stellen; ich wäre einer der Gerechten.

Leider bin ich nur ein Moralphilosoph und kein Moralist. Ich werde weder über die schlechten Zeitläufe klagen noch der Gesellschaft mangelnde Verantwortung vorwerfen. Nicht einmal in die Arena einer Antidiskriminierungspolitik trete ich ein. Auf die Gefahr, hochgesteckte Erwartungen zu enttäuschen, versuche ich lediglich, die Arena einer etwaigen Antidiskriminierungspolitik, also deren gedanklichen Rahmen, abzustecken.

Diese Aufgabe beginnt mit einer Klärung der Titelbegriffe, verbunden mit einem dritten Caveat. Der zum Titelausdruck „ungerecht" gehörende Begriff der „Gerechtigkeit" ist notorisch umstritten. Und zum anderen Titelausdruck muss ich als Philosoph zugeben, dass ich nicht a priori weiß, was gegen die Diskriminierung spricht. Denn ich weiß nicht von vornherein, was denn die Diskriminierung ist.

Ich gehe daher in drei Schritten vor. In einem ersten Teil versuche ich, die Begriffe zu klären. Philosophie, die sich nicht in ein Glasperlenspiel verliert, ist erfahrungsgesättigt. In einem zweiten Teil, einem kurzen Zwischenstück, skizziere ich daher ein lebensrelevantes Beispiel und schließe eine Frage an, der wir auf dem Podium nachgehen könnten. Im letzten Teil greife ich endlich die Titelfrage auf, leicht abgeändert: „Welche Diskriminierung ist ungerecht?"

I. Begriffsklärung

Zur Gerechtigkeit, einem Leitziel der Menschheit seit ihrer Frühzeit, gibt es, wie Sie wissen, fast uferlose Debatten, die ich hier nicht ausbreite.[1] Ich begnüge mich mit zwei Hinweisen zum Begriff. Einerseits, inhaltlich, besteht die Gerechtigkeit im Willkürverbot und im Gebot der Unparteilichkeit. Symbolisiert wird sie in jener Augenbinde der Justitia-Darstellungen, die beim bedeutsamsten Gerechtigkeitstheoretiker der letzten drei Generationen, bei John Rawls, „Schleier des Nichtwissens" heißt.

Auf der anderen Seite, formaliter, gehört die Gerechtigkeit zur Sozialmoral und bezeichnet innerhalb von ihr den Teil, dessen Anerkennung die Menschen einander schulden. Darin unterscheidet sich die Gerechtigkeit vom verdienstlichen Mehr. Wo es an Wohlwollen und Menschenliebe mangelt, ist man enttäuscht. Wird die Gerechtigkeit verletzt, so ist man dagegen empört und fordert die Errichtung gerechter Verhältnisse ein. Eine Gerechtigkeitsverletzung ist in einem qualitativen Sinn im höchsten Maß anstößig, eben empörungsvirulent. Die Folge: Erweist sich das Phänomen der Diskriminierung als ungerecht, so ist ein Einschreiten, sogar öffentliches Einschreiten, also eine Antidiskriminierungspolitik, geboten.

Die vom anderen Titelausdruck bezeichnete Sache, die Diskriminierung, ist nun nach vorherrschender Meinung im höchsten Maße anstößig, also in der Tat ungerecht. Philosophen, seltsam eigensinnig, sehen das anders, wenigstens zunächst. Das lateinische Grundwort *discriminare* bedeutet nämlich „trennen" und „unterscheiden", also eine gewiss nicht anstößige Tätigkeit. Im Gegenteil ist das Diskriminieren eine Fähigkeit, auf die, angefangen mit der Wahrnehmung, keine Erkenntnis verzichten kann. Man hat sie daher zweifellos positiv einzuschätzen.

Die Fähigkeit des Diskriminierens beherrscht beispielsweise, wer ein an die Umgebung angepasstes Tier, einen Laubfrosch von herabge-

---

1 Eine erste Einführung in die Sache und die Debatten in: O Höffe, Gerechtigkeit. Eine philosophische Einführung, 2. Aufl., München 2007.

fallenen Blättern, einen Grassalamander von der Wiese oder das südamerikanische Faultier Aï vom Geäst, in dem es sich ausruht, als von der Umgebung verschieden wahrzunehmen vermag. In der Psychologie spricht man von einem Diskriminationslernen, das im Erfolgsfall auf verschiedene Reize mit unterschiedlichen Antworten zu reagieren versteht. In der Technik kennt man ein Gerät, das „Diskriminator" heißt und elektrische Stromimpulse nach ihrer Frequenzhöhe zu sortieren vermag. In all diesen Fällen geht es um ein zum Erkennen gehörendes, also kognitives Unterscheidungsvermögen, das feiner oder gröber ausgebildet sein kann, und beim Aktualisieren, etwa als das Urteil „Das ist kein Laub, sondern ein Frosch" wahr oder falsch ist.

Meine erste Zwischenbilanz: Als ein kognitives Vermögen ist die Diskriminierung der praktischen, näherhin moralischen Alternative „gerecht" oder „ungerecht" versperrt.

Sie werden nun einwenden, um diese Art von Diskriminierung gehe es doch nicht, und mit diesem Einwand haben Sie recht. Weil aber auch meine Zwischenbilanz zutrifft, muss man die vorherrschende Meinung relativieren und sagen: Nicht alle Diskriminierung ist ungerecht. Im Gegenteil gibt es sogar eine rundum positive Diskriminierung.

Wer sich dem gemeinten Phänomen nähern will, muss sich der Frage stellen: „Unter welchen Voraussetzungen ist die Alternative ‚gerecht/ungerecht' überhaupt zulässig?" Schon von unserem formalen Begriff der Gerechtigkeit liegen drei Bedingungen auf der Hand: Erstens darf es nicht länger bloß auf ein Erkennen, es muss auf ein Handeln handlungsfähiger Subjekte ankommen. Bekanntlich diskriminiert auch die Natur. Nach Klima oder Bodenschätze sind manche Landstriche oder Länder enorm bevorzugt, andere enorm benachteiligt, und die meisten befinden sich irgendwo zwischen beiden Extrema. Gerecht im Sinne von willkürfrei oder unparteiisch ist die Natur gewiss nicht. Trotzdem werfen wir ihr keine (negative) Diskriminierung vor; denn sie verfehlt die erste Bedingung; sie ist kein handlungsfähiges Subjekt.

Die von der Natur Schlechtergestellten erhoffen sich vielleicht Hilfe von den Bevorzugten, etwa die anderen skandinavischen Länder vom erdöl- und gasreichen Norwegen oder die afrikanischen Nachbarn vom erdölreichen Nigeria. Da nach einem Sprichwort beim Geld die Freundschaft aufhört, sind diese Hoffnungen ähnlich vergeblich wie die der Anrainerstaaten auf russische Hilfe. Von wenigen Staaten abgesehen wird der Energiereichtum eher als Machtmittel denn als Hilfspotential eingesetzt.

Zweite Bedingung für die Alternative gerecht/ungerecht: Das Tun und Lassen handlungsfähiger Subjekte betrifft das Verhältnis zu anderen Subjekten, also Sozialbeziehungen, und in deren Rahmen kommt es auf eine Art und Weise an, die die Menschen einander schulden.

Offensichtlich spielen auch hier, bei den Sozialbeziehungen, Unterscheidungen eine wichtige Rolle. Sie beginnen mit den fast banalen Unterscheidungen von Mann und Frau, von Jung und Alt, von Reich und Arm und reichen zu Unterscheidungen nach Hautfarbe und Religion, nach Sprache, ethnischer Herkunft und politischer Anschauung. Auch diese Unterscheidungen können zutreffen oder nicht, womit sie wahr oder falsch sind. Zusätzlich können sie hilfreich, neutral oder störend sein. Die Qualifizierung als gerecht oder ungerecht bleibt dagegen nicht erst in diesem oder jenem konkreten Fall, vielmehr grundsätzlich unpassend. Die Gerechtigkeitsfrage stellt sich erst bei Folgerungen, und zwar sozialen Folgerungen, die man aus den für sich genommen neutralen Unterschieden zieht. Nennen wir sie eine praktizierte Ungleichheit, eine Diskriminierung zweiter Stufe. Auf der Diskriminierung erster Stufe werden Unterscheidungen wahrgenommen, auf der zweiten Stufe werden daraus praktische Folgerungen gezogen.

Haben wir damit die in politischen Debatten gemeinte Diskriminierung endlich erreicht? Zweifellos nicht, denn nicht jede praktizierte Ungleichheit ist eo ipso ungerecht. Dass Jung und Alt, Männer und Frauen, auch Arm und Reich nicht immer, aber oft in unterschiedlichen Geschäften einkaufen, pflegen wir für sich genommen noch nicht als gerecht oder ungerecht zu qualifizieren. Anders verhält es sich erst bei Fragen folgender Art: Darf man bei derselben Tätigkeit eine Frau anders, bislang in der Regel eher schlechter als einen Mann entlohnen? Darf das Wahlrecht nach dem Einkommen gestaffelt werden? Dürfen Angehörige einer Religionsgemeinschaft oder einer Sprachgruppe anders, erneut in der Regel schlechter behandelt werden?

Bei all diesen Fragen drängt sich als Antwort das Nein auf. Warum? Ein vorläufiger Grund dafür, dass nicht die ersten, wohl aber die zweiten Unterschiede ungerecht genannt werden können, liegt in Folgendem. Dort handelt man selber anders, hier wird man anders behandelt. Dramatisch gesagt ist man dort ein bereitwilliger Täter, hier ein unfreiwilliges Opfer. Das eigene Ungleichhandeln ist zulässig, die Ungleich*be*handlung dagegen unzulässig. Sie ist es sogar im strengsten Verständnis von „unzulässig": nicht im technischen Sinn als „nicht zielführend"; auch nicht im pragmatischen Sinn als „das Wohlergehen gefährdend". Unzulässig sind sie im moralischen Sinn, sogar in dem den Mitmenschen geschuldeten Anteil der Moral, der Gerechtigkeit. Die etwaigen Ungleichbehandlungen sind ungerecht und genau deshalb in einem superlativistischen Sinn anstößig.

Der bloße Opferstatus kann aber noch nicht genügen, was sich bei folgenden Fragen zeigt: Darf man für unterschiedliche Berufe unterschiedliche Vorbildungen verlangen? Darf man eine längere Ausbildung, eine stärkere Eignung oder eine größere Leistungsfähigkeit höher entlohnen? Darf man in Notlagen und bei gleicher Not zuerst seinem Partner und seinen Kindern statt Fremden helfen? Oder: Darf man Plätze und Räume mit jenen hohen akustischen Frequenzen beschallen, die ältere Menschen nicht mehr hören können, so dass die Jugendlichen wegen der nur für sie schmerzhaften Geräusche vertrieben werden?

Während die erste Reihe von Ungleichheiten so gut wie unstrittig als unzulässig erscheint, sieht es bei der zweiten Reihe anders aus. Die erste der neuen Fragen pflegt man mit „Ja" zu beantworten, während zur zweiten und dritten Frage in unserer gesellschaftlichen Praxis das Ja vorherrscht, das aber in zumindest in theoretischer Hinsicht umstritten ist. Bei der vierten Frage, der zur Beschallung, könnte man sich dagegen unsicher sein, daher vorläufig antworten: „Es kommt auf das Wo und das Wann an".

Meine zweite Zwischenbilanz: Die Diskriminierung, die in politischen Debatten, teils in gesellschaftspolitischen, teils rechtsphilosophischen Debatten, angesprochen wird, betrifft zwar Diskriminierungen zweiter Stufe, aber mit der Frage verbunden: Berechtigen die Unterscheidungen der ersten Stufe, also die kognitiv wahrnehmbaren Differenzen, die Unterscheidungen der zweiten Stufe, die Ungleichbehandlung?

Die Ungleichbehandlung kann übrigens in einer Besserstellung bestehen, in der positiven Diskriminierung in Form von Privilegien. In der Regel meint man aber eine Schlechterstellung, die negative Diskriminierung, die Benachteiligung. Aus gutem Grund verbietet aber eine Verfassung wie das Deutsche Grundgesetz beides, nicht bloß die Benachteiligung, sondern auch die Bevorzugung (GG, Art. 3[3]). Die Ausdrücke „Diskriminierung" und „Diffamierung" kommen im Grundgesetz allerdings nicht vor.

Aus den bisherigen Überlegungen – dritte Zwischenbilanz – ergibt sich eine vorläufige Begriffsbestimmung: Im vorherrschenden negativen Verständnis heißt „Diskriminierung" jene Benachteiligung von Individuen oder Gruppen, die von der gesellschaftlichen Schlechterstellung über die rechtliche Benachteiligung bis zur politischen Unterdrückung, sogar Vernichtung reicht. Unter die negative Diskriminierung fallen auch Imperialismus und Kolonialismus, einschließlich der subtileren Form des Hegemoniestrebens. Und in diesen Gestalten treten beide gleichzeitig auf: Die positive Selbstprivilegierung und die negative Fremdbenachteiligung sind zwei Seiten desselben Vorganges.

Beschränken wir uns auf die negative Diskriminierung, so sind deren Anlässe bekannt. Die Benachteiligung kann sich aus ethnischer, sprachlicher und kultureller, aus sozialer, politischer, religiöser und sexueller Verschiedenheit ergeben.

Ob positiv oder negativ – um eine Diskriminierung als ungerecht anzusprechen, bedarf es einer noch höherstufigen Diskriminierung, eines Unterscheidungsvermögens dritter Stufe, das sich auf ein Kriterium belaufen könnte: Welche Unterschiede dürfen einen Unterschied machen? Welche Ungleichbehandlungen sind vom Standpunkt der Gerechtigkeit zulässig, welche unzulässig? Nun hatten wir einleitend die Gerechtigkeit als Willkürverbot bestimmt. Wo also, lautet die entscheidende Frage, ist eine Ungleichbehandlung willkürlich?

II. Ein Beispiel aus der Erfahrung

II.1. Wie ich einleitend sagte, versteht sich ernsthafte Philosophie, zumal in Fragen von Moral, Recht und Gerechtigkeit, nicht als ein Glasperlenspiel. Im Gegenteil stellt sie sich existentiellen Fragen. Um sie zu kennen, darf man sich nicht mit dem relativ geschützten Raum des Akademischen begnügen. Erst wenn die Philosophie ins Leben außerhalb schaut, erreicht sie, was sie sowohl der Gesellschaft als auch sich selbst schuldet: Sie wird erfahrungsgesättigt.

In diesem Sinn schildere ich einen konkreten Fall: Ein befreundeter Arzt infiziert sich bei einer komplizierten Operation mit dem Blut des Patienten und erfährt später, dass der Patient, was dieser zunächst bestritten hat, HIV-infiziert war. Der Arzt lässt natürlich sofort einen Test machen. Er muss allerdings noch auf den erforderlichen Zweittest warten, so dass seine Frau, seine Kinder und seine Freunde einige Monate lang in der Angst leben, der Arzt habe sich angesteckt.

Welche Lehre ist aus dieser Geschichte zu ziehen? (1) Zweifellos nicht, der Arzt hätte, sofern er es gewusst hätte, die Operation ablehnen dürfen oder sogar ablehnen sollen. (2) Andererseits darf man weder von ihm noch von seinem Team erwarten, ein Held oder Heiliger zu sein, der wie Franz von Assisi einen Lepra-Kranken küsste, um seine Solidarität mit diesen aus der damaligen Gesellschaft Ausgeschlossenen zu bekunden. Weder ein Arzt noch eine Pflegeperson müssen ihr Leben aufs Spiel setzen. (3) Das Wissen, der Patient sei infiziert, hätte das gesamte Operationsteam zu einer noch gesteigerten Vorsicht veranlasst. (4) Der Patient hat eine Aufklärungspflicht. Denn die Alternative, jeden Patienten auf HIV zu testen, ist unpraktikabel, zudem anscheinend nicht ungefährlich. Es braucht also selbst unter ziemlich Fremden das kostbare Gut des Vertrauens. (5) Der Patient hat darüber hinaus vorab eine Präventions- und später gegebenenfalls eine Therapie-Pflicht – beides aus Verantwortung sowohl gegen andere als auch gegen sich selbst.

Meine weitere, vierte Zwischenbilanz: Woher der Patient die HIV-Infektion erhalten hatte, etwa aus mangelnder Prävention, ist nicht bekannt. Selbst wenn er dabei ein bloßes Opfer war, macht er sich aber durch das skizzierte Verhalten zu einem Täter. Dass ihm, woher auch immer er infiziert wurde, medizinische Hilfe zu gewähren ist, versteht sich, aber ebenso, dass er nicht andere unnötig gefährden darf.

Welche weiteren Probleme sich hier stellen und worin ihre Lösung liegen kann, darf ich der anschließenden Diskussion überlassen.

II.2. Der zweite Teil meines Zwischenstücks: Zur Frage „Verantwortung in der HIV-Prävention" hat diese interdisziplinäre Fachtagung eine eigene Veranstaltung vorgesehen, so dass ich auf die Verantwortungsfrage nicht näher eingehe. Ich spreche hier nur eine vielleicht selbstverständliche Vermutung aus, bestehend aus drei ziemlich generellen Gesichtspunkten. *Erstens* gehört zur Prävention Aufklärung. Diese kann sich mittlerweile auf einen hohen Forschungsstand berufen, beispielsweise auf folgenden Befund: Eine HIV-infizierte Person, die erstens nicht von anderen sexuell übertragbaren Erregern (STD) infiziert ist, die zweitens die antiretrovirale Therapie (ART) konsequent und unter regelmäßiger ärztlicher Kontrolle durchführt und deren Viruslast (VL) drittens unter der genannten Therapie (ART) seit mindestens sechs Monaten unter der Nachweisgrenze liegt, diese Person ist nicht sexuell infektiös, das heißt, sie gibt das Virus bei sexuellen Beziehungen nicht weiter.[2]

Dieser Befund ist für den *zweiten* Gesichtspunkt, die konsequente antiretrovirale Therapie, um zwei Erfahrungen aus Afrika zu ergänzen. Sie wurden mir von einer deutschen Ärztin mitgeteilt, die dort über viele Jahre Aids-Hilfe geleistet hat. Zum einen: Würde man die Männer beschneiden, so ist mit circa 60% weniger HIV-Infizierten zu rechnen. Trotzdem sind die Frauen vehement gegen eine Beschneidung. Sie erwarten nämlich, dass die Männer sich dann sicherer fühlen und noch weniger Vorsicht walten lassen. Zum anderen: Wird man mit den Arzneimitteln behandelt – die früher zu teuer waren, laut dem früheren Generalsekretär der Vereinten Nationen Kofi Annan, es heute aber

2 Nach P. Vernazza u.a., HIV-infizierte Menschen ohne andere STD sind unter wirksamer antiretroviraler Therapie sexuell nicht infektiös, in: Schweizerische Ärztezeitung 89/5 (2008), 165-169.

nicht mehr sind[3] –, so geht es dem Patienten nach einiger Zeit besser. Daher neigen viele dazu, die Arzneimittel abzusetzen, außerdem das ansonsten strenge Alkohol-Verbot zu verletzen, womit die Symptome wieder auftreten. Um das zu verhindern, genügt es nicht, Arzneimittel zu schicken. Man braucht auch, etwa für jedes Dorf, einen Therapeuten, der dafür sorgt, dass die Patienten jeden Tag und streng zur gleichen Zeit die Mittel auch einnehmen, und zwar das Leben lang.

Hier drängt sich freilich eine Rückfrage auf, die ich tatsächlich als Frage verstehe. Die Moralphilosophie geht von der zurechnungsfähigen Person, die politische Philosophie vom mündigen Bürger aus. Nun die Frage: Wann schlägt die moralisch gebotene Hilfe in einen moralisch bedenklichen Maternalismus um, nämlich in eine Fürsorge, die die Patienten wie unmündige Kinder behandelt?

Drittens lässt sich zum weltweiten „Kampf" gegen HIV-Infektion und Aids sagen: Es braucht eine schwierige Balance zwischen (1) der Aufklärung, (2) dem Hinweis auf (partielle) Eigenverantwortung, nicht infiziert zu werden, (3) der vorbehaltlosen Hilfe der Betroffenen und (4) deren Verantwortung im Umgang mit anderen. Wird die Balance nicht gefunden, so geschieht, was Kofi Annan erklärt: „In Afrika stirbt nicht nur die Gegenwart, sondern auch die Zukunft".[4]

III. Warum ist Diskriminierung ungerecht?

Ich behandle diese Frage in zwei Vorfragen, in eine in sich noch geteilte Hauptfrage und in eine Nebenfrage.

III.1. Das Verbot der Diskriminierung halten „wir", zu konkretisieren als „liberale Demokratien" und „liberale Gesellschaften", für selbstverständlich. Daher machen wir uns wenig Gedanken darüber, ob nicht die Diskriminierung – so die erste Vorfrage – weit verbreitet ist. Schon ein rascher Blick in die Geschichte drängt die positive Antwort auf. Über alle Kulturen- und Epochengrenzen hinweg findet sich Diskriminierung so gut wie zu allen Zeiten und in allen Kulturen. Ob „Land der Mitte", „auserwähltes Volk" oder „Grande Nation" – die eigene Hochschätzung, die positive Selbstdiskriminierung, ist ebenso wenig selten wie die abfälligen Bezeichnungen für die Fremden: „Barbaren" sagen die von uns hochgeschätzten Griechen und bei den Religionen heißen ihre Konkurrenten „Ungläubige" oder „Ketzer".

3 Interview FAZ, 27.9.2007, 13.

4 Interview FAZ (Anm. 3).

Dieser Befund legt den Schluss nahe, dass es eine Art von „natürlicher" Neigung zur Diskriminierung gibt, vermutlich zu deren beiden Seiten: dass man sich selbst als etwas Besonderes einschätzt und dass man die anderen für „gering" hält, sie sogar verachtet. Dieses dürfte jedenfalls zutreffen: Ob Individuum oder Gruppe oder Großkollektiv – das nichtdiskriminierende Verhalten scheint keine Naturbegabung zu sein. Es entwickelt sich auch nicht so spontan, wie Säuglinge und Kinder, Nahrung vorausgesetzt, wachsen. Das nichtdiskriminierende Verhalten muss man vielmehr lernen. Und um Rückfälle, die drohen, zu vermeiden, muss man das Gelernte stabilisieren, bei Individuen als Einstellung, bei Kollektiva als verbindliche Regeln. Schließlich muss ein unverzichtbarer Kern der Nichtdiskriminierung in die Kerngrammatik des Zusammenlebens aufgenommen werden, also in das zwangsbefugte Recht.

Es ist hier nicht der Ort, die Lernprozesse zu untersuchen, die es zur Überwindung von Diskriminierung braucht. Nur so viel: Die Art des Lernens hängt sowohl von der Art der Ursache der Diskriminierung als auch von den Barrieren, sie zu überwinden, ab. Viele Ursachen kann man in den Begriff des Vorurteils zusammenfassen. Vorurteile wiederum hängen teils kognitiv, von Unkenntnis, teils emotional, von einem Sich-Sperren, ab. Und beiden Momenten kann jenes Desinteresse und Voreingenommensein zugrunde liegen, einschließlich der „Ideologie" genannten Tiefenverblendung, die sich gegen ein Kennen und darüber hinaus Anerkennen des Anderen oder Fremden versperrt.

III.2. Wer unter „Kritik" nur Einspruch, Ablehnung und Empörung versteht, sieht beim Kampf gegen die Diskriminierung nur die noch bestehenden Defizite. Seit den Anfängen ziehen große Philosophien jene richterlich abwägende, judikative Kritik vor, deren Höhepunkt in Kants *Kritik der reinen Vernunft* liegt. Selbst die Kritische Theorie, man denke an Habermas' *Faktizität und Geltung*, sperrt sich nicht mehr a priori jeder Affirmation.

Muss man deshalb, so meine zweite Vorfrage, bei einem fairen Blick in Geschichte und Gegenwart einräumen, dass ein Großteil der früher herrschenden Diskriminierung zumindest in liberalen Demokratien und innerstaatlich überwunden ist? Dass es in den internationalen Beziehungen anders aussieht, dass sich beispielsweise in der Handelspolitik Diskriminierungen in Form von Zöllen und Meistbegünstigungen tummeln, ist bekannt. Dagegen schließt man gern die Augen vor innerstaatlichen Subventionen, die die Begünstigten positiv, die anderen dagegen negativ diskriminieren.

Worin liegt, setzt sich die zweite Vorfrage fort, das Hauptinstrument, um Diskriminierungen zu überwinden? Gegen die rechtliche

Diskriminierung der Hugenotten in Frankreich, gegen die der Katholiken sowohl in Großbritannien als auch in den skandinavischen Ländern und in Preußen sowie gegen die der Juden vielerorts wendet sich nicht erst die Demokratie. Entscheidend ist der auf der Gleichheit seiner Bürger aufbauende Rechtsstaat, und diesen gibt es, trotz mancher Rückfälle, schon des Längeren. Mit Hegel, dem berühmten Einleitungsparagraphen der „Rechtspflege", dem § 209 der Rechtsphilosophie:

> „Der Mensch gilt so, weil er Mensch ist, nicht weil er Jude, Katholik, Protestant, Deutscher, Italiener u.s.f. ist. Dies Bewußtsein ... ist von unendlicher Wichtigkeit".

Dass das Hauptinstrument gegen Diskriminierung schon in der Rechtsstaatlichkeit liegt, hat einen nicht zu unterschätzenden Vorteil. Der Westen hält sich mittlerweile mit der Forderung zurück, überall in der Welt eine Demokratie einrichten zu wollen. Dagegen fordert er zu Recht überall „good governance" ein, was man sinngemäß mit korruptionsfreier Rechtsstaatlichkeit übersetzen kann. Infolgedessen darf man, auch ohne die westliche Demokratie zu exportieren, überall in der Welt die Überwindung von Diskriminierung verlangen.

III.3. Ich komme endlich zur Titelfrage: „Warum ist Diskriminierung ungerecht?" Die Antwort wird oft zirkulär gegeben. Man versteht die Diskriminierung nämlich häufig als unrechtmäßige, nicht bloß illegale, sondern sogar illegitime Ungleichbehandlung – Soziologen sagen: Differenzierung – und erklären sodann, die illegitime Ungleichbehandlung sei ungerecht.

Wer sich etwas mehr Mühe macht, kann die Frage für trivial halten, da die Antwort doch auf der Hand liege: Die Diskriminierung verletze zwei unstrittige Gerechtigkeitsforderungen, sogar zwei Kernelemente der politischen Gerechtigkeit, die unverletzlichen Menschenrechte, rechtlich positiviert zu Grundrechten, und die unveräußerliche Menschenwürde. Darüber hinaus verstoße man gegen eine Grundforderung von Humanität, gegen die Toleranz.

Diese Antwort ist richtig und trotzdem nur zum Teil wahr. Erstens ist die Antwort zu präzisieren: „Welche Menschen- oder Grundrechte werden denn verletzt?" Zweitens steht nicht bei jeder Diskriminierung ein Grundrecht auf dem Spiel. Schließlich könnte es eine Art von kollektiver Selbstdiskriminierung geben, die in die Dimension der Ungerechtigkeit hineinreicht.

Zunächst muss ich zwei begriffliche Vorbemerkungen machen. Die erste: Als Menschenrechte bezeichne ich überpositive Ansprüche, die dem Menschen, bloß weil er Mensch ist, gebühren. Als ihr (vorläufiges) Kriterium kann man Kants Prinzip der Kompatibilität ansehen. Nach

Kants *Rechtslehre*, der „Allgemeine[n] Einteilung der Rechte", gibt es nur ein einziges, ursprüngliches, jedem Menschen kraft seiner Menschheit zustehendes Recht. Es liegt in der „*Freiheit* (Unabhängigkeit von eines anderen nötigender Willkür), sofern sie mit jeder anderen Freiheit nach allgemeinem Gesetz zusammen bestehen kann". Werden die überpositiven Rechte, die diesem Kriterium genügen, zum Bestandteil des geltenden Rechts, also positiviert, nenne ich sie zweitens Grundrechte. Und für beide, für die Menschenrechte ebenso wie die Grundrechte, unterscheide ich drei Gruppen: die negativen Freiheitsrechte, die positiven Freiheitsrechte, einschließlich den Sozial- und Kulturrechten, und die demokratischen Mitwirkungsrechte.

Nun zur ersten Frage, welche Grundrechte denn verletzt werden. Hier genügen einige exemplarische Hinweise, denn die einschlägigen Rechte sind wohlbekannt und in modernen Verfassungen wie dem deutschen Grundgesetz ausdrücklich formuliert: Dort, wo die Diskriminierung gewalttätig erfolgt, verstößt sie schon gegen „das Recht auf Leben und körperliche Unversehrtheit" (GG, Art. 2(1)). Eine nicht mehr gewalttätige, aber legislatorische Diskriminierung verstößt gegen jene Gleichheit vor dem Gesetz, die die Verfassungen positiv als Gleichberechtigung von Mann und Frau und negativ als Verbot zu präzisieren pflegen, jemanden wegen seines Geschlechts usw. zu benachteiligen oder zu bevorzugen. Wegen ihrer herausragenden Bedeutung wird die religiöse Diskriminierung in der Regel noch eigens verboten (GG Art. 4). Für das Diskriminierungsverbot relevant ist im deutschen Grundgesetz auch Artikel 33, die Absätze 1 bis 3, die zweifellos in den Rang von Grundrechten reichen und sinngemäß in allen rechtstaatlichen Demokratien gelten dürften:

> „(1) Jeder Deutsche hat in jedem Lande die gleichen staatsbürgerlichen Rechte und Pflichten. (2) Jeder Deutsche hat nach seiner Eignung, Befähigung und fachlichen Leistungen gleichen Zugang zu jedem öffentlichen Amte. (3) Der Genuß bürgerlicher und staatsbürgerlicher Rechte, die Zulassung zu öffentlichen Ämtern sowie die im öffentlichen Dienste erworbenen Rechte sind unabhängig von dem religiösen Bekenntnis. Niemandem darf aus seiner Zugehörigkeit oder Nichtzugehörigkeit zu einem Bekenntnisse oder einer Weltanschauung ein Nachteil erwachsen".

Wegen der neuen Gefahren des Elektronik-Zeitalters ist auch das Recht auf eine Privatsphäre, insbesondere der Datenschutz, gesondert zu erwähnen. Und da wir schon beim positiven Recht sind, erwähne ich das Allgemeine Gleichbehandlungsgesetz (AGG) vom 14. August 2006. Der § 1 nennt als

> „Ziel des Gesetzes ..., Benachteiligungen aus Gründen der Rasse oder wegen der ethnischen Herkunft, des Geschlechts, der Religion oder Weltan-

schauung, einer Behinderung, des Alters oder der sexuellen Identität zu verhindern oder zu beseitigen".

III.4. Um diese Hinweise für diese Fachtagung zu konkretisieren, greife ich auf das „Gemeinsame Programm der Vereinten Nationen für HIV/AIDS" zurück. Unter dem Titel „Human Rights and HIV"[5] betont es zu Recht vorab den Zusammenhang von Menschenrechten und öffentlicher Gesundheit: Der Schutz der Menschenrechte und die Förderung öffentlicher Gesundheit verstärken sich gegenseitig. Nur ein Beleg: Jedes Jahr fliegen 800 Millionen Menschen durch die Welt; jeder von ihnen kann, ohne es zu wissen, eine Infektionskrankheit mit sich tragen.

Weil das „Gemeinsame Programm" von hochrangigen Fachleuten entwickelt wird, darf man sich auf deren Erfahrung berufen. Was an erster Stelle moniert wird, zeigt, wie elementar mancherorts Menschenrechte verletzt werden: Mehrere Länder sperren sich nämlich gegen den Zugang zu HIV-Maßnahmen. Beispielsweise verbieten sie strafrechtlich, dass Männer untereinander freiwillige Sexualbeziehungen eingehen; sie verbieten Kondome; und sie nutzen den Einwohner-Status, um den Zugang zu Präventions- und Therapie-Maßnahmen zu begrenzen.

Die sich daraus ergebenden positiven Forderungen liegen weitgehend auf der Hand, so dass ich sie nicht zu zitieren brauche. Stattdessen werfe ich eine Frage auf, die nach meinem – zugegeben: sehr vorläufigen – Blick in die Debatten dort fehlt: Das „Gemeinsame Programm" versteht stillschweigend eine Andersbehandlung als Benachteiligung und brandmarkt die Benachteiligung, unter das allgemeine Diskriminierungsverbot subsumiert, problemlos, ohne ein Brückenprinzip, als Verstoß gegen die Menschenrechte, mithin als höchst ungerecht. Zumindest als Frage sollte man sich überlegen, meine Nebenfrage: Gibt es denn keinerlei Unterschiede?

Die „üblichen" Ungleichbehandlungen, die Benachteiligung aus Gründen der Religion oder der Konfession, der Sprache, der ethnischen Herkunft, der Hautfarbe und der weltanschaulichen Überzeugungen, betreffen den inneren Kern der Persönlichkeit, jene eigene, teils ererbte, teils erworbene, teils erarbeitete Identität, die man keinesfalls aufgeben will und deren Achtung die Menschen einander schulden. Eine HIV-Infektion wird zwar, vor allem wenn sie tatsächlich als Krankheit ausbricht, die Persönlichkeit tief treffen. In der Regel ist man aber lieber nicht infiziert, weshalb man sich vor der Infektion besser schützt. Und

5 www.unaids.org (Zugriff am 15.4.2008).

bricht die Krankheit aus, so will man sie behandeln. Sie zählt also nicht zu jenem Kern der Identität, den man nicht aufgeben will.

Zu HIV/Aids gehören wesentlich, was ebenso wesentlich bei Religion, Sprache und Weltanschauung fehl am Platz ist: eine im Eigeninteresse erfolgende Therapie. Ob groß oder gering – HIV/Aids sind vom Betroffenen selbst und nicht erst von den anderen aus gesehen ein so großer Nachteil, dass man erstens ihn lieber vermieden hätte, daher die Prävention; den man zweitens verringern, am besten sogar aufheben will, daher die Therapie. Eine Religion oder Konfession, zeigen viele Beispiele, kann man zwar aufgeben, eventuell wechseln, auch wenn da und dort mit heftigen Sanktionen zu rechnen ist. Wer sich dem Wechsel sperrt, vielleicht sogar zum Märtyrer bereit ist, zeigt aber, dass ihm die Sache wichtig, eventuell sogar im wörtlichen Sinn lebenswichtig ist. Droht keine Gefahr von außen, sind weder Prävention noch Therapie erforderlich.

Bei der Sprache verhält es sich analog. Man vermag zwar, oft mit größeren Schwierigkeiten verbunden, seine Hauptsprache zu ändern und, wie Joseph Conrad (Korzeniowski) zeigt, es trotzdem im neuen Idiom zu einem brillanten Schriftsteller bringen. Von der Person selber her gesehen liegt aber kein so klarer Nachteil vor, dass man ihn lieber durch Prävention verhindert oder durch Therapie behoben hätte.

Wer sich über die Infektionsgefahr nicht kundig macht oder angesichts der ihm bekannten Gefahr keine ausreichende Vorsorge trifft, trägt, was auf Religion, Sprache usw. ebenfalls nicht zutrifft, eine erhebliche Verantwortung. Diese erweitert sich um die Bereitschaft zur effizienten Therapie und zum Willen, andere nicht der Ansteckungsgefahr auszusetzen. Der HIV-infizierte Patient, der den Arzt und das Pflegepersonal nicht aufklärt, lädt, so ein weiterer Unterschied zu Religion, Sprache usf., erhebliche Schuld auf sich. Ebenso, vermutlich in noch gesteigertem Maß trifft es auf Infizierte zu, die, solange sie Mitmenschen anstecken können, sich auf in dieser Hinsicht nicht aufgeklärte Sexualkontakte einlassen.

Wo, unser zweiter Teil der Hauptfrage, gibt es Diskriminierungen, die nicht gegen Grundrechte verstoßen? Die Antwort hängt davon ab, wie extensiv die einschlägigen Menschenrechte verstanden werden. Hier gibt es nicht bloß politischen, sondern schon rechtlichen Streit. Außerdem bestehen zwischen den einzelnen Staaten Unterschiede. Nach meiner freilich laienhaften Wahrnehmung pflegen die deutschen Bundesgerichte, einschließlich dem Verfassungsgericht, eine extensivere Interpretation der Grundrechte als zum Beispiel das Schweizerische Bundesgericht. Ich überlasse daher die rechtliche Frage den juristischen Fachleuten und nenne nur ein äußeres, pragmatisches Kriterium: Wo sich Gruppen diskriminiert fühlen und die Gerichtsbarkeit dieses Gefühl nicht teilt, obwohl sie in der Regel den Diskriminierungsverdacht sehr ernst nimmt, wo die Frage deshalb in die politische Debatte getragen und gegebenenfalls der Gesetzgeber gefordert wird, dort kann durchaus eine anstößige Diskriminierung vorliegen, aber die nicht notwendig gegen unverletzliche Grundrechte verstößt.

Wie sieht es mit der dritten Teilfrage, einer etwaigen Selbstdiskriminierung, aus? Die Frage ist schwierig, eventuell auch verfänglich, so dass es für mich töricht sein kann, sie überhaupt aufzuwerfen. Ich begnüge mich mit einigen Gesichtspunkten, die tentativ zu verstehen sind:

In einer hochentwickelten Industrie- und Dienstleistungsgesellschaft wie Deutschland hängen die Berufschancen und über sie die Lebensmöglichkeiten in hohem Maß vom Bildungs- und Ausbildungsniveau ab. Dieses ist wiederum zu einem erheblichen Teil an ein gutes Sprachniveau gebunden. Einwanderern gegenüber trägt das Gastland bzw. Aufnahmeland durchaus eine erhebliche Verantwortung. Sie bündelt sich in den beiden Stichwörtern „Fördern und Fordern". Alleinverantwortlich ist das Gastland aber nicht. Wenn Gruppen nicht etwa komplementär, sondern exklusiv ihre sprachlich eigene Zeitungs-, Radio- und Fernsehkultur pflegen, wenn sie ohnehin zu Hause nur diese andere Sprache sprechen, ist selbst in der zweiten und dritten Generation von Zuwanderern mit geringen Sprachkenntnissen zu rechnen. Soweit die Gruppen damit ihre eigenen Berufs- und Lebenschancen mindern, liegt ein Eigentor vor, zugespitzt: eine Torheit. Für die jüngeren Heranwachsenden aber, für die Kinder und die frühen Jugendlichen, ist es eine Vorgabe, der sie sich schwerlich entziehen können.

Mit diesem Gesichtspunkt schließe ich meine höchst vorläufigen Überlegungen: Soweit man das angedeutete Phänomen als Selbstdiskriminierung bezeichnen kann, macht sich diese Gruppe gegenüber ihren eigenen Kindern einer Ungerechtigkeit schuldig.

Aids-Archaik

Das Konzept des Bös-Kranken, seine Ursprünge und Folgen

PETER STRASSER

I. Der Mythos von der bösen Natur

Eingangs möchte ich betonen, dass ich kein Experte in Sachen Aids bin. Ich habe mir jedoch Gedanken über ein Phänomen gemacht, dem ich, mangels eines besseren Worts, den Bindestrichbegriff „Bös-Kranker" anheftete. Anlass dafür war eine Studie zur Wissenschafts- und Ideologiegeschichte der Kriminologie, die ich zuerst 1984 unter dem Titel *Verbrechermenschen* publizierte. Ich wählte – einer damaligen Modeströmung gehorchend – den Untertitel „Zur kriminalwissenschaftlichen Erzeugung des Bösen".[1]

Dieser Strömung zufolge wäre Asozialität nichts, was den Personen, denen sie zugeschrieben wird, objektiv anhaftet, etwa als biologisches oder psychisches Merkmal. Stattdessen würde es sich um das Ergebnis gesellschaftlicher Etikettierungen handeln, indem wir auf all das, was von uns abweicht, mit begrifflichen Negativmarkern – „Labels" – reagieren. Demnach verwandelt sich jemand, der regelwidrige Taten setzt, beispielsweise stiehlt oder Drogen nimmt, in einen defekten Menschen, dessen Natur ihn dazu prädestiniert, ein Dieb oder Drogenabhängiger zu sein.

Im *Verbrechermenschen*-Buch konzentrierte ich mich auf eine spezielle Art des „Labelling", das, wie ich denke, für die Aids-Diskussion unserer Tage von Bedeutung ist. Der Turiner Arzt und Psychiater Cesare Lombroso versuchte im letzten Drittel des 19. Jahrhunderts eine „positive Schule" der Kriminologie zu etablieren, die sich den Mythen

1 P. Strasser, Verbrechermenschen. Zur kriminalwissenschaftlichen Erzeugung des Bösen, 2., erweiterte Neuauflage, Frankfurt a. M. 2005.

rund um Verbrechen und Verbrecher widersetzte. Man wollte mit streng wissenschaftlichen Methoden an die Phänomene des Asozialen herangehen, unter Ausschaltung jedweder „Metaphysik", zum Beispiel der Willensfreiheit.

Der Verbrecher war demnach zum Verbrechen determiniert, so wie alle anderen Vorgänge der lebenden Natur. Es mussten sich daher in seinem Wesen, seiner biologischen Konstitution und psychologischen Verfassung, klare Ursachen seines Verbrecherdaseins finden lassen. Und Lombroso fand sie, indem er tausende und abertausende Untersuchungen an Verbrecherleibern und Verbrecherseelen anstellte. Er fand sie in einer biologischen Tiefenschicht und Massivität, die es ihm als gerechtfertigt erscheinen ließen, eine Humanvariation zu postulieren: den Homo delinquens, den „geborenen Verbrecher", in dem uraltes genetisches Erbe überlebte, das keine dauerhafte Anpassung an die Zivilisation zuließ. Lombrosos Idee, die später von den Nationalsozialisten missbraucht werden sollte, zeichnete sich durch einige, in unserem Zusammenhang denkwürdige Elemente aus.

Erstens: Mit der Naturalisierung des Verbrechens verbindet sich die Absicht, die Phänomene des Asozialen einer objektiven Betrachtung jenseits der herrschenden Ideologien links und rechts zuzuführen. Man könnte dieses Unterfangen als das groß angelegte Projekt einer Versachlichung bewerten. In der Folge wird die „positive Schule", unterstützt durch die Trieblehre der Psychoanalyse, dazu führen, im Verbrechen das Ergebnis eines unverschuldeten Defekts, ja einer Art Krankheit zu sehen. Versachlichung, Pathologisierung und Entmoralisierung des Diskurses über das sogenannte „Böse" gehören innerlich zusammen.

Zweitens jedoch: Es hat sich gezeigt, dass die meisten der von Lombroso und seinen Mitarbeitern angeblich nach streng wissenschaftlichen Richtlinien erzielten Ergebnisse durchsetzt waren von nicht reproduzierbaren und herbeifabulierten Daten. Denn der Homo delinquens war nicht nur kein Mensch wie wir alle; er war darüber hinaus eine monströse Gestalt, die viele Züge des traditionellen Monsters quasi-empirisch nachbildete. Alle wirklichen Verbrecher zeichneten sich demnach durch eine Familienähnlichkeit in der Physiognomie, durch körperliche Stigmata von der Formation des Schädels bis zum Skrotum, durch psychische Deformationen wie zwanghafte Masturbationslust, übermäßige Triebhaftigkeit, Hang zu Perversionen, Sadismus, Gewissenlosigkeit bei gleichzeitig erhöhter allgemeiner Schmerzunempfindlichkeit aus. Hinzu traten Stumpfsinn und Epilepsie in verschiedenen Ausformungen, sodass der Mensch, der aus Zwanghaftigkeit zum Verbrecher wurde, am Schluss weniger eine pathologische Existenz verkörperte, sondern Züge des Dämonischen trug. Dabei wirkt der Bös-Kranke gefährlicher, furchterregender als der gute alte Verbrecher aus freiem Willen. Denn im Bös-Kranken ist das Böse nicht einfach Ausdruck einer autonomen Entscheidung; es ist zugleich Ausfluss einer vom Bösen infizierten Natur.

Und das bringt mich nun, drittens, zur vielleicht eigentümlichsten Konsequenz des Lombrosianismus: Der Versuch, das asoziale Phänomen zu naturalisieren – und es damit als „natürlich" erkennbar zu machen –, führt umgekehrt zu einer Diabolisierung der menschlichen Natur. Die Natur des Homo delinquens löst beim Betrachter keinen humanisierenden Effekt aus, der darin bestünde, im asozialen Menschen „einen von uns" zu erkennen. Die Erscheinung des Bös-Kranken blockiert vielmehr unseren Impuls zur Basissolidarität. Es ist daher kein Wunder, dass Lombroso und seine Nachfolger betonten, es ginge nicht darum, das Schicksal des geborenen Verbrechers zu erleichtern, im Gegenteil.

Damit bin ich beim Thema Aids. Für dieses Thema sind in unserem Kontext – „Aids-Archaik" – zwei Aspekte wichtig, die miteinander zusammenhängen, aber aus gutgemeinten Motiven häufig unterspielt oder verharmlost werden:

Aspekt Nr. 1: Obwohl in manchen Teilen der Welt, besonders in den afrikanischen Ländern, aufgrund kultureller Sonderbedingungen heute heterosexuelle Männer häufiger an Aids erkranken als homosexuelle, war in der westlichen Kultur der statistische Zusammenhang zwischen Aids und Homosexualität die längste Zeit evident und hat sich als solcher dem öffentlichen Bewusstsein eingeprägt. Homosexuelle, deren Anteil in der Bevölkerung auf 3 bis maximal 10 Prozent geschätzt wird, gelten – neben den intravenös Drogenabhängigen – nach wie vor als die Hauptrisikogruppe, was die Gefahr einer Infektion mit dem HIV-Virus betrifft. Das Übertragungsrisiko bei der analen Penetration liegt auf der Seite des rezeptiven Partners viel höher als bei anderen sexuellen Varianten, ob Vaginalverkehr oder Fellatio.

Seit 2005 ist ein alarmierender Anstieg der Infektionen in Deutschland und Ländern mit vergleichbarer Aufklärungssituation, zum Beispiel Österreich, festzustellen. Dabei deutet die Statistik darauf hin, dass sich das Infektionsrisiko drastisch zuungunsten heterosexueller Kontakte verschiebt. Laut Auskunft der Aidshilfe Wien erfolgten im Jahr 2006 fast 42 Prozent der Neuinfektionen in Österreich durch heterosexuelle Kontakte. Erst dahinter rangierten die homosexuell verursachten Infektionen mit 28,6 Prozent.[2] Diese Zahlen dürfen jedoch nicht

2 Vgl. die Statistik unter http://www.aids.at/index.php?id=15.

darüber hinwegtäuschen, dass der Risikofaktor in der Gruppe der Homosexuellen nach wie vor um ein Vielfaches größer ist als bei den Heterosexuellen, die mehr als 90 Prozent der Bevölkerung ausmachen.

Unbeschadet solcher Details, ist für unser Thema aber folgender Punkt entscheidend: Auf welche Weise Aids im kollektiven Halb- und Unbewussten, auf der Ebene lange tradierter und daher tief verankerter Aversionsmuster verbucht wird, hängt nach wie vor in einem schwer einschätzbaren Ausmaß davon ab, ob es gelingt, den homosexuell HIV-Infizierten aus dem Dämonisierungskreis des Bös-Kranken zu befreien.

Aspekt Nr. 2: Dass die Strategie der Entdämonisierung von Homosexualität zugleich eine Normalisierungsstrategie sein muss – Stichwort: Homosexualität ist keine „Perversion" –, bedarf kaum der Erwähnung. Wohl aber muss auf die Fragwürdigkeit einer Art von Normalisierung hingewiesen werden, die sich in dem ausdrückt, was nachfolgend als „Homosexuellenfolklore" und „sexueller Libertinismus" bezeichnet wird. Beide Tendenzen können dauerhaft keine Solidarität gewährleisten, sondern befördern unter ungünstigen Umständen gerade das, was sie vermeiden wollten: Ausgrenzung statt Akzeptanz. Folklore und Libertinismus kippen – so meine Vermutung – leicht in ihr repressives Gegenteil um. Homosexualität wird dann wieder als Ausdruck einer „bösen" Natur entschlüsselt, deren unnatürliches Verlangen für die Ausbreitung von Aids verantwortlich ist.

Beide Aspekte geben meines Erachtens Anlass, für einen „Realismus der Geschlechterkulturen" zu plädieren. Darunter ist die rechtlich abgekühlte, einigermaßen stabile Liberalität zu verstehen, wie sie sich auf der Basis des Gleichheitsgrundsatzes entfaltet.

II. Homo homosexualis und Homosexuellenfolklore

Worüber unter dem Vorzeichen der Aids-Archaik also kurz gesprochen werden muss, ist der herrschende Umgang mit einem Thema, das in Homosexuellenkreisen anfangs als „Schwulenkrebs" bekannt und gefürchtet wurde, um heute in den Schulen mit dem Gestus der Wertfreiheit – „Sexualkunde" – unterrichtet zu werden. Ein wichtiger Teil dieses Umgangs besteht darin zu betonen, dass die Infektionsgefahr mit HIV keinesfalls auf Homosexuelle beschränkt sei. Der lückenlose Einsatz des Kondoms auch im Geschlechtsverkehr zwischen Jungen und Mädchen wird damit gerechtfertigt, dass Aids vor den Toren der Heterosexualität nicht Halt mache. Statt von Risikogruppen spricht man von Risikoverhalten.

Das ist natürlich richtig. Doch in unserem Zusammenhang kommt dem Unterspielen der Tatsache, dass die HIV-Infektion in erster Linie durch Verletzungen beim Analverkehr erfolgt, eine besondere Bedeutung zu. Es geht um Normalisierung. Man will der Negativetikettierung, die aus der Verklammerung von Aids und Homosexualität stammt, einen Riegel vorschieben. Denn um es einmal so einfach – und so ressentimentgeladen – zu sagen, wie es der einfache, christlich geprägte Mensch unseres Kulturkreises ursprünglich empfindet: Aids ist eine Strafe dafür, dass Männer untereinander einer Perversion frönen. Ich spreche von christlicher Prägung, aber die Brandmarkung der Homosexualität ist kulturell viel weiter verbreitet und älter als das Christentum. Beispielsweise wird im alttestamentarischen Strafenkatalog des jüdischen Buches Levitikus (20,13) festgestellt: „Schläft einer mit einem Mann, wie man mit einer Frau schläft, dann haben sie eine Gräueltat begangen; beide werden mit dem Tod bestraft; ihr Blut soll auf sie kommen."

In der Geschichte der sogenannten „Perversionen" – darüber kann der zweideutige Sonderfall der antiken Knabenliebe nicht hinwegtäuschen – spielte der Sex unter Männern die längste Zeit eine herausragende Rolle. Das hat damit zu tun, dass andere sexuelle Gebarungsvarianten zu exotisch oder randständig waren, um kollektive Bilder zu erzeugen, die eine Art Überblendung mit der „guten" Sexualität, dem Beischlaf zwischen Frau und Mann, nahe gelegt hätten. So etwa bewegen sich sadomasochistische Praktiken häufig fernab des Geschlechtsverkehrs.

Es ist indessen der Akt der analen Penetration, der im Zentrum homosexueller Phantasien wie heterosexueller Phobien steht. Und es ist dieser Akt – der Akt, durch den das Organ der Fäkalausscheidung vaginalisiert wird –, der, so die herrschende Ansicht, für die Ausbreitung des tödlichen Virus die Hauptverantwortung trägt. Dass daher, besonders im Resonanzraum religiöser Empfindlichkeiten, Aids als eine „böse" Krankheit verbucht wird, die eine Strafe dafür darstellt, den Triebkern des Liebesverlangens auf ein unwürdiges, schmutziges Objekt zu richten, macht aus dem Aids-Kranken einen Bös-Kranken. Er trägt, mythologisch gesprochen, in sich eine „böse" Natur; und das Aids-Virus ist unter dieser Perspektive nicht einfach eine chemische Struktur, sondern Ausdruck jener Naturdämonie, die, lombrosianisch gesprochen, den Homo homosexualis erzeugt.

Das also sind die Elemente der Aids-Archaik. Kein Zweifel, es ist geboten, sowohl durch sachliche Informationen als auch durch ethische Argumente der Ausgrenzung und Diskriminierung Homosexueller entgegenzuwirken. Doch gerade die Rede davon, dass die Homosexualität die Natur bestimmter Menschen mitdefiniere, führt nicht automatisch dazu, dass die spezifisch homosexuellen Aktivitäten und Attitüden als „natürlich" akzeptiert werden. Denn im kollektiven Unbewussten gibt es neben dem Natürlichen auch das „Unnatürliche", dessen Agenten – wie die Geschichte des Homo delinquens lehrt – bedrohlicher sind als der sündige Mensch, der sich aus freien Stücken „unnatürlichen" Betätigungen hingibt.

Am Anfang einer längeren brieflichen Mitteilung des in Wien lebenden Autors Rolf Rameder, den ich um Hilfe im Vorfeld zu meinem Referat gebeten habe, steht über Aids zu lesen: „Um diese Krankheit verstehen zu können, sollte man über Homosexualität gut Bescheid wissen, aber das ist natürlich ein weites Feld, das von Plato bis Foucault reicht, von Flöte spielenden Hirtenknaben in Äolien bis zu den Scissor Sisters im New York von heute."[3]

Rolf Rameder – er schreibt zurzeit an seiner Lebensgeschichte und ich zitiere ihn mit ausdrücklicher Genehmigung – ist als bekennender Homosexueller zugleich ein scharfsinniger Kritiker der, wie er es sieht, grassierenden Homosexuellenfolklore. Mit der Realität der Homosexuellen, besonders den sozial deklassierten, also beispielsweise den, wie es in Wien heißt, „Logenbrüdern",[4] hat die Folklore nichts zu tun. Rameder schreibt:

> Die Vorurteilsfreiheit funktioniert auf diesem Feld offenbar gar nicht [...] Ein wirklich vorurteilsfreier Arzt (am besten ein Internist, nur kein Psychoanalytiker) müsste jederzeit sagen können, dass es schwulenspezifische Erkrankungen gibt, die es ohne [Fellatio][5] und [Analverkehr][6] nicht geben würde [...]. Da ich die Zeit der Liberalisierung [...] so ziemlich von Beginn an erlebt habe, ist mir auch aufgefallen, wie sehr die Heterosexuellen die Homosexuellen nachmachen. Stichworte dazu: Permissivität, Promiskuität, der Glaube an die Simplizität der Scheidung bei Ehepaaren mit und ohne Kinder, der Glaube, dass Sex so einfach sei wie Zähneputzen und nichts mit Biologie zu tun habe. Die zugelieferte und auflockernde Kultur dazu: Disco-Musik, Donna Summer, Madonna, Michael Jackson, Elton John, Queen, David Bowie, um nur ein paar Saurier aus diesem Universum zu nennen. So nennt man es manchmal: Pop-Universum. [...] Aids ist also auch eine bild- und medieninduzierte Krankheit.

Diese letzte Bemerkung erscheint nur dann als abwegig, wenn man nicht begreift, dass das Bild, welches sich die Öffentlichkeit von Aids macht, mittlerweile vor allem über den Glamour von Charity-

3 Die Mitteilung, die in mehreren Überarbeitungen erstellt wurde, stammt vom Februar und März 2008.

4 „Logen" sind im Wiener Homo-Jargon öffentliche Toilettenanlagen.

5 Im Original „Blasen".

6 Im Original „Arschficken".

Veranstaltungen vermittelt wird. In Wien gibt es seit nunmehr sechzehn Jahren den Life-Ball. Dabei handelt es sich um ein – man kann das nicht anders sagen – ultrapompöses, ultraschrilles Wohltätigkeitsspektakel. Der Life-Ball hat einen internationalen Society-Stellenwert erreicht, der so groß ist, dass kaum ein österreichischer Politiker oder Prominenter, der Wert darauf legt, als liberal zu gelten, durch Abwesenheit auffallen möchte. US-Filmstar Sharon Stone ziert als Präsidentin der „American Foundation for AIDS Research" regelmäßig die Gala. Überflüssig zu sagen, dass Stones öffentliches Bild durch die Darstellung der erotomanischen Schriftstellerin Catherine Tramell in den hypersexualisierten *Basic Instinct*-Filmen einen zusätzlichen, im vorliegenden Zusammenhang allerdings fragwürdigen Kitzel erhielt.

Am Life-Ball herrscht Kostümzwang. Das Ganze erinnert Jahr für Jahr ein wenig an altrömische Saturnalien oder Pasolinische Tableaus. Denn der Triumph der Fantasie mündet stets ein in grelle Formen der sogenannten „Lebensfreude", das heißt, in Leder- und Latexvariationen, kunstvoll überschminkte Brüste und blanke Hinterteile, Drag-Queen-Inszenierungen, Zungenspiele, Adjustierungen aus dem S/M-Bereich von Nippel- bis Penisklemmen. Das Thema des Balls am 17. Mai 2008 lautete „Landing on Planet Life Ball", wozu auf der offiziellen Internetplattform folgender Werbetext zu lesen war: „Der 16. Life Ball hebt ab zu den Weiten des Weltalls und nutzt diese Metaphorik, um die soziale Thematik Aids in all ihren gesellschaftlichen Aspekten zu beleuchten und gleichzeitig für ein ‚universelles' Miteinander zu plädieren. [...] *Love is infinite. Life is universal.*"

An diesem Text ist so ziemlich alles Lüge: das universelle Miteinander, die Unendlichkeit der Liebe, die Universalität des Lebens. Dennoch: Man kann in der breitflächigen Solidarisierung mit den Homosexuellen unschwer den moralischen Appell und rechtspolitischen Kalkül erkennen. Wir haben es hier mit einer traditionellen Form der Parteinahme zu tun, bei der sich privilegierte Akteure mit den Diskriminierten symbolisch gleichmachen, gleichsam zu Brüdern und Schwestern erklären. Auf ähnliche Weise hat man zur Zeit der kritischen Kriminologie in den 1970er-Jahren postuliert: „Wir alle sind kriminell!" Doch während dieser Slogan aus verständlichen Gründen eine radikale Minderheitenlosung bleiben musste (immerhin ging es um unbestritten asoziale Verhaltensweisen), ist die Homosexuellenfolklore nach dem spielerischen Motto „Wir alle sind ein bisschen schwul" zu einer beachtlichen Unterhaltungsgröße angewachsen.

In keiner erfolgreichen US-Serie darf das Schwulenpärchen fehlen und irgendwann flattert und schnattert auch ein liebenswerter Transvestit durchs Serienspektakel. In *Sex and the City* war das ohnehin Ehrensache – geradezu ein Gebot der Political Correctness –, nun aber haben auch die *Desperate Housewives* aus der Wisteria-Lane endlich ihre feschen Männer, die „queer" sind.

An vordergründigen Sympathien fehlt es gewiss nicht. Selbst der Gesetzgeber unter konservativer Regierungshoheit kann sich kaum noch gegen Gleichstellungsforderungen wehren, die von der Homo-Ehe bis zur Adoption von Kindern durch homosexuelle Paare reichen. Und wenn es ein Politiker wagen sollte, vom christlichen Ehe-Ideal und dem traditionellen Familienbild als Elemente unserer europäischen „Leitkultur" zu reden, dann wird er sich daran gewöhnen müssen, mit dem Vorwurf der Homophobie zu leben. Dieser Vorwurf bedeutet nicht nur eine psychologische Brandmarkung; er hat außerdem politisches Gewicht dadurch, dass Menschen mit homophoben Tendenzen voraussichtlich dazu neigen, homosexuelle Beziehungen über das Moralische hinaus auch rechtlich zu diskriminieren.

III. Realismus der Geschlechterkulturen

Nur um Missverständnisse zu vermeiden: Ich denke, dass es – unbeschadet von Detailfragen zu Ehe und Adoption – für jeden Heterosexuellen verpflichtende Gründe aus dem Gleichheitsgrundsatz gibt, gegen die Diskriminierung Homosexueller aufzutreten. Freilich möchte ich, belehrt durch die Verbrechermenschendebatte, auf die Gefahr von Normalisierungskampagnen hinweisen, die mit *schönfärbenden Gegenetikettierungen* arbeiten. Ihnen zufolge gehört zur Natur des Homosexuellen eine intensive Lust am Leben bei gesteigerter Feinfühligkeit und besonderer Begabung für Ästhetik, Design und Kunst. Ja, in der typischen Schwulenkomödie wie im typischen Schwulenmelodram umgibt den Homosexuellen ein Flair von Unschuld – ein Flair, das dem männlichen Heterosexuellen gänzlich abgeht, während es bezeichnenderweise in der Prostituiertenromanze ebenfalls auftaucht, man denke bloß an den Filmklassiker *Irma la Douce* mit Shirley MacLaine. Derartige Gegenetikettierungen bergen zwei Gefahren in sich, die man nicht aus den Augen verlieren sollte.

Erstens: Sie liefern uns ein falsches Bild vom Alltag der Homosexuellen, zumal jener, die in mehr oder minder depravierten Verhältnissen leben, bis hin zu denen, die in Stricherclubs, auf Bahnhöfen oder öffentlichen Toilettenanlagen ihre Dienste anbieten – von den an Aids Leidenden ganz zu schweigen. Auch Rolf Rameder, ein Sozialhilfeempfänger, begreift seine Veranlagung nicht als Geschenk des Schicksals, sondern phantasiert Aids als Trauerarbeit des Körpers, der am empfangenen Samen nicht schwanger werden kann: „Trauerarbeit des Körpers also, die Blutzellen sagen zu all dem Nein, sind beleidigt und produzieren in ihren eigenen Kreisläufen etwas, das wild um sich herum zu fressen beginnt." Rameder weiß, dass es sich dabei um eine „mutwillige Interpretation", ja um eine Borderline-Phantasie handelt. Aber er will uns zu erkennen geben, dass das Wegdrängen der Aids-Archaik aus der öffentlichen Wahrnehmung zugleich einhergeht mit dem Verdrängen der existenziellen Situation, also weniger der objektiven, wissenschaftlich erkennbaren Fakten, sondern vielmehr des Eigenerlebens, wie es für den homosexuellen Menschen bindend ist.

Zweitens: Beschönigende Gegenetikettierungen zur Abwehr einer Diskriminierungstradition verfehlen mit der Realität möglicherweise gerade den Punkt der Aufklärung, nämlich die dauerhafte emotionale und ideologische Abrüstung aufseiten der anderen, der sogenannten „Normalen". Stattdessen wird aufgerüstet, zunächst in einer überschwänglichen, sentimental mitfühlenden Manier. Derart wird eine flüchtige, instabile Form der Teilnahme erzeugt, etwa so, wie sich auf Multikultibällen diverse Kulturen, die ansonsten einander oft nicht riechen können, eine Nacht lang buchstäblich in den Armen liegen. Das Problem dieser Teilnahme oder Sympathie besteht darin, dass sie die aggressiven Gefühlslagen bloß für eine gewisse Zeit umpolt: vom Negativen ins irrlichternd Positive.

Es wäre jedoch notwendig, den emotionalen Wankelmut durch einen stabilen Realismus der Geschlechterkulturen zu ersetzen. Das würde vermutlich mit offen einbekannten Distanzen einhergehen, die eine Folge real bestehender Unterschiede des Geschlechtlichen und der Lebenseinstellung überhaupt sind. Aber immerhin: Die Gefahr eines Rückfalls in reaktionäre Haltungen, die aus bösen Affekten gegenüber dem als „anders" empfundenen Anderen erwachsen, würde dadurch – so steht zu hoffen – verringert werden.

Deshalb sollte man eine liberale Haltung im Umgang mit Fragen der menschlichen Sexualität nicht mit jener eskapistischen Einstellung verwechseln, die seit jeher als Libertinismus schockiert und fasziniert. Denn jene Einstellung geht mit gefährlichen Zweideutigkeiten einher. Die Faszination der europäischen Zwischenkriegs-Avantgarde, die in Paris, Berlin, Zürich oder Mailand ihre surrealistischen, dadaistischen, futuristischen Exerzitien feierte und dabei stets darauf achtete, das Bürgertum durch sexuellen Anarchismus zu schockieren – diese Faszination hatte ihr dunkles Gegenstück.

Zwar regte sich in der öffentlichen Zustimmung des liberalen Publikums der Widerstand gegen die – wie man empfand – bisherige Triebunterdrückung. Zugleich aber formierte sich auch eine ultrarepressive Stimmungslage, welche die Faschisten auf den Plan rief und mit ihnen die Schlägertrupps gegen alles „Entartete“, „Degenerierte“ und „Perverse“. Jetzt musste man – so die Hassparole – die Geschwüre aus dem Volkskörper herausschneiden und die Träger des Anarchiebazillus eliminieren.

Und schon damals war der phantasierte Zusammenhang zwischen sexueller Libertinage, die das gesunde Volksempfinden empört, und einer drohenden Lustseuche, der die Volksgesundheit zum Opfer fällt, das Herzstück der Totschlägerpropaganda. Ihr fehlte zum schlagenden Beweis eigentlich nur noch eines – das Virus. Heute existiert HIV und fordert täglich seinen Tribut. Gerade deshalb ist es wichtig, den Zusammenhang zwischen Aids-Archaik und einer im Grunde unverantwortlichen medialen Quotenpolitik der sexuellen Freizügigkeit zu erkennen.

Was sich zurzeit noch unter den öffentlichen Verantwortungsträgern gerne hyperliberal herausputzt, um bei den Aids-Charitys, die das Leben feiern, als ob es den Tod nicht gäbe, nur ja ganz vorne präsent zu sein, könnte schon morgen an einer neuen Diskriminierungswelle Gefallen finden. Das hängt, wie man weiß, wesentlich von der Stimmung ab, die in großen Teilen der Wählerschaft populär ist.

Liberalität in Sachen Geschlechtlichkeit bedeutet daher nicht Libertinismus, nicht Propagierung der sexuellen Libertinage, ob in Form der Pop-Kultur oder sonst wie. Liberalität ist vielmehr eine Antidiskriminierungshaltung. Sie setzt sich für die rechtliche Gleichstellung aller Formen des Privaten ein, soweit die entsprechenden Umgangsformen auf dem wechselseitigen Einverständnis mündiger Bürger beruhen und soweit nicht Unbeteiligte geschädigt oder das Gemeinwohl ernsthaft gefährdet wird.

In diesem Sinne, also im Menschenrechtssinne, ist der Liberale für eine strikte, bedingungslose Gleichstellung von Hetero- und Homosexuellen. Aber er ist kein Befürworter einer öffentlichen Sexualisierungseuphorie à la Life Ball, die unter dem Deckwort „Lebensfreude“ gerade jene Atmosphäre der sorglosen Enthemmung zur Schau stellt, welche einen verantwortlichen Umgang mit Aids erschwert. Der Liberale, der realistisch denkt, weiß außerdem, dass die im Kollektiv stets vorhandene Ambivalenz gegenüber sexuellen Eskapismen leicht in eine repressive Stimmungslage umschlägt. Es könnte auch in Zukunft zu einer Art Renaissance des Bös-Kranken kommen, zumal der Rechtspopulismus und mit ihm Spielformen des religiösen Fundamentalismus europaweit an Attraktivität zu gewinnen scheinen.

Selbstbestimmung und Fremdbestimmung

Fremddarstellung – Selbstdarstellung

Über Grenzen der Medialisierung menschlichen Leidens[1]

RAFAEL CAPURRO

Anlässlich des II. Internationalen Bibliothekskongresses im Jahre 1935 hielt der spanische Philosoph José Ortega y Gasset eine Rede mit dem Titel „Die Mission des Bibliothekars" in der er die Demokratie als ein „Kind des Buches" und das Buch als „der Sieg des menschlichen Schriftstellers über das von Gott geoffenbarte Buch sowie über das von der Autokratie diktierte Gesetzesbuch" bezeichnete.[2] Ortega ist der Ansicht, dass *soziale* Bedürfnisse ein entscheidender Grund für die Erfindung neuer Techniken sind.

Welches soziale Bedürfnis ging der Erfindung des Internets voraus? Meine Antwort: Es war das Bedürfnis nach selbstbestimmter Kommunikation gegenüber der Fremdbestimmung durch die Massenmedien des 20. Jahrhunderts. Das Internet trat mit dem Anspruch auf, dieses soziale Bedürfnis in allen Varianten, Eins-zu-vielen, Viele-zu-eins, Eins-zu-eins, Wenige-zu-eins, usw. gegenüber dem hierarchischen Eins-zu-vielen Format der Massenmedien zu erfüllen. Daraus entstand eine für die Massenmedien beunruhigende Situation: Sie wurden nämlich von einem Medium beobachtet, das sich außerhalb ihres Herrschaftsgebiets und ihrer hierarchischen Strukturen befand. Diese Kränkung haben sie bis heute nicht verwunden.

Gegenwärtig und wohl auch in Zukunft kommt der digitalen interaktiven Weltvernetzung eine kaum zu überschätzende Rolle in allen Lebensbereichen zu. Das Internet verwandelt sich immer mehr zu einem Netz von Personen und auch von Dingen, eine Entwicklung, die gegenwärtig mit Begriffen wie Web 2.0, *social software* und *ubiquitous computing* gekennzeichnet wird. Man kann das zugrunde liegende soziale Bedürfnis in Form eines moralischen Imperativs ausdrücken,

---

1 Ich danke Dr. Michael Nagenborg (Universität Tübingen, Interfakultäres Zentrum für Ethik in den Wissenschaften) für Kritik und bibliografische Hinweise.

2 J. Ortega y Gasset, Misión del bibliotecario, Madrid 1962, 66-67.

nämlich: „Kommuniziere!", oder genauer: „Teile alles allen mit!". Man vernimmt dabei das Erbe der Aufklärung worauf ich noch zu sprechen komme.

Die Art und Weise, wie die Massenmedien und das Internet sich gegenseitig kontaminieren, ist noch weitgehend offen.[3] Der Kampf um die mediale Vormacht in einer Gesellschaft sowie auf globaler Ebene ist ein Kampf um die Maßgabe dessen, was ist. Die *Deutungsmacht* von Medien, Botschaften und Interpreten stellt sich als eine zugleich ontologische, politische, ökonomische und moralische Frage, die Gegenstand der Informationsethik ist.[4] Die Grundfrage menschlichen Existierens, die Seinsfrage, ist eine bleibende Streitfrage, die nur teilweise der Deutungsmacht des Menschen unterworfen ist. Die Unverfügbarkeit der Welt und unseres In-der-Welt-seins drückt sich in der Form einer sich kontingent verwirklichenden Vernunft, die immer nach dem Maß der Freiheit suchen muss. Ich stelle die Frage nach den Grenzen der Medialisierung menschlichen Leidens, der dieser Beitrag am Beispiel der Medialisierung von Aids gewidmet ist, in diesem medienethischen Kontext.

Aids als Medienkonstruktion

Fremddarstellung menschlichen Leidens durch die Massenmedien scheint im Gegensatz zu den Möglichkeiten der Selbstdarstellung im Internet zu stehen. Diese Gegenüberstellung ist inzwischen aufgrund der Konvergenz der Medien fragwürdig. Dennoch unterscheidet sich die heutige mediale Situation von der fremdbestimmten medialen Konstruktion menschlichen Leidens durch die Massenmedien im 20. Jahrhundert. Ich möchte diese Differenz anhand einiger Beispiele erläutern.

Elke Lehmann hat eine detaillierte Analyse der Medienkonstruktion von Aids in Großbritannien vorgelegt.[5] Ihr Ziel ist heraus zu finden,

---

3 Vgl. G. Cardoso, The Media in the Network Society. Browing, News, Filters and Citizenship, Lissabon 2006; R. Capurro, Strukturwandel der medialen Öffentlichkeit. Wird das Medienethos ausgehöhlt?, in: Internet-Zeitschrift für Rechtsinformatik, JurPC Web-Dok. 136 (2001), Abs. 1-35. http://www.jurpc.de/aufsatz/20010136.htm (Zugriff 09.06.08). Auch in: http://www.capurro.de/zkmforum.htm (Zugriff 19.06.08)

4 Vgl. R. Capurro, Towards an Ontological Foundation of Information Ethics, in: Ethics and Information Technology 8 (2006), 157-186.http://www.capurro.de/oxford.html (Zugriff 11.06.08).

5 Vgl. E. Lehmann, HIV/AIDS und die Rolle der Medien: Die Entwicklung von HIV/-AIDS in Großbritannien aus medizinhistorischer Sicht und die Darstellung in den

ob besonders die von *The Times* und *The Guardian* als Vertreter jeweils einer konservativen und einer links-liberalen Presse produzierte „Medienrealität" der „AIDS Realität" entspricht. Sie untersucht die Berichterstattung von 1983 an, das Jahr in dem die ersten Artikel über Aids in beiden Zeitungen erschienen, bis zum Jahr 2000. In der *Times* erschienen im Berichtszeitraum 2307 und im *Guardian* 1961 Artikel, aber nur eine geringe Anzahl auf der ersten Seite.[6] Die dominierenden Themen in der *Times* waren Prävention und *Screening*, während Ursprung und Übertragungswege eine geringere Rolle spielten. Im *Guardian* wurde über Infektionsrate, Opfer und Forschung/Behandlung berichtet. Beide Zeitungen bezogen sich überwiegend auf Geschehnisse in Großbritannien, während Afrika, der Kontinent mit der höchsten Infektionsrate, ein viel kleinerer Prozentsatz von Aufsätzen gewidmet war.[7] Die Berichterstattung erreichte einen Höhepunkt in der *Times* im Jahr 1987 und nahm dann in den folgenden Jahren stark ab. Diese Daten sind insofern bedeutsam, als die Zahl der HIV-Neuinfizierungen in Großbritannien seit 1988 stetig zunahm. Offenbar erfüllten die Aids-Meldungen die üblichen Konstruktionskriterien von Nachrichten in den Massenmedien, nämlich neu, relevant und negativ zu sein. Die Konstruktion von Aids in *Times* und *Guardian* ist, so Lehmann, der in den Boulevardzeitungen vergleichbar. Aber obwohl sie davon spricht, dass die Massenmedien die Realität *konstruieren*, erwartet sie, zumindest von Massenmedien dieser Qualität, dass sie die Realität *widerspiegeln*, was sie ihrer Meinung nach in diesem Fall nicht tun.[8]

Mein zweites Beispiel für die fremdbestimmte Konstruktion von Aids durch die Massenmedien ist die im Jahr 2007 veröffentlichte Analyse von Petra Eiden und Klaus Schönbach mit dem Titel „1987: AIDS erreicht Deutschland. Die ‚Bild'-Zeitung und die Furcht vor einer neuen Seuche – eine Fallstudie". Die Autoren zeigen, wie die Massenmedien die öffentliche Wahrnehmung besonders dann beeinflussen, wenn unschuldige Opfer leicht identifizierbar sind und eine scheinbare einfache Ursache-Wirkungs-Kette vorliegt. Die Phase der größten Aufmerksamkeit für Aids in Deutschland lag in der zweiten Hälfte der achtziger Jahre, genauer: zu Beginn des Jahres 1987.[9] Nach Meinung der Autoren

---

Medien. Dissertation, LMU München 2003 http://edoc.ub.uni-muenchen.de/archive/-00001106 (Zugriff 20.06.08).

6 Vgl. Lehmann, HIV/AIDS, 57 (Anm. 5).

7 Vgl. Lehmann, HIV/AIDS, 63 (Anm. 5).

8 Vgl. Lehmann, HIV/AIDS, 85 (Anm. 5).

9 Vgl. P. Eiden, K. Schönbach, 1987: AIDS erreicht Deutschland. Die ‚Bild'-Zeitung und die Furcht vor einer neuen Seuche – eine Fallstudie, in: Publizistik 52 (2007), 524-538: 526.

spielte die ‚Bild'-Zeitung eine Vorreiterrolle bei der Verbreitung des Themas Aids. Sie stützen ihre These anhand einer Auswertung dieses Massenblattes in der Zeit zwischen 1986 und 1994. Die Berichterstattung spiegelt aber, wie auch die vorherige Studie von Lehmann zeigte, die Verbreitung dieser Krankheit nicht wider. Ein Folgeeffekt dieser Berichterstattung könnte gewesen sein, dass durch den Druck des so erzeugten öffentlichen Bewusstseins die Bundesregierung im März 1987 das „Sofortprogramm zur Bekämpfung von AIDS" beschloss.[10] Es war aber interessanterweise nicht die Tagesaktualität des Themas, die diese Berichterstattung auslöste, sondern das Blatt bediente sich des Themas, um Aufmerksamkeit und Angst zu erzeugen. Ein weiterer *Priming*-Effekt war möglicherweise die Zunahme der Aids-Tests in Deutschland.[11] Nach 1987 lässt die massenmediale Aufmachung trotz der Zunahme der Fälle bis 1991 langsam nach.

Seit es das Internet gibt, hat sich auch die Realität der Massenmedien gewandelt. Das Internet ist eine Differenz, die eine Differenz macht. Waren die Massenmedien des 20. Jahrhunderts Werkzeuge der Fremddarstellung, so bietet das Internet Möglichkeiten der Selbstdarstellung, die es bisher zwar in Form von Buch und Film gab, allerdings jetzt für eine potentiell sehr große Zahl von Menschen, mit vielfältigen Formen multimedialer Interaktion. Eine *Google*-Suche über „AIDS" ergibt im März 2008 ca. 127 Millionen Einträge. Sucht man nach „HIV" dann sind es immerhin 500.000. Die Zahl der Aids-Blogs wird auf 2.000 geschätzt. *YouTube* meldet unter dem Stichwort „AIDS" ca. 91.000 Videos, wobei das neueste Video im März 2008, „The N word" des US-amerikanischen schwulen Internetpublizisten Chris Croker 633.518 mal abgespielt wurde. Natürlich kann man den Selbstdarstellungen im Internet nicht deshalb mehr trauen als im Falle der Massenmedien, aber diese Skepsis gilt generell für jede Form zwischenmenschlicher Kommunikation. Vertrauen wird nicht technisch hergestellt. Nebenbei bemerkt: Auch im Falle einer *face-to-face* Interaktion ist die Herstellung von Vertrauen schwierig. Solche Zahlen sagen auch nicht unbedingt etwas über die Qualität des Angebots, aber doch über die Bedeutung von Aids in der heutigen „Ökonomie der Aufmerksamkeit" aus.[12] Die Rede von Interaktivität und Selbstdarstellung bezieht sich in diesem Zusammenhang nicht nur auf individuelle, sondern auch auf institutionelle Akteure. In Deutschland sind zum Beispiel die Webseiten des *Robert Koch Instituts*,[13] der *Deutschen AIDS-Stiftung*,[14] der *Deutschen*

10 Vgl. Eiden, Schönbach, AIDS, 537 (Anm. 9).

11 Vgl. Eiden, Schönbach, AIDS, 537 (Anm. 9).

12 Vgl. G. Franck, Ökonomie der Aufmerksamkeit. Ein Entwurf, München 1998.

13 Robert Koch Institut: http://www.rki.de (Zugriff 19.06.08).

AIDS-Hilfe e.V.[15] und der *Bundeszentrale für gesundheitliche Aufklärung* (BZgA)[16] mit umfangreichen Material und Interaktionsmöglichkeiten besonders zu erwähnen.

Die durch das Internet eröffneten Möglichkeiten interaktiver Selbstdarstellung stoßen nicht selten auf lokale und globale Widerstände aller Art vor allem dann, wenn sie in Widerspruch zu etablierten medialen Machtverhältnissen geraten. Das zeigt zum Beispiel der Fall des chinesischen Aids- und Umweltaktivisten Hu Jia, der seit 2005 immer wieder unter Hausarrest gestellt und im Dezember 2007 wegen „Anstiftung zur Untergrabung der Staatsgewalt" festgenommen wurde.[17] Aids wurde in China jahrelang als eine Epidemie des dekadenten Westens ignoriert oder mit Polizeikräften gegen Drogenhandel und Prostitution bekämpft. Das änderte sich erst im Jahr 2003 mit der SARS-Epidemie.[18] Was sich heute im Internet zeigt, ist die Folge eines sich ankündigenden gesellschaftlichen Bedürfnisses nach Selbstdarstellung, die in der Vor-Internet-Zeit und in der Zeit danach, auch in Film und Literatur zum Ausdruck kommt. Ich erinnere zum Beispiel an den Film „Blue" (1993) des an Aids verstorbenen schwulen englischen Filmregisseurs Derek Jarman (1942-1994). Der US-Romanist David Caron hebt hervor, dass die Aids-Literatur in den USA, wo die ersten Texte zu Beginn der 80er Jahre erschienen sind, im Gegensatz zu Frankreich wesentlich kollektiv und politisch war.[19] In Frankreich hingegen finden die Texte erst ein Echo bei einem großen Publikum als sie sich in die französische Tradition autobiographischer Geschichten einreihen. Die Erklärung dafür findet Caron in einer Kultur begründet, in der Sexualität und Krankheit zum Bereich des Privaten gehören. Das hat im Falle einer Epidemie, die bestimmte Gruppen stärker als andere traf, fatale Konsequenzen. Als sich aber die *gay community* in Frankreich etabliert, ändern sich die Parameter der Erzählungen. Aids hat jetzt nicht mehr primär mit dem Tod als vielmehr mit dem Leben in und für eine Ge-

14 Deutsche Aids-Stiftung: http://www.aids-stiftung.de/ (Zugriff 31.05.08).

15 Deutsche AIDS-Hilfe e.V. (DAH): http://www.aidshilfe.de (Zugriff 31.05.08).

16 Bundeszentrale für gesundheitliche Aufklärung (BZgA): http://www.bzga.de/ (Zugriff 05.06.08).

17 Netzzeitung, Chinas Bürgerrechtler Hu Jia festgenommen, 29. Dez. 2007. http://www.netzzeitung.de/ausland/862090.html (Zugriff 31.05.08); B. Bartsch,. Sehr wichtige Störenfriede, in: Berliner Zeitung, 8. Oktober 2007. Im Internet abrufbar: http://www.berlinonline.de/berlinerzeitung/archiv/.bin/dump.fcgi/2007/1008/blickpunkt/0001/index.html (Zugriff 03.06.08).

18 Vgl. G. Blume, Q. Zhaohui, Die ausländische Krankheit. Jahrelang wurde Aids in China als Epidemie des dekadenten Westens abgetan. Erst mit Sars wandelt sich die offizielle Politik, in: ZEIT Online 49 (2004), 18. http://images.zeit.de/text/2004/49/aids-china (Zugriff 03.06.08).

19 Vgl. D. Caron, La littérature du sida, in: Magazine littéraire 426 (2003), 53-55.

meinschaft zu tun. Dadurch werden aber diese Texte weniger von einem großen Publikum als von der *gay*-Kultur selbst rezipiert. Diese verschließt sich aber dadurch nicht notwendigerweise in sich, sondern tut ihren Widerstand gegen eine heterosexuelle Hegemonie kund. Caron sieht im nachlassenden Interesse an Aids-Literatur ein beunruhigendes Zeichen des Desinteresses und der Blindheit der Gesellschaft insgesamt und heute vor allem, wie ich hinzufügen möchte, ihrer Massenmedien, gegenüber Aids.

Die Gegenüberstellung Massenmedien als Fremddarstellung vs. Internet als Selbstdarstellung stimmt aber inzwischen, aufgrund der Medienkontamination, nur auf den ersten Blick. Das Internet hat das gesellschaftliche Bedürfnis nach Interaktion und Selbstdarstellung für eine große Anzahl von Menschen erfüllt, aber das globale und lokale Problem des digitalen Ausschlusses („digital divide") ist virulent. Das bedeutet den faktischen Ausschluss der Möglichkeit interaktiver Selbstbestimmung in diesem Medium für Millionen von Menschen. Wir haben es, mit anderen Worten, mit einer *digitalen Aids-Spaltung* zu tun. Die UNESCO hat in Zusammenarbeit mit der Europäischen Kommission im vorigen Jahr einen Aids-Bericht mit dem Titel „Another Way to Learn" mit Fallstudien aus Afrika, Asien und Lateinamerika veröffentlicht, bei denen allerdings, bis auf wenige Fälle in Jamaica und Barbados, das Internet kaum eine Rolle spielt im Vergleich etwa zu Gemeinschaftszentren, soziale Netzwerke, Schulbildung, Arbeitsprojekte, Musik, Sport, Theater, Photographie, Video sowie Radio und Fernsehen.[20]

Aids als Metapher

Im Rahmen einer Konsultation europäischer KirchenleiterInnen zum Thema Aids, die im April 2004 in Odessa (Ukraine) stattfand, sprach sich die damalige Direktorin der Abteilung für Theologie und Studien des Lutherischen Weltbundes, Karen Bloomquist, gegen einen moralisierenden Umgang mit Aids aus, bei dem Aids als Strafe Gottes und die Betroffenen mit dem Etikett „Sünderinnen/Sünder" versehen werden.[21] Die moralisierende Missdeutung von Aids wird dann besonders grotesk, wenn Kondome als Schutz aus moralischen Gründen ausge-

20 Vgl. Unesco, Another way to learn. Case Studies, 2007. http://unesdoc.unesco.org/images/0015/001518/151825e.pdf (Zugriff 28.06.08).

21 Vgl. The Lutheran World Federation, Churches Cautioned against a Moralistic Approach to HIV/AIDS, 2004. http://www.lutheranworld.org/News/LWI/EN/1441.-EN.html (Zugriff 09.06.08).

rechnet im Namen des Lebens verboten werden. Genau auf diese Gefahr weist Susan Sontag in ihrem Buch „Aids und seine Metaphern" hin. Sie schreibt, dass man zwar nicht ohne Metaphern denken kann, dass es aber welche gibt, vor denen „wir auf der Hut sein oder die wir abschaffen müssen." Wer sind „wir"? Und was bedeutet „abschaffen"? Ich stelle Sontags Überlegungen im Kontext einer ethischen Reflexion über die Grenzen der Medialisierung menschlichen Leidens dar.

Wo liegen die Grenzen einer verantwortbaren Medialisierung menschlichen Leidens? Ansätze zur Beantwortung dieser Frage bietet zunächst Susan Sontags kritische Reflexion aus dem Jahre 1977 über den Metaphergebrauch mit Bezug auf epidemische Krankheiten.[22] Krebs oder Tuberkulose sind oft als Metaphern benutzt worden, um eine Gesellschaft als korrupt oder krank an den Pranger zu stellen. Für die Nazis waren Menschen von gemischter „rassischer" Herkunft wie Syphiliskranke. Trotzki verglich den Stalinismus mit Cholera, Syphilis und Krebs.[23] Moralisch entscheidend ist für Sontag, dass die Krankheit selbst *nicht mit militärischen Metaphern* umschrieben und auf die Gesellschaft angewandt wird. Eine mit diesen Charakteristiken aufgeladene Krebsmetapher sagt wenig über die Krankheit, aber viel über die Gesellschaft aus, die sie so anwendet. Unsere Anschauungen sind dann, wie Susan Sontag schreibt, ein Vehikel

> „für unsere oberflächliche Haltung dem Tod gegenüber, für unsere Ängste gegenüber dem Gefühl, für unsere rücksichtslosen, leichtsinnigen Reaktionen auf unsere wirklichen „Wachstumsprobleme", für unsere Unfähigkeit, eine fortgeschrittene Industriegesellschaft aufzubauen, die den Konsum in angemessener Weise reguliert, ein Vehikel auch für unsere berechtigte Furcht vor dem zunehmend gewalttätigen Verlauf der Geschichte."[24]

Eine Versachlichung unsere Anschauungen würde dazu führen, so Sontag, dass eines Tages die Krebsmetapher als schiefe kriegerische gesellschaftliche Metapher obsolet ist. Eine ethische Überlegung über die Grenzen des medialen Umgangs mit menschlichem Leiden lässt sich in Beziehung auf die Grenzen der metaphorischen Anwendung von Krankheiten auf die Gesellschaft setzen. Aufgrund der Deutungsmacht der Medien wirken diese an der Entstehung und Verbreitung solcher Metaphern sowie auch an deren Kritik mit. Es sind, mit anderen Worten, solche zugleich kritischen und leidenschaftlichen Appelle vor allem von Seiten der Betroffenen, die *Selbstdarstellungen* also, die das Bewusstsein für die moralischen Grenzen der Medialisierung menschlichen Leidens wecken und schärfen können.

---

22 Vgl. S. Sontag, Aids und seine Metaphern, München 1989.

23 Vgl. S. Sontag, Krankheit als Metapher, Frankfurt am Main 1989, 87.

24 Sontag, Krankheit, 104 (Anm. 23).

Das sich auf dem kritischen Denken Einzelner aufbauende soziale Bedürfnis nach freierer und selbstbestimmter sozialer Interaktion zeigt sich gegenwärtig nicht nur etwa in Form von Protestaktionen oder Manifesten im Internet, sondern vor allem in der Bildung von Lebens- und Interessengemeinschaften die dann Teil jener von Michel Foucault beschriebenen „Technologien des Selbst" werden.[25] Dadurch können sich die Akteure, Individuen und Gemeinschaften zu eigenständigen moralischen Subjekten entwickeln und sich in der Singularität ihres körperlich-seelischen Leidens selbst bestimmen – jenseits nicht nur der Herrschaftsstrukturen der Massenmedien, sondern auch der Institutionen und Produkte des medizinischen Kapitalismus.[26] Die Subjekte konstituieren sich auf der Basis ihres biologischen Substrats, indem sie um ihr Leiden gemeinsam Sorge tragen. Angesichts problematisch gewordener Situationen können sie neue Formen des Zusammenlebens oder „global assemblages" erfinden und austragen.[27] Das führt unter anderem dazu, dass gängige Metaphern, allen voran die Kriegsmetaphorik, in Frage gestellt werden, sofern sie sich gegen das Leben selbst richten, sei es gegen das Leben der an Krankheit leidenden Menschen oder gegen die kriegsmetaphorische Anwendung dieser Krankheit auf das soziale Leben selbst. Das ist der entscheidende Punkt in Susan Sontags Kritik der Aids-Metaphern. Kriegsmetaphern bewirken die Stigmatisierung bestimmter Krankheiten und der an ihnen Erkrankten.[28] *Ich schließe daraus, dass genau entlang dieser Strategie der Abgrenzung besonders durch eine kriegsmetaphorisch bedingte Stigmatisierung die moralische Grenze der Medialisierung menschlichen Leidens verläuft.*

Für Susan Sontag hat die Kriegsmetaphorik im Falle von Aids einen zweifachen Ursprung. Erstens, ähnlich wie im Falle von Krebs, handelt es sich um eine „Invasion" oder, wie bei der Syphilis, um eine „Verunreinigung". Aber im Falle von Aids und im Gegensatz zu Krebs kommt diese „Invasion" von außen. Auf die Gesellschaft angewandt ist diese Metapher, so Sontag, „die Sprache der politischen Paranoia mit ihrem typischen Mißtrauen gegen eine pluralistische Welt".[29] Von hier aus wird die Krankheit wiederum als „Infiltration der Gesellschaft" wahrgenommen. Auch die Metapher der „Kontamination" der Medien

25 Vgl. M. Foucault, Technologies of the Self. A Seminar with Michel Foucault, hg. v. L.H. Martin, H. Gutman, P.H. Hutton, Massachusetts 1988.

26 Vgl. R. Capurro, Information Technology and Technologies of the Self, in: Journal of Information Ethics 5 (1996), 19-28. http://www.capurro.de/self.htm (Zugriff 11.06.08); R. Capurro, Leben im Informationszeitalter, Berlin 1995.

27 Vgl. A.Ong, St.J. Collier (Hgg.), Global Assemblages: Technology, Politics, and Ethics as Anthropological Problems, Malden, MA 2005.

28 Vgl. Sontag, Aids, 14 (Anm. 22).

29 Sontag, Aids, 20 (Anm. 22).

könnte in diesem Zusammenhang als kriegerische Krankheitsmetapher missbraucht werden, so dass zum Beispiel das Internet als eine virale Bedrohung der „sauberen" und „ordentlichen" Massenmedien wahrgenommen wird. Ich meine, dass die Massenmedien seit dem Aufkommen des Internets oft davon Gebrauch machen und ihr Heil in der Missdeutung des Internet als einen bloß zusätzlichen Kanal für die massenhafte Verbreitung („broadcasting") ihrer Botschaften darstellen, also als etwas, was ihre Herrschaft weiter konsolidieren würde. So gesehen, hängen metaphorisch die Konstruktion von Krankheit und Medien eng zusammen. Das betrifft nicht nur die Vorstellung von einer Gefahr durch das Äußere und Fremde, sondern auch durch die Vorstellung, dass man an der Krankheit, sei es Aids oder Internet, zum Beispiel in Form von Internet*sucht*, selbst die Schuld trägt. Die eigentliche moralisch saubere Selbstbestimmung wäre die der Massenmedien – also die Fremdbestimmung. Damit wäre die Möglichkeit der selbstbestimmten Sorge auf den Kopf gestellt. Die an Aids leidenden Menschen unterschieden sich somit kaum von den vom Internet Angesteckten. Wir befinden uns hier offenbar mitten in einem potentiellen paranoischen Diskurs auf der Basis der Moralisierung einer Krankheit und ihres Missbrauchs und Missdeutung für die Austragung eines medialen Machtkonflikts.

Die Hauptmetapher für die Aids-Epidemie lautet, so Sontag, „Pest", was auch die Vorstellung einer Strafe wegen der menschlichen Hybris nach Selbstdarstellung impliziert.[30] Das ließe sich täglich anhand der großen Amoralität und Immoralität des Netzes belegen. Wie im Falle von Krebs vor dreißig Jahren, werden durch diese Metapher sowohl die Krankheit als auch die Gesellschaft aus einer schiefen Perspektive gedeutet. Das war *ex post* die exemplarisch analysierte Situation aufgrund der Fremdbestimmung von Aids durch die Massenmedien. Auch wenn diese Analyse nicht annähernd die Komplexität der Realitätskonstruktion und die Deutungsmacht der Massenmedien wiedergibt, zeigt sie in ausgezeichneter Weise, wo die moralischen Grenzen der Medialisierung menschlichen Leidens liegen. Das Internet ist keineswegs gegen die Gefahr der Übertretung dieser Grenzen gefeit, aber es bietet Möglichkeiten der Selbstdarstellung, die bisher nur Intellektuellen vom Rang einer Susan Sontag weitgehend vorbehalten waren. In diesem Sinne kann und wird die Aids-Epidemie für vielfältige politische Zwecke metaphorisch und medial missbraucht, sei es, um einzelne Länder oder sogar ganze Kontinente zu stigmatisieren oder um die Augen vor den realen Gefahren zu verschließen und die Menschen

30 Vgl. Sontag, Aids, 47 (Anm. 22).

weiter auch mittels medialer Fremdbestimmung sterben zu lassen, obwohl inzwischen unbestreitbar ist, dass Aids kein Problem von moralisch abweichenden Minoritäten ist, sondern alle betrifft. Wenn dies auf der Basis einer paternalistischen Haltung mit der moralischen Kontrolle des Einzelnen durch politisch monopolisierte Massenmedien sowie durch eine mit harten Strafen einhergehende Zensur der freien Interaktion im Internet verknüpft wird, dann werden Freiheit und Menschenwürde mit den Füssen getreten.

Die neuen medialen Verhältnisse erlauben den Ausgegrenzten sich besser dagegen zu wehren, als dies im Zeitalter der Massenmedien der Fall war. Das bedeutet zugleich eine neue Strategie moralischer Selbstkonstitution. Gegen solche Verletzungen der Menschenwürde helfen auch quasi-rechtliche Normen, internationale Vereinbarungen und Deklarationen. Wir haben glücklicherweise keine Weltkontrollinstanz mit der Machtfülle des Machtmonopols der Nationalstaaten. So unentbehrlich aber universale Moralkodizes für die praktische Politik auch sind, so wenig können sie aber die Selbstsorge ersetzen. Diese hatte bisher kaum eine Chance, sich jenseits eingeschränkter geographischer Lokalitäten zu bilden, so dass vor allem die mediale Fremdbestimmung auch machtpolitisch ausschlaggebend war. Das neue technologische Regime globaler Interaktion, das mit dem Internet zum Durchbruch kam, hat die Macht- und somit auch die Lebensverhältnisse so verändert, dass Moral im Sinne von Sorge über das eigene Leben eine größere Chance hat, sich auszubilden.

Aids naheliegende Begriffe – wie Virus und Kontamination – bestimmen im Informationszeitalter metaphorisch die Computersprache mit. Die mechanistischen Metaphern unseres Zeitalters vermischen sich mit animistischen Vorstellungen einer Krankheit, die so unberechenbar und insofern auch moralisch zweifelhaft ist, wie die in den weltweiten Netzen kursierenden Codes und *messages* oder wie die Pest namens SPAM.

Während Aids als gesellschaftliche Metapher das endlose und globale Zirkulieren von Menschen, Bildern, Waren, Müll, Informationen und Kapital anzeigt,[31] deutet inzwischen eine andere Krankheit, nämlich Alzheimer, sozusagen auf das Herz oder genauer gesagt auf das Gehirn der Informationsgesellschaft hin, nämlich auf den Verlust nicht nur der biologischen, sondern auch der digitalen Gedächtnis- und Erinnerungsfunktionen, aufgrund zum Beispiel einer Überwucherung von Information oder von geheim gehaltenen Selektionsmechanismen oder, schließlich, durch Störungs- und Löschungsmöglichkeiten aller

31 Vgl. Sontag, Aids, 97 (Anm. 22).

Art aufgrund von Eingriffen von Außen und Innen. Alzheimer als Metapher der Informationsgesellschaft verbindet sozusagen Aids und Krebs. Wir werden durch Fremddarstellungen vom eigenen Selbst entfremdet, aber wir ersticken ebenso sehr in der Flut der eigenen Selbstdarstellungen und geraten dabei in lokale und globale Identitätskrisen. Wie Ortega schon erkannte, die Lösung eines sozialen Bedürfnisses verwandelt sich allmählich zu einem Problem. Das ist die Stunde der Informationsethik im Sinne eines Krisensymptoms, das die Notwendigkeit einer Problematisierung der moralischen Verfassung unseres medialisierten Seins und seiner Herrschaftsstrukturen anzeigt.

Über Grenzen der Medialisierung menschlichen Leidens

Aids als Metapher für Kontamination und Mutation lädt zu Rückschlüssen über unsere tatsächliche Unkenntnis für die Ursachen und die Natur dieses Virus ein. Das ist aber nicht etwas, was allein diesem Begriff eigen wäre. Menschliche Sprache ist wesensmäßig metaphorisch in dem Sinne, dass sie sich auf etwas anderes als sich selber bezieht oder beziehen kann. Die Kluft zwischen *Denotans* und *Denotatum* ist nur teilweise aufgrund eines „Hinüber-Gehens" oder „Mit-hinüber-Nehmens" („meta-pherein") überbrückbar. Dies ist auch ein Grund, warum alle wissenschaftliche auf Eindeutigkeit zielenden Aussagen letztlich Vermutungen oder Interpretationen sind. Ich schließe mich hiermit den bahnbrechenden Untersuchungen über „Metaphorologie" von Hans Blumenberg an.[32] Wie Ralf Konersmann richtig ausführt, entwickelt Kant in der *Kritik der Urteilskraft* sowie auch in der *Anthropologie* eine positive Auffassung über die Erkenntnisleistung von Metaphern, indem er auf die schöpferische Funktion der Beziehung zwischen Begriffen und „Symbolen" eingeht.[33] Demnach ist menschliches Leiden, und ich meine damit sowohl das seelische als auch das körperliche Leiden, eine „Vernunftidee", d.h. ein Begriff, dem letztlich keine Anschauung völlig adäquat sein kann. Kant nennt in diesem Zusammenhang den Tod.[34] Und umgekehrt: Bilder menschlichen Leidens sind

32 Vgl. H. Blumenberg, Paradigmen zu einer Metaphorologie (Archiv für Begriffsgeschichte 6), Bonn 1960; R. Konersmann (Hg.), Wörterbuch der philosophischen Metaphern, Darmstadt 2007; A. Haverkamp (Hg.), Theorie der Metapher, Darmstadt 1983.

33 Vgl. R. Konersmann, Vorwort, in: ders., Wörterbuch der philosophischen Metaphern, Darmstadt 2007, 7-21: 9.

34 Vgl. I. Kant, Kritik der Urteilskraft, in: Kants Gesammelte Schriften, hg. v. der Königlich Preußischen Akademie der Wissenschaften, Band V, Berlin 1962, A 191.

„ästhetische Ideen", sofern sie auf etwas hinweisen, dem kein Begriff völlig adäquat sein kann. Kein Bild eines Aids-Kranken kann – mit anderen Worten – dem Leidensbegriff entsprechen und der Leidensbegriff ist – von hier aus gesehen – eine „Vernunftidee", den keine Vorstellung oder, wie wir heute sagen können, keine Medialisierung ausreichend darstellen kann. Die Vernunftidee des Leidens ist, Kantisch ausgedrückt, „indemonstrabel", so wie die Bilder menschlichen Leidens „inexponibel" sind. Hier zeigt sich auch die Grenze der Medialisierung menschlichen Leidens, sofern nämlich die schöpferische Funktion der Metaphern aufgrund ihrer medialen Fixierung und Instrumentalisierung ein trügerisches Wissen vorspielen. Wir können uns durch noch so viele Bilder von an Aids Leidenden keinen Begriff davon machen und umgekehrt. Man kann dieses wechselseitige Verhältnis zwischen Begriff und Anschauung auch so ausdrücken: Bilder menschlichen Leidens können keine begriffliche Erklärung oder gar moralische Rechtfertigung davon abgeben. Dagegen richtet sich Susan Sontags Kritik.

Aber auch der umgekehrte Versuch, für den Leidensbegriff eine adäquate Erfahrung zu finden, scheitert. In diesem nüchternen Tatbestand gründet letztlich auch die Tragik menschlichen Existierens. Sowohl das Moralisieren menschlichen Leidens im Sinne einer scheinbaren Erklärung desselben, als auch der Versuch durch Bilder in den Medien das (potentielle) Leiden anschaulich zu machen, scheitern. Und dennoch sind beide Erkenntnisformen nicht nur legitim, sondern höchst kreativ, denn sie eröffnen dem Verstand neue metaphorische Wege und sie bieten der Anschauungskraft Möglichkeiten der Sinnsuche. Die Grenzen der Medialisierung menschlichen Leidens stehen also nicht ein für allemal fest, sondern sie müssen fallweise anhand der jeweiligen Nutzung und in sich verändernden Kontexten kritisch analysiert werden. Entscheidend dabei ist die Reflexion, auf die jeweiligen Möglichkeiten *und Grenzen* von Begriffen und Bildern zu achten, die moralisch verwerflich sind, wenn aus Ideen instrumentalisierte Begriffe oder Bilder werden, die durch eine scheinbare Sinnfixierung zur Ausgrenzung, Stigmatisierung und letztlich auch zur Vernichtung des Anderen missbraucht werden. Diese grundsätzliche Ambivalenz menschlicher Erkenntnis und Anschauung im Hinblick auf die Konstitution eines selbständigen moralischen Subjekts lässt sich, aufgrund unserer Endlichkeit, nicht aufheben. Der medienethische Imperativ, „Teile allen Dein Leiden mit", kann als legitime Aufgabe der Selbstdarstellung gegenüber der Entfremdung durch Fremddarstellungen aber auch als eine Strategie der Selbsttäuschung verstanden werden. Zwischen biologischem Reduktionismus und moralisierender Scheinrechtfertigung bleibt für eine zugleich kritische und medienbezogene Selbstkonstitution des moralischen Subjekts nur der Weg der Metapher offen. Die Metaphorologie hat dann den Sinn kritisch-ethischer Begleitreflexion. Metaphern sollten einen irritierenden aber keinen stigmatisierenden das Leiden und Leben des Anderen vernichtenden Sinn haben. „Metaphorisches Wissen ist Orientierungswissen“.[35] Es ist gut, wenn unser Rechtssystem sich, wenngleich nicht uneingeschränkt, auf die Seite der Rede- und Darstellungsfreiheit stellt. Das Anprangern gesellschaftlicher Missstände kann durch Fremddarstellungen in *Voyeurismus* verfallen.[36] Dem entspricht auf der Seite der Selbstdarstellung die Verfallsform des *Exhibitionismus*, die zum Beispiel dazu führt, dass immer mehr Menschen freiwillig ihre Privatsphäre nicht nur in MySpace oder StudiVZ, sondern auch mittels der öffentlichen und lauten Nutzung ihrer Handys in öffentlichen Räumen offenbaren. Informationsethik und -recht müssen den öffentlichen Diskurs nicht nur über die Bedrohung des Verlustes der Privatsphäre, sondern paradoxerweise über den Verfall öffentlicher Räume durch Selbstdarstellungen intensivieren gerade dann, wenn die Informationsfreiheit in Widerspruch zu geltenden rechtlichen oder moralischen Normen gerät. Der digitale Exhibitionismus ist die Kehrseite des massenmedialen Voyeurismus. Wenn Staat und Massenmedien sich dazu berufen fühlen, den Bürger zu schützen, dann kann dies mit handfesten Machtinteressen zu tun haben. Staatlicher Paternalismus geht einher mit massenmedialen Infantilismus sowie auch mit allen Möglichkeiten des „Exhibitionismus der Handy und Internet-Gesellschaft“.[37] Schamgrenzen sind von Epoche zu Epoche und von Kultur zu Kultur unterschiedlich, was eine besondere Sensibilität seitens der Fremd- und Selbstmitteilenden in einer digital globalisierten Welt, aber auch der wissenschaftlich darüber Reflektierenden verlangt. Der Weg zur Freiheit, der Ausgang aus der „Rohigkeit“ (Kant), geht über Aufklärung und Dialog, nicht über Verbot und Herrschaft. „Ein Publicum (kann) nur langsam zur Aufklärung gelangen“ schreibt Kant.[38] Dies gilt umso mehr im Falle des heutigen hochkomplexen globalen und interaktiven Medienpublikums. Auch hier scheint mir der beste Weg zu sein, den Menschen nicht nur Möglichkei-

35 Konersmann, Vorwort, 15 (Anm. 33).

36 Vgl. G. Schneider, Künstler will humane Orte für den Tod bauen. Interview, in: Welt Online, 21. April 2008. http://www.welt.de/kultur/article1922105/Kuenstler_will_humane_Orte_fuer_den_Tod_bauen.html (Zugriff 23.06.08).

37 H. Prantl, Orwell und Orwellness, in: Süddeutsche Zeitung Nr. 96, 24. April 2008, 2.

38 I. Kant, Beantwortung der Frage: Was ist Aufklärung?, in: Kants Gesammelte Schriften, hg. v. der Königlich Preußischen Akademie der Wissenschaften, Band VIII, Berlin 1968, 36.

ten der Fremddarstellung, sondern eben so sehr der Selbstdarstellung zu öffnen, zu erhalten und zu fördern, ihnen zu erlauben, durch den „öffentlichen Gebrauch" (Kant) ihrer Vernunft, sich selbst zu gestalten.

Ausblick

Der medienethische Imperativ in der Gestalt: „Teile allen alles mit!" will er nicht die Freiheit zu denken und wohl auch die Freiheit zu handeln, verscherzen, muss sich selbst die Frage nach Grenzen im Sinne von Gründen und Regeln stellen, denen letztlich die *eine* „Maxime der Selbsterhaltung der Vernunft" zugrunde liegen können soll. Der hier umrisshaft angezeigte Weg einer Genealogie heutiger Krisensymptome der Informationsgesellschaft ist nur ein Torso. Diese Darstellung bleibt auch einer kulturvergleichenden Aufgabe schuldig, welche die Grenzen informationsethischer Problematisierung auf der Grundlage abendländischen Denkens anzeigt und sich einem geduldigen interkulturellen Dialog öffnet, ohne vorschnell im trügerischen Glauben zu verfallen, man könnte durch die Aufstellung von universellen Prinzipien und Idealen ein transkulturelles Weltethos eindeutig, für alle Kulturen und Zeiten, festschreiben.[39] Man würde dabei die Grenzen kategorialen Denkens überschreiten und die geschichtliche Kraft regulativer Ideen, ihr metaphorisches Wesen, depotenzieren. Die digitalen Informations- und Kommunikationstechnologien gehören aus dieser Perspektive zu den von Foucault analysierten „Technologien des Selbst".[40] Die interaktiven und singularisierbaren Möglichkeiten der digitalen Weltvernetzung ermöglichen die Bildung neuer Formen transnationaler Gemeinschaften, die aus der Globalisierung Kräfte zur Selbstdarstellung und Selbstgestaltung schöpfen und sich den lokalen und globalen Uniformierungs- und Instrumentalisierungstendenzen des medizinischen Warenverkehrs und der damit verbundenen Kapitalinteressen, sowie der Stigmatisierung durch Fremddarstellungen widersetzen.

39 Vgl. R. Capurro, Intercultural Information Ethics, in: The Handbook of Information and Computer Ethics, hg. v. K.E. Himma, H.T. Tavani, New Jersey 2008, 639-665.

40 Vgl. Capurro, Information Technology (Anm. 26); Capurro, Leben (Anm. 26).

Tabu und Notwendigkeit: das Dilemma HIV/Aids zu zeigen

KLAUS WIEGERLING

Eines der großen Themen unserer Zeit ist nicht zuletzt aufgrund medialer Entwicklungen die Transformation und Auflösung von tradierten Privatheits- und Intimitätsvorstellungen. Stellen wir die Frage: Gibt es noch Tabus in scheinbar tabuloser Zeit?

Eines dieser Tabus scheint zumindest in unseren Breiten – trotz oder wegen Benetton, trotz oder wegen einer Reihe filmischer Versuche – die realistische Darstellung von Tod und Sterben zu sein, wobei ‚realistisch' hier ein problematisches Wort ist. Vor allem bei der dokumentarischen oder quasidokumentarischen Aufbereitung – und die sollen in dieser Erörterung im Zentrum stehen – ist offenbar rasch eine Grenze erreicht, an der Aufklärung in Voyeurismus umschlägt. Die Irritation, die vom Endgültigen und Unwiederholbaren ausgeht, verhindert offenbar, dass das ins Bild gesetzt werden kann, was Tod und Sterben ausmacht. Wim Wenders hat sich in seinem Film „Lightning over water",[1] in dem er das Sterben des krebskranken Regisseurs Nicolas Ray zu dokumentieren versucht, redlich abgearbeitet, ohne zu einem wirklich befriedigenden Ergebnis gelangt zu sein. Dabei ist zu bedenken, dass natürlich jeder Darstellungsversuch – auch der dokumentarische – eine Weise der Inszenierung von Bildern ausmacht. Aber kann eine Inszenierung Tod und Sterben tatsächlich fassen? Entzieht sich nicht das, was gezeigt werden soll, einer Visualisierung? Bei aller Suggestivkraft der Bilder, bei allem Potential zur emotionalen Aufladung von Ereignissen, scheint hier etwas im wahrsten Sinne des Wortes nicht ins Bild zu passen. Nicht zuletzt ist dies auch das Problem von Mel Gibsons Passionsverfilmung[2] gewesen. So erschütternd und ergreifend seine quasi wörtliche und naturalistische Umsetzung der Passion Christi ist, so problematisch ist die Identifizierung dieses Geschehens mit dem christlichen Heilsgeschehen.

1 Lightning over water (Wim Wenders, USA/D 1980).

2 Die Passion Christi (Mel Gibson, USA 2004).

Gibt es überhaupt eine Möglichkeit der realistischen Visualisierung von Sterben und Tod? Kann das, was nur individuell durchlebt werden kann, dokumentiert werden? Wir kennen aus der Photographie diese Rätselbilder, die den Tod dokumentarisch einfangen wollen; denken Sie an die berühmte Photographie aus dem Vietnamkrieg, auf der der Polizeichef von Saigon auf offener Straße einen gefangenen Vietcong erschießt. Ist das der Moment des Todes?

Als ein besonderes, die Fraglichkeit der Möglichkeit der Darstellung verstärkendes Problem erweist sich der Umgang mit einer noch immer tödlichen Krankheit wie HIV/Aids. Eine Dokumentation wäre in diesem Falle nicht der Schock des unwiederbringlichen Augenblicks, sondern eher ein Zeugnis des allmählichen Siechtums, das unaufhaltsam zum Ende führt. Es wäre ein für den Dokumentierenden wie den Rezipierenden langwieriges, häufig abstoßendes Geschehen, an dessen Ende nicht der Schock, sondern eine Befreiung, eine Erlösung stünde. Was hier zu dokumentieren wäre, ist ein Prozess, in dem es auf und ab geht, der aber bisher keine Hoffnung lässt, dem Unausweichlichen zu entkommen. Die Darstellung einer tödlichen Krankheit wäre die Darstellung eines Prozesses, nicht eines plötzlichen schockartigen Geschehens. Insofern könnte tatsächlich die filmische Darstellung angemessen sein. Aber damit sind wir noch nicht der Frage näher gekommen, warum man überhaupt einen solchen Prozess zeigen soll.

Kultur artikuliert sich nun nicht nur in ihrer Widerstands- und Integrationsfähigkeit, sondern auch darin, dass sie Sphären bestimmt, die merkantilen, aber auch – oft damit verknüpft – öffentlichen Zugriffen verschlossen bleiben. Tabuisierung ist nicht notwendigerweise ein Merkmal der Verdrängung, Machtsicherung und Unaufrichtigkeit. Vielmehr ist sie ein Ausdruck der Kultur, der grundsätzlich eine Schutzfunktion für das Individuum haben kann.[3]

Aus der Sicht des Darstellenden, sei er nun Künstler oder Dokumentar, ergibt sich ein besonderes Dilemma zwischen der Notwendigkeit der Darstellung eines hierzulande weitgehend bzw. wieder verdrängten Themas und der Notwendigkeit der Wahrung eines Tabus, das dem Schutz der Würde des schwachen, des erkrankten bzw. sterbenden Menschen dienen soll. Claude Lanzmann hat in seinem Dokumentarfilm „Shoa“[4] dieses Dilemma zu fassen versucht, indem er das

---

3 K. Wiegerling, Widerständigkeit und Fremdheit – Zur medialen Disposition der Kultur, in: Wege zur Kultur. Gemeinsamkeiten – Differenzen – Interdisziplinäre Dimensionen, hg. v. H. Yousefi, K. Fischer, R. Kather, P. Gerdsen, Nordhausen 2008, 303-323.

4 Shoah (Claude Lanzmann, F 1985).

zu Zeigende, aber letztlich nicht Zeigbare, nur in seiner Wirkung auf die Hinterbliebenen und Augenzeugen präsentierte.

Im Falle von HIV/Aids haben wir es zudem mit einer Krankheit zu tun, die in anderen Hemisphären den Charakter nicht nur eines individuellen Schicksals hat, sondern einer Epidemie, die nicht nur jeden treffen, sondern zur Ausrottung ganzer Kulturen führen kann. Es gibt in diesen Hemisphären eine Allgegenwart der Krankheit. Eine ausdrückliche Fokussierung des Themas erübrigt sich dort.

Wohlwissend, dass hierzulande HIV/Aids kein schnell zu vollstreckendes Todesurteil mehr bedeutet, dass die tödlichen Folgen der Krankheit so verzögert werden können, dass ein durchaus auch qualitativ zu verstehendes Leben mit der Krankheit keine Utopie ist, will ich dennoch HIV/Aids in den Kontext eines Umgangs mit tödlichen Erkrankungen stellen. Ich will Probleme benennen, die durch HIV/Aids in unserer nicht nur als raffgierig, sondern gewiss auch als gaffgierig zu bezeichnenden Zeit besonders relevant erscheinen. Kurz, dem medialen Umgang mit HIV/Aids soll hier exemplarische Bedeutung zukommen.

Die Grundfragen, die hier behandelt werden sollen, lauten: Wozu soll HIV/Aids gezeigt werden? Was kann überhaupt gezeigt werden, wenn beansprucht wird, HIV/Aids zu zeigen?

Zur Transformation von Privat- und Intimsphäre

Schauen wir zunächst auf die Transformation von Privatheits- und Intimsphäre. Nicht zuletzt durch massenmediale Ereignisse wie „Big Brother“, aber auch durch neue informationstechnologische Entwicklungen, die vor allem unter den Stichworten RFID-Technologie oder Ubiquitäre Systeme behandelt werden, ist die Frage nach der Privatsphäre wieder verstärkt in den Fokus getreten.

In der aktuellen Diskussion wird über Privatheit meistens in abgeleiteter Weise gesprochen. Kaum Erwähnung findet die konstitutive Rolle der Privatheit für die Ausbildung der personalen Identität als Ort radikaler Selbstbesinnung und Selbstbestimmung. Privatheit wird meist in negativer Weise bestimmt als dezisionale, lokale oder informationelle. Die zugrunde liegende positive und für die personale Identitätsbildung konstitutive Bedeutung der Privatheit als die vom Reich der Notwendigkeit abgekoppelte Sphäre der Freiheit bleibt ausgespart. Aber genau in dieser positiven Bestimmung liegt ihre Bedeutung, nämlich ein Bereich radikaler Selbstbestimmung ohne Rücksichtnahme auf heterogene Interessen zu sein. Fehlt dieser Bereich, dann ist die Möglichkeit, sich auf seine ureigensten Potentiale und Bedürfnisse zu besinnen, nicht mehr gegeben. Als σχολή, als Sphäre der Muße, handelt es sich um eine konstitutive Idee des guten und gelingenden Lebens. Nur der kann sein Menschsein voll entfalten, der eine Sphäre hat, die er um seiner selbst willen gestalten kann. Wenn Hannah Arendt betont, dass ein Mensch, der nur im Privaten lebt, wesentlicher Möglichkeiten seines Menschseins beraubt ist, so trifft vice versa auch zu, dass ein Mensch, der keine Privatsphäre kennt, nie zu sich selbst und damit nie zu einer radikalen Entscheidungsfreiheit und Selbstbestimmung gelangen kann.

Es geht bei der Frage nach der Privatheit darum, wie wir wahren können, was als letzte Differenz das ausmacht, was wir im Unterschied zu anderen und zur ‚species' sind. Es ist die Abweichung von mehr oder weniger öffentlichen Rollen, von dem Standard entsprechenden Verhalten, was unser Verständnis von Personalität auszeichnet.

Wenn die Privatsphäre eine Sphäre der Selbstgestaltung und Selbstbestimmung ist, also ein Bereich der Aktivität, dann scheinen Tod und Krankheit dort keinen Ort zu haben, denn in Tod und Krankheit dominiert nicht das Aktive, Selbstgestaltende, sondern eine unabweisliche Passivität. Wir können nicht, wie wir wollen, sondern werden in unserem vitalen Vermögen eingeschränkt oder letztlich vernichtet. Freilich können wir aktiv gegen die Krankheit ankämpfen, gegen den Tod aber sind wir machtlos.

Hannah Arendt bestimmt Intimität als eine Sphäre, die keinerlei Öffentlichkeit verträgt, ja durch die Öffentlichkeit zerstört wird. Das, was die besondere Würde intimer Vollzüge ausmacht, wird durch einen öffentlichen Zugriff schlichtweg zerstört. Wir wollen nicht vergessen, dass öffentliche Hinrichtungen nicht nur etwas mit öffentlicher Bezeugung des Urteils und mit Abschreckung zu tun haben, sondern vor allem etwas damit, dass dem Delinquenten seine Würde genommen wird. In der Sphäre der Intimität wären nun Vollzüge anzusiedeln wie etwa der Liebesakt, wie Geburt und Tod, also auch passive Vollzüge.

Exkurs über die Würde

Entsprechend der kantischen Tradition wird Würde im Gegensatz zum Wert als etwas verstanden, das sich einer Taxierung und einer möglichen Veräußerbarkeit entzieht, während der Wert Gegenstand einer Verrechnung werden kann. Würde ist das Surplus, das einen Angehörigen der Spezies des ‚homo sapiens' zur Person, zu einem einmaligen

Individuum macht, das sich nicht nur dadurch auszeichnet, dass es sich in besonderen Eigenschaften und Merkmalen von den allgemeinen der Species unterscheidet, sondern diesem einen einmaligen Wert zukommen lässt. Dieser Wert liegt nicht zuletzt darin, dass die Person selbst Bereiche formulieren darf, die öffentlichen Zugriffen verschlossen bleiben.

In Extremsituationen, wie zum Beispiel im finalen Prozess des Sterbens, aber auch in Zeiten offensichtlicher Schwäche bzw. Ohnmacht, in denen die Person nicht Herr ihrer selbst ist, wacht die Gemeinschaft, die sich auf die menschliche Würde als tragendes Fundament ihres Selbstverständnisses geeinigt hat, über die Würde desjenigen, der nicht mehr selbstbestimmt agieren kann. Sie bestimmt die Sphäre, in welcher der in seinem Potential als selbstbestimmt zu denkende Mensch schwach sein darf. Hier darf sich das Unvermeidliche der körperlichen Schwäche, des Außer-sich-seins vollziehen, ohne dass die Person Objekt der öffentlichen Aussetzung bzw. Präsentation seiner Schwäche werden kann. Traditionellerweise sind das die Sphären des Sterbens, der Krankheit und des Vollzugs des Geschlechtsaktes.

Obwohl der Würdebegriff etymologisch gesehen problematisch ist, benennt er doch ursprünglich einen bestimmten gesellschaftlichen Vorzug, wurde seit Kant ein Gebrauch verbindlich, der eine allgemeine Zuschreibung vornahm. Würde realisiert sich nun nicht mehr als besondere Leistung, besonderes Vermögen oder gesellschaftlicher Vorzug. Sie ist nun Ausdruck eines Menschenbildes, das die Autonomie und die Einzigartigkeit des menschlichen Individuums als Bedingung eines selbstbestimmten und gelingenden Lebens sowie eines humanen Miteinanders anerkennt. Da die Würde an keine besondere Leistung und an keinerlei gesellschaftliche Privilegien gebunden ist, bestimmt die Gemeinschaft Felder, in denen sie in besonderer Weise gefährdet und schützenswert erscheint. Dies sind in erster Linie die mit der Öffentlichkeit inkompatiblen Felder der Schwäche und des Außer-sich-seins. Exemplarisch wurde diese Einsicht in der Kurzgeschichte „Ein Liebesversuch"[5] von Alexander Kluge thematisiert, in der ein Liebespaar in einem KZ unter Beobachtung den Akt vollziehen soll, um zu testen, ob es nach einer Massensterilisation durch Röntgenbestrahlung auch tatsächlich unfruchtbar geworden ist. Obwohl alles getan wird, um das Paar körperlich zu kräftigen und sexuell zu erregen, kommt es zu keinerlei Intimität.

5 A. Kluge, Der Liebesversuch, in: Verteidigung der Zukunft. Deutsche Geschichten 1960-1980, hg. v. M. Reich-Ranicki, 1981, 89ff.

Wenn man den Respekt vor der personalen Selbstbestimmung neben der Unversehrtheit des Lebens als das höchste Gut für das menschliche Zusammenleben begreift, dann sind die Felder, in denen diese Selbstbestimmung nur eingeschränkt vollzogen werden kann, in besonderer Weise schützenswert.

Zur Wahrung der Würde gehört, dass der Mensch den Anspruch hat, kein Gegenstand der Zurschaustellung zu werden. Gibt es aber Ausnahmen, in denen Phasen der Schwäche zur Schau gestellt werden dürfen? Die Wissenschaft beansprucht, solche Phasen beobachten zu dürfen, mit dem Hinweis, dass dies einem höheren Zweck diene und ohnehin im eigentlichen Sinne keine öffentliche Zurschaustellung sei. Schließlich diene das Einsehbarmachen der Schwäche der Erkenntnis, der Verbesserung medizinischer Hilfsmöglichkeiten und der Lehrvermittlung. Es lassen sich auch gute Argumente formulieren, warum für künstlerische Zwecke diese Sphären geöffnet werden sollten. Da Kunst tendenziell nominalistisch, also auf das Besondere fixiert ist, ist sie weniger an den Rollen interessiert, als vielmehr an den Rollenträgern, die nie in Rollen aufgehen. Tod und Sterben ist schlichtweg ein zentrales Thema der Kunst. Gibt es aber Grenzen der künstlerischen Darstellung? Und sind diese identisch mit den Grenzen des Inszenitorischen?

Dass es Grenzen einer realistischen Darstellung zu geben scheint, lässt sich an der Auseinandersetzung mit Mel Gibsons Passionsverfilmung exemplifizieren. Es sind offensichtlich die Grenzen symbolischer Verweisung, die das Bildhafte sprengen bzw. nicht naturalistisch in Szene gesetzt werden können.

Da Würde als das Bewusstsein vom besonderen Eigenwert der Person auch etwas mit Selbstachtung und Selbstkontrolle zu tun hat, sind Situationen der Schwäche, der seelischen und körperlichen Ohnmacht nur in geschützten Sphären zu ertragen. Alles, was die Selbstachtung und -kontrolle herabsetzt, verletzt die Würde. Würde hat also zwei Aspekte, einen Selbstaspekt – das heißt, die Selbstachtung leidet generell unter eigenen Schwächen, um so mehr, wenn diese öffentlich gemacht werden – und einen äußerlichen, sozusagen öffentlichen Aspekt; auch die Gesellschaft nimmt Schaden, wenn die Bedingung, auf der sie beruht, gefährdet ist.

Verschränkung von Aufklärung und Voyeurismus

Ein grundsätzliches Problem bei der künstlerischen oder dokumentarischen Gestaltung von Krankheit und Tod liegt darin, die beabsichtigte Freilegung von Menschlichem nicht einem Voyeurismus auszusetzen.

Dies ist schwer genug und selbst in filmischen Meisterwerken nur selten ganz gelungen. Aufklärung besteht immer auch darin, Tabuzonen, die – um eines vermeintlichen individuellen Vorteils willen – einer Befragung oder öffentlichen Kontrolle entzogen werden, in den Fokus zu rücken. Die Aufdeckung von Verborgenem, Verschlossenem, Unzugänglichem, die kritische Reflexion dieser Bestände sind eine ureigene Aufgabe der künstlerischen,[6] aber auch der publizistischen Tätigkeit. Meist steht der Sinn der Enthüllung von Tabuzonen jedoch ausschließlich im Dienste der Aufmerksamkeitsökonomie. Ein aufklärerischer Zweck wird eher selten verfolgt, was nicht ausschließt, dass es sozusagen aufklärerische Nebenwirkungen geben kann. Der Kampf um Aufmerksamkeit muss allerdings auch bei seriöseren Absichten bestanden werden, denn es muss immer um Aufmerksamkeit gebuhlt werden, wenn eine Botschaft Adressaten erreichen soll. Dieses Dilemma führt nicht selten dazu, dass die hehre Absicht hinter dem Buhlen um Aufmerksamkeit zurückbleibt.

Von einem aufklärerischen Zweck kann in einem strengen Sinne nur dann gesprochen werden, wenn der Rezipient Stoff erhält, seine Auseinandersetzung mit einem Thema zu verbessern bzw. zu differenzieren, ihm also ein bisher verschlossenes Feld eröffnet wird und er dadurch eine Möglichkeit erhält, Verständnis für fremde Situationen bzw. Einsichten in unbekannte Sachverhalte zu erlangen. Dabei spielen – auch wenn dies nicht im rationalistischen Programm der Aufklärung liegt – immer auch emotionale Aneignungen eine Rolle. Die Emotionalisierung eines Themas steht nicht zwangsläufig aufklärerischen Zwecken im Wege. Man denke an Upton Sinclairs Roman „Der Dschungel"[7] aus dem Jahr 1906, der dazu führte, dass in den USA die Arbeitsverhältnisse in den Chicagoer Schlachthöfen, aber auch die Leiden der animalischen Kreatur in den Fokus rückten; oder auch an Fassbinders frühe Thematisierungen von homosexuellen Beziehungen und die enorme politische Wirkung, die hierzulande von diesen Filmen ausgingen. Es ist offensichtlich, dass erst durch die emotionale Aufbereitung eine breitere und intensivere Wirkung erreicht werden kann.

Das Dilemma, in dem sich jede inszenitorische Auseinandersetzung befindet, ist, die Grenze zu finden zwischen der als notwendig erachteten Enttabuisierung und einem Voyeurismus, der nur niedere Instinkte bedient. Damit soll nicht behauptet werden, dass Voyeurismus je ganz vermieden werden kann, zumal er zu unserem stammesgeschichtlichen

6 Vgl. K. Wiegerling, Medienethische Probleme in der künstlerischen Praxis, in: Medienethik zwischen Theorie und Praxis. Normen für die Kommunikationsgesellschaft, hg. v. C. Schicha, C., Brosda, Münster/Westf. 2000, 208-221.

7 U. Sinclair, Der Dschungel, Reinbek b. Hamburg 1974 (Original 1906).

Programm zu gehören scheint, und nicht zuletzt Wissenschaft ohne Voyeurismus wohl kaum funktionieren würde. Voyeurismus und Interesse stehen offenbar in einer engen Verbindung. Voyeurismus kann ein zentrales, quasi dionysisches Motiv sein, sich auch unangenehmen Ereignissen auszusetzen, wenn sie Einsichten oder neue Erfahrungen versprechen. Zwischen Interesse und Voyeurismus scheinen keine klaren Grenzen zu bestehen, vielmehr scheinen die Übergänge graduell zu sein, was nicht bedeuten soll, dass es nicht eindeutig von Erkenntnisinteressen geleitete Weisen des Schauens gibt und eindeutig von reiner Triebbefriedigung geleitete Weisen des Gaffens. Machen wir uns aber nichts vor: Gerade die visuellen Medien verdanken ihre ungebrochene Beliebtheit nicht zuletzt der Tatsache, dass sie voyeuristische Anlagen des Menschen bedienen.

Die Gratwanderung zwischen Aufklärung und Voyeurismus hat Claude Lanzmann exemplarisch in seinem Film „Shoah" zum Gegenstand gemacht. Lanzmann verzichtet in seiner neunstündigen Filmdokumentation ganz auf Archivmaterial aus der Zeit des Bestehens der Konzentrationslager und der Zeit der Befreiung. Das Unbeschreibliche wird in Berichten Überlebender und in den Bildern der Lager, wie sie zur Zeit der Dreharbeiten als Gedenkstätten oder als vergessene Orte aussehen, erinnert. Lanzmann lässt Opfer, aber auch Täter zu Wort kommen. Trotz der filmisch inszenierten Distanz zu den Geschehnissen wirkt der Film alles andere als nüchtern. Im Gegenteil, immer wieder brechen Überlebende bei der Erinnerung in Tränen aus, immer wieder stockt ihnen die Stimme. Die Bedeutung dieser Dokumentation liegt nicht zuletzt darin, dass Lanzmann auf das Medium des Films und dessen Möglichkeiten reflektiert. Das Ungeheuerliche einer anonymen Tötungsmaschinerie lässt sich nicht in Bilder packen, die radikale Einzigartigkeit, die Individualität des Sterbens lässt sich nicht in Bilder bannen. Bilder laufen dadurch, dass sie äußerlich bleiben, immer Gefahr, den Moment radikaler Entwürdigung zu fixieren. Die Veräußerlichung des radikalen Geschehens birgt Gefahren, die nur gemeistert werden können, wenn die Bildsprache zu symbolischen, die reine Bildhaftigkeit sprengenden Leistungen imstande ist.

Die visuelle Darstellung von Sphären offenkundiger Schwäche birgt also Probleme. Offenbar gibt es Grenzen der visuellen Darstellung, wie es Grenzen der schriftlichen und der auditiven Darstellung gibt. Bilder können zwar Informationen enorm verdichten, aber sie können nicht ohne weiteres begriffliche Einsichten vermitteln. Andererseits können sie auch in einem symbolischen Sinne verwendet werden, können so eingesetzt werden, dass das sichtbare Bild das nur Bildhafte transzendiert. Regisseuren wie Tarkowski, Bergmann, Kurosowa, aber auch den italienischen Neorealisten ist dies meisterhaft gelungen.

Die besondere Krankheit – Krankheit und Schuld

Kommen wir zum Problem der Darstellung einer Krankheit, die wie Geschlechtskrankheiten oder wie die mittelalterliche Pest mit Schuld konnotiert wird. Tatsächlich liegt die Verschränkung von Krankheit und Schuld durchaus im gegenwärtigen Trend der Umgestaltung unseres Gesundheitswesens. Angesichts dessen Transformation von einem Bereich der gesellschaftlich garantierten Hilfeleistung in einen Bereich individueller Dienstleistungsgeschäfte wird Krankheit zunehmend mit Schuld und Leistungsunwilligkeit in Verbindung gebracht. Hilfsleistungen werden gewährt, wenn der Patient Präventionsmaßnahmen eingehalten hat und bereit ist, seinen Lebensstil einer permanenten Observation auszusetzen. Wer die Prävention verweigert, wird künftig die Zeche zu zahlen haben. Die Bereitschaft zur Kontrolle der Lebensweise wird wesentlich die Versicherungsleistung bestimmen. Es ist die Frage zu stellen, ob der Patient bzw. potentielle Patient der Zukunft unter einem neuen Anpassungsdruck steht, der sich aus neuen Gesundheitsvorstellungen ergibt, die nicht wie traditionellerweise die Lustfähigkeit, sondern ausschließlich die Leistungsfähigkeit ins Zentrum stellt. Krankheit kann also mehr denn je zur Schuld und zum Stigma werden.

Krankheit und Sünde wurden schon immer eng miteinander verknüpft, nicht zuletzt Krankheiten, die sich aus einem besonderen Sexualverhalten oder einem sonstigen von gesellschaftlichen Standards abweichenden Verhalten ergeben. Es wäre allerdings falsch, diese Verknüpfung allein auf religiöse bzw. weltanschauliche Dispositionen zurückzuführen. Eine Gesellschaft ahndet abweichendes Verhalten allerdings nicht grundsätzlich. Foucault berichtet von den Bedaches bei den nordamerikanischen Dakota-Indianern. Bedaches sind Homosexuelle, die gerade aufgrund ihres abweichenden Sexualverhaltens eine bestimmte gesellschaftliche Rolle zugewiesen bekommen, nämlich die von Medizinmännern.[8] Oder man denke an die antiken Auguren, die ihr Amt nur unter der Bedingung einer psychischen Abweichung wie Epilepsie oder Schizophrenie ausüben konnten. Ein von der Mehrheit abweichendes Verhalten wird in einer Gesellschaft also nicht notwen-

8 M. Foucault, Psychologie und Geisteskrankheit, Frankfurt a. M. 1980 (Original Paris 1954), 96.

digerweise sanktioniert, aber es gibt ebenso wenig eine Gesellschaft, die keine Sanktionierungen für abweichendes Verhalten kennt. Je nach Zivilisationsstand, je nach Widerstands- und Integrationsfähigkeit einer Kultur werden Abweichungen schärfer, weniger scharf oder gar nicht sanktioniert. Sanktionierungen finden aber selbst in der libertärsten Gesellschaft statt. Wenn eine Krankheit als Bedrohung empfunden wird – sei dieses Empfinden rational begründet oder nicht – dann sind die Sanktionierungen oft besonders strikt. Die Verknüpfung von Krankheit und Schuld hat aber auch psychologische Komponenten. Krankheit und Strafe ist eine alte, nicht zuletzt mythologisch motivierte Verknüpfung. Vor allem, wenn Krankheit als Bedrohung für das Ganze empfunden wird. Elias Canetti erwähnt in „Masse und Macht" das afrikanische Volk der Jukun in Nigeria, das seinen Häuptling mit nahezu uneingeschränkter Machtfülle ausstattet, ihn darüber hinaus aber hegt und pflegt. Wenn der Häuptling allerdings erkrankt oder Schwäche zeigt, wird er umgehend getötet, weil man glaubt, dass dessen Schwäche auch den Niedergang des Volkes bedeuten kann. Seine Krankheit wird also als Indiz für die Erkrankung des Volkskörpers genommen.[9]

Der Umgang mit HIV/Aids ist von unterschiedlichen sozialpsychologischen Faktoren disponiert. Die Mehrheit der Bevölkerung fühlt sich nach wie vor aufgrund ihrer Lebensweise nicht von der Krankheit betroffen. Nicht zuletzt deswegen wird HIV/Aids anders wahrgenommen als etwa Krebs, obwohl es auch da Lebensformen gibt, die zumindest Mitursache der Krankheit sein können. Dennoch ist es im Falle von HIV/Aids offensichtlich einfacher, die Ursache der Krankheit auf abweichende Lebensformen zu schieben. Man ist im öffentlichen Verhalten zwar bemüht, Infizierte oder Erkrankte nicht als Parias zu behandeln, es darf aber bezweifelt werden, ob dies wirklich die innere Einstellung wiedergibt. Wie auch immer wir dies sehen, wahrscheinlich verkennen wir die Rolle dieser von Canetti beschriebenen Archaik, die einem rationalen bzw. aufgeklärten Umgang mit der Krankheit Widerstand bietet.

Sinn und Problem der Tabubildung

Auch wenn eine sich als aufgeklärt verstehende Gesellschaft versucht, wo immer es geht, Tabuzonen aufzubrechen bzw. die Stiftung von Tabuzonen zu verhindern, so ist es spätestens seit der Romantik zu

9 E. Canetti, Masse und Macht, Frankfurt 1980 (Original 1960), 462ff.

einer ständigen Thematisierung des Verlustes von Tabuzonen gekommen. Ohne sie kann der Mensch sein Eigenstes, also das was ihn erst zur Person macht, nicht wahren. Die Romantiker sprachen nicht grundlos von einem Geheimnis, das prinzipiell nicht verallgemeinerungsfähig ist.

Unter welchen Bedingungen lässt sich nun die Einrichtung von Tabuzonen rechtfertigen? Die Antwort ist: weil es zentrale Lebensbereiche gibt, die durch öffentliche oder merkantile Zugriffe nicht nur leiden, sondern möglicherweise zerstört werden. Tabubereiche sind dann zu rechtfertigen, wenn sie dem Schutz elementarer menschlicher Vollzüge dienen. Da, wo sich die als autonom gedachte Person in einer Phase der körperlichen oder geistigen Schwäche befindet, also nicht mehr über sich bestimmen kann, möglicherweise nicht Herr ihrer Sinne ist, erscheint die Festsetzung einer Tabuzone gerechtfertigt.

Jenseits der Sphären öffentlicher Kontrolle verhält sich der Mensch anders als in der Öffentlichkeit. Eine Rolle einnehmen hat etwas mit der Desartikulation bestimmter Eigenheiten, Vorlieben, Triebhaftigkeiten zu tun, was nicht notwendigerweise Verstellung oder Unaufrichtigkeit bedeutet. In unbeachteten Räumen ist man nicht genötigt, diese Desartikulationen vorzunehmen.

Das Problem bei der Definition von Tabuzonen ist einmal, dass man damit auch Bereiche definiert, die rechtlich ungeregelt bleiben und insofern selbst zu Sphären der Bedrohung von Würde degenerieren können. Man denke an den Schutzraum Familie, der sich in jüngster Zeit gerade für die Schwächsten immer häufiger zu einem Ort der Bedrohung entwickelt hat. Tabuzonen können sowohl geschützte Sphären notwendiger Selbstgestaltung sein, als auch Zonen gefährlichen Kontrollentzugs.

Tabuzonen als Schutzräume für die persönliche Gestaltung und die Wahrung der Personalität sind also mit Risiken verbunden. Dennoch kann der Wert dieser Räume für die Würde des Menschen nicht ernsthaft infrage gestellt werden. Nur wenn dieser Bereich, der vom Reich der Notwendigkeit radikal geschieden ist, gewahrt bleibt, vermag der Mensch zu sich selbst zu kommen und seine selbstzweckhafte Existenz auszubilden, zu wahren und möglicherweise auch zu genießen.

Der Sinn der Tabubildung besteht in der Einsicht, dass es Zonen geben muss, in denen sich der Mensch zum einen ohne Rücksicht auf Rollenausfüllung artikulieren kann; und zum anderen auch Schwächen zeigen kann, ohne Schaden an der gesellschaftlichen Stellung seiner Person zu nehmen. Hier kann er sich in anderer Weise hingeben, als es in der Öffentlichkeit möglich ist.

Kulturelle Sichtweisen – HIV/Aids in der ersten und der dritten Welt

Wenn es um HIV/Aids geht, dann betrifft das Zeigen dieses Phänomens zwei perspektivische Zugänge. Zum einen handelt es sich um die Sichtweise der ersten Welt, die das damit verbundene Problem zwar nicht im Fokus sehen will, die es aber immerhin geschafft hat, zu einem – dies gilt für die öffentliche Sphäre – einigermaßen rationalen Umgang mit dem Thema zu finden. Dennoch wird die Krankheit noch immer nicht als Krankheit, die jeden treffen kann, angesehen. HIV/Aids wird – wie dargelegt – noch immer als eine Krankheit, der Sündhaftigkeit anhaftet, begriffen: Man ist von der Norm des Sexualverhaltens abgewichen, man hat ungeschützten Verkehr mit einem nicht legitimierten Partner gehabt, man hat Drogen genommen usw. Zumindest eine indirekte Schuld wird unterstellt: Man hat vertraut, wo Vertrauen unangebracht war. Wie auch immer, das Problem HIV/Aids lässt sich im öffentlichen Diskurs *hierzulande* vernachlässigen. Die Zahl der Infizierten ist überschaubar, die Gefahren für die Gesellschaft beherrschbar. Die Krankheit bedroht zwar einzelne Existenzen, aber nicht die Existenz der Gesellschaft.

HIV/Aids bedroht andererseits nicht nur die Existenz von Individuen, sondern tatsächlich ganze Gesellschaften und Kulturen. Ganze Regionen fallen der Krankheit zum Opfer. Generationsbrüche verhindern die Überlieferung. Im Falle von HIV/Aids haben wir es mit einer Krankheit zu tun, die in anderen Hemisphären den Charakter einer Epidemie hat. Es gibt eine Allgegenwart der Krankheit. Diese Gesellschaften sind in ihrer Substanz bedroht, ihre gesamte Organisation und ihr Wertgefüge sind gefährdet. Eine medizinische oder pharmazeutische Option, mit der Krankheit in einem qualitativen Sinne leben zu können, existiert dort in der Regel nicht. HIV/Aids ist eine gesellschaftliche und kulturelle Krise. Die Krankheit zu zeigen heißt in diesem Falle, die Gesellschaft ins Bild zu setzen, heißt den ‚noch' bestehenden Alltag mit der Krankheit zu zeigen, heißt nicht zuletzt, ein Krisenszenario darzustellen.

Versuchen wir in einem abschließenden Resümee die Ausgangsfragen zu beantworten.

Wozu soll HIV/Aids gezeigt werden?

Erstens soll HIV/Aids gezeigt werden, um eine Gefahr zu markieren. Dies wäre nichts anderes als jede andere Präventions- bzw. Aufklärungsmaßnahme auch und ließe sich wie alle anderen hygienischen Empfehlungen rechtfertigen.

Zweitens soll HIV/Aids gezeigt werden, weil es einen verdrängten Teil unseres gesellschaftlichen Lebens – nicht nur der Risikogruppen – ausmacht. HIV/Aids hat nichts an Gefährlichkeit eingebüßt, auch wenn es die Gesellschaft als Ganzes bisher nicht gefährdet hat. Die Verdrängung der Krankheit hat auch etwas mit einer falschen Sicherheit zu tun, einem Glauben, dass man aufgrund seines Standardverhaltens immun gegenüber der Krankheit sei. Diese Verdrängung bedeutet allerdings nicht, dass die so genannten Risikogruppen tabuisiert werden.

Drittens soll HIV/Aids aus einem humanitären Interesse gezeigt werden; schließlich geht es um eine Thematisierung des Unausweichlichen. Das Zeigen der Krankheit führt in eine uns letztlich allen bevorstehende Situation absoluter Schwäche ein. Es ist – wie Schiller es in seinem Aufsatz „Die Schaubühne als moralische Anstalt betrachtet“[10] von 1802 schon ausgeführt hat – eine Einführung in das Ertragen und den Umgang mit dem Unvermeidlichen, eine Art Prisma des Mitleidens und damit ein Beitrag zur Moralisierung des Einzelnen.

Zum vierten und letzten soll HIV/Aids gezeigt werden, weil es schlichtweg ein Beitrag zur Erkenntnis der Welt und damit zu deren Meisterung sein kann.

Was kann überhaupt gezeigt werden, wenn beansprucht wird, HIV/Aids zu zeigen?

Gezeigt werden kann erstens immer nur ein äußerlicher Prozess, niemals der Vollzug des Sterbens oder die unmittelbare Erfahrung der Schwäche. Letzteres ist nur möglich durch Bildsprachen, die das Bildhafte transzendieren. Gezeigt werden kann nur ein äußerlicher Prozess des Verfalls. Nur eine symbolische Aufbrechung kann auch innere Vorgänge wiedergeben, aber auch den einzelnen Fall zum exemplarischen machen.

Im Falle der Darstellung von HIV/Aids in den Gesellschaften Schwarzafrikas etwa geht es zweitens um mehr als um die Darstellung individueller Schicksale oder von Gruppenschicksalen, nämlich um die Darstellung eines gesellschaftlichen und kulturellen Niedergangs. Hier muss in eine fremde und vergessene Welt eingedrungen werden. Mehr

10 F. Schiller, Die Schaubühne als moralische Anstalt betrachtet (= Was kann eine gute stehende Schaubühne eigentlich wirken?), in: ders., Sämtliche Werke in 5 Bänden, Bd. 5, Erzählungen, Theoretische Schriften, hg. v. G. Fricke und H. Göpfert, München 1980.

als in unserer Hemisphäre sind auch politische und ökonomische Perspektiven zu wählen, um das Geschehen angemessen ins Bild zu setzen.

HIV/Aids kann drittens als eine Metapher gezeigt werden, als ein Exempel unserer Sterblichkeit. Allerdings kann die Krankheit auch als Metapher eines besonderen Gruppenschicksals ins Bild gesetzt werden. Derek Michael Jarman hat dies in einigen seiner Filme getan.

Nicht zuletzt kann, viertens, HIV/Aids als etwas dargestellt werden, von dem schlichtweg eine Irritation ausgeht. Dies ist nicht zuletzt die zentrale Funktion der künstlerischen Auseinandersetzung. Denn Kunst artikuliert sich wesentlich in der Ablehnung des Bestehenden. Dieser Funktion der Kunst kommt heute mehr denn je eine Schlüsselrolle zu. Wir sind in einem erheblichen Maße zu „Jetztgenossen" degeneriert, die das Unangenehme entweder ausquartieren oder es nur als Gegenstand voyeuristischer Befriedigungen zulassen. Tod und Niedergang sind schließlich wichtige Elemente im Spiel um Aufmerksamkeit. Dieses Spiel zu stören ist die wichtigste Aufgabe bei der Darstellung von HIV/Aids. Tatsächlich erfordert diese Störfähigkeit aber mehr als die Einlassung auf mehr oder weniger plakative und plumpe Schockstandards der Werbebranche. Gelingen kann die visuelle Darstellung von HIV/Aids nur, wenn mehr gezeigt wird als das, was Bilder zu zeigen vermögen. Es kommt auf die Verweisung an, auf die Möglichkeit des Einstiegs in ein Bild, das einen Zugang verschafft, aber nicht die Sache selbst gibt. Es geht um Bilder, die über sich selbst hinausweisen, die aufmerksam machen, ohne sich den Gesetzen der Aufmerksamkeitsökonomie zu unterwerfen.

Medizinethische Grundfragen der HIV/Aids-Bekämpfung

HILLE HAKER

Einleitende Bemerkungen

In meinem Beitrag geht es mir darum, die *medizinethische* Dimension einer der schlimmsten Epidemien des 20. Jahrhunderts und der Gegenwart darzustellen. Warum ist dies notwendig? Lassen Sie mich ein paar kurze Bemerkungen machen, was Medizinethik heute umfasst und warum HIV/Aids überhaupt ein Thema der Medizinethik ist, und nicht nur der Politischen Ethik.

Die Medizinethik ist nach dem 2. Weltkrieg vor allem in zwei Hinsichten reformuliert worden: erstens im *klinischen* Sinn, und hier vor allem im Hinblick auf das Arzt-Patienten-Verhältnis. Eine solche Medizinethik hat es schon immer gegeben, augenfällig ist dies zum Beispiel, wenn wir auf den Hippokratischen Eid sehen, oder auch auf die komplexe Geschichte der Medizin seit der Aufklärung, als sie versuchte, sich den modernen empirischen Wissenschaften anzunähern und aus der Arztkunst eine Arztwissenschaft zu machen. Heute gilt die evidenzbasierte Medizin als der Goldstandard, während der „face-to-face"-Kontakt für viele Patienten wie auch für viele Ärzte wenig gemein hat mit der traditionell so wichtigen medizinischen Begleitung eines Menschen durch sein ganzes Leben. Das „alte" Paradigma, in dem die Ärztin darüber zu entscheiden hatte, wie das Wohlergehen ihrer Patientin am besten zu gewährleisten sei, ist heute darüber hinaus dem Paradigma der Eigenverantwortung gewichen: In der Realität wird zwar einerseits dem Patienten (zu Recht) eine hohe moralische Kompetenz zugebilligt, andererseits wird diese Verantwortung mehr und mehr auf die vertragsrechtlich-ökonomische Interaktion zwischen Arzt und Patient reduziert. Radikal formuliert, bedeutet dies für die Arzt-Patienten-Beziehung: Nicht die prinzipiell gegebene und in der jeweiligen Situation zutage tretende Verletzlichkeit des Menschen wird behandelt, sondern in einer symmetrischen Quasi-Vertragsbeziehung werden Behandlungsschritte *ausgehandelt*, wobei die Kundin vom *Dienstleister* der *Gesundheitsservices* die bestmögliche Behandlung erwarten darf.

Die klinische Medizinethik analysiert diese und ähnliche Veränderungen der Hintergrundmodelle des medizinischen Handelns und öffnet sie dadurch für den öffentlichen Diskurs; sie untersucht darüber hinaus die normativen Annahmen, die hinter ihnen stehen; zuweilen macht sie Vorschläge, wie gehandelt werden soll, wenn ethische Gesichtspunkte geltend gemacht werden oder berät in kleineren Runden, wie zum Beispiel strukturelles Nicht-Wissen über eine Krankheit oder, wie im Fall von Aids, eine Pandemie, durch gezielte politische Steuerung überwunden werden kann. Medizinethik klärt aber auch über die Werte- und Güterkonflikte in den unterschiedlichen Gesellschaften auf; sie reflektiert die kulturell zum Teil sehr unterschiedlichen Verwendungen des Krankheits- und Gesundheitsbegriffs, der Konzepte wie der Autonomie, der Nichtschädigung, der Fürsorge oder des Wohlergehens. Medizinethik will, idealtypisch gesagt, Patienten und Ärzten und den ihnen zugeordneten Berufsgruppen sowie den Institutionen, die „die Medizin" konstruieren, die Mittel an die Hand geben, sich ihres eigenen Bedeutungsraums zu vergewissern; sie systematisiert soziale, kulturelle, politische und wissenschaftliche Diskurse in ihrer ethischen Dimension; sie vergleicht Regeloptionen vor dem Hintergrund der Geschichte der Medizinethik und der seit der Antike im Wesentlichen geteilten Berufsmoral (die freilich heute wieder neu an ihre kulturelle Bedingtheit erinnert wird); Medizinethik versucht aber auch, die Patienten zu der ihnen zugeschriebenen Eigenverantwortung zu ermächtigen: Authentizität, Autonomie und Rücksicht auf die Interessen und Rechte anderer sind in den verschiedenen Handlungskontexten so zu vermitteln, dass unter Bedingungen pluraler Selbstverständnisse moralisch zu rechtfertigende Handlungsentscheidungen möglich werden. Soweit zur eher klinisch orientierten, „klassischen" Medizinethik, die auf neue Handlungskontexte bezogen werden musste.

Darüber hinaus wurde die Medizinethik nach dem 2. Weltkrieg aber im *forschungsbezogenen* Sinn reformuliert, und hier vor allem im Hinblick auf die experimentelle Medizin: Hier kommen Studien zur Untersuchung der Wirksamkeit von nicht erprobten Medikamenten oder Behandlungen in den Blick, und eine der ersten Errungenschaften nach der Nazi-Diktatur mit ihren menschenverachtenden medizinischen Experimenten war ein Kriterienkatalog, der die Rechte von Probanden stärken sollte.

Seit den 1980er Jahren ist die Medizinethik in diesem Sinne vor allem als Biomedizinische Ethik neu etabliert worden – als Reflexion auf die so genannten Lebenswissenschaften, die die Medizin sehr stark mit den Biowissenschaften zusammenbinden, als Reflexion auf neue Technologien vor allem im Reproduktionsbereich und in der Intensivmedizin am Lebensende, und heute als Reflexion auf die so genannten Konvergenztechnologien, die als Gen-, Bio-, Neuro- und Nanotechnologie zusammengefasst werden.

Die Wende zur vielbeschworenen Autonomie blieb angesichts des vorherrschenden Paternalismus in der Medizin lange eine Fiktion. Auch wenn die US-amerikanische Bioethik sehr viel früher den Mythos der Freiheitsrechte des Einzelnen im Kapitel der geradezu grenzenlosen Medizintechnologie fortschrieb als das schwerfälligere Kontinental-Europa, das dem anglo-amerikanischen Fortschrittsoptimismus zumindest das Konzept der Menschenwürde und der individuellen Menschenrechte entgegenhielt, so ist doch nicht zu verkennen, dass die liberale Bioethik unter dem Schirm des politischen Liberalismus auch in Europa immer vorherrschender wird.[1] Dabei erscheinen mir bestimmte Formen des „autonomen Patienten" oder der selbstbewusst agierenden Patientin, die eine medizinische Serviceleistung fordert, um ihre Gesundheit wiederherzustellen oder gar zu steigern, eher als Zerrbilder von Krankengeschichten denn als realitätsnahe Darstellung. Leicht wird übersehen, dass der liberale Ansatz nicht notwendig mit

1 Das Problem des politischen Liberalismus besteht darin, dass er zwar gut die Konfliktlinien zwischen Individuum und Staat beschreiben kann und dabei die Individuen vor einem paternalistisch agierenden Staat zu schützen vermag. Aber der auf die „moralische Neutralität" verpflichtete Liberalismus vermag wenig über soziale Normen und ihre Entstehung zu sagen, die für die Bioethik deshalb so wichtig sind, weil in Wissens- und Wissenschaftsgesellschaften die in diesem Feld generierten Normen tiefgreifende Folgen für den Einzelnen haben, die gesellschaftlich reflektiert und bewertet werden müssen. Die ethische Reflexion an den demokratischen Diskurs zu delegieren, greift zu kurz, weil damit die faktischen Machtverhältnisse zwischen Wissenschaft und Gesellschaft sowie zwischen verschiedenen gesellschaftlichen Gruppierungen ausgeblendet werden. Auch Wissenschaftler, die zum Beispiel Gentests entwickeln oder an Gentherapien für HIV/Aids forschen, sind nicht einfach qua Forschung für die *ethische* Bewertung dieser medizinischen Diagnostiken oder Behandlungen qualifiziert. In bioethischen Diskussionen werden die beiden Felder der Expertise – die wissenschaftliche und die ethische – ständig miteinander vermischt, und dabei die „Ethik" mit einer bestimmten „Moralauffassung" verwechselt. Der Ethik im Sinne der Medizinethik ist demgegenüber, wie oben angedeutet und in diesem Beitrag praktiziert, die Reflexionstheorie auf Moralauffassungen, die in ihrer Struktur und ihrem Gehalt offen zu legen und auf ihre Richtigkeit oder auch ihre Sinnhaftigkeit zu überprüfen ist. Dabei sind auch die jeweils eigenen moralischen Grundüberzeugungen zu benennen, die notwendig historisch, kulturell und lebensgeschichtlich vermittelt sind, und gerade deshalb der historischen Vernunft unterworfen sind.

den sozialethischen Ansprüchen einer Institutionentheorie harmoniert, der es nicht nur um die politischen Freiheitsrechte, sondern zugleich auch um die (negativen) elementaren Schutzrechte sowie um die (positiven) sozialen Rechte prinzipiell aller Menschen geht, also um die Ermöglichungsbedingungen, die notwendig sind, damit jeder Mensch, egal in welchem Land er lebt, welche Hautfarbe oder welches Geschlecht sie hat, ein „würdiges" Leben leben kann.[2]

Aber nicht nur die Diskussion um die Freiheitsidee und die Moral der Menschenrechte im Sinne der Schutz- und Anspruchsrechte stehen im Hintergrund der Medizinethik. Zugleich ist auch die Geschichte der Medizin im 20. Jahrhundert als Hintergrundfolie wichtig.

Wie gesagt spielte bei der Herausbildung der neueren Medizinethik der Schutz des individuellen Patienten vor dem Kollektivinteresse eine sehr große Rolle. Die Forschungsethik bedarf deshalb hier der besonderen Erwähnung, weil illegale, aber von der internationalen medizinischen Gemeinschaft geduldete Medizinexperimente vor allem mit Minderheiten auch *nach* der Verabschiedung des Nürnberger Kodex und der Helsinki Deklaration fortgesetzt wurden – in Missachtung des Prinzips der Autonomie, des informed consent oder des Menschenrechts auf physische und psychische Integrität. Erst in den 1970er Jahren wurden etwa die berüchtigten, seit den 1940er Jahren durchgeführten Tuskegee-Versuche, Experimente an Afro-Amerikanern zur Erforschung von Syphilis, aufgedeckt.[3] Zwangssterilisationen fanden ebenfalls noch bis in diese Zeit statt. Nicht nur in den USA, sondern auch in Afrika ist das Misstrauen gegenüber der westlichen Medizin und „dem Westen" nicht zu übersehen.

Eine der Fragen, die sich Historikern und Ethikern stellt, ist die Tatsache, warum HIV/Aids so lange eine kaum thematisierte Infektions-

---

2 A. Margalit, Politik der Würde. Über Achtung und Verachtung, Frankfurt 1999.

3 Vgl. den Auszug aus dem Endbericht des Rechtsgutachtens von 1996: „From 1932 to 1972, 399 poor black sharecroppers in Macon County, Alabama were denied treatment for syphilis and deceived by physicians of the United States Public Health Service. As part of the Tuskegee Syphilis Study, designed to document the natural history of the disease, these men were told that they were being treated for "bad blood". Wie die New York Times vom 26 Juli 1972 berichtet, war die Tuskegee Syphilis Study „the longest nontherapeutic experiment on human beings in medical history." http://www.healthsystem.virginia.edu/internet/library/wdclib/historical/medical_history/bad_blood/report.cfm (Zugriff am 27.6.2008). Der umstrittene Pastor Wright aus der ehemaligen Kirchengemeinde des US-Präsidentschaftskandidaten Barack Obama stellte die Tuskegee-Versuche in eine Reihe mit den Gerüchten um die absichtliche, aus rassistischen Gründen forcierte Verbreitung von HIV/Aids in Afrika durch die amerikanische Regierung. http://www.washingtonpost.com/wpdyn/content/article/2008/04/28/AR2008042801511_5.html?sid=ST2008042801405 (Zugriff am 27.6.2008).

krankheit der Medizinethik gewesen ist. Während Menschen schon längst infiziert wurden, immer mehr Menschen erkrankten und an der mysteriösen Krankheit starben, so lautet der Vorwurf, diskutierten die – zu einem Gutteil christlich-theologisch ausgebildeten – Medizin- und Bioethiker und, wie in meinem Fall, -ethikerinnen, vor allem noch immer den Status von Embryonen, das Verbot der Euthanasie oder auch das Verbot der künstlichen Befruchtung. Der Vorwurf hat auch heute noch eine gewisse Berechtigung, denn nur langsam ändert sich die Akzentsetzung innerhalb der Medizin- und Biomedizinischen Ethik. Zunehmend kommen in den letzten Jahren aber auch in der Bioethik Fragen der globalen Gesundheit zum Tragen. Damit stellt sich auch die Frage nach dem Verhältnis von Medizin und Gerechtigkeit, also dem Verhältnis von Medizinischer Ethik und Sozialethik als der Ethik der sozialen Strukturen und politischen Institutionen, noch einmal neu.

Ich möchte nun fünf Aspekte der Aids-Diskussion herausgreifen, die für eine medizinethische Analyse grundlegend, keineswegs aber erschöpfend sind.

Erstens werde ich kurz etwas zum *Umgang des Einzelnen mit der HIV-Infektion sowie der Krankheit Aids* sagen und dabei vor allem die Wichtigkeit der Sprache und der Erzählfähigkeit betonen. Zweitens werde ich kurz die *Beziehung zwischen Arzt und Patienten* beschreiben, dies aber nur anreißen, weil es im Beitrag von M. Quante ausführlich thematisiert wird. Drittens werde ich etwas zu den *Antworten auf Aids* sagen, dabei vor allem auf die Rolle der Katholischen Kirche eingehen; viertens werde ich die Ethik der *klinischen Studien* am Beispiel der Mikrobizid-Forschung betrachten. Und fünftens werde ich die Therapie- und Medikamentenentwicklung ansprechen, die auf den Zusammenhang von HIV/Aids und der *Globalen Gesundheit* verweist. Spätestens an diesem Punkt angekommen, hoffe ich gezeigt zu haben, dass Aids uns alle – in der einen oder in der anderen Weise – angeht, sei es in Form einer schweigenden Mitwisserschaft, sei es in Form des Engagements, wie es die Deutsche AIDS-Hilfe möglich macht.

I. Zum individuellen Umgang mit HIV/Aids

Für die Medizinethik ist es wichtig, dass in der medizinischen Behandlung auf die Personen gehört wird, die mit der Infektion konfrontiert sind. Denn es ist *eine* Sache, HIV/Aids unter epidemiologischen oder auch unter biomedizinischen Gesichtspunkten zu untersuchen, was nicht nur Medizinerinnen, sondern auch Biologinnen oder Molekulargenetikerinnen tun, eine andere Sache ist es, mit der Infektion und der irgendwann ausbrechenden Krankheit konfrontiert zu sein. Henning Mankell berichtet in seinem Buch „Ich sterbe, aber die Erinnerung lebt" von seinen Besuchen in Uganda, zum Beispiel bei Christine, die an Aids erkrankt ist. Er beschreibt – als ein Merkmal der Infektion wie auch der Krankheit – das *Warten* als eine bedrückende *Angst vor der Zukunft*:

> „Bei den Menschen, denen ich in Uganda begegnet bin, gibt es drei Arten des Wartens. Diejenigen, die wissen, dass sie infiziert sind, und jeden Tag ängstlich nach Symptomen suchen. Diejenigen, die es nicht wissen, die nicht den Mut hatten, sich testen zu lassen, aber trotzdem jeden Morgen nach Symptomen suchen, kaum dass sie die Augen aufgeschlagen haben."

Mankell lernt auch Aida kennen, Christines dreizehnjähriger Tochter. Auch sie wartet auf die Zukunft. Dies ist eine Zukunft ohne ihre Mutter.

> „Sie, die selbst noch ein Kind ist, sie die weiß, dass sie nicht von der Krankheit befallen ist, wird als Mutter für sich und die Geschwister sorgen müssen, wenn die Verantwortung auf sie übergeht." (17)

Für Kinder wie Aida werden in vielen Einzelprojekten so genannte Erinnerungsbücher geschrieben. Sie verhindern, dass Mütter wie Christine, und mit ihr zahllose Väter, Großväter und Großmütter, Kusinen, Onkel und Tanten auf die Krankheit HIV/Aids reduziert werden. In den Erinnerungsbüchern erzählen die von Aids Betroffenen von ihrem Leben, von ihren Familien, von den Wünschen für ihre Familie und vom Wissen, dass sie an die nächste Generation weitergeben wollen.

Der Ansatz des Memory-Projekts ist wichtig. Dies Projekt wurde 1991 von Carol Lindsay Smith und Beatrice Were in Uganda gestartet. Es war zunächst ein Elternprojekt, das darauf abzielte, den Eltern bei der Planung der Betreuung ihrer Kinder für die Zeit nach ihrem Tod zu helfen. Neben dem Erinnerungsbuch gehört auch das Erinnerungskästchen oder der Erinnerungskorb zu den Utensilien des Projekts: neben den Aufzeichnungen können so auch Gegenstände, Fundstücke eines Lebens, die eigene Reflexion der Krankheit ermöglichen, einen Weg aus der Sprachlosigkeit und Stigmatisierung weisen. Es muss dabei gar nicht die Literazität gegeben sein, denn unter Umständen enthält die Box einfach solche Gegenstände, die einem Menschen bedeutsam erscheinen und die wiederum ihm seine Individualität geben.[4]

Ohne die Geschichten könnten viele Menschen womöglich sehr viel weniger gut mit ihrer Infektion oder Krankheit, aber auch mit den traumatischen Erfahrungen des Sterbens und des Todes um sie herum

---

4 C.L. Smith, Das Erinnerungsbuch, in: Concilium 42/3 (2007), Themenheft HIV/AIDS, hg. v. R. Ammicht-Quinn u. H. Haker, 321-330.

umgehen. Krankheit, die immer mit einer Identitäts-Störung einhergeht, kann vielleicht im Erzählen einen Ausdruck finden, und vielleicht kann so auch das soziale Schweigen um Aids etwas aufgebrochen werden. Im Erzählen kommen nicht nur die verschiedenen Umgangsweisen mit Aids zur Sprache, sondern es werden auch verschiedene Verständnisse der Krankheit deutlich, die dem medizinischen Verständnis ergänzend zur Seite zu stellen sind, um irrtümliche Engführungen zu vermeiden.[5] Durch das – zum Teil sehr mutige – Erzählen ihrer Geschichte mit HIV/Aids werden Menschen gesellschaftlich sichtbar, die sonst im Schatten bleiben würden, und sie zeigen sich in der Verletzlichkeit, die der Krankheit und letztlich dem Leben mit Aids angemessen ist. Eine Krankheit mit Gesicht lässt sich nicht so schnell auf eine biologische Formel bringen wie eine Krankheit, die nie aus etwas anderem bestand als aus Abweichungen von einem Normalbefund. Medizinethik in diesem Sinne ist hermeneutische Ethik: Sie sucht nach Formen des Ausdrucks und der Interpretation von moralisch relevanten Erfahrungen, die sie wiederum als Bestandteil der moralischen Identität einer Person markiert. Subjektive Überzeugungen, die sich aus für einen Menschen bedeutsamen Erfahrungen speisen, bilden den Rahmen für Entscheidungen und Handlungs- bzw. Umgangsweisen mit HIV/Aids. In der narrativen Medizinethik wird das Erzählen deshalb zu einem zentralen Aspekt. So sehr Erfahrungen auch der Subjektivität entspringen, für die narrative Medizinethik sind sie auch deshalb wichtig, weil sie in die jeweiligen historischen, kulturellen, religiösen und natürlich sozialen Kontexte eingebettet sind, ohne dadurch schon einfach in ihnen aufzugehen. Die Kommunikation über die Erfahrungen, Motivationen und Begründungen des eigenen Handelns ist für die narrative Medizinethik die Grundform der ethischen Reflexion, während für die normative Medizinethik die Argumentation ins Zentrum rückt.

II. Die Beziehung zwischen Arzt und Patient

Ich will hier, wie gesagt, nur einige wenige Andeutungen machen, inwiefern die Arzt-Patienten-Beziehung in der Medizinethik relevant ist. Anders als anderen Krankheiten, über die man leicht sprechen kann, haftet Aids noch immer ein Stigma an, und dies scheint in allen Teilen der Erde der Fall zu sein. In der Beziehung mit dem medizini-

5 H. Haker, Narrative Bioethik, in: Anerkennung, Ethik und Behinderung hg. v. S. Graumann u. K. Grüber, Münster 2005, 113-132.

schen oder auch pflegerischen Personal ist mit der Scham und der sozialen Stigmatisierung umzugehen; aber dies „Umgehen mit" muss gelernt werden, in Aus- und Fortbildungen, in angeleiteten Patientengesprächen usw. Dabei ist es wichtig zu sehen, dass soziale Stigmatisierungen, die auch unabhängig von Aids bestehen – etwa von homosexuellen Männern, von Drogenabhängigen oder auch von Migranten aus Afrika oder Asien, die in den Westen migrieren – im Angesicht von Aids verstärkt werden. So werden heute immer häufiger Aids-Tests vor der Gewährung von Asyl von Migranten gefordert und durchgeführt – eine klare Missachtung des Rechts auf Nichtwissen, das medizinethisch verankert ist. Andererseits muss – wie bei jeder Epidemie – die Verantwortung für den Schutz insbesondere der Sexualpartner bzw. auch der Kinder vor einer Infizierung Thema für das Arzt-Patienten-Gespräch werden. Dies stellt selbstverständlich keinen Eingriff in die Autonomie des Patienten oder einer schwangeren Frau dar, auch wenn hier viel Sensibilität in der Kommunikation notwendig ist, verschiedene Präventionsmöglichkeiten sachlich dargestellt werden müssen und kulturelle Vorurteile zunächst überwunden werden müssen.[6] Aufklärung und die Schulung von medizinischem Personal über die zugrunde liegenden Konzeptionen von Verantwortung und Autonomie sind notwendig; und dies kann unter anderem von der Medizinethik übernommen werden.

Für die Medizinethik stellen sich nicht nur die konkreten Fragen der Prävention und Therapie, nicht nur die Fragen nach dem Leben mit Aids, sondern auch Fragen nach der Vertraulichkeit der Information; nach der Schuld, die womöglich immer ein implizites Thema ist; auch nach der Schuldzuweisung, die sozialpsychologisch als Strategie der Selbstdistanzierung zu entlarven ist; und nicht zuletzt nach dem Recht und der Pflicht auf Wissen und Nichtwissen, und der daraus womöglich resultierenden Gefährdung anderer. In manchen Regionen, die allgemein von schweren Verletzungen der Menschen- und Frauenrechte gekennzeichnet sind, sind heute mehr als 60% Frauen mit HIV infiziert – Zeichen dafür, dass „Autonomie" nicht selten mit Dominanz und Gleichgültigkeit einer Gruppe (hier: eines Geschlechts) gegenüber dem Schicksal anderer verwechselt wird. Auf diese Situationen müssen vor allem Ärzte vorbereitet werden, die keineswegs die Haltung ihrer

6 So sind Kondome keineswegs ein präventives Mittel für jede Situation und in jedem Kontext, ebenso wenig prophylaktische Medikamenteneinnahme oder gar die Beschneidung von Männern. Individuelle Bedingungen und soziale, kulturelle und religiöse Kontexte sind zu berücksichtigen – ohne dass etwa eine kulturelle oder religiöse Begründung per se schon ein Ausschlussgrund für ein bestimmtes Mittel der Prävention sein darf. Vgl. zur religiösen Argumentation gegen Kondome als Präventionsmittel unten, Punkt 3.

Patienten nur passiv entgegen nehmen, sondern sich aktiv mit ihnen auseinandersetzen müssen, um sie so zu einem reflektierten Handeln zu bewegen. Dies ist nicht Paternalismus, sondern Ausdruck des Respekts gegenüber einer Person, die implizit oder explizit Orientierungen sucht – Orientierungen, die nicht mit Verhaltensvorschriften gleichzusetzen sind. Ethik ist nicht gleich Recht; Ethik kann nur Überzeugungsarbeit leisten.

Die Beziehungsebene ist für den Umgang mit Aids sehr wichtig, weil die jeweiligen Kontexte in das Arzt-Patienten-Verhältnis einbezogen werden müssen. Diese Form der Begleitung ist der medizinischen Kontrolle zur Seite zu stellen, um die Patientenrechte überhaupt realisieren zu können, aber auch, um einen möglichst effektiven Umgang mit der Prävention bzw. Medikation zu gewährleisten. Die Medizinethik versucht Hilfestellungen anzubieten bei der oft schwierigen Bewertung der verschiedenen Normen, die in Handlungssituationen zum Tragen kommen können.

III. Antworten auf Aids

Wie auf Aids antworten? Um diese Frage wird seit dem Bekanntwerden von HIV/Aids gerungen. Nicht nur die Medizin oder Politik ist hier gefragt, sondern auch die großen „Nichtregierungsorganisationen", die gesellschaftlich relevant sind. Zu ihnen gehören in gewisser Weise auch die Kirchen (wenngleich sie in der Beschreibung als NGO natürlich nicht aufgehen). Als katholisch-theologische Ethikerin möchte ich an dieser Stelle nicht die einzelnen Präventions-, Impf- und Therapieprogramme darstellen, sondern einzig auf die Rolle der Katholischen Kirche zu sprechen kommen.

Natürlich ist sich die Kirche bewusst, dass HIV/Aids eine Katastrophe ist. Ihr stellen sich jedoch zwei zentrale Fragen, die sie für ihr Handeln notwendig beantworten muss: Erstens: Wie sind die Kontexte beschaffen, in denen der HI-Virus übertragen wird? Können diese Kontexte beeinflusst werden, um der Ansteckungsgefahr durch eine Verhaltensänderung zu verringern? Und zweitens: Wie kann den an Aids Erkrankten geholfen werden, wie kann ihnen Hoffnung gemacht werden, dass ihr Leben trotz der Krankheit sinnvoll und würdig ist? Welche institutionellen Vorkehrungen müssen geschaffen werden, um karitative Hilfe möglichst breit aufbauen zu können?

Die erste Frage, wie es zu Aids kommen kann, beantwortet ein Teil des Klerus mit dem Hinweis auf die seit langem zu beobachtende „entfesselte Sexualität" als Merkmal vor allem der westlichen Kultur. Diese

Entwicklung wird als Hintergrund für die Ausbreitung von HIV/Aids angesehen; und entsprechend wird die Pandemie in den Kontext einer insgesamt bedrohlichen und moralisch zweifelhaften Entwicklung moderner Gesellschaften gestellt. Innerhalb dieser „Kultur des Todes", die freilich auch durch eine enthemmte ökonomische Ordnung gekennzeichnet ist, wie Johannes Paul II immer wieder betonte, gerät nicht nur die Ordnung der Familie, sondern insgesamt die „natürliche" und soziale Ordnung ins Wanken.

Die Kirche antwortet entsprechend auf HIV/Aids als einem Bestandteil dieser aus dem Gleichgewicht geratenen Ordnung mit der Verteidigung bzw. Erläuterung der Ordnung der Schöpfung, die zumindest für Christen maßgeblich sei. Um HIV/Aids zu bekämpfen, muss die „Entfesselung" der Sexualpraktiken zurückgenommen werden, Sexualität einzig als Praxis innerhalb der Ehe, auf der Grundlage des Treuegelöbnisses der Ehepartner, verstanden werden. Sexualität kann nicht für sich stehen, sondern sie muss als Zeichen des Sakraments der Ehe zurückgewonnen werden und zumindest prinzipiell auf die Weitergabe des Lebens ausgerichtet sein. Bekanntlich sind Verhütungsmittel mit diesem Sexualitätsverständnis kaum zu vereinbaren, genauso wenig wie der außereheliche oder der homosexuelle Geschlechtsverkehr.[7]

Ich kann hier die Grundlagen dieser Morallehre im Einzelnen natürlich nicht analysieren, um die Einseitigkeiten und durchaus auch theologisch nicht notwendigen Schlussfolgerungen aus der menschlichen „Natur" zu kritisieren. Mir geht es hier nur darum zu zeigen, wie aufgrund dieser ethischen Grundlagenreflexion ein zentrales Mittel der Aids-Prävention quasi ausgeschlossen wird, weil es in Konflikt mit der Morallehre gerät, und wie dabei viele andere Gesichtspunkte ignoriert bzw. an den Rand gedrängt werden. HIV/Aids ist für viele kirchliche Vertreter fast ausschließlich ein Problem von Erwachsenen, vor allem aber von erwachsenen Männern, und radikalisiert ein Problem von homosexuellen Männern, die sich nicht mit einem sexualitätslosen Leben abfinden mögen. Frauen kommen nur implizit als Ehepartnerinnen in den Blick; wenn sie Akteure sind, dann am ehesten als Prostituierte, die ihren Körper verkaufen. Von den Kindern HIV-infizierter Mütter und Eltern ist nicht die Rede, ebenso wenig von Menschen, deren Ar-

7 Das zentrale päpstliche Lehrschreiben zur Sexualmoral ist die von Papst Paul VI verfasste Enzyklika Humanae Vitae. Sie sagt dazu in Nr. 12: „Diese vom kirchlichen Lehramt oft dargelegte Lehre gründet in einer von Gott bestimmten unlösbaren Verknüpfung der beiden Sinngehalte – liebende Vereinigung und Fortpflanzung –, die beide dem ehelichen Akt innewohnen. Diese Verknüpfung darf der Mensch nicht eigenmächtig auflösen."

mut sie umso anfälliger für die verschiedenen Infektionskrankheiten macht. Statt die Grundlagen der Sexualmoral zur Diskussion zu stellen, reagieren hohe kirchliche Vertreter so:

... aus dem Radio Vatikan (2006):

„25 Millionen AIDS-Tote verzeichnen die Statistiken, seit das HI-Virus in den 80er Jahren zum ersten Mal identifiziert wurde. Heute leben in den Ländern der Welt rund 40 Millionen Menschen, die HIV-positiv sind. Der vatikanische ‚Gesundheitsminister' Kardinal Javier Lozano Barragan hat in New York an der UNO-Konferenz zum Thema Aids teilgenommen. Er sagte uns: ‚Es gab dort kein Land, das nicht beunruhigt wäre. An den Methoden zur Bekämpfung der Seuche allerdings scheiden sich die Geister. Diverse Länder vor allem Nordeuropas wollen die sexuelle Libertinage. Sie sprechen dauernd von Kondomen und sagen, die seien zuverlässig, weil sie eine absolute Barriere für das Virus bilden. Dann gibt es unter den Nichtregierungsorganisationen nicht wenige, die das Verhältnis zwischen Mann und Frau als altmodisch hinstellen wollen. Es scheint fast, als müsse eine Beziehung heutzutage zwischen Homosexuellen oder Lesben geschlossen werden, damit sie einen Wert hat. Das ist ein Angriff auf den Normalfall der Menschheit, das heißt, auf den Plan Gottes von Mann und Frau als Quelle des Lebens'."

Kondome als Mittel der Prävention werden nicht von allen Vertretern des katholischen Klerus abgelehnt. Ebenso argumentierten von Beginn an prominente katholische Moraltheologen mit dem Prinzip des Doppeleffekts, um die Verwendung von Kondomen auch theologisch zu rechtfertigen. Dies Prinzip bedeutet, dass eine Handlung, die gar nicht auf die Verhütung einer Schwangerschaft ausgerichtet ist, sondern vielmehr dem Schutz des Lebens des Ehepartners bzw. der Ehepartnerin diene, von Seiten der Katholischen Theologie und dem Lehramt als moralisch gerechtfertigt gilt.[8] Diese Argumentation, die bei der Einführung der „Pille" in den offiziellen Dokumenten enthalten ist und für den Kontext der HIV/Aids-Prävention aufgegriffen wurde, rechtfertigt also die Kondome als therapeutisches Mittel, aber sie lässt die zugrunde liegende theologische Anthropologie, die „natürliche Ordnung" unangetastet.[9]

Auch wenn damit die Praxis der Verteilung von Kondomen zumindest ermöglicht wird, verhindert diese theologische Argumentation nicht die Stigmatisierung von Homosexuellen, und sie zeigt sich gänz-

---

8 Humanae Vitae Nr. 15. Die Kirche hält aber jene therapeutischen Maßnahmen, die zur Heilung körperlicher Krankheiten notwendig sind, nicht für unerlaubt, auch wenn daraus aller Voraussicht nach eine Zeugungsverhinderung eintritt. Voraussetzung dabei ist, dass diese Verhinderung nicht aus irgendeinem Grunde direkt angestrebt wird.

9 Vgl. zur Geschichte der Argumentation und zur kirchenrechtlichen Perspektive F. Sanders, Aids – Eine Strafe Gottes?, in: Concilium 43/3 (2007), 290-300.

lich uninformiert über die Entwicklungen der Aids-Pandemie der letzten zwei Jahrzehnte. Ich halte sie daher keinesfalls für einen Weg, den die Theologische Ethik heute noch als Begründungsstrategie gehen kann.

Stefan Hippler hat wie vor ihm vielleicht kein anderer katholischer Theologe der Kirche den Spiegel vorgehalten.[10] Sein Buch ist zumindest für die Theologische Ethik eine Pflichtlektüre. Hippler entlarvt die katholische Sexualmoral als Teil des Problems der Aids-Epidemie, eine Moral, die häufig entweder gar nicht erst gehört – oder verstanden – wird wie in Deutschland, oder die zu einem Verstärkungsfaktor der Passivität im Kampf gegen HIV/Aids wird. Frauen kommen im kirchlichen Ethikmodell als Handelnde kaum vor, sonst müsste die Kirche Fragen beantworten, wie gerade Frauen sich in der Ehe schützen sollen, oder etwa diejenigen jungen Mädchen, die ihre Existenz und diejenige ihrer zum Teil verwaisten Geschwister nur dadurch sichern können, dass sie ihren Körper für die so genannten „sugar daddies" verkaufen? Aber nicht nur in Afrika, nicht nur für die Mädchen und Frauen ist die HIV/Aids-Politik der Kirche skandalös; auch gelebte Homosexualität darf es nach der theologischen Anthropologie des Lehramts nicht geben – so als seien die unterschiedlichen Formen und Ausprägungen der Sexualität ein „Fehler" in der Schöpfung, der besser verschwiegen und versteckt werden sollte, auf keinen Fall aber in eine gelebte Beziehung münden kann, in der Sexualität auch zwischen Männern (oder Frauen) möglich ist.

Ein solcher Ansatz ist nicht nur menschenrecht-feindlich, er ist auch theologisch nicht begründet und muss daher auch innertheologisch überwunden werden. Nicht von ungefähr haben sich bereits in den 1980er und 1990er Jahren namhafte theologische Ethiker gegen diese Sexualethik gewandt und eine Revision der naturrechtlich verankerten Sexualmoral gefordert. Dabei bedeutet die Ablehnung des vatikanischen Modells noch nicht, dass es nicht Sexualpraktiken gibt, die durchaus problematisch sind, zum Beispiel wenn sie die Rechte der von diesen Praktiken Betroffenen verletzen. Dies ist zum Teil in der Prostitution der Fall, wenn zum Beispiel Frauen von ihren Zuhältern oder Zuhälterinnen oder ihren Freiern zu ungeschütztem Sex gezwungen werden, aber eben auch in der Verletzung der Informationspflicht gegenüber der Sexualpartnerin. Trotzdem ist auch von theologischer Seite eine Diskussion über die historische Vernunft (im Gegensatz zur als natürlich apostrophierten Vernunft) zu führen. Meines Erachtens gibt es keine Alternative zu einer aus subjektiven und historischen

10 S. Hippler, B. Grill, Gott, Aids, Afrika. Eine Streitschrift, Köln 2007.

Erfahrungen entwickelten, in verschiedenen Handlungskontexten konkretisierten, gleichwohl aber mit einem universalistischen Anspruch auftretenden Ethik der Menschenrechte, die das zentrale Prinzip der theologischen Sozialethik auch in der Sexualethik ernst nimmt: die Würde als unbedingte Annahme einer jeden einzelnen, besonderen Person vor Gott – und entsprechend vor dem Menschen.

Ich habe oben gesagt, die Kirche habe zwei Fragen, die eine die Übertragungswege betreffend, und die andere die Hilfe für die Kranken betreffend: Es gibt – das muss in der Diskussion um die Katholische Kirche und ihrer Haltung zu HIV/Aids immer wieder betont werden, sehr wohl auch die andere Seite der Katholischen Kirche, die weniger ein Teil des Problems ist, als vielmehr dringend gebrauchter und willkommener Bestandteil der Lösung, nämlich im Sinne des Engagements und Einsatzes für die von Aids Betroffenen. Es ist hier nicht der Ort für eine genauere Analyse der weltweiten kirchlichen Arbeit. Ein kleines Beispiel ist das HOPE-Projekt von Stefan Hippler in Kapstadt. Auf theologischer Ebene werden immer mehr Handreichungen entwickelt, die für diese praktische Arbeit notwendig sind.[11] Ich zitiere zusammenfassend noch einmal Radio Vatikan:

> „Die katholische Kirche verwaltet heute 26,7 Prozent aller Einrichtungen, die sich um die Pflege und Begleitung von AIDS-Kranken kümmern. Wir sind damit in 102 Ländern der Welt präsent."

Die christlich-theologische Ethik kann nicht darauf verzichten, zumindest teilweise auch eine Ethik der Begleitung, Beratung und Betreuung von Menschen mit HIV/Aids, also eine Seelsorge-Ethik, zu sein.[12]

IV. Prävention und medizinische Forschung

Die Medizinethik setzt sich nicht nur kritisch mit den Modellen des verantwortlichen Umgangs mit dem Infektionsrisiko auseinander, sondern auch mit der Präventionsforschung. Ich möchte am Beispiel der Mikrobizide zeigen, wie schwierig die Erprobung von Präventionsmethoden ist, besonders dann, wenn die klinischen Studien einen Verlauf nehmen, der nicht vorhergesehen wurde.

---

11 J. Keenan, Vier Aufgaben der theologischen Ethik in einer Zeit von HIV und Aids, in: Concilium 43/3 (2007), 300-310.

12 Vgl. dazu das internationale Projekt zur Ethik in der Klinikseelsorge, das ich derzeit zusammen mit Dr. Katrin Bentele in Frankfurt aufbaue. Die Reflexion auf die ethischen Fragen, die sich im klinischen Umgang mit HIV/Aids-Patienten stellen, kann und soll durchaus Bestandteil der Aus- und Fortbildung von Seelsorgern sein. Vgl. zum Projekt: www.ethik.uni-frankfurt.de.

Mikrobizide sind Vaginal-Gels, die derzeit entwickelt werden, um einerseits die Zahl der Infektionen zu verringern, indem eine Alternative zu Kondomen angeboten wird, andererseits Frauen zu einer aktiven, Männer-unabhängigen Prävention von Aids zu ermächtigen. Es befinden sich eine ganze Reihe von Produkten in der klinischen Erprobung; derzeit können sie keineswegs Kondome ersetzen, sondern sie allenfalls ergänzen.

Bisher sind die klinischen Tests zu Mikrobiziden wenig erfolgreich. 2007 wurde eine große Studie (CONRAD) abgebrochen, nachdem die Infektionszahlen sogar gestiegen waren. Im Februar dieses Jahres wurde die erste größere Phase III Studie abgeschlossen, wiederum mit dem Resultat, dass dieser Weg keine Durchschlagskraft hat. Ähnlich wie im Fall der Impfstoffe ist die Aidsforschung noch lange nicht auf einem sicheren Terrain. Die Medizinethik ist jedoch ein wichtiger Faktor, um die Einzelinteressen bei den klinischen Versuchen zu schützen, ohne das epidemiologische Ziel dabei aus den Augen zu verlieren.[13] Sie muss zum Beispiel bei der Erstellung von Handreichungen präsent sein, um die medizinethischen Standards kontinuierlich zu vertreten.

Die „Global Campaign for Microbicides" hat einige Seiten ihrer Homepage den ethischen Fragen der klinischen Tests gewidmet, so zum Beispiel der informierten Zustimmung, die keineswegs nur eine Unterschrift unter ein Formular ist bzw. sein sollte, sondern ein widerrufbarer Entscheidungsprozess und nicht nur Aufklärung, und zwar auf der Grundlage verständlicher Informationen und als freiwillige Zustimmung, die nicht primär ökonomisch motiviert sein darf, weswegen die Aufwandsentschädigungen nicht übermäßig sein dürfen.

Die Kampagne beschäftigt sich auch mit der kulturellen Kompetenz, die notwendig ist, um die Motive der Probanden zu verstehen. Im Fall der Mikrobizide geht es dabei vor allem auch um die Geschlechterrollen und den erwarteten Autoritätsverlust der Männer in Sexualpraktiken angesichts des intendierten Autonomiezugewinns der Frauen.

Interessant ist die Analyse, die Global Campaign for Microbicides zur klinischen Forschung selbst macht: Sie reduziert die vier grundlegenden medizinethischen Prinzipien kurzerhand auf drei Prinzipien, nämlich den Respekt vor der *Autonomie* einer jeden Person, die Förderung des *Wohlergehens*, das auf einer Balance von Belastungen, Risiken und Nutzen basiert, und *Gerechtigkeit*. Das klassische Nichtschädigungsprinzip, traditionell sogar in dieser negativen Form das Grundprinzip der Medizinethik („neminem laedere"), erscheint dabei nur noch als Erläuterung des Wohlergehens, das die direkte Schädigung

13 http://www.popcouncil.org/microbicides/index.html (Zugriff am 19.6.2008).

ausschließt. Darüber hinaus wird das Individualinteresse gegenüber dem Kollektivinteresse abgewertet: „... attention has gradually shifted from individual to community-level-benefits."[14]

Medizinethik, die sich mit den Forschungsfragen auseinandersetzt, wird angesichts dieser doch massiven Abweichungen von den gängigen medizinethischen Prinzipien und Grundregeln, etwa denjenigen der Helsinki-Deklaration, die Auseinandersetzung suchen (müssen), um über die Gründe der ethischen Transformation zu diskutieren. Dabei kann es durchaus zu heftigen Kontroversen zwischen verschiedenen Ethiktypen und -schulen kommen – etwa um die Unhintergehbarkeit der individuellen Rechte von Menschen, die sich für die klinische Forschung zur Verfügung stellen. Meines Erachtens hat die HIV/Aids-Forschung nur dann eine Chance auf Akzeptanz, wenn sie a) penibel die internationalen Forschungsstandards einhält (und dies in allen Ländern, in denen die Studien durchgeführt werden), und b) transparent ist. Ob dies bei der Mikrobizid-Forschung immer der Fall war oder ist, ist hier nicht zu entscheiden, sollte aber durchaus Gegenstand einer eigenen Studie werden.

V. Therapie und die Frage der Patentierung von essentiellen Medikamenten

In meinem letzten Teil soll es mir um die globale Gesundheitsperspektive gehen. Ich habe zu Beginn gesagt, dass diese Perspektive nur langsam Eingang in die Medizinethik findet, und dass sie uns zwingt, das Verhältnis von Medizinethik und Politischer Ethik noch einmal neu zu durchdenken. Hier hat es allerdings die theologische Ethik leichter, weil sie – sofern sie sich weniger als Moraltheologie denn als Sozialethik versteht – die soziale und politische Dimension der Medizin seit langem thematisiert. Nicht von ungefähr sind es immer wieder auch kirchlich-soziale Initiativen, die deshalb auch zu einem nicht unwichtigen Motor innerhalb der sozialen Bewegungen werden konnten.
Hören wir noch einmal Mankells Reisebericht.

> „Zurück zu Christine. Die Medikamente, die sie gebraucht hätte, kosteten genau doppelt so viel, wie sie pro Monat als Lehrerin bekam. Vierhundert Kronen verdiente sie umgerechnet etwa im Monat. Die Medikamente, in ihrer billigsten Variante, kosteten achthundert Kronen.[...] In zukünftigen Geschichtsbüchern wird ein Kapitel dem Agieren der großen Arzneimittelmonopole und ihrer Aktienbesitzer und Geschäftsführer gewidmet sein,

14 www.global-campaign.org (Zugriff am 19.6.2008).

> als die Aidsepidemie auf der Erde wütete. Gerichte, welche die toten Unternehmensbesitzer zur Verantwortung ziehen könnten, wird es nicht geben."

In der Bioethik wird Christines Problem, das Henning Mankell präzise auf den Punkt bringt, als Problem des „gleichen Zugangs" (equal access) zu Gesundheitsgütern bzw. Medikamenten gefasst. Was von einer abstrakten ethischen Position aus so einfach klingt, kompliziert sich, wenn die Gerechtigkeitstheorie die ökonomischen Aspekte berücksichtigt: Vor allem die pharmazeutische Forschung, Entwicklung und Produktion unterliegt ja den allgemeinen (globalen) Marktbedingungen, d.h. dem Wettbewerb zwischen den Anbietern, die zuvor in die Forschung und Entwicklung von Medikamenten investiert haben und deshalb den Patentschutz des geistigen Eigentums (intellectual property right) als Ausgleich für die Offenlegung der Informationen erhalten. Die Umsetzung des Prinzips der Gleichbehandlung bei gleichen Umständen, das dem Gerechtigkeitsbegriff zugrunde liegt, bedarf der Steuerung des Wettbewerbs, ohne jedoch im globalisierten Wirtschaftssystem diesen gefährden zu sollen.[15] Nicht mangelndes *Wissen*, sondern mangelnde *Steuerung* (governance) ist das Problem bei der Ungerechtigkeit der Krankheitsbekämpfung, nicht nur von HIV/Aids. So heißt es im WHO-Bericht von 2005 in Bezug auf die dramatisch unterversorgten Gruppen der Mütter, Neugeborenen und Kinder (die auch im Kontext von HIV/Aids eine immer größer werdende Problemgruppe darstellen):

> "There is no doubt that the technical knowledge exists to respond to many, if not most, of the critical health problems and hazards that affect the health and survival of mothers, newborns and children."

Nun hat sich gezeigt, dass bei minimaler Steuerung der Gesundheitsforschung in den letzten Jahrzehnten nur ca. 1% der Forschungsgelder für Infektionskrankheiten ausgegeben werden, obwohl diese etwa 12% aller Krankheiten ausmachen und darüber hinaus die Forschung weitgehend öffentlich gefördert wurde. Erst mit HIV/Aids ist dieser Trend angehalten worden. Wie jedoch ein Ausgleich zwischen dem Recht auf „essentielle Medikamente", dem Recht auf Wahrung der Freiheit der Forschung und der Wahrung des geistigen Eigentums gestaltet werden kann, ist nach wie vor umstritten.[16] Die Frage stellt sich dringlich, wie

15 Eine kritische Auseinandersetzung mit dieser Gleichheitsvoraussetzung findet sich zum Beispiel in: Gleichheit oder Gerechtigkeit. Texte der neuen Egalitarismuskritik, hg. v. A. Krebs, Frankfurt 2000.

16 Vgl. dazu den WHO-Bericht zum geistigen Eigentum, in dem die Defizite der Gesundheitsversorgung auch mittels des Patentsystems klar benannt werden: http://www.who.int/intellectualproperty/report/en/index.html.

Gerechtigkeitstheorien und politische Theorien auf die von Mankell zu Recht geäußerte Empörung über die Ungerechtigkeit des Zugangs zu Medikamenten antworten können – dabei geht es jedoch darum, dass das Prinzip der Gleichheit eine korrigierende Ungleichbehandlung erforderlich macht, zum Beispiel durch die bereits jetzt schon praktizierten unterschiedlichen Preissysteme für Medikamente.

> „Wird man in einem armen Land geboren, ist das Risiko, schwere Schmerzen ertragen zu müssen, so unendlich viel größer als in einem Land wie Schweden. In einem armen Land fehlt es an Ressourcen. Nicht zuletzt an den medizinischen Fähigkeiten, die erforderlich sind, um die Schmerzen der Menschen zu lindern. Das ist so grausam. Auch wenn man sterben muss, darf es nicht so sein, dass der Tod eine größere oder kleinere körperliche Qual darstellt, je nachdem, wo du zufällig geboren bist" (Mankell, 38).

Was kann eine sozialethisch orientierte Medizinethik in dieser Diskussion ausrichten? Nun, sie kann erstens die institutionellen Aspekte als Bestandteil der Medizinethik ansehen und sie damit nicht der ökonomischen bzw. politischen Analyse überlassen. Dies ist deshalb wichtig, weil die Sozialethik trotz ihrer institutionentheoretischen Ausrichtung dennoch das Prinzip der Würde einer jeden Person in ihrer Individualität an die erste Stelle stellt – dies im Einklang mit den verschiedenen Menschenrechtskonventionen. Darüber hinaus kann so deutlich gemacht werden, dass es manchmal tatsächlich ethische Konflikte sind, die eine Lösung so schwer machen.

Ein prominentes Beispiel mag zeigen, wie sich der Konflikt zwischen verschiedenen Rechten auf die Behandlung von Aids auswirkt, weil über den *Zusammenhang* von Freiheitsrechten und sozialen Rechten sowie über die *Gewichtung* der Menschenrechte nicht oder nicht angemessen reflektiert wird:

Nach dem so genannten TRIPS-Abkommen (Abkommen zu Trade-Related Intellectual Property Rights) von 1994 wurden die geistigen Eigentumsrechte für die WTO-Staaten neu geregelt – zugunsten der Pharmaunternehmen, die die Entwicklungskosten durch Patente kompensiert sehen wollten. 2001 wurde mit der so genannten Doha-Erklärung zur öffentlichen Gesundheit eine Zusatzerläuterung verabschiedet, die weit reichende Folgen für die HIV/Aids-Forschung und die -Versorgung hatte.[17] In Notsituationen ist seither die Vergabe von Zwangslizenzen erlaubt. Dies wurde 2003 bestätigt und somit der Weg für eine bessere, das heißt vor allem eine billigere Versorgung mit Me-

17 Für eine ausführliche Diskussion hilfreich zum Beispiel: F.M. Abbott, The WTO Medicines Decision: World Pharmaceutical Trade and the Protection of Public Health, in: The American Journal of International Law 99, no. 317 (2005), 317-58.

dikamenten geebnet. Einerseits müssen die WTO-Staaten die Patentrichtlinien umsetzen, also prinzipiell Innovationen unter Patentschutz stellen. Andererseits greift aber auch in diesen Abkommen das zur Gerechtigkeitstheorie gehörende Ungleichbehandlungsprinzip, das korrigierende oder ausgleichende Maßnahmen fordert, wenn der Status quo zu inakzeptablen Ungerechtigkeiten für den Einzelnen führt. Dieses ist im TRIPS-Abkommen insofern enthalten, als Zwangslizenzen zugelassen sind, die erstens die *Herstellung* von Generika zur Selbstversorgung erlauben und zweitens den *Export* von Generika in wenig entwickelte Länder begünstigen. Indien und Brasilien sind die größten Profiteure dieser Politik gewesen.

Anstatt nun aber diese Bestimmungen als notwendigen Bestandteil einer auf Gerechtigkeit und Ausgleich basierenden Politik zu betrachten und auch so zu kommunizieren, wurden diese Bestimmungen als Zugeständnisse an die Entwicklungsländer bzw. die für sie advokatorisch kämpfenden Nichtregierungsorganisationen aufgefasst. So wurden sie eher als politischer Kompromiss denn als ethisch geforderte und politisch umgesetzte Richtungsentscheidung angesehen. Zudem wurde in der Praxis Druck auf die Länder ausgeübt, die Zwangslizenzen auszusetzen – Zwangslizenzen gelten weiterhin als Ausnahmeregelung, obwohl die Mangelversorgung mit Gesundheitsgütern der Normalfall in den am meisten von Aids betroffenen Regionen ist. Die WTO fordert, dass das TRIPS-Abkommen von den Mitgliedsstaaten möglichst im Sinne des umfassenden Patentschutzes implementiert wird, und das heißt zum Beispiel, dass die Übergangsfrist für Zwangslizenzen am 1.1.2005 abgelaufen ist.

Indien gehört zu den Staaten, die seit dem 1.1.2005 ein Patentrecht haben, welches dem TRIPS und Doha-Abkommen entspricht. Dies ist durchaus im Interesse des Staates, weil Indien eine aufstrebende Pharmaindustrie hat und mittlerweile den größten Anteil an exportierten Generika hält. So sagt die Nichtregierungsorganisation „Ärzte ohne Grenzen" über die Versorgung mit Aidsmedikamenten zu Indien Folgendes:

> „Indische Generika sind das Rückgrat unserer HIV/Aids-Programme in 30 Ländern. Von den mehr als 80.000 Patienten, die wir behandeln, erhalten 80 Prozent indische Nachahmerprodukte."

Für die Versorgung vor allem von Entwicklungsländern mit Aids-Generika gibt es entsprechend solange keine Probleme, als Indien Zwangslizenzen erteilt. Seit dem 1.1.2005 muss Indien aber den Patentschutz gewähren. Und hier beginnen die Probleme, die durch die Zusatzerklärung von 2003 nur scheinbar gelöst waren. Für die Versorgung von Patienten wie Christine würde ein Patentschutz lebensnotwendige

Medikamente noch unerschwinglicher machen. Aus der Kampagne von Ärzte ohne Grenzen:

> "While fierce generic competition has helped prices for first-line AIDS drug regimen to fall by 99% from $10,000 to roughly $130 per patient per year since 2000, prices for second-line drugs – which patients need as resistance develops naturally – remain high due to increased patent barriers in key generics producing countries like India. In a country such as South Africa, where MSF has been providing antiretroviral therapy for five years, treating 58 patients on second-line drugs costs the same as treating over 550 patients on first-line. In addition, newer HIV medicines that are recommended by WHO can cost up to 50 times more, if they are even available in countries. These drugs will be impossible to use unless generic competition drives down prices and helps increase availability."[18]

Die Menschen, die am dringendsten auf die Medikamente angewiesen sind, werden leicht zum Spielball der ökonomischen Interessen derer, auf die sie im wörtlichen Sinne lebensnotwendig angewiesen sind. Erhalten die Konzerne Anreize durch öffentliche Förderung in allen Schritten: von der Forschung und Entwicklung über den Patentschutz und zuletzt über die Produktionsbedingungen, so zeigen sie vermarktungsfähiges Interesse an den gerechtfertigten Ansprüchen der Menschen auf prinzipiell verfügbare Behandlung. Greifen die Anreizsysteme nicht, so bleiben offenkundig die Rechte auf der Strecke.

Mankells Empörung gilt nicht zuletzt diesem Aspekt der Aids-Pandemie – weil ökonomische Interessen von Unternehmen nicht gegen Rechte von Patienten ausgespielt werden *dürften*. Nur greift Mankell dennoch zu kurz, wenn er in seiner Kritik die „Aktienbesitzer" und „Geschäftsführer" zitiert, die sich nicht vor Gericht verantworten müssen, und er damit das Problem personalisiert. Eine solche Personalisierung allein ist wenig hilfreich, weil wir es mit einem strukturellen wirtschaftspolitischen Problem von globaler Dimension zu tun haben.

Die HIV/Aids-Forschung zeigt, dass häufig eher die Geste der *Großzügigkeit* (Hilfsprogramme für Patienten) gesucht wird – die sich zudem noch gut vermarkten lässt – als dass die *Rechte* der Patienten auf Versorgung anerkannt würden. In ethischer Terminologie gesagt: die (nicht einklagbare) Tugendpflicht wird an die Stelle der Rechtspflicht gestellt und diese Schieflage nicht allein in der persönlichen Beziehung verankert, sondern sogar zur impliziten Grundlage des institutionellen Handelns gemacht. Derzeit beginnt, wie etwa die letzte UN-Aids-Konferenz zeigt, allerdings die Diskussion erneut über das Verhältnis der staatlichen Pflicht und Verantwortung gegenüber den nichtstaatli-

18 Medicins sans Frontiers: http://www.accessmedmsf.org/prod/publications.asp?scntid=14112-00692472&contenttype=PARA& (Zugriff am 12.3.2008).

chen karitativen Leistungen, die eigentlich „nur" eine komplementäre Funktion haben sollten. Im Hinblick auf die Forschung gesagt, ist vielmehr eine nach ethischen Gesichtspunkten gesteuerte öffentliche Forschung notwendig sowie die Entwicklung von Präventivmaßnahmen, die in unterschiedlichen kulturellen Kontexten womöglich auch unterschiedliche Ansätze erfordern.[19] Allgemein erfordert nicht nur die Entwicklung von Medikamenten, sondern ebenso eine soziale Begleitung und Betreuung eine solidarische gesellschaftliche (und globale) Anstrengung, die in den nächsten Jahren Millionen von Menschenleben retten können und ein Leben in Würde ermöglichen. Dass dies bisher aus politischen Motiven nicht realisiert wird, zum Beispiel in der Steuerung der Forschungspolitik, um die nationale Wettbewerbposition auf dem Weltmarkt nicht zu gefährden – *dies* ist ein Skandal, den die Ethik aus guten Gründen *und* unter Rekurs auf ihre eigene Tradition und die Disziplin der Sozialethik zu thematisieren hätte.[20]

Gefragt ist heute also eine Antwort der Ethik auf die strukturelle Ungerechtigkeit in der medizinischen Versorgung – in Form einer *religiös* oder anders motivierten, in jedem Fall aber *philosophisch* zu begründenden und *politisch* zu implementierenden Gerechtigkeitstheorie in der Medizin. Die Medizinethik muss darauf drängen, das Recht eines jeden Menschen auf Behandlung seiner Krankheit zu respektieren und zu fördern, sofern Präventionsmaßnahmen, Impfstoffe und Behandlungsformen prinzipiell verfügbar sind. Mittelfristig bedeutet die „Option für Gerechtigkeit", auf die ich mich als Theologin verpflichtet sehe:

erstens die Bindung von öffentlichen Fördermitteln an Auflagen, zum Beispiel die Dringlichkeit für bestimmte Krankheitskontexte,

---

19 So sind zum Beispiel auch die oben erwähnten Mikrobizide keineswegs nur als Ermächtigung für Frauen zu sehen, wenn nicht gleichzeitig die Autonomie und die Rechte der Frauen in Beziehungen und in Familienstrukturen gefördert werden. In einigen Kontexten mag die Beschneidung ohne Stigmatisierung und Ablehnung möglich sein, weil sie zum kulturellen Inventar auch vor HIV/Aids gehörte – in anderen Kontexten könnte sich die Empfehlung, homosexuelle Männer sollten sich beschneiden lassen, eher als Übergriff in die sexuelle Identität verstanden werden. Kulturelle Kompetenz muss ein Bestandteil der ethischen Reflexion auf Aids sein.

20 Vgl. dazu H. Haker, M. Becka, Denk-Kulturen – The Clash of Rationalities. Begegnung der Wissenskulturen/Encounter of Knowledge Cultures/Las Cultruas del Saber su Encuentro en el Diálogo Norte-Sur. R. Fornet-Betancourt, Frankfurt am Main 2008, 217-237. Dabei darf freilich auch nicht verschwiegen werden, dass die Kirche sich lange gerade nicht kritisch mit den Strukturen der Wirtschaft beschäftigt hat, im 19. Jahrhundert die Eigentumsfrage zentraler Bestandteil der Abwehr des Kommunismus war und auch noch in der heutigen katholischen Soziallehre die Frage der Gesundheitsversorgung einen peinlich geringen Stellenwert einnimmt.

zweitens mittelfristig die Abschaffung des Patentsystems für essentielle Medikamente; kurzfristig jedoch die Fixierung und unter Umständen sogar die Ausweitung der Möglichkeit von staatlichen Zwangslizenzen zur Herstellung von Generika, und

drittens Strukturhilfen im Sinne der Millennium-Ziele, um die Armut als einen Faktor der Krankheitsentstehung und Nichtbehandlung wirksam bekämpfen zu können.

Gerechtigkeit in der medizinischen Versorgung ist längst nicht mehr nur ein Thema für die so genannten Entwicklungsländer, sondern auch Thema der innergesellschaftlichen Wohlstands- und Armutsverteilung. HIV/Aids gehört auf die Agenda der jeweils nationalen, vor allem aber auf die internationale Medizin- und Bioethik. Dass Konferenzen zwischen Wissenschaft und Gesellschaft auf der nationalen wie auch internationalen Ebene dies deutlich machen (können), stimmt optimistisch. Für die Zukunft bleibt zu hoffen, dass die Einsichten in politisches Handeln transformiert werden können.

Selbstbestimmt sterben

MICHAEL QUANTE

> ICH HÖRE, DIE AXT HAT GEBLÜHT,
> ich höre, der Ort ist nicht nennbar,
>
> ich höre, das Brot, das ihn ansieht,
> heilt den Erhängten,
> das Brot, das ihm die Frau buk,
>
> ich höre, sie nennen das Leben
> die einzige Zuflucht.
>
> Paul Celan, *Schneepart*

I. Einleitung

Die Frage, ob moderne, demokratisch verfasste und (noch) mit einem solidarischen Gesundheitssystem ausgestattete Gesellschaften freiwillige Sterbehilfe legalisieren sollten, spaltet nicht nur unsere deutsche Gesellschaft, sondern bekanntlich auch die Europäische Union. Was der einen als Eröffnung der Möglichkeit des selbstbestimmten Sterbens und der Realisierung des Rechts auf den eigenen Tod gilt, wird von dem anderen als Einstieg in die nächste zivilisatorische Katastrophe wahrgenommen und qualifiziert. Dabei zeigen neuere Studien zur Zunahme von Suizidraten unter Bedingungen der Legalisierung von assistiertem Suizid (im US-Bundesstaat Oregon), dass die Befürchtung, damit auf eine schiefe Ebene zu gelangen, an deren unteren Ende ein neuer Holocaust droht, sich empirisch nicht belegen lassen. Einen Anstieg der prozentualen Raten konnte man nur bei Aids-Patienten nachweisen, wobei auch dies nur geringe Fallzahlen betraf (so war es am 27.9.2008 in einer Meldung in Spiegel Online zu lesen). Frühere Studien zum Verhältnis von freiwilliger Sterbehilfe und Aids zeigten dagegen, dass es hier überhaupt keinen für das Krankheitsbild Aids spezifischen Zusammenhang gibt.[1] Zwar hat Margaret P. Battin darauf hingewiesen, dass der Verlauf der Aids-Erkrankung im Endstadium aufgrund der extremen Schwankungen sich deutlich von vielen anderen terminalen Erkrankungen unterscheidet und deshalb die Einschätzung der Rationalität und Stabilität eines Tötungswunsches besonders erschwert werde. Eine spezifische ethische Sonderstellung von Aids hinsichtlich der Frage nach freiwilliger Sterbehilfe lässt sich damit aber nicht begründen.[2]

Die Überlegungen, die ich in diesem Beitrag vorlege, haben also nicht den Zweck nachzuweisen, dass es mit Bezug auf HIV und Aids spezifische ethische Gesichtspunkte zu beachten gibt, wenn man sich der Frage nach der ethischen Zulässigkeit von freiwilliger Sterbehilfe widmet. Zu bedenken ist jedoch, dass der Wunsch nach autonomer Lebensführung gerade auch in dieser Betroffenengruppe, deren politische Aktivität und Durchschlagskraft ein nahezu beispielloses Phänomen im Bereich der Interessenvertretung für spezifische Krankheitsgruppen gewesen ist, besonders wirkmächtig ist. Das Bedürfnis nach aktiver Selbstgestaltung des eigenen Sterbens und des eigenen Todes ist der Grenzfall dieses Bemühens um eine autonome Lebensführung. Unter den gegebenen gesellschaftlichen, ethischen und rechtlichen Rahmenbedingungen ist es nicht leicht, dies umzusetzen. Weder für die Betroffenen, noch für die sie Betreuenden, noch für die Institutionen, in denen sich das Sterben und der Tod dieser Patienten in der Endphase ihres Lebens vollzieht.

Im Folgenden möchte ich mich mit einer tief sitzenden und weit verbreiteten, sowie politisch immer noch mächtigen und einflussreichen Position auseinandersetzen, die zu zeigen beansprucht, dass freiwillige Sterbehilfe unter allen Umständen, kategorisch ethisch falsch ist und daher weiterhin kriminalisiert werden sollte. Ich bin der Auffassung, dass sich diese Ansicht nicht adäquat begründen lässt, sondern vielmehr einer humanen und die Autonomie von Patienten respektierenden gesellschaftlichen Regelung im Wege steht. Auch wenn das Thema, welches in diesem Beitrag behandelt wird, kein für Aids-Patienten *spezifisches* Problem darstellt, so kann es doch auch für diese Patienten, für ihre Betreuer und ihre Angehörigen, ein echtes und be-

1 Vgl. hierzu P.J.E. Bindels u.a., Euthanasia and Physician-Assisted Suicide in Homosexual Men with AIDS, in: Lancet 347 (1996), 499-504 sowie J. Vollmann, Ärztliche Beihilfe zum Suizid bei AIDS-Patienten in den USA, in: Ethik in der Medizin 14 (2002), 270-286.

2 Vgl. M.P. Battin, Going Early, Going Late: The Rationality of Decisions About Suicide in AIDS, in: Journal of Medicine and Philosophy 19 (1994), 571-594.

lastendes Problem sein. Was manchem liberal eingestellten Ethiker wie eine Kritik an überholten Positionen und Einstellungen „von vorgestern" vorkommen mag, erweist sich in der Praxis als Auseinandersetzung mit einer Phalanx von Meinungen und Einschätzungen, denen trotz ihrer argumentativen Schwäche immer noch eine ungebrochene politische Macht zukommt und die deshalb unsere gesellschaftliche Realität immer noch entscheidend prägt.

II. Freiwillige Sterbehilfe: ein kategorisches Nein?

Es gibt kein länger geltendes und stärkeres Verbot in der Medizin als dasjenige, welches besagt, man dürfe Patienten nicht töten. Die Hinwendung zum Autonomieprinzip auf der einen und medizinisch-technische Entwicklungen auf der anderen Seite haben jedoch in den letzten Jahrzehnten verstärkt dazu geführt, dass dieses Verbot unter Druck geraten ist. Dabei greifen beide Tendenzen Hand in Hand: Wo medizinische Möglichkeiten eher die Quantität als die Qualität des Lebens befördern und Patienten unter Bedingungen am Leben erhalten werden können (und müssen), die nicht als lebenswert erlebt werden, stellt sich die Frage danach, weshalb ein Mensch diese Abschnitte seines Lebens nicht sollte beenden (lassen) dürfen. Je dominanter die Vorstellung einer autonomen Lebensführung und die Grundeinstellung, jeder selbst sei für seine Wertungen letztendlich allein verantwortlich, wird, desto näher liegt die Forderung an Ärzte, mit ihrem Wissen und Können dem Leiden der nur noch überlebenden Patienten Abhilfe zu schaffen.

Ein kategorisches, unter allen Umständen geltendes Verbot freiwilliger Sterbehilfe lässt sich nicht rechtfertigen, auch wenn relevante Argumente (wie z.B. Missbrauchsgefahren aufgrund sozialer Ungerechtigkeiten einer Gesellschaft, Diskriminierung vulnerabler Minderheiten oder allgemeine ökonomische Zwänge) in einer Abwägung gegen die ethische Zulässigkeit solcher Tötungshandlungen den Ausschlag zu geben vermögen. Weder die Unterscheidung zwischen aktiver und passiver Sterbehilfe noch die Unterscheidung zwischen beabsichtigten und in Kauf genommenen Aspekten von Handlungen bzw. Handlungsfolgen vermag eine kategorische ethische Differenz zu begründen.[3] Aus diesem Grunde verwende ich den Begriff der freiwilligen Sterbehilfe so, dass er assistierten Suizid als Sonderfall mit abdeckt.

3 Ich habe diese Unterscheidungen und ihren Zusammenhang sowohl in begrifflicher wie in ethischer Hinsicht an anderer Stelle ausführlich behandelt; vgl. M. Quante, Passive, indirekt und direkt aktive Sterbehilfe – eine deskriptiv und ethisch tragfähi-

III. Personale Autonomie und das ‚Recht' zu sterben

Die biografische Identität einer Person, die sich in ihrer Persönlichkeit manifestiert, ist genuin evaluativer Art.[4] Personen konstituieren ihre Persönlichkeit durch die – positive wie negative – Identifikation mit ihrer erlebten Vergangenheit und ihrer antizipierten Zukunft. Aus dieser evaluativen Verfasstheit praktischer Identität ergibt sich ein direktes Argument für die Zulässigkeit von freiwilliger Sterbehilfe. Weil die Persönlichkeit sich durch die evaluative Identifikation des Menschen mit seiner eigenen Biografie konstituiert, ist eine Bewertung des eigenen Lebens in das personale Leben eingeschrieben. Diese Bewertung findet in einem sozialen Raum statt und muss bestimmten Kohärenzbedingungen genügen. Sie ist zugleich die Artikulation der individuellen Wertvorstellungen einer Person und in diesem Sinne Ausdruck ihrer personalen Autonomie.[5] Als solche verdient sie nicht nur den Respekt, der autonomen Entscheidungen in unserer Kultur mittlerweile unbestritten zukommt. Sie ist darüber hinaus selbst die Realisation eines in unserer Kultur hoch angesehenen Ideals: ein eigenes Leben zu führen, eine eigene Persönlichkeit auszubilden, eine eigene Individualität auszudrücken. Zu den für Personalität notwendigen Bedingungen gehört, ein Wissen um die eigene Existenz zu haben. Deshalb sind Personen nicht nur in der Lage, einzelne Aspekte ihrer eigenen zukünftigen Biografie gegeneinander abzuwägen, sondern auch, diese zukünftige Biografie selbst einer Bewertung zu unterziehen. Es eröffnet sich damit die Möglichkeit, diese zukünftige Biografie (mit den sie einschließenden offenen Optionen) als ganze zu bejahen oder abzulehnen. Aus der praktischen Verfasstheit biografischer Identität von Personen folgt somit also nicht nur die Möglichkeit, bestimmte Aspekte an einer möglichen zukünftigen Entwicklung abzulehnen und andere vorzuziehen. Dies geschieht zum Beispiel dann, wenn eine Person eine schmerzhafte Operation ablehnt und ein schonenderes Therapieverfahren wählt. Es folgt auch die Möglichkeit, die Fortsetzung der eigenen Existenz insgesamt abzulehnen und den Wunsch zu äußern, zu sterben, sich zu töten oder getötet zu werden. Ein solcher Wunsch kann

---

ge Unterscheidung?, in: Ethik in der Medizin 10 (1998), 206-226, sowie L. Siep, M. Quante, Ist die aktive Herbeiführung des Todes im Bereich des medizinischen Handelns philosophisch zu rechtfertigen?, in: Das medizinisch assistierte Sterben, hg. v. A. Holderegger, Freiburg 1999, 37-55.

4 Vgl. dazu meine ausführliche Analyse in: M. Quante, Person, Berlin 2007 (Kap. 8 und 9).

5 Vgl. dazu meine Darstellung in: M. Quante, Personales Leben und menschlicher Tod, Frankfurt am Main 2002 (Kap. 5).

durchaus rational und Ausdruck einer autonomen Entscheidung sein; er kann, aus der Sicht des Interpreten, sogar genau zur Persönlichkeit dieses Patienten passen. Die häufig zu hörende (oder lesende) Ansicht, ein solcher Tötungswunsch *müsse* pathologisch sein und brauche aus diesem Grunde prinzipiell nicht respektiert zu werden, ist bestenfalls empirisch unplausibel, vermutlich aber eher Ausdruck eines inakzeptablen Paternalismus und der Versuch, versteckte ethische Wertungen und die auf ihnen fußende Bevormundung von Patienten zu kaschieren. Wenn ein solcher Wunsch aber nicht irrational ist, sondern eine nachvollziehbare und mit der Persönlichkeit kohärente autonome Entscheidung darstellt, dann verdient diese Entscheidung unseren ethischen Respekt.

IV. Freiwillige Sterbehilfe und personale Autonomie: ein Widerspruch?

Die Perspektive vom Prinzip biografischer Identität her erfasst nur die freiwillige Sterbehilfe und legt den Schwerpunkt auf die autonome Entscheidung der Patienten, die einen Tötungswunsch äußern. Bevor im nächsten Abschnitt die kategorischen Einwände gegen die ethische Zulässigkeit freiwilliger Sterbehilfe diskutiert werden, sollen zuvor erst noch zwei Einwände erörtert werden, die einen Widerspruch zwischen Autonomie und dem Wunsch, von einer anderen Person getötet zu werden, aufzeigen wollen. So wird zum Beispiel von Anselm W. Müller, der dieses Problem für einen „signifikanten Pferdefuß" der liberalen Konzeption hält, folgende Frage gestellt:

> „Wieso soll eigentlich *Selbstbestimmung* gerade darin zur Geltung kommen, dass man sich von einem *anderen* töten lässt?"[6]

Bei R. Harri Wettstein, der selbst freiwillige Sterbehilfe für ethisch zulässig hält, findet sich folgende Aussage:

> „Zu einfach wäre es, wenn der Sterbende Anspruch auf aktive Sterbehilfe geltend machen könnte, solange er noch die Handlungsmöglichkeit der Freitodhilfe wahrnehmen kann. Dieser Satz mag zynisch klingen; er enthält

6 So A.W. Müller, Tötung auf Verlangen – Wohltat oder Untat?, Stuttgart 1997; Müller hält dies für den weniger prinzipiellen Einwand gegen die ethische Zulässigkeit freiwilliger Sterbehilfe, weil er selbst auf der Grundlage der Lehre von der Heiligkeit des menschlichen Lebens bestreitet, dass Autonomie das Recht einschließt, sein Leben negativ zu bewerten. Mit dem obigen Einwand beansprucht er aber, einen Einwand zu formulieren, mit dem sich auch jede auf Autonomie gegründete Verteidigung freiwilliger Sterbehilfe auseinander zu setzen hat. In letzterem ist ihm Recht zu geben.

> jedoch ein eminent ethisches Anliegen. Denn mit der flehendsten Bitte an den Arzt, durch eine Spritze ‚erlöst' zu werden, wird die entscheidende Handlung auf einen anderen Aktor abgeschoben und das (vielleicht doch religiöse) Gewissen des Bittenden erleichtert. (Fußnote ausgelassen, M.Q.) Die Gefahr einer derartigen Verantwortungsabwälzung, mit der die Compliance ganz auf den Arzt fällt, muss unbedingt unterbunden werden. Sonst kann aktive Sterbehilfe ethisch nicht spruchreif werden."[7]

Zuerst einmal ist wichtig, die Stoßrichtung dieser beiden Einwände zu unterscheiden. Müller versucht mit seinem Einwand, die Rechtfertigung freiwilliger Sterbehilfe auf der Grundlage des Respekts vor Autonomie generell zu entkräften. Gegen diese Strategie ist zu sagen, dass die Entscheidung, um die Tötung zu bitten, immer noch Ausdruck einer individuellen und autonomen Entscheidung ist, die es gegebenenfalls zu respektieren gilt. Es ist jedoch die richtige Einsicht anzuerkennen, dass die Autonomie besser gewahrt wird und damit auch erhöhten Respekt verdient, je mehr die Rolle des Handelnden bei demjenigen, der den Wunsch zu sterben äußert, verbleibt. Dies ist auch der Punkt, an dem Wettstein ansetzt. Für ihn kann freiwillige Sterbehilfe nur dann ethisch legitim sein, wenn die anderen Möglichkeiten (Suizid, medizinisch assistierter Suizid) nicht gegeben sind. Für diese Auffassung spricht, dass so vermieden werden kann, dem fraglichen Patienten die Entscheidung und die damit einhergehende ethische Bewertung abzunehmen. Für sie spricht auch, dass möglicherweise die ethische Einschätzung des am assistierten Suizid beteiligten Arztes seinem eigenen Tun gegenüber anders ausfällt als im Falle einer direkten Tötungshandlung. Und für sie spricht schließlich drittens, dass die ethische Beurteilung Dritter, sofern sie nicht Tötungshandlungen (zumindest im Bereich medizinischen Handelns) kategorisch ablehnen, zustimmender ausfallen wird, je aktiver der Patient selbst beteiligt ist. Dies liegt daran, dass dann auch die Autonomie des Patienten in stärkerem Maße zum Tragen kommt und von uns respektiert wird.

Mit diesem Zugeständnis ist meine Entscheidung, assistierten Suizid als Unterfall freiwilliger Sterbehilfe anzusehen, verträglich, da ihr lediglich die Prämisse zugrunde liegt, dass zwischen den verschiedenen Formen freiwilliger Sterbehilfe keine kategorische ethische Differenz besteht. Damit ist die Annahme gradueller ethischer Unterschiede jedoch durchaus vereinbar. Welche Option jeweils die Richtige ist, und wann einem Patienten noch die von Wettstein angesprochene Handlungsmöglichkeit, einen assistierten Suizid durchführen zu können, zugeschrieben werden kann und muss, wird dabei von der jeweiligen Situation abhängen. Die intuitive Rangfolge, die wir hier vornehmen,

7 Vgl. H.R. Wettstein, Leben- und Sterbenkönnen, Bern 1995, 84f.

muss man auf jeden Fall generell als Argument *für* einen auf Autonomie basierenden Zugang zum Problem der freiwilligen Sterbehilfe zählen. Damit stehen meine Überlegungen im Widerstreit mit einer Position, die als Lehre von der Heiligkeit des Lebens bekannt ist und die These vertritt, dass freiwillige Sterbehilfe *kategorisch* ethisch falsch ist.

V. Der kategorische Einwand gegen freiwillige Sterbehilfe

Eine in den gegenwärtigen bioethischen Auseinandersetzungen prominente, wenngleich auch nicht immer klar artikulierte Position ist die Lehre von der Heiligkeit des Lebens.[8] In ihrer generellen z.B. von Albert Schweitzer vertretenen Form bezieht sie sich auf alle Lebensformen. Im Kontext der biomedizinischen Ethik geht es dagegen nur um das *menschliche* Leben, dessen Unantastbarkeit, dessen absoluter Wert oder dessen Würde behauptet wird.[9] Die Grundannahme ist, dass das menschliche Leben eine dem menschlichen Werturteil prinzipiell entzogene absolute Wertdimension hat. Jeder Mensch hat, solange nicht die Hingabe für andere ethisch geboten ist, sein eigenes Leben auszuhalten, egal in welchem physischen oder psychischen Zustand er sich befindet. Niemand hat das Recht, über menschliches Leben zu verfügen, sei es, weil das menschliche Leben einen unabwägbaren, absoluten Wert darstellt, sei es, dass es als eine von Gott auferlegte Pflicht oder als göttliches Geschenk begriffen wird.[10] Gegenüber diesem absoluten

8 Vgl. dazu H. Kuhse, The Sanctity-of-Life-Doctrine in Medicine – a Critique, Oxford 1987 und R. Dworkin, Life's Dominion, London 1993.

9 Damit steht die Lehre von der Heiligkeit des menschlichen Lebens in einer engen Beziehung zum vor allem in der deutschen Diskussion zentralen Begriff der Menschenwürde. Auch letzterer hat jedoch seine internen Spannungen und Mehrdeutigkeiten; vgl. dazu K. Bayertz, Human Dignity: Philosophical Origin and Scientific Erosion of an Idea, in: Sanctity of Life and Human Dignity, hg. v. K. Bayertz, Dordrecht 1996, 73-90 und D. Birnbacher, Ambiguities in the Concept of Menschenwürde, in: Sanctity of Life and Human Dignity, 107-121. Ein formales, ausschließlich auf individuelle Autonomie gegründetes Konzept von Menschenwürde kann im Bereich der Sterbehilfe durchaus zu anderen Begründungen führen als die Lehre von der Heiligkeit des menschlichen Lebens. Ein auf die Gattung bezogenes oder theologisch aufgeladenes Konzept der Menschenwürde andererseits, welches diesen Konflikt vermeidet, lässt sich nicht im gleichen Maße allgemein verbindlich machen, wie das auf das autonome Individuum beschränkte Verständnis der Menschenwürde. Vgl. dazu M. Quante, Quality of Life Assessment and Human Dignity: Against the Incompatibility-Assumption, in: Poiesis & Praxis 3 (2005), 168-180.

10 Dworkin, Life's Dominion (Anm. 8) hat vorgeschlagen, das menschliche Leben nicht als absoluten, wohl aber als intrinsischen Wert anzusehen. Damit meint er, dass einem menschlichen Leben auch unabhängig von der individuellen Wertschätzung der Person, um deren Leben es sich handelt, ein Wert zukommt. Im Gegensatz zu

Wert müsse jeder Versuch, hier auf der Basis menschlicher Wertungen ethische Differenzierungen einzuführen, notwendig arbiträr und willkürlich bleiben und zwangsläufig in Katastrophen münden.[11] Auch wenn die theologischen Ursprünge dieser Position unübersehbar und die machen, in einer pluralen Gesellschaft damit problematisch sind, zeigt doch die Einstellung vieler Menschen und der Verlauf der aktuellen Debatte, dass diese Annahmen zumindest in der westeuropäischen Kultur tief verankert sind.[12] Dabei liegt zwischen den Anhängern der Lehre von der Heiligkeit des menschlichen Lebens und den auf personaler Autonomie aufbauenden Verfechtern einer Ethik der Qualität des Lebens[13] wie z.B. John Harris oder Helga Kuhse eine fundamentale Differenz darin, was unter einem Recht auf Leben verstanden wird. Während es für Letztere ein individuelles Abwehrrecht gegenüber anderen darstellt, welches zugleich aber von dem jeweiligen Individuum durchaus auch preisgegeben werden kann, verstehen erstere es als ein absolutes und unverfügbares Recht, welches auch von dem autonomen Individuum selbst nicht aufgegeben werden darf.[14]

VI. Zur Kritik an der These der kategorischen Unzulässigkeit freiwilliger Sterbehilfe

Da die Differenzierungen zwischen aktiver und passiver Sterbehilfe sowie beabsichtigtem und lediglich in Kauf genommenem Töten nicht geeignet sind, plausibel zu begründen, dass das aktive und absichtliche Töten eines Menschen auf dessen autonome Willensbekundung hin kategorisch ethisch falsch ist, läuft letztlich alles auf die Grundannahme hinaus, dass niemand das Recht habe, menschliches Leben als le-

---

der Vorstellung der Heiligkeit, oder – die säkularisierte philosophische Entsprechung – der These vom absoluten Wert lässt ein intrinsischer Wert Abwägungen zu. Aufgrund dieser Modifikation ist Dworkins Position mit der von mir eingenommenen nicht nur vereinbar, sondern auch in weiten Teilen deckungsgleich.

11 Vgl. für diese Argumentation exemplarisch L. Gormally, Walton, Davies, Boyd and the Legalization of Euthanasia, in: Euthanasia Examined, hg. v. J. Keown, Cambridge 1996, 113-140; J. Finnis, A Philosophical Case Against Euthanasia, in: Euthanasia Examined, 23-35; J. Finnis, The Fragile Case for Euthanasia: a Reply to John Harris, in: Euthanasia Examined, 46-55.

12 Vgl. dazu M. Quante, Syndrom Bioethik, in: Philosophische Rundschau 51 (2004), 1-26.

13 Vgl. exemplarisch J. Harris, The Value of Life, London 1985 oder H. Kuhse, The Sanctity-of-Life-Doctrine, bes. Kap. 5 (Anm.8).

14 So vertritt A.W. Müller, Tötung auf Verlangen (Anm.6) uneingeschränkt die These, dass die Preisgabe des Rechts auf Leben, wie sie im Fall der Bitte um freiwillige Sterbehilfe im engen Sinne vorliegt, eine „unerlaubte Erlaubnis" darstellt.

benswert oder lebensunwert zu qualifizieren. Selbst wenn diese Annahme vor einem theologischen Hintergrund plausibel gemacht werden kann, lässt sie sich als allgemeinverbindliche ethische Norm in einer säkularisierten, pluralen und pluralistischen Gesellschaft nicht verteidigen. Dem einzelnen Subjekt bleibt selbstverständlich das Recht, für sich selbst aufgrund einer solchen religiösen oder philosophischen Annahme freiwillige Sterbehilfe abzulehnen. Dies hat Konsequenzen für die Frage, welche Pflichten sich möglicherweise aus dem Recht auf freiwillige Sterbehilfe ergeben. Der aus meiner Sicht entscheidende Nachteil der Lehre von der Heiligkeit des menschlichen Lebens besteht darin, dass sie mit der biografischen Verfasstheit der Identität von Personen nicht vereinbar ist, wenn diese Personen ihr eigenes Leben weder als eine ihnen von Gott gestellte Aufgabe noch als absoluten Wert betrachten. Eine liberalistische Position, welche Personen das Recht auf die eigene Bewertung der eigenen Existenz zuerkennt und die Qualität des Lebens von autonomen Personen entscheidend von dieser Selbstbewertung abhängen lässt, entspricht der pluralen und pluralistischen Verfasstheit unserer Kultur wesentlich besser. Wenn man dabei vermeidet, in eine rein subjektivistische Theorie der Wertungen und eine rein formale Autonomiekonzeption abzugleiten, behält man darüber hinaus auch genügend Mittel in der Hand, um extreme und nicht nachvollziehbare subjektive Existenzbewertungen zu kritisieren und gegebenenfalls sogar in ethisch gerechtfertigter Weise zu überstimmen.[15]

Mit den Überlegungen dieses Abschnitts sind Argumente ausgeräumt worden, die zeigen sollten, dass freiwillige Sterbehilfe kategorisch falsch ist. Damit bleibt immer noch die Möglichkeit, durch Abwägungsüberlegungen oder Dammbruchargumente zu zeigen, dass freiwillige Sterbehilfe alles in allem ethisch inakzeptabel ist. Anhänger der Strategie, hier kategorische Verbotstafeln aufzustellen und zu begründen, wenden gegen diese gradualistische Vorgehensweise ein, damit werde eine arbiträre und fragile Begründungsbasis geschaffen, die letztlich nicht sicher sein könne. So schreiben Anton Losinger, Peter Radtke und Eberhard Schockenhoff in ihrem ergänzenden Votum in der Stellungnahme des Nationalen Ethikrats zum Thema „Selbstbestimmung und Fürsorge am Lebensende:

15 Vgl. für eine Kritik an rein subjektivistischen Theorien der Wertung M. Quante, Einführung in die Allgemeine Ethik, 3. Aufl., Darmstadt 2008 (Kap. 5 und 6) sowie für die These der intersubjektiven Verstehbarkeit und Kritisierbarkeit dieser subjektiven Existenzbewertungen M. Quante, Wessen Würde? Welche Diagnose?, in: Der Umgang mit dem beginnenden menschlichen Leben, hg. v. L. Siep,. M. Quante, Münster 2003, 133-152.

„Ebenso verbietet die Hochschätzung des Lebens, die unserer Rechtsordnung zugrunde liegt, die öffentliche Duldung oder Förderung einer institutionalisierten Suizidberatung oder -hilfe durch entsprechende Dienstleistungsangebote. Unsere Rechtsordnung und unser spontanes Verhalten gegenüber Suizidwilligen müssen darauf ausgerichtet bleiben, diese von dem Wunsch abzubringen, sich das Leben zu nehmen, und ihnen eine Perspektive für ihr Weiterleben zurückzugeben. Das öffentliche Angebot einer organisierten Suizidbeihilfe würde Handlungen, die auf die Auslöschung des eigenen Lebens gerichtet sind, den Anschein von Normalität und gesellschaftlicher Akzeptanz verleihen. Auf diese Weise würde die Schwelle erheblich herabgesetzt, die eine suizidgefährdete Person durch die gesellschaftliche Tabuisierung der Selbsttötung in zahlreichen Fällen davon abhält, ihrer psychischen Disposition entsprechende Taten folgen zu lassen. Wenn die öffentliche Tätigkeit von Organisationen, deren einziger oder hauptsächlicher Zweck die Ermöglichung von Suiziden ist, soziale, kulturelle und rechtliche Akzeptanz erfährt oder auch nur geduldet wird, kann die Gesellschaft ihren Schutzauftrag gegenüber suizidgefährdeten Menschen nicht mehr in der gebotenen Weise erfüllen."[16]

An die Stelle ethischer Diskurse, rechtlicher Regelungen und institutioneller Ausgestaltung soll diesen Autoren zufolge eine „Tabuisierung" treten, damit die Gesellschaft ihren Schutzauftrag (wer schützt dabei eigentlich wen vor wem?) weiter erfüllen kann. Jede alternative ethische und rechtliche Argumentation zeichne, so der Vorwurf der drei Autoren, „ein Bild vom Menschen, das einseitig an den Idealen von Selbstbestimmung, Autonomie und Unabhängigkeit ausgerichtet" ist und unsere sittliche Praxis auf arbiträre Grundlagen stellt.[17]

Dabei kann „arbiträr" Verschiedenes meinen: (a.) Wenn damit jede nicht von Gott offenbarte oder als absolut mit Letztbegründung ausgewiesene Rechtfertigung zurückgewiesen werden soll, dann ist dieses Argument sicher nicht überzeugend. Die These, eine auf intersubjektiver rationaler Übereinkunft aufruhende ethische Begründung könne prinzipiell nicht ausreichen, eine humane gesellschaftliche Praxis zu begründen und zu sichern, kann offensichtlich nur denjenigen überzeugen, der bereits überzeugt ist. Abwägungsfragen mögen kontrovers und manchmal nicht eindeutig entscheidbar sein, oder gar in Einzelfällen zu unbefriedigenden Ergebnissen führen. Daraus lässt sich aber nicht ableiten, dass nur kategorische Begründungsformen einen hinreichenden Schutz bieten. Eine solche Haltung würde letztendlich sogar den Ermessensspielraum, die ethische Urteilskraft und damit die Autonomie der Beteiligten eliminieren.

---

16 Nationaler Ethikrat, Stellungnahme „Selbstbestimmung und Fürsorge am Lebensende", Berlin 2006, 105.

17 Nationaler Ethikrat, Stellungnahme, 103 (Anm. 16).

(b.) Mit „arbiträr" kann auch gemeint sein, dass eine willkürliche, an den Situationen nicht plausibel festzumachende Unterscheidung keine stabile Basis für eine ethische Praxis sein kann. In diesem Sinne ist der Einwand berechtigt. Es kommt dann alles darauf an, welche Aspekte als ethisch relevant und damit als nicht arbiträr gelten sollen. Hier erscheint mir der Rekurs auf die Lehre von der Doppelwirkung, also die Inanspruchnahme des Unterschieds von Beabsichtigen und bloßem Inkaufnehmen, seinerseits als willkürlich und mit den etablierten ethischen und juristischen Praxen nicht vereinbar. Zumindest dann nicht, wenn mit ihrer Hilfe ein kategorischer ethischer Unterschied begründet werden soll bzw. beansprucht wird, mit dieser Lehre alle ethisch relevanten Aspekte abzudecken.

In der Konsequenz dieses „Arbiträr"-Einwands liegt letztlich sogar die Forderung, dass der Bereich der freiwilligen Sterbehilfe der expliziten gesellschaftlichen Erörterung bedarf, um eine eben nicht arbiträre Bewertungsgrundlage in intersubjektiven Diskursen zu ermitteln und zu entwickeln. Denn wirklich willkürlich werden diese Probleme dann gehandhabt, wenn sie *allein* der Entscheidung des einzelnen Mediziners überlassen oder ausschließlich dem Gewissen der Angehörigen aufgebürdet werden, und sich die Praxis der freiwilligen Sterbehilfe hinter dem Grauschleier des Verschweigens abspielt.[18]

VII. Die Pflicht zu töten?

Wenn es durch die bisherigen Überlegungen gelungen ist, das Recht auf freiwillige Sterbehilfe plausibel zu machen, dann stellt sich nun die Frage: Wie weit reicht dieses Recht? Zu klären ist also, ob einem solchen Recht denn auch eine Pflicht zu töten korrespondiert. Dem ist, um das Ergebnis vorwegzunehmen, nicht so, denn eine solche Pflicht würde die Autonomie und die Integrität derjenigen, die eine solche Sterbehilfehandlung durchzuführen hätten, systematisch missachten. Dabei verstehe ich unter einem ‚Recht' einen ethisch berechtigten Anspruch, der zwar prinzipiell gegen andere legitime ethische Ansprüche abwäg-

18 Darauf läuft jedenfalls das ergänzende Votum von Losinger, Radtke und Schockenhoff hinaus, die für eine strafrechtliche Bewehrung freiwilliger Sterbehilfe plädieren und unter dieser Voraussetzung die folgende Position vertreten: „Die aktive Beihilfe zur Selbsttötung eines anderen kann von der Rechtsordnung unserer Auffassung zufolge nur als individuelle Gewissensentscheidung eines dem Suizidwilligen nahestehenden Menschen toleriert werden". Nationaler Ethikrat, Stellungnahme, 105 (Anm. 16). Unter den Bedingungen der Tabuisierung fehlender ethischer Erörterung und rechtlicher Strafandrohung kann eine solche Gewissensentscheidung m.E. diese Last nicht tragen.

bar bleibt, aber doch einen ausgezeichneten Stellenwert besitzt. Die Kennzeichnung als Recht soll diesen besonderen Status andeuten, nicht aber generell ausschließen, dass eine Abwägung vorgenommen wird.

Unterscheidet man negative Rechte im Sinne eines Anspruchs darauf, dass kein anderer, sofern er durch die konkrete Realisierung nicht erheblich geschädigt wird, bei ihrer Realisierung interveniert, von positiven Rechten in dem Sinne, dass andere die Pflicht haben, an der Realisierung dieses Rechtes aktiv mitzuwirken, dann stellt das Recht auf einen selbstbestimmten Tod ein starkes negatives und ein schwaches positives Recht dar. Eingeschränkt werden kann dieses positive Recht nur durch intrinsische und massive extrinsische Gründe. Zu den intrinsischen Gründen zählen die Persönlichkeiten aller an der Situation beteiligten Personen, im Falle der freiwilligen Sterbehilfe primär also die Person, an die sich der Wunsch, getötet zu werden, richtet. Aus ethischer Sicht braucht eine solche Person diesem ethisch prima facie berechtigten Anliegen nicht nachzukommen, wenn die Durchführung einer solchen Tat mit ihren eigenen ethischen Vorstellungen kollidiert. Da ethische Vorstellungen ein zentraler Bestandteil der Persönlichkeit sind, steht an dieser Stelle personale Integrität gegen personale Autonomie.[19] Wenn z.B. ein Arzt, der freiwillige Sterbehilfe für sich ethisch ablehnt, mit einem solchen Wunsch konfrontiert wird, hat er jedoch die Pflicht, die Erfüllung dieses Wunsches nicht zu vereiteln und ihn gegebenenfalls an jemanden weiterzuleiten, der eine solche Handlung mit seinen ethischen Überzeugungen vereinbaren kann.

An die Gesellschaft ergibt sich daraus die Forderung, einen rechtlichen und institutionellen Rahmen bereitzustellen, der die Umsetzung dieses schwachen positiven Rechts ermöglicht. Aufgrund der gerade angeführten intrinsischen Gegengründe darf zwar keine generelle Pflicht eingeführt werden, um die Gewissensfreiheit und personale Autonomie aller Beteiligten zu wahren bzw. zu garantieren. Eine rechtlich und durch Kontrollverfahren regulierte Praxis sollte es aber ermöglichen, dass ein solcher Wunsch nach freiwilliger Sterbehilfe in humaner Weise erfüllt werden kann. Würden sich z.B. die Mediziner insgesamt unter Rekurs auf ihr Standesethos als Berufsgruppe von der Mitwirkung an dieser Praxis ausschließen, dann wäre aus ethischer Sicht zu fordern, dass das Recht zur Mitwirkung auf andere Mitglieder des medizinischen Betreuungsteams oder auf die Angehörigen übertragen wird. Angesichts des Spektrums an ethischen Einstellungen zu dieser Frage, das auch unter Ärzten zu beobachten ist, dürfte eine sol-

19 Ein allgemeiner Rückgriff auf das Standesethos des Arztes reicht dagegen nicht aus.

che kollektive Verweigerung unter der Voraussetzung einer legalisierten und kontrollierten Praxis jedoch nicht zu erwarten sein.

VIII. Der soziale Kontext freiwilliger Sterbehilfe

Gradualistischen Einwände wie z.B. Dammbruchargumente zeigen, dass sich die Frage nach der ethischen Zulässigkeit und – a fortiori – die Frage nach der Legalisierung freiwilliger Sterbehilfe nicht ohne Rekurs auf den konkreten sozialen Kontext einer Gesellschaft entscheiden lässt. Empirische Entwicklungen (wie z.B. ökonomischer Druck auf das Gesundheitswesen oder Einstellungsänderungen gegenüber Randgruppen und Minderheiten) können hier zugunsten, aber auch gegen eine solche Zulässigkeit den Ausschlag geben. Auch wenn die kategorischen Einwände gegen die Zulässigkeit freiwilliger Sterbehilfe zurückgewiesen werden können, folgt aus der persönlichkeitsbasierten Rechtfertigung also nicht automatisch, dass aus dem prima facie bestehenden ethischen Anspruch auch die Legalisierung folgen muss. Wenn man sich jedoch, ohne auf kategorische Argumente zurückzugreifen, gegen eine solche Regelung ausspricht, dann muss dies in dem klaren Bewusstsein geschehen, dass man damit die personale Autonomie zugunsten eines mutmaßlichen gesamtgesellschaftlichen Wohls überstimmt. Folglich muss man empirische Belege dafür vorweisen, dass die behaupteten negativen Konsequenzen wirklich oder zumindest wahrscheinlich eintreten werden. Da sich die sozialen Rahmenbedingungen, zu denen auch das historische Bewusstsein einer Gesellschaft gehört, von Land zu Land unterscheiden können, ist darüber hinaus denkbar, dass unterschiedliche nationale Regelungen ethisch und juristisch geboten sind.[20] Der unterschiedlichen Schwere, die den Ausnahmen vom Tötungsverbot zukommt, kann man durch unterschiedlich starke restriktive Bedingungen, denen Sterbehilfehandlungen unterliegen müssen, Rechnung tragen. Der Verzicht auf kategorische Begründungen erfordert dabei, sich auf eine intersubjektive und rationale Begründungskultur zu verlassen. Dies spricht, wie bereits erwähnt, ebenfalls dafür, die Praxis der freiwilligen Sterbehilfe in allen Formen zuzulassen und diese legalisierte Praxis dann der öffentlichen Kontrolle sowie einer sozialen Wertereflexion zuzuführen.

Dieses Ergebnis kann diejenigen (wie z.B. die Verfasser des ergänzenden Votums zur Stellungnahme des Nationalen Ethikrats), die auf

20 Bei Abwägung aller Aspekte scheint mir insgesamt eine ethische und juristische Gleichstellung von freiwilliger Sterbehilfe für die Bundesrepublik Deutschland derzeit am akzeptabelsten zu sein.

der Suche nach kategorischen Antworten und einfachen Lösungen sind, sicher nicht zufrieden stellen. Es scheint mir jedoch angesichts der Komplexität des Problems die am ehesten vertretbare Position zu sein. Sie ist nicht als Sterbehilfe-Enthusiasmus aufzufassen, denn dieses Resultat schließt die Förderung alternativer Lösungen (Hospize, Palliativpflege) nicht nur nicht aus, sondern stellt umgekehrt, gerade wegen der Anerkennung der ethischen Problematik, viel mehr eine Aufforderung dar, diese alternativen Wege verstärkt zu beschreiten. Doch auch der umgekehrte Enthusiasmus ist zu vermeiden: Weder wollen alle Patienten, die den Wunsch äußern, getötet zu werden, ‚eigentlich' nur in ein Hospiz, noch werden sich alle Fälle durch Palliativbehandlung lösen lassen.[21] Vielmehr gilt es, das historisch gewachsene, aber heute noch wirkmächtige Selbst(miss)verständnis zu korrigieren, dass zwischen Palliativpflege und der Betreuung im Hospiz auf der einen sowie aktiver Sterbehilfe auf der anderen Seite ein ausschließendes „oder" steht.

Die Grenzen des Rechts auf den eigenen Tod liegen in der Autonomie derjenigen, die zu einer Tötungshandlung aufgefordert werden. Können diese eine solche Tat mit ihren eigenen ethischen Vorstellungen vereinbaren, dann ist die aktive Herbeiführung des Todes auf Verlangen unter genauer festzulegenden Bedingungen ethisch akzeptabel. Dazu muss vor allem sichergestellt sein, dass dieser Tötungswunsch stabil, rational nachvollziehbar und nicht Ausdruck anderer Wünsche (nach Zuwendung, Aufmerksamkeit o.ä.) oder der mutmaßlichen bzw. faktischen Wünsche anderer ist. Eine solche Bevormundung, die den autonomen Tötungswunsch erst einmal zurückstellt, um ihn zu prüfen, ist eine Zeit lang berechtigt. Wenn es jedoch keine guten Gründe gibt, ihn als nicht authentischen oder nicht autonomen Akt zu interpretieren, muss der Wunsch danach, getötet zu werden, als Ausdruck der Autonomie einer Person akzeptiert werden. Personen, deren eigene Wertvorstellung die Erfüllung eines solchen Anliegens zulässt, haben dann einen ethisch respektablen Grund, dieser Aufforderung nachzukommen.

21 Vgl. dazu B. Gert u.a., Bioethics: a Return to Fundamentals, New York 1997, 280; voll zuzustimmen ist hierbei B. Stoffell, Voluntary Euthanasia, Suicide and Physician-assisted Suicide, in: A Companion to Bioethics, hg. v. H. Kuhse, P. Singer, Oxford 1998, 272-279: 274: „The key issue is not suffering per se, but its place in the personale scheme of things".

IX. Selbstbestimmt sterben: ein abschließendes Fazit

Das Recht auf Leben und das Recht auf ein selbstbestimmtes Sterben sind starke negative und schwache positive Rechte. Deshalb verdienen sie sowohl einen ethischen und rechtlichen Schutz als auch einen geeigneten sozialen und institutionellen Rahmen, in dem sie realisiert werden können. Aus dem starken negativen Recht auf Leben folgt, dass Personen, solange sie zu autonomen Entscheidungen fähig sind, nicht als Objekte nichtfreiwilliger Sterbehilfe angesehen werden dürfen. Solange eine autonome Person nicht von sich aus zum Ausdruck bringt, dass sie sterben oder getötet werden möchte, solange muss man unterstellen, dass sie ihrer eigenen Existenz einen Wert zuspricht, den es zu respektieren gilt. Dieser Wert darf nicht mit dem Wohl gleichgesetzt werden. Personen sind zu einer wertenden Identifikation mit ihrer eigenen Existenz fähig; auf dieser beruht der Wert ihres Lebens. In diese Identifikation mit ihrer eigenen Existenz geht ihr Wohl als ein Aspekt mit ein; dennoch bleibt der Wert vom Wohl aufgrund der internen evaluativen Stellungnahme geschieden. Eine leid- oder schmerzvolle Existenz kann trotzdem als wertvoll angesehen werden. Ob dies der Fall ist, hängt davon ab, wie sich eine Person zu ihrer eigenen Existenz verhält. Das Prinzip des Respekts vor personaler Autonomie verlangt jedenfalls, diese Identifikation mit der eigenen Existenz zu respektieren, wenn sie Ausdruck eben dieser Autonomie ist. Sie zugunsten einer unbedingten Lebenspflicht zu ignorieren, ist nicht verantwortbar: Weder im Falle der positiven, noch im Falle der negativen Identifikation, die ein Mensch mit seinem Leben vollzieht.

„Gesundheit für alle"?

Prävention und ihre Grenzen*

STEFAN ETGETON

Prävention und Gesundheitsförderung werden parteiübergreifend als Zukunftsaufgaben des deutschen Gesundheitswesens bezeichnet. Die Erwartungen an die gesundheitspolitischen und ökonomischen Wirkungen einer systematisch betriebenen Prävention sind erheblich und wahrscheinlich weit übertrieben. Gerade weil Prävention und Gesundheitsförderung in ihrer Bedeutung allgemein anerkannt sind, lohnt es sich, kritische Fragen an diese Erwartungen zu stellen: Steuern wir auf eine schöne neue Welt der Gesunden bzw. Gesundheitsbewussten zu? Oder stößt auch Prävention an methodische, politische oder gar ethische Grenzen? Was ist der kulturelle Kontext unseres Präventionsverständnisses? Hält der Anspruch, *Gesundheit für alle* zu realisieren, den ökonomischen und gesellschaftlichen Realitäten stand? – Die folgenden Überlegungen versuchen eine grundlegende, durchaus kritische Ortsbestimmung von Prävention und Gesundheitsförderung.

* Dieser Text ist nicht identisch mit dem Vortrag, den der Autor am 20. Juni 2008 im Rahmen der interdisziplinären Fachtagung „HIV/Aids – Ethische Perspektiven" gehalten hat; diesem lag jener vielmehr zugrunde. – Die auswertende Schlussdiskussion der Konferenz hat beim Autor den Eindruck verstärkt, dass eine derartige Tagung zwar der mitveranstaltenden Universität gut zu Gesicht steht, für die Anliegen der Deutschen AIDS-Hilfe und ihrer Mitgliedsorganisationen aber relativ wenig ertragreich war. Deutlich wurde, dass weniger ein Defizit an ethischer Orientierung zu beklagen ist als vielmehr eines an praktisch-politischer Umsetzung des als Richtig Erkannten: Spritzenaustausch in Haftanstalten, therapeutische Heroinverschreibung oder klare Aussagen zum präventiven Risikomanagement für Menschen mit HIV und AIDS. Anstelle akademisch ausgerichteter Konferenzen wäre es sicher fachlich sinnvoller und im Hinblick auf den Einsatz begrenzter Ressourcen auch ethisch verantwortbarer, die ethische Perspektive themenspezifisch in die jeweiligen Fachdiskussionen einzubinden und ansonsten die freien Mittel der politischen Umsetzung wenigstens einiger der genannten Aufgaben zu widmen.

Prävention und Gesundheitsförderung zwischen Furcht und Angst – die existenzielle Dimension

> „... das Wovor der Furcht ist ein je innerweltliches, aus bestimmter Gegend, in der Nähe sich näherndes, abträgliches Seiendes, das ausbleiben kann. ... Das Wovor der Angst ist völlig unbestimmt. ... wovor die Angst sich ängstigt, ist das In-der-Welt-sein selbst."[1]

Gesundheitsförderung zielt auf umfassendes, physisches, psychisches und soziales Wohlbefinden; sie mobilisiert die Gesundheitsressourcen der Menschen gegen Gebrechen, Verfall, den Tod, aber auch gegen Einsamkeit und den Verlust von Lebensqualität – gegen die *Angst.* Gesundheitsförderung agiert im Kontext existentieller Bedrohungen, die nicht im Sinne eines bestimmbaren Risikos individuell prognostizierbar sind, sondern im Prinzip und am Ende alle gleichermaßen treffen. Die Strategien der Gesundheitsförderung sind daher strukturell angelegt, sie beziehen Aspekte des physischen, psychischen und sozialen Wohlbefindens ein. Handelt die Gesundheitsförderung vorwiegend im Kontext von *Angst,* so ist Prävention eher ein Handeln aus und mit der *Furcht.* So wenig aber Angst und Furcht, trotz der sinnvollen Unterscheidung, streng zu trennen sind, so sehr hängen auch Gesundheitsförderung und Prävention zusammen. Während in der panischen Reaktion auf konkrete Risiken Furcht vor etwas Bestimmtem sich in diffuse Angst auflösen kann, geht es der Prävention um die entgegengesetzte Bewegung: Angst soll in Furcht (rück)verwandelt werden. Präventive Maßnahmen greifen dabei meist gerade in solche Lebensbereiche ein, wo Angst und Furcht besonders nahe beieinander liegen, die daher ein Bewusstsein für die Perspektive mittel- und längerfristigen Wohlergehens eher vermissen lassen oder gar erschweren. Die präventiven Eingriffe verfolgen das Ziel, unmittelbare Gefahr bzw. das Risiko bleibenden Schadens abzuwenden oder zu vermindern. Prävention reagiert auf bekannte und bestimmbare Risiken mit möglichst präzisen Handlungsalternativen (Information, Verhaltenshinweise) und Maßnahmen, die Menschen zu solchen alternativen Handlungsweisen, und zwar vor allem in Risikokonstellationen, praktisch befähigen und motivieren (Empowerment).

1 M. Heidegger, Sein und Zeit, Tübingen 1979, 185ff.

Prävention erfasst den ganzen Menschen als soziales Wesen – die anthropologische Dimension

> „Zum *konkreten* Sein eines Individuums gehört die Gesamtheit seiner Grundinteressen ... Dabei hat diese Welt, die außer ihm ist, ihre Fäden so in ihm, daß, was er *für sich* wirklich ist, aus *denselben* besteht; so daß er auch in sich so abstürbe, wie diese Äußerlichkeiten verschwinden ..."[2]

> „ ... das menschliche Wesen ist kein dem einzelnen Individuum inwohnendes Abstraktum. In Wirklichkeit ist es das *ensemble* der gesellschaftlichen Verhältnisse."[3]

Prävention zielt nicht allein auf individuelle Verhaltensweisen (Verhaltensprävention), sondern bezieht die konkreten Lebensumfelder (Settingansatz) und soziale Strukturen (Verhältnisprävention) mit ein. Sie hängt dabei weder einem biologischen noch einem soziologischen Determinismus an, setzt vielmehr auf die *Veränderbarkeit* von *Verhalten* wie *Verhältnissen*. Zu diesem Ziel bedient sie sich einerseits der Mittel rationaler Aufklärung: Information, Beratung und Motivation richten sich auf das bewusste *Verhalten* der Menschen. Andererseits geht es ihr aber auch darum, das mehr oder weniger unbewusste *Handeln* von Individuen und Gruppen, ihre habituellen Muster zu verändern. Sie versucht deshalb, auch die halb- und vorbewussten Wahrnehmungsebenen ästhetisch anzusprechen: durch Bilder, emotional besetzte Motive und die Gestaltung sozialer Räume. Prävention kann mit Rücksicht auf die *Verhältnisse* der Menschen schließlich auch die Politik nicht außen vor lassen, sie wirkt mit bei der Entstigmatisierung von Krankheiten, der Antidiskriminierung sozialer Randgruppen oder der Entkriminalisierung abweichenden Verhaltens, aber auch bei der allgemeinen Verbesserung von Lebensbedingungen am Arbeitsplatz, in der Wohnumgebung oder an sozialen Brennpunkten. Dabei sind Versuche, jegliches Risiko zu eliminieren, so totalitär auch immer sie in Angriff genommen würden, von vornherein zum Scheitern verurteilt. Vielmehr geht es bei dem Versuch, *Angst* in *Furcht* zu verwandeln, darum, die Menschen im Angesicht konkreter Risiken *handlungsfähig* zu machen und lebbare Kompromisse zwischen widerstreitenden Motiven zustande zu bringen: Zuweilen muss ich um der Fülle des Lebens willen eine Einschränkung der Lebensdauer in Kauf nehmen; manchmal muss ich auf kurzfristigen Genuss verzichten, um mein Leben, meine Genussfähig-

2 G.W.F. Hegel, Enzyklopädie der philosophischen Wissenschaften III. Werke Band 10, Frankfurt am Main 1970, 133.

3 K. Marx, Thesen über Feuerbach, in: Marx Engels Werke, Band 3, Berlin 1969, 6.

keit überhaupt zu erhalten. Es geht darum, die Menschen zu solchen Abwägungsprozessen zu *befähigen*.

Prävention bringt Sorge und Genuss ins Gleichgewicht – die sinnlich-hedonistische Dimension

> „Der heilge Gotte, der ist im Licht / Wie in den Finsternissen / Und Gott ist alles, was das ist ; / Er ist in unsern Küssen."[4]

> „Lust aber will nicht Erben, nicht Kinder – Lust will sich selber, will Ewigkeit, will Wiederkunft, will Alles-sich-ewig-gleich."[5]

Prävention, die am Verhalten der Einzelnen ansetzt, hat es immer dort am schwersten, wo sie am nötigsten ist: bei Ernährungs-, Bewegungs- bzw. Trägheitsgewohnheiten, beim Sexualverhalten oder dem Umgang mit Drogen. Ein zentrales Thema der Prävention ist daher das Verhältnis von Lust und Gesundheit, die Frage der Genussfähigkeit, des Verhältnisses zwischen kurzfristigem Wohl*befinden* und dauerhaftem Wohl*ergehen*. Einerseits steht das Gesundheitsinteresse allzu oft einer unmittelbaren Lusterfüllung entgegen. Andererseits hängt der Erfolg der Prävention daran, dass sie gleichermaßen parteilich ist mit dem großen Verlangen wie mit den kleinen Vergnügungen des Lebens, mit dem totalen Rausch wie mit den verschämten Ausflüchten. Eine Prävention der Askese, erst recht wenn diese gleichsam hygienisch oder als Diät daherkommt, zwingt ihre Opfer in eine keineswegs gesunde Überidentifikation mit dem, worauf verzichtet wird, oder gar mit dem Verzicht selbst. Das Prinzip, das der Prävention zugrunde liegt, kann philosophisch gesprochen eben nicht stoische Abstinenz gegenüber den Verlockungen des Lebens sein, sondern nur ein gleichsam *aufgeklärter Hedonismus*. Ihr Medium ist *sinnliche Vernunft*, ihr Ziel *nachhaltiger, besonnener Genuss*. Es geht um nichts weniger als die alte Sisyphosaufgabe, Realitäts- und Lustprinzip in einen einigermaßen erträglichen Einklang oder Ausgleich zu bringen – und sei's auch in Gestalt eines Kompromisses. Die Prävention ist daher jener Tragik abholt, wonach Lebens*qualität* und Lebens*erwartung* in unlösbarem Widerstreit zueinander stehen. Sie sieht sich stattdessen vor der schwierigen Aufgabe, zur sinnlichen Besinnung der Sinne beizutragen, ohne die Lüste zu rationalisieren. Es geht ihr also darum, Räume zu gestalten und Situa-

4 H. Heine, Neue Gedichte, Seraphine 7.

5 F. Nietzsche, Also sprach Zarathustra, Werke in drei Bänden, Bd. 2, München 1954, 556.

tionen zu eröffnen, in denen die kulturell verankerte und gesellschaftlich verstärkte Verlötung von „risk" und „fun" aufgebrochen wird.

Prävention und die Logik der Prognose – das ökonomisch-ökologische Dilemma

„Ökonomie der Zeit, darein löst sich schließlich alle Ökonomie auf."[6]

„Die zur Strecke gemachte Zeit ist eine zur Strecke gebrachte."[7]

Aaron Antonovsky, der Vater der Gesundheitsförderung, definiert den für nachhaltiges Wohlbefinden so entscheidenden Sinn für Kohärenz als

> „globale Orientierung, die das Ausmaß ausdrückt, in dem jemand ein durchdringendes, überdauerndes und dennoch dynamisches Gefühl des Vertrauens hat, daß erstens die Reize aus der internalen und externalen Umwelt im Verlauf des Lebens strukturiert, vorhersagbar und erklärbar sind, und daß zweitens einem die Ressourcen zur Verfügung stehen, um den von diesen Reizen ausgehenden Anforderungen gerecht zu werden. Und drittens, daß diese Anforderungen Herausforderungen sind, die Investitionen und Engagement verdienen."[8]

Prävention und Gesundheitsförderung haben es mit einer vorweggenommen Zukunft zu tun, der Erwartung entweder einer befürchteten und zu vermeidenden Schädigung oder eines anzustrebenden bzw. zu erhaltenden Gleichgewichts zwischen Ressourcen und Risiken. Wie aber funktioniert Prävention in Kulturen, die keinen Begriff für oder von „Zukunft" haben, geschweige denn, dass sie diese in Prognosen vorwegzunehmen sich anmaßten? Unsere europäische Vorstellung vom „gesunden Leben" zielt sowohl auf die *quantitative* Ausdehnung als auch auf die *qualitative* Verbesserung der endlichen Ressource Zeit: Lebenserwartung *und* Lebensqualität.

---

6 K. Marx, Grundrisse der Kritik der Politischen Ökonomie, Berlin 1974, 89.

7 U. Sonnemann, Gangarten einer nervösen Natter bei Neumond. Volten und Weiterungen, Frankfurt am Main 1988, 35.

8 A. Antonovsky, Salutogenese. Zur Entmystifizierung der Gesundheit, Dt. erweiterte Herausgabe von A. Franke, Tübingen 1997, 19.

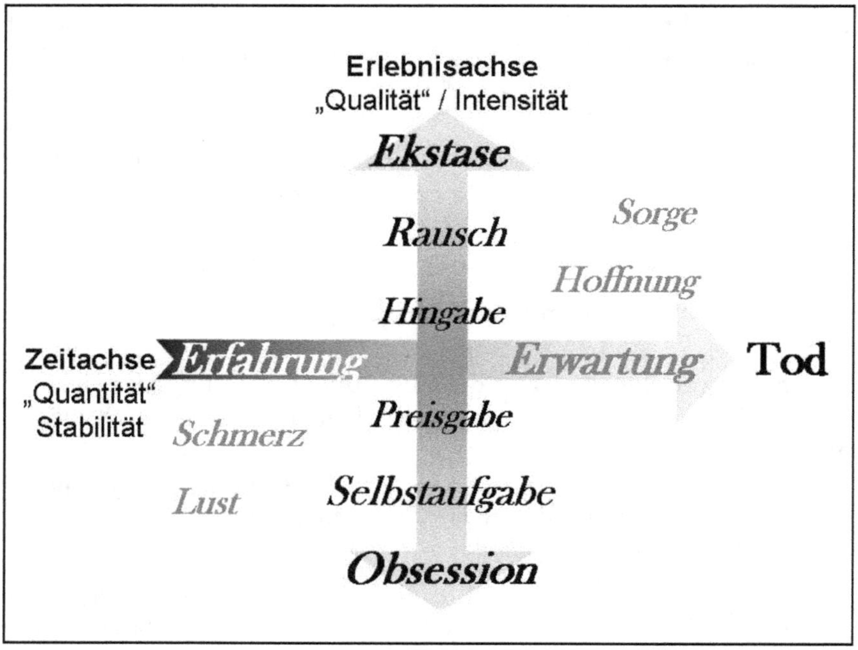

Während die für den Erwerb eingesetzte Zeit gesellschaftlich vorrangig unter *quantitativem* Gesichtspunkt, nach Maßstäben der Zählbarkeit von Stunden und des darin hervorgebrachten Mehrwerts betrachtet wird, besteht das Eigentümliche der salutogenetischen Perspektive darin, auch die *Qualität* der Zeit in den Blick zu nehmen. In unserer Kultur fällt es schwer, die Zeit anders als in räumlichen Maßeinheiten zu denken. Ihre Qualität fällt aus den großen volkswirtschaftlichen Rechnungen ebenso heraus wie aus den meisten individuellen Lebensplanungen. In unserer Ordnung ist das qualitative Zeiterleben ein Objekt der Ausbeutung, wie die Ressourcen der Natur, deren Preis uns erst bewusst wird, wenn wir – z.B. durch eine schwere Erkrankung – einmal ihre Grenze berührt haben.[9]

9 „Weil die gesellschaftliche Produktivkraft der Arbeit dem Kapital nichts kostet, weil sie andrerseits nicht von dem Arbeiter entwickelt wird, bevor seine Arbeit selbst dem Kapital gehört, erscheint sie als Produktivkraft, die das Kapital von Natur besitzt, als seine immanente Produktivkraft.“ (K. Marx: Das Kapital, Band I., Berlin 1971, 353) Dabei geht es um unterschiedliche Dimensionen geschichtlich produzierter „Natur“:

– *Natur als Ressource der Produktion* – nicht nur im herkömmlichen Sinn als materieller Rohstoff, sondern auch als menschliche Quelle körperlicher, geistiger oder seelischer Arbeitsleistung; das Zeit-Haben für sich in Urlaub und Freizeit gilt gemeinhin als Wiederherstellung diese Naturressource „Mensch“;

So wie das Konzept der Nachhaltigkeit ökonomische und ökologische Aspekte unter dem Primat der *Knappheit* (Ressourcenendlichkeit) zusammenführt, holt Gesundheitsförderung die an den Leib gebundene *Endlichkeit der Zeit* in einer, wenn man so will, *existentiellen* Wendung ein: auch individuelle Ressourcen unterliegen ‚Grenzen des Wachstums'. Da es der Gesundheitsförderung um die verborgene qualitative Dimension der Lebenszeit geht, gerät sie nicht nur mit dem Interesse einer totalen Verwertung des „Humankapitals", sondern mit dem Absolutheitsanspruch der Gesundheit selbst in Konflikt, sofern darunter die bloße Abwesenheit einer leistungsmindernden Störung verstanden wird. Der Gemeinplatz „Hauptsache gesund!" drückt – nicht ohne repressiven Unterton – etwas von der Angst aus, es könne die Planung der eigenen Lebenszeit, das biographische Programm, das mit der Ausbildung gestartet wurde und mit der wohlverdienten Rente endet, durch Widerstände des Leibes, Krankheit oder Tod, aus dem Tritt geraten. Alle wissen, dass das Fundament solcher Prognosen aus der bloß statistischen Wahrscheinlichkeit besteht, man selbst falle unter die Norm einer durchschnittlichen Lebenserwartung. Gesundheitsförderung und Prävention versuchen nun zwar, Momente der Planung, der Voraussicht in dieses Gebiet einzuführen, um den Phänomenen Gesundheit und Krankheit den Charakter der Naturwüchsigkeit oder des Schicksalshaften zu nehmen. Sie wandeln dabei jedoch nicht nur am Abgrund der Irrationalität menschlichen Verhaltens, sondern stochern zusätzlich im Nebel einer letztlich offenen Zeit. Die kommende Zeit wird wesentlich nicht von mir erreicht, sondern kommt mir, kommt auf mich zu – eben als Zu-kunft. Dieser „Rest" an Unvorhersehbarkeit ist für den Bereich Gesundheit durchaus keine *quantité négligeable*, sondern konstituiert allererst das Feld, auf dem Planung und Vorsorge dann kleine Segmente besetzen. In dieser Hinsicht stellt die kritische Selbstbegrenzung der Gesundheitsförderung ein wesentliches Moment ihrer Professionalität dar, schützt sie vor dem Phantasma präventiver Allmacht, das sie in die Repression abgleiten und schließlich doch scheitern ließe. *Bescheidenheit* ist daher keine ornamentale Frage

---

– *das Exotische als das Naturfremde* schlechthin, damit verbunden die ethnologische Vorstellung vom „Wilden" bzw. der „Wildnis", einer kulturell zugerichteten Antithese zur Kultur, die in der Imagination vom „Platz an der Sonne" kolonial-imperial oder touristisch angeeignet wird;
– schließlich *die soziale Natur*, die auf dem Subjekt lastet: zum einen als „Geschlecht", von der in den Körper eingelagerten binären Identität als Mann oder Frau bis hin zur geschlechtsspezifischen Arbeitsteilung als einer Bedingung moderner Reproduktion; zum anderen als „privater Leib", d.h. Psyche und Physis, sofern sie nicht Träger von Arbeitskraft, aber gleichwohl Objekt kommerzieller Verwertung sind wie z.B. in der Freizeitindustrie.

der Höflichkeit, sondern eine fachliche Voraussetzung des Gelingens von Prävention und Gesundheitsförderung.

Prävention stößt auf die Selbstwidersprüche der Gesellschaft – das politische Dilemma

> „Ich bin mir völlig darüber im klaren, daß eine Implikation des salutogenetischen Ansatzes für die institutionelle Organisation des Gesundheitssystems einer Gesellschaft die endlose Expansion sozialer Kontrolle in den Händen derjenigen ist, die dieses System beherrschen. ... Die Richtung der Antwort, insofern es überhaupt eine gibt, liegt exakt in der Frage, wer das System dominiert."[10]

> „Der Prozeß zehrt davon, daß die Menschen dem, was ihnen angetan wird, auch ihr Leben verdanken."[11]

Dass Prävention trotz aller gegenteiligen Bekenntnisse zu Settingansatz und Verhältnisprävention doch immer wieder in den Behaviorismus individueller Handlungsanleitungen oder bloße Gesundheitserziehung abgleitet, hat nicht nur mit konzeptionellen Schwächen der Akteure zu tun. Wenn die Verhältnisse, die es im Dienste der Gesundheit aller zu verändern gälte, zugleich schon ins individuelle Verhalten eingewandert sind, dann stoßen präventive Interventionen nicht nur an subjektive, sondern auch an objektive Grenzen. Machte etwa die betriebliche Gesundheitsförderung im Arbeitsprozess selbst Ernst mit dem salutogenetischen Anspruch nach Verstehbarkeit („comprehensibility"), Handhabbarkeit („manageability") und Sinnhaftigkeit („meaningfulness") der Lebensverhältnisse, so überschritte sie wohl den Rahmen dessen, was im Sinne niedrigerer Krankenstände, höherer Arbeitsmotivation oder verbesserten Betriebsklimas noch akzeptabel und in die neuen postindustriellen Managementkonzepte integrierbar wäre. Soziale Statik ebenso wie turbokapitale Beschleunigung der Erwerbs- und Lebensbedingungen, die ungeheure Verdichtung der Produktivitätserwartung, die auf jedem Leben lastet, beuten den Leib, die Zeit und damit die Gesundheit der Menschen ebenso aus wie sie ihnen zugute kommen. Das Dilemma der Gesundheitsförderung besteht nun darin, dass sie, wenn sie ihrem Auftrag folgt, sich gerade in solche Settings begibt, die per se pathogen sind, und sich dabei notgedungen in

10 Antonovsky, Salutogenese, 28 (Anm. 8).

11 Th.W. Adorno, Soziologische Schriften I, Gesammelte Schriften Bd. 8, Frankfurt a.M. 1972, 18.

Selbstwidersprüche verheddert. Verschließt sie die Augen vor solchen gesellschaftlichen Beschränkungen, schlägt Naivität in Zynismus um.[12] Der Gefahr, die Bürde der pathogenen Verhältnisse einfach an den Einzelnen und sein Verhalten weiter zu delegieren, können Prävention wie Gesundheitsförderung nur begegnen, wenn sie selbst politisch wach bleiben. Ihr Auftrag ist daher so einfach und so kompliziert wie jene Rudolf Virchow zugeschriebene Grundregel der Prävention: „Gegen Elend und Seuche kann nur der Umsturz helfen, der zu Freiheit und Wohlstand führt."

Prävention tangiert das Selbstbestimmungsrecht des Einzelnen – das ethische Dilemma

> „An den sogenannten Oberflächenbedürfnissen ist das Schlechte nicht ihre Oberflächlichkeit, deren Begriff den selber fragwürdigen der Innerlichkeit voraussetzt. Sondern schlecht ist an diesen Bedürfnissen – die gar keine sind –, daß sie auf eine Erfüllung sich richten, die sie um eben diese Erfüllung zugleich wieder betrügt. Die gesellschaftliche Vermittlung des Bedürfnisses ... hat einen Punkt erreicht, wo das Bedürfnis in Widerspruch mit sich selbst gerät. Daran, und nicht an irgendeine vorgegebene Hierarchie von Werten und Bedürfnissen, hat die Kritik anzuknüpfen."[13]

Prävention tritt in der öffentlichen Debatte zumeist in Begleitung des Begriffes „Eigenverantwortung" auf. In der Tat führt die Gesundheitsförderung Wohlbefinden und Wohlergehen auch auf das Verhalten des Einzelnen zurück und überträgt damit ihm einen Teil der Rechtfertigungslast für etwaige „selbstverschuldete" Erkrankungen. Je mehr an Handlungskompetenz dabei dem Einzelnen zugeschrieben wird, desto stärker die Neigung der Gesellschaft, das gesundheitliche wie das finanzielle Risiko präventiver Unbotmäßigkeit ebenfalls an das Individuum weiter zu reichen. Dass Menschen Bedürfnisse entwickeln und kultivieren, die ihren ureigensten Interessen, ihrer Gesundheit und ihrer Lebensqualität, zuwiderlaufen, ist indes mit dem Begriff der Eigenverantwortung nicht mehr schlüssig zu erklären. Wenn aber, wie Adorno gleichwohl betont, die „lebendigen Menschen ... ein Recht auf die Erfüllung ihrer sei's auch falschen Bedürfnisse"[14] haben, vielleicht weil ihnen andere zu entwickeln gar nicht möglich ist, dann hätte die

12 Eine der früheren Broschüren der Deutschen AIDS-Hilfe für Menschen in Haft, riet den infizierten Gefangenen, nach Möglichkeit Stress zu vermeiden.

13 Adorno, Soziologische Schriften I, 392f. (Anm. 11).

14 Th.W. Adorno, Ohne Leitbild. Parva Aestetica, Frankfurt am Main 1967, 121.

Gesellschaft mitsamt ihren Präventionsagenturen zu respektieren, „dass Menschen aus Not oder Überschwang, aus Lust oder Laune, aus Schwäche oder aufgrund höherer Vernunft, bewusst oder unbewusst gegen ihre eigenen Interessen handeln"[15] und ihre Gesundheit aufs Spiel setzen. Präventive Interventionen wandeln immer auf einem schmalen Verantwortungsgrad: die individuelle Entscheidung des Einzelnen zu respektieren, auf ihre wahrscheinlichen Folgen hinzuweisen und zugleich ihre widersprüchliche Genese nicht ignorieren zu können. Eine ernsthafte Gefahr für den freien Willen des Einzelnen dürfte die Prävention derzeit schon deshalb kaum sein, weil ihre Ressourcen im Vergleich zu den Werbeetats ihrer Gegenspieler kaum ins Gewicht fallen. Den ethischen Rahmen muss die Prävention sich allerdings selber setzen und sei's auch um den Preis, dass sie die Reichweite ihres Zugriffs freiwillig einschränkt. Ein Maßstab *kritischer* Gesundheitsförderung besteht nicht zuletzt in ihrer Fähigkeit, die bevölkerungshygienische Tradition des Begriffes „Volksgesundheit" („Public Health") zu erinnern, um eine unerwünschte Wiederkehr von Verdrängtem unter dem Gewand der „Eigenverantwortung" zu verhindern.

Prävention gelangt in der Regel nur auf Umwegen an ihr Ziel – eine paradoxe Antwort

> „Das wahre Ziel wird durch ein Wahnbild verdeckt: nach diesem strecken wir die Hände aus, und jenes erreicht die Natur durch unsre Täuschung."[16]

> „In diesen Tagen darf niemand auf das vertrauen, was er ‚kann'. ... Alle entscheidenden Schläge werden mit der linken Hand geführt werden."[17]

Zwar ist Gesundheit das Ziel aller gesundheitsfördernden Anstrengungen, aber sie kostet in der Regel auch etwas und ist dabei nicht um jeden Preis zu haben. Selbst wenn wir Gesundheit so umfassend begriffen wie die WHO und „Wohlbefinden" auf all ihren Ebenen als Neuformulierung dessen akzeptierten, was die philosophische Tradition „Glückseligkeit" zu nennen pflegte, so stieße sie doch immer noch an

---

15 St. Etgeton, Strukturelle Prävention als Konzept kritischer Gesundheitsförderung, in: Strukturelle Prävention. Ansichten zum Konzept der Deutschen AIDS-Hilfe, AIDS-Forum DAH Band XXXIII, Berlin 1998, 78.

16 F. Nietzsche, Die Geburt der Tragödie. Werke in drei Bänden, Bd. 1, München 1954, 31.

17 W. Benjamin, Einbahnstraße, Frankfurt am Main 1955, 16.

die Grenzen des Selbstbestimmungsrechts der Menschen oder, um nochmals die Tradition zu bemühen: den Begriff der *Freiheit*. Zwischen Freiheit und Glückseligkeit ist, wenn sie denn ernsthaft in Widerstreit geraten, ein Kompromiss nur selten möglich. Und ob dann Gesundheit tatsächlich immer das „Wichtigste" ist, mag, mit Verlaub, dann doch bezweifelt werden. Prävention und Gesundheitsförderung leben von der Hoffnung, dass solche Konflikte eher selten auftreten und dass letztlich der Respekt vor der Entscheidung des Einzelnen immer auch sein Glück voranbringen möge. Sie selber kann einiges dazu beitragen, indem sie ihre eigenen Ziele so präzise und behutsam wie möglich formuliert. Ob man etwa in der HIV-Prävention die Senkung der Neuinfektionsrate als Ziel und Erfolgsquotient bestimmt oder die Befähigung von Einzelnen und Gruppen zu einem angemessenen Risikomanagement macht in der Tat eine Differenz ums Ganze aus.

Methode	Ziel	Ergebnis	Indikator
Behaviorismus	Vermeidung von HIV-Expositionen durch Habitualisierung von Eigen- und Fremdschutz	Stabilisierung und Senkung der *Zahl* der Neuinfektionen (*quantitativ*)	a) Vergleichende Epidemiologie (Prävalenz) b) HIV-Erstdiagnosen (Inzidenz)
Risikomanagement	Souveränität in der Bewertung und im Umgang mit dem eigenen Risiko und dem Risiko für andere	Möglichst hohe Stimmigkeit zw. Werten und Lüsten, Lebensführung & Risikostrategie (*qualitativ*)	a) Erwartbarkeit eines positiven Testergebnisses b) HIV-Erstdiagnosen mit Vollbild AIDS (?)*

* Im Anschluss an den Vortrag am 20. Juni 2008 wurde kritisch diskutiert, ob die Zahl der HIV-Erstdiagnosen im Vollbild AIDS (in der Tabelle vorsorglich mit einem Fragezeichen versehen) als zuverlässiger Indikator dafür gelten könne, ob eine Infektion völlig unerwartet zustande gekommen sei und das Risikomanagement somit versagt habe oder ob es andere epidemiologische Gründe dafür gebe. Wie dem auch sei! Hilfreich wäre allemal – etwa im Rahmen eines Modellvorhabens, aber dann auch im Regelbetrieb der Datenerfassung – mit einigen wenigen gut validierten Fragen die Einbettung des Testergebnisses in die bisherige Lebensführung und Risikostrategie abzufragen. Aus solchen Daten ließen sich wichtige Rückschlüsse auf das Gelingen oder Misslingen der Prävention im Sinne einer Befähigung zum Risikomanagement ziehen.

Es gehört zu den positiven Paradoxien der Aids-Prävention, dass der Ansatz, den Einzelnen dazu zu befähigen, ein Risiko realistisch zu bewerten und gegebenenfalls auch einzugehen, letztlich wohl doch auch mehr Infektionen verhütet hat als behavioristische Interventionen, die um der scheinbar besseren Einsicht willen dem Einzelnen die eigene Entscheidung abnehmen und sein Sexualverhalten präventiv umkonditionieren wollten.

Vielleicht ist die asiatische Kunst des Bogenschießens ein Modell für gelingende Prävention. Sogar den Gedanken daran, das Ziel treffen zu *wollen*, müsse man vergessen, lehrt der japanische Meisterschütze. Erst dann sei man frei, den Pfeil seinen Weg ins Ziel selbst finden zu lassen.

Völlig gesund und vollends verantwortlich

Die Gesundheitsforderung in der Gesundheitsförderung

BETTINA SCHMIDT

1. Die Konjunktur der Verantwortung: Alle dürfen/sollen Verantwortung übernehmen

Google.de listet über 20 Mill. Hinweise zum Schlagwort Verantwortung. Die zugehörigen Themen sind u.a. Bildung, Wissenschaft, Sozialpolitik, Unternehmertum, Demokratie, Bürgerschaft sowie Gesundheit und Krankheit. Häufig steht Verantwortung im Zusammenhang mit positiv konnotierten Vokabeln, z.B. Freiheit, Toleranz oder Gerechtigkeit.

> „Es ist erstaunlich, wer sich alles in den Chor der Stimmen einfügt, die … [im Verantwortungsbewusstsein] die Lösung nahezu aller soziokulturellen Konflikte erkennen wollen. Liberale Politiker ebenso wie ihre konservativen Kollegen, Firmen wie Kirchen, Kritiker des Kapitalismus ebenso wie ihre Verteidiger. Noch heterogener ist das Feld der Probleme, die mit der Verantwortung erfolgreich kuriert werden sollen: Während vorzugsweise Wirtschaftsliberale den Ruf nach Verantwortung gerne bemühen, um Sozialleistungen und andere Investitionen in die Gemeinschaft zu reduzieren, sehen die Konservativen darin gerade umgekehrt eine Möglichkeit, um den egoistischen Einzelnen an seine Loyalitätspflichten gegenüber dem Kollektiv zu erinnern".[1]

1 A. Bienfait, Die Verantwortungsgesellschaft als Konfliktgesellschaft, in: Verantwortung in der Zivilgesellschaft, hg. v. L. Heidbrink, A. Hirsch, Frankfurt am Main, 2006, 165-187: 165.

2. Die Selektivität von Verantwortung – oder: Verantwortung meint Eigenverantwortung

Obwohl im Gesundheitsbereich zahlreiche Personen und Institutionen (mit) verantwortlich sind für Gesundheit, werden nicht alle Akteure gleichermaßen zur pflichtgemäßen Erledigung ihres Verantwortungsbeitrags aufgerufen. Hauptsächlich sind es die (potenziellen) PatientInnen, die zur Verantwortungsübernahme aufgefordert werden – GesundheitspolitikerInnen und Gesundheitsberufe stehen weniger in der Pflicht. Die aktuelle Verantwortungskultur zielt also nicht auf eine pauschale Verantwortungsmehrung, sondern auf Verantwortungsumverteilung. Die zugrundeliegende Politik setzt auf einen schlanken Staat mittels selbstverantwortlicher BürgerInnen. Die klassischen staatlichen Zuständigkeiten werden privatisiert durch Verlagerungen öffentlicher Verantwortungssphären auf Privatpersonen und Privatwirtschaft.

Durch die Mehrung der privaten Verantwortung sollen die Zivilgesellschaft gestärkt, die Sozialausgaben gesenkt, bürokratische Hürden und Regularien gemindert, die Beschäftigtenzahlen vermehrt, das Wirtschaftswachstum angekurbelt und der soziale Fortschritt gefestigt werden, und die Menschen sollen zu mehr Gesundheit und Mündigkeit befähigt werden.[2] Das Verantwortungsbewusstsein des Einzelnen wird zur idealen, zur „am relativ besten passenden Lebenseinstellung".[3]

Verantwortungsbewusstsein als soziale Leistung (z.B. Artikel 14 GG – Eigentum verpflichtet) und Gemeinwohlverpflichtung wird abgelöst und ersetzt durch ein Individualverständnis von Verantwortung. Entsprechend dominiert inzwischen der Begriff *Eigen*verantwortung den Gesundheitsdiskurs – interessanterweise vor allem in der Formel „mehr Eigenverantwortung"[4] –, ohne dass der Begriff bislang klar definiert und abgegrenzt wird zum bestehenden Verantwortungs- oder Selbstverantwortungsbegriff.

---

2 Vgl. z.B. B. Meier, Freiheit und Eigenverantwortung: Empirische Befunde und ordnungspolitische Grundlagen der Sozialen Marktwirtschaft, Köln 2004; weiterführende Hinweise bei B. Schmidt, Eigenverantwortung haben immer die Anderen, Bern 2008.

3 W. Reese-Schäfer, Globalisierungsdruck und Verantwortungslast, in: Verantwortung in der Zivilgesellschaft, hg. v. L. Heidbrink, A. Hirsch, Frankfurt am Main 2006, 273-293: 287.

4 F. Nullmeier, Eigenverantwortung, Gerechtigkeit und Solidarität – Konkurrierende Prinzipien der Konstruktion moderner Wohlfahrtsstaaten? in: WSI Mitteilungen 4 (2006), 175-180.

„Jeder Mensch hat die erste und die letzte Verantwortung für seine Gesundheit, aber nicht die volle" schreibt Wallner.[5] Ihm reicht der Begriff Verantwortung, denn dass Menschen für sich selbst verantwortlich sind, gilt als selbstverständlich und findet normalerweise keine gesonderte Erwähnung im Begriffsraum der Verantwortung. Das zugehörige Verb „sich verantworten" verweist auf den Rückbezug zum Subjekt, persönliche Verantwortung ist zu übernehmen und gegenüber anderen zu legitimieren. Darüber hinaus beinhaltet Verantwortung auch eine soziale Verpflichtung:

> „Dass wir selbst leben und für uns Sorge tragen müssen, heißt nicht, dass wir es alleine tun könnten. Auf Grund der leiblich-natürlich bedingten Endlichkeit, Bedürftigkeit, Verletzlichkeit und Sterblichkeit unserer Existenz sind wir das ganze Leben hindurch auf die Fürsorge anderer für uns angewiesen".[6]

Der klassische Verantwortungsbegriff schließt also sowohl die Selbstverantwortlichkeit für das eigene Leben, als auch das Verantwortungsbewusstsein gegenüber der Gemeinschaft ein. Es stellt sich die Frage, wieso die Wortneuschöpfung „Eigenverantwortung" erforderlich ist, obwohl der Begriff „schon vom Wort her widersprüchlich [ist], bezeichnet ‚Verantworten' doch einen kommunikativen Akt des Rechenschaft-Ablegens gegenüber Dritten".[7] Das Präfix Eigen bedeutet dann im Wortsinne, „dass ich mich für mich selber vor mir selber verantworten müsste".[8] Soll ich mich also nicht mehr vor einem Dritten verantworten müssen, sondern nur noch vor mir selbst?

2.1. Verantwortung als Klienten-Pflicht zu Gesundheit bzw. Gesundheitsverhalten

Obwohl offenbar kein zwingender Bedarf an einem das Eigene betonenden Begriff der Verantwortung besteht, hat Eigenverantwortung in der Gesundheitsdebatte einen enormen Aufschwung genommen.

> „The concept of personal responsibility in health care is that if we follow healthy lifestyles (exercising, maintaining a healthy weight, and not smoking) and are good patients (keeping our appointments, heeding our physi-

5 J. Wallner, Ethik im Gesundheitssystem, Wien 2004, 148.

6 T. Rehbock, Autonomie – Fürsorge – Paternalismus: Zur Kritik (medizin-)ethischer Grundbegriffe, in: Ethik in der Medizin 14 (2002), 131-150: 140.

7 F.-X. Kaufmann, Verantwortung im Sozialstaatsdiskurs, in: Verantwortung in der Zivilgesellschaft, hg. v. L. Heidbrink, A. Hirsch, Frankfurt am Main 2006, 39-60: 53f.

8 R. Leicht, Das Prinzip Zahnbürste. Alle reden von Eigenverantwortung. Aber was ist das? Eine kleine Begriffsgeschichte, in: Die Zeit, 1,entnommen aus: http://zeus.zeit.de/text/2004/01/Eigenverantwortung (Zugriff: 13.09.2006).

> cans advice, and using a hospital emergency department only for emergencies), we will be rewarded by feeling better and spending less money".[9]

Verantwortungsbewusst ist, wer gesund, gehorsam und günstig ist.

Eigenverantwortung meint genau nicht Selbstbestimmtheit bzw. informierte Entscheidungsautonomie im Hinblick auf die Wahl zwischen verschiedenen Verhaltensweisen oder gar verschiedenen Gesundheitszuständen, sondern ist als Anpassungsleistung an den jeweils aktuell gültigen Wissensstand zu Gesundheit zu verstehen. Eigenverantwortliches ist nicht eigenwilliges Verhalten.[10] Anders als es der Begriff intuitiv nahe legt, haben eigenverantwortliche Menschen nicht die eigene, freie Wahl, sich entweder für den langfristigen Erhalt ihrer persönlichen Gesundheit zu entscheiden oder aber andere, ggf. die Gesundheit korrumpierende Werte zu priorisieren (z.B. lustvollen kondomlosen Sex mit Unbekannten zu haben) und sich selbstbestimmt für eine risikofreudige Lebensweise zu entscheiden. Verantwortungsbewusst sind nur solche, die sich freiwillig dafür entscheiden, dem gesundheitsförderlichsten Lebensstil fortwährend den Vorzug zu geben.

Dazu gehört auch das „Guter-Patient-Sein", gekennzeichnet u.a. durch die Einhaltung der ärztlichen Anordnungen, die Vermeidung von unnötigen Versorgungsleistungen etc.[11] Der pflichtbewusste Patient tut, was der Arzt sagt. Compliance als Schlüsselwort beschreibt die Fügsamkeit von PatientInnen gegenüber ÄrztInnen.

> „Was für den Patienten gut ist, wird nach objektiven medizinischen Kriterien bestimmt. Ihm wird, ähnlich wie bei kleinen Kindern, nur so viel freie Entscheidung zugestanden, wie deren Folgen gemäß diesen Kriterien ihm nicht zu sehr schaden können".[12]

Sinnigerweise bezeichnet Seger den Compliance-willigen Menschen als „erwachsenen, volljährigen Schüler",[13] als ob die doppelte Bezugnahme zum Erwachsensein die Tatsache des Schulkindseins mildern könnte. Geradezu paradox erscheint es, dass Menschen zwar stets eigenverantwortlich ihre Gesundheitskompetenzen stärken sollen, dies jedoch nur so lange, bis der Arzt kommt.

Es wird nicht bestritten, dass es sinnvoll ist, gesundheitsgerechten Empfehlungen zu folgen, allerdings führt der Terminus der Eigenver-

---

9 R. Steinbrook, Imposing Personal Responsibility for Health, in: New England Journal of Medicine 355 (2006), 753-756: 753.

10 Vgl. P. Allmark, Choosing health and the inner citadel, in: Journal of Medical Ethics 32 (2006), 3-6.

11 Vgl. Steinbrook, Responsibility (Anm. 9).

12 Rehbock, Autonomie, 137 (Anm.6).

13 W. Seger, Die Stärkung der Selbstverantwortung als Gesundheitsziel, in: Gesundheitswesen 61 (1999), 214-217: 217.

antwortung hier in die Irre, weil dieser Eigenständigkeit impliziert, obwohl gerade dies nicht gemeint ist, wenn der Ruf nach verantwortungsbewusstem Patientenverhalten laut wird. Im Gegensatz zu den ehemaligen *vertrauensvollen,* sollen sich die heutigen *verantwortungsvollen* PatientInnen nicht mehr gehorsam unterordnen unter das Regime der Ärzteschaft, sondern sich jetzt freiwillig zu treuem Gesundheitsgehorsam verpflichten. „Sei eigenverantwortlich gesundheitsgehorsam!" – ein Gipfel des gesundheitspolitischen Irrsinns.

2.2. Verantwortung als Patienten-Zuständigkeit bei Krankheit

Im Sozialgesetz ist das Prinzip der Eigenverantwortung dominant, es fungiert als Recht und als Pflicht, z.B. gleich im § 1 (SGB V): „Solidarität und Eigenverantwortung". Verantwortungsbewusstheit im Gesundheitsbereich beschränkt sich hier nicht auf gesundheitsbewusstes, sondern schließt auch kostenbewusstes Verhalten ein.[14] Eigenverantwortung meint auch Eigenleistung, entweder als eigenständige Handlungsverantwortung oder als eigenbeteiligte Finanzverantwortung in einem abgespeckten Leistungskatalog.[15] Die Stärkung der individuellen Verantwortung führt zur Anpassung des Gesundheitsbereichs an die Gesetze der Marktökonomie: Der mündige Kunde bezahlt seinen Versicherungsbeitrag, beteiligt sich an bestimmten Ergänzungsleistungen und kauft zusätzlich private Gesundheitsleistungen am Markt.[16] Das Gesundheitsgut wird so zum Marktgut.[17]

Die Folge dieses verantwortungsdehnenden Politikverständnisses bewirkt „vor allem eins: mehr ‚Eigenverantwortlichkeit' – also die Individualisierung und Entsolidarisierung sozialer Dienste und Risiken".[18] Die Privatisierung von Zuständigkeiten führt besonders bei den chronisch Kranken und den sozial benachteiligten Menschen zu überdurchschnittlichen Belastungen. Oder wie es Prantl harsch formuliert:

14 Vgl. C. Grühn, Gesundheitsbezogene Handlungsverpflichtungen der Versicherten in der Sozialversicherung als Dimensionen von Eigenverantwortung und Solidarität, Berlin: dissertation.de – Verlag im Internet 2001.

15 Vgl. L. Thielmann, M. Rohr, D. Schade, Szenarien für mehr Selbstverantwortung und Wahlfreiheit im Gesundheitswesen – Arbeitsbericht, Stuttgart 2002.

16 Vgl. Nullmeier, Eigenverantwortung (Anm. 4).

17 Vgl. J. Aust, S. Bothfeld, S. Leiber, Eigenverantwortung – Eine sozialpolitische Illusion, in: WSI Mitteilungen 4 (2006), 186-193.

18 J. Holst, U. Laaser, Zuzahlungen im Gesundheitswesen: Unsozial, diskriminierend und ineffektiv, in: Deutsches Ärzteblatt, 100 (22.12.2003), A 3358-3361: A 3358.

„Es heißt jetzt ‚Eigenverantwortung', wenn die Schwächeren sich selbst überlassen bleiben".[19]

3. Die gesundheitspolitische Verantwortungskampagne

Um Gesunde und Kranke zu mehr Gesundheitsverantwortung anzuregen, wird insbesondere die individuenzentrierte Gesundheitsförderung (im engen Sinn als Verhaltensprävention) propagiert. Mit Hilfe zahlloser Programme sollen Menschen zu mehr Verantwortung für ihre Gesundheit angeregt werden. Ergänzt wird die Gesundheitsförderung (analog zur Arbeitsmarktpolitik) um Strategien der Gesundheitsforderung: Menschen sollen nicht nur befähigt, sondern auch bepflichtet werden, gesundheitliche Risiken zu minimieren und Selbstversorgungs-Kompetenzen zu maximieren.

„Fördern und fordern" kommt im Gesundheitssektor zur Anwendung, um Rechte und Pflichten zu einem Paar zu bündeln, ohne dabei allerdings die Balance zu definieren. Gegenwärtig wiegt die Waagschale des Forderns schwerer als die des Förderns, die Mitwirkungspflichten sind deutlich ausgeprägter als die Mitwirkungsrechte.[20] Rechte werden gewährt, wenn Pflichten erfüllt wurden. Wer den Pflichten nicht in hinreichendem Maß nachkommt, wird zunehmend in die Nähe von Delinquenz gerückt.[21]

„Gesundheit fördern und fordern" verläuft in zwei Stufen: Zuerst werden individuelle Gesundheits-Kompetenzen gefördert. Wenn dies nicht ausreicht, werden anschließend Gesundheitspflichten eingefordert. Diese Patientenpflichten werden legitimiert, indem Patientenrechte verunglimpft werden:

> „Niemandem kann verboten werden, unbeweglich und Chips fressender Weise die Abende vor dem Fernseher zu verbringen, nachdem er den ganzen Tag auf einem Bürosessel klebte".[22]

Ein so verwendeter Rechtebegriff degradiert das Selbstbestimmungsrecht von Menschen „zu einem Passepartout der Entrüstung und An-

19 H. Prantl, Kein schöner Land – Die Zerstörung der sozialen Gerechtigkeit, München 2005, 18.

20 Vgl. S. Bothfeld, S. Gronbach, K. Seibel, Eigenverantwortung in der Arbeitsmarktpolitik: Zwischen Handlungsautonomie und Zwangsmaßnahmen, in: WSI Mitteilungen 9 (2004), 507-513.

21 Vgl. H.-J. Dahme, N. Wohlfahrt, Einleitung – Sozialpolitische Rahmenbedingungen aktivierender Sozialer Arbeit, in: Aktivierende Soziale Arbeit: Theorien – Handlungsfelder – Praxis, hg. v. H.-J. Dahme, N. Wohlfahrt, Baltmannsweiler 2005, 1-5.

22 E. Händeler, Wann endlich wird Gesundheit Wachstumsmotor der Wirtschaft? in: Gesundheitswesen 66 (2004), 775-778: 778.

klage".[23] Damit wird nicht Gesundheit gefördert, sondern Selektion und Exklusion.

3.1. Gesundheitsverantwortung fördern durch Individualoptimierung

Mittels Gesundheitsförderung werden Menschen heutzutage unermüdlich dazu aufgefordert, sich proaktiv um die eigene Gesundheit zu kümmern.[24] Ohne Zweifel ist dies teilweise sinnvoll. Doch die meisten gängigen Gesundheitsförderungsprogramme bewirken kaum Verbesserungen für die Bevölkerungsgesundheit. Denn gesunde und kranke Menschen unterscheiden sich nicht vornehmlich durch persönliches Gesundheitsverhalten, sondern aufgrund struktureller Gesundheitsverhältnisse.[25] Nicht eigenverantwortliche Unwilligkeit oder Unfähigkeit, sondern vor allem soziale Ungleichheit reduziert Gesundheitschancen.

Abgesehen davon, dass es den definitionsmächtigen Eliten obliegt zu definieren, welches Verhalten als gesundheitsrelevant gelten soll und welches nicht,[26] ist Gesundheitsverhalten überaus voraussetzungsvoll.[27] Zahlreiche komplexe Theorien zum Gesundheitshandeln belegen, dass Gesundheits- bzw. Risikoverhalten multifaktoriell bedingt ist und nicht bloß vom guten Willen oder ausreichender Selbstdisziplin abhängt.[28]

23 L. Heidbrink, Kritik der Verantwortung. Zu den Grenzen verantwortlichen Handelns in komplexen Gesellschaften, Weilerswist 2003, 19.

24 Vgl. H. Kühn, „Selbstverantwortung" in der Gesundheitspolitik, in: Jahrbuch für kritische Medizin 30 (1998), 7-20.

25 Vgl. z.B. A. Mielck, Soziale Ungleichheit und Gesundheit. Einführung in die aktuelle Diskussion, Bern 2005.

26 Das bewegungsarme Fernsehen steht am Gesundheitspranger, das nicht weniger bewegungsarme Lesen erstaunlicherweise nicht. Auch eine Kampagne mit dem Titel „Keine Macht den Autos" ist unbekannt, obwohl die Reduktion des Autofahrens und Autoverkehrs sicher nicht weniger gesundheitsförderlich wäre als „Keine Macht den Drogen". Für weiterführende Analysen siehe Schmidt, Eigenverantwortung (Anm. 2).

27 Vgl. R. Hornung, Determinanten des Gesundheitsverhaltens, in: Public Health und Gesundheitspsychologie, hg. v. R. Weitkunat, J. Haisch, M. Kessler, Bern 1997, 29-40.

28 Vgl. R. Schwarzer, Psychologie des Gesundheitsverhaltens, Göttingen 2004.

3.2. Gesundheitsverantwortung fordern durch Individualsanktionierung

Auf Gesundheitsförderung folgt Gesundheitsforderung, um „Präventionsverweigerer" mit schärferen Maßnahmen zum Handeln zu bewegen.[29] Ziel disziplinierender Forderungen ist es, abweichendes Verhalten zu korrigieren und Abweichler zu reintegrieren.[30] Verhängnisvoll an solchen Disziplinierungen ist die Tatsache, dass häufig Ursachen und Wirkungen vertauscht werden. Zumindest aus der Arbeitsmarktforschung ist bekannt, dass die Menschen, die überdurchschnittlich von Sanktionen betroffen sind, genau jene sind, die überdurchschnittlich von Belastungen betroffen sind.[31] Nicht persönliche Unwilligkeit, sondern strukturelle Unmöglichkeit ist Ursache für ‚Fehlverhalten'. Statt sanktionierender Minderung von Unterstützung wäre eine kräftige Mehrung der Unterstützung zielführend, um vorhandene Leistungsmängel zu reduzieren. Sanktionsbewehrter Zwang ist kontraproduktiv, denn

> „an die Stelle erhöhter Handlungsautonomie tritt eine Verschlechterung der Bedingungen, unter denen sich die Übernahme von Verantwortung realisieren ließe".[32]

3.3. Gesundheitsverantwortung überfordern: Distinktion, Selektion, Exklusion

Im Zuge von Sanktion erfolgt Selektion. Leistungen oder Leistungsnehmer werden aus dem Leistungsprozess ausgeschlossen, falls Optimierung und Sanktionierung nicht ausreichen. Dies ist eine ideale Strategie für die Leistungselite, weiterhin unter sich zu bleiben: Gesundheit ist mittlerweile zum zentralen Markenzeichen der leistungsorientierten Elite geworden und funktioniert als wirkmächtiges Distinktionsinstrument zur Unterscheidung zwischen Masse und Klasse. Gesundheit eignet sich ideal zur Distinktion, denn um gesund zu sein braucht der Mensch nicht nur Bildung und Geld, sondern das knappste Gut der

29 Vgl. H. Schmidt-Semisch, F. Schorb, Kreuzzug gegen Fette: Einleitung, in: Kreuzzug gegen Fette, hg. v. H. Schmidt-Semisch, F. Schorb, Wiesbaden 2008, 7-20.

30 Vgl. H. Ziegeler, Prävention im aktivierenden Staat, in: Aktivierende Soziale Arbeit: Theorien – Handlungsfelder – Praxis, hg. v. H.-J. Dahme, N. Wohlfahrt, Baltmannsweiler 2005, 58-69.

31 Vgl. C. Reis, Wie kann das Fallmanagement in der Arbeitsvermittlung die Eigenverantwortung fördern, in: WSI Mitteilungen 4 (2006), 194-199.

32 Vgl. Reis, Fallmanagement, 199 (Anm. 31).

Leistungsgesellschaft: produktiv nutzbare Zeit. Zusätzlich benötigt Gesundsein multiple strukturelle (z.B. die gesundheitsgerechte Arbeitsstelle und Wohnlage, schlagkräftige Mitsprachemöglichkeiten etc.) und individuelle Ressourcen (z.B. Handlungskompetenzen, soziale Unterstützung etc.). Health Capital ist das Resultat von verfügbarem ökonomischen, sozialen und kulturellen Kapital.

In einem gesunden Körper wohnt ein gesunder Geist. Diese Maximalforderung passt zu den erfolgreichen

> „Siegertypen, die ihr Leben als ständige Herausforderung begreifen, die sie annehmen und sich erfolgreich erweisen ... Der propagierte Hedonismus ist die Prämie der Erfolgreichen. Gesundheitliche Probleme, Unglück und Leid sind entsprechend die negative Prämie der Verlierer, die es nicht schaffen, die vielfältigen Chancen für sich zu nutzen".[33]

„Why should I suffer for the bad luck of others?"[34] Die „gesunde Mitte" grenzt sich offensiv ab gegen „dümmliche Talkshows der Privatsender sehende, Bildzeitung lesende, Fast Food verschlingende und Bier trinkende Sozialhilfeempfänger" schreibt Hartmann sarkastisch.[35] Selbst schuld – fehlt es doch den Kranken anscheinend an Willen und Wissen, um Wohlstand und Wohlbefinden zu erreichen. Durch eine

> „offene Distanzierung und offensive Pädagogisierung [werden] die kulturelle Minderwertigkeit der Unterschichten ... Gegenstand alltäglicher Selbstverständigung und wechselseitiger (An-)Erkennung unter jenen, die sich selbst zur Mittelschicht und zum Bürgertum zählen und zählen lassen wollen".[36]

Die unterschichtigen Fast-Food-verschlingenden Biertrinker und ihre Krankheiten werden in die Eigenverantwortung entlassen. Die herkömmliche, reziproke Verantwortlichkeit für die Bevölkerungsgesundheit wird geleugnet, und die ehemaligen solidarischen Prinzipien verschwinden.[37]

Die verantwortungfördernde und -fordernde Gesundheitspolitik wird nicht halten, was sie verspricht.[38] Weder auf die Gesundheit noch

33 H. Keupp, Gesundheitsdiskurse als Identitätspolitik – Von der Fremd- zur Selbstvergesellschaftung, in: Doppelcharakter der Prävention, hg. v. H. Kaupen-Haas, C. Rothmaler, Frankfurt am Main 1995, 57-72: 70.

34 Zitiert nach H.A. Gylling, Autonomy Revisited, in: Cambridge Quarterly of Healthcare Ethics 13 (2004), 41-46: 43.

35 M. Hartmann, Gebildet – Ungebildet, in: Deutschland – eine gespaltene Gesellschaft, hg. v. S. Lessenich, F. Nullmeier, Frankfurt am Main 2006, 191-208: 196.

36 S. Lessenich, F. Nullmeier, Deutschland zwischen Einheit und Spaltung, in: Deutschland – eine gespaltene Gesellschaft, hg. v. S. Lessenich, F. Nullmeier, Frankfurt am Main 2006, 7-27: 23.

37 Vgl. S.N. Tesh, Hidden Arguments. Political Ideology and Disease Policy, New Brunswick 1990.

38 Vgl. Schmidt, Eigenverantwortung (Anm. 2).

auf das Gesundheitswesen hat die Mehrung der individuellen Gesundheitsverantwortung einen (von Ausnahmen abgesehen, z.B. Diabetes mellitus) positiven Einfluss. Allerdings erfüllt diese Politik einen anderen Zweck: Sie beruhigt die risikosensibilisierte Gesellschaft, wobei die Beruhigung weniger auf die Minderung von Gesundheitsrisiken gegründet ist, sondern darauf, dass man weiß, wen man verantwortlich machen kann – im Zweifel den Einzelnen.[39] Die Risiken und Nebenwirkungen verantwortungsorientierter Gesundheitsförderung und -forderung sind unübersehbar:

• (Chronisch) Kranke werden überdurchschnittlich stark belastet, sowohl durch Krankheit als auch durch Verantwortungs- und implizite Schuldzuschreibungen.[40] Die „unerbittliche Kehrseite des Menschen, der sein eigener Herr ist" – so zitiert Reese-Schäfer[41] den Soziologen Alain Ehrenberg – produziert die hohen Prävalenzraten von Depressionen in den modernen Gesellschaften: Die Tragödie des „Eigenen Herrn" ist seine ewige Unzulänglichkeit.

• Sozial benachteiligte Personen werden überdurchschnittlich stark belastet. Verantwortungsbewusst zu sein und gesundheitsbewusst zu handeln ist schwierig, multiple persönliche, soziale und gesellschaftliche Ressourcen sind erforderlich, um Verantwortung produktiv übernehmen zu können. Die Chancen auf verantwortungsbewusstes Gesundsein sind sozial ungleich verteilt; Eigenverantwortung manifestiert statt mindert diese Ungerechtigkeit.

• Kosten im Gesundheitswesen werden nicht minimiert, sondern bloß verschoben (nämlich in die Privathaushalte: in den letzten 10 Jahren stieg die private Ausgabenlast von 10,7 auf 12,3 %, also um 11 %.[42] Die Verschiebung geht insbesondere zulasten von chronisch Erkrankten sowie der unteren Sozialschichten.[43]

• Darüber hinaus ist es kostenintensiv, gesundheitliches Verantwortungspotenzial zu fördern/fordern, denn sowohl Schulungsprogramme als auch Kontrollinstrumentarien sind kostenintensiv.

> „Die Erziehung zur Eigenverantwortlichkeit belastet die Politik mit Aufgaben der Verhaltenssteuerung, die komplexer, problematischer, kostspieli-

---

39 Vgl. S. Duttweiler, Im Gleichgewicht für ein gesundes Leben – Präventionsstrategien für eine riskante Zukunft, in: Kreuzzug gegen Fette, hg. v. H. Schmidt-Semisch, F. Schorb, Wiesbaden 2008, 125-144.

40 Vgl. R. Finerman, L.A. Bennett, Guilt, Blame and Shame: Responsibility in Health and Sickness, in: Social Science and Medicine, 40 (1995), 1-3.

41 Reese-Schäfer, Globalisierungsdruck, 273-293 (Anm. 3).

42 Vgl. R. Busse, A. Riesberg, Gesundheitswesen im Wandel: Deutschland, Berlin 2005.

43 Vgl. T. Gerlinger, Privatisierung – Liberalisierung – Re-Regulierung. Konturen des Umbaus des Gesundheitssystems, in: WSI Mitteilungen 9 (2004), 501-506.

ger und unberechenbarer sind als jene Aufgaben, von denen sich Politik entlasten will".[44]

• Die Qualität des Leistungsangebots wird nicht verbessert, auch Unter-, Über- und Fehlversorgung werden nicht reduziert. In einem anbieterdominierten Gesundheitswesen ist es für Leistungsnehmer kaum möglich und für Leistungserbringer kaum wünschenswert, dass PatientInnen schlagkräftig mitbestimmen beim Behandlungsplan. Die Leistungserbringer bestimmen die Leistungserbringung – auch nach Einkommenserwägungen: Die Empirie zeigt, dass verringerte Leistungsinanspruchnahmen langfristig nicht zu verminderten Leistungen führen, sondern zu (einkommenssichernden) Kompensationsleistungen.[45]

• Individuelle Gesundheitsverantwortung produziert nicht Gesundheit, da Gesundheit zum Teil außerhalb des Verantwortungshorizonts des Einzelnen steht, Gesundheit multifaktoriell bedingt ist und von vielen Akteuren mitbedingt wird. Erstaunlicherweise setzt Gesundheitspolitik auf die Verantwortung des Einzelnen – obwohl sie für sich selbst aufgrund der komplex gewordenen Welt (Die Globalisierung!) sinkende Verantwortungsmöglichkeiten reklamiert. Diesem Widerspruch wird mit der populären Hirnforschung das Sahnehäubchen aufgesetzt, die zunehmend Belege dafür sammelt, dass der eigene Wille Illusion ist.[46]

• Die Zuweisung von Eigenverantwortung wird zahlreiche Individuen überfordern.

> „Weil der Bereich des Zu-Tuenden prinzipiell unbegrenzt ist, werden den Handelnden mehr Aufgaben zugemutet, als sie erfüllen können, werden sie mit Forderungen belastet, die jenseits der vernünftigen Zurechenbarkeit liegen. Sie besitzen die Verpflichtung, sich auch diejenigen Handlungen zuzuschreiben, die von ihnen nicht ausgeführt werden. Die Positivierung von Verantwortung bewirkt eine optionale Entgrenzung des Verantwortungsraums, weil auch das auf Entscheidungen zurückbezogen wird, was unterlassen wurde".[47]

44 Nullmeier, Eigenverantwortung, 177 (Anm. 4).

45 Vgl. Holst, Laaser, Zuzahlungen (Anm. 18).

46 Vgl. K. Günther, Zwischen Ermächtigung und Disziplinierung: Verantwortung im gegenwärtigen Kapitalismus, in: Befreiung aus der Mündigkeit – Paradoxien des gegenwärtigen Kapitalismus, hg. v. A. Honneth, Frankfurt am Main 2002, 117-141.

47 Heidbrink, Kritik, 212 (Anm. 23).

4. Eigenverantwortung reloaded: Eigenmächtigkeit unter Sozialverantwortung

Die Betonung der individuellen Verantwortung für Gesundheit ist unterkomplex. Erforderlich unter Komplex-Bedingungen sind differenzierte Prozeduren der Verantwortungszuweisung. Eine Umstellung des Paradigmas von der Individualverantwortung zur kooperativen Verantwortung ist darum unerlässlich.[48]

4.1. Verantwortungsakteure: alle statt einer

Anders als es die herrschende Debatte nahe legt, müssen in einem gestuften Verantwortungssystem alle beteiligten Akteure einbezogen werden in die Prozeduren der Verantwortungsübernahme.

Verantwortungsbereich der KlientInnen und (potenziellen) PatientInnen: Es ist unbestritten, dass (potenzielle) PatientInnen einen bedeutsamen Verantwortungsanteil an ihrer Gesundheit innehaben. Unzweifelhaft trägt jeder Mensch, der dazu in der Lage ist, die Verantwortung für seine Gesundheit, er trägt diese jedoch nicht in Alleinzuständigkeit. Menschen sollen und wollen Verantwortung übernehmen für die eigene Lebensführung, denn diese Verantwortungsübernahme erlaubt, das persönliche Leben nach eigenen Vorstellungen und Vorlieben auszugestalten.

Verantwortungsbereich der Gesundheitsberufe: In der Rolle des Patienten handelt ein Mensch unter Bedingungen der Informations-, Macht- und Beschwerdeasymmetrie. Entsprechend muss er

> „auf ergänzende Sachverwalter zurückgreifen …, [die im Gesundheitssektor] die für ihn unlösbare Aufgabe der Qualitätsbeurteilung und -sicherstellung lösen".[49]

Im deutschen Gesundheitswesen verfolgen die Sachverwalter – HausärztInnen, FachärztInnen, Krankenkassen etc. – nicht zwingend die Interessen der PatientInnen, sondern zum Teil sogar gegenläufige, vor allem wirtschaftliche, Eigeninteressen. Nichtsdestotrotz spielen die Leistungsanbieter eine zentrale Rolle bei der Herstellung von Gesundheit, entsprechend hoch ist ihre Verantwortlichkeit. Doch zu dieser Verantwortungsübernahme lassen sich die Gesundheitsberufe kaum

48 Vgl. Heidbrink, Kritik (Anm. 23).

49 A. Musil, Stärkere Eigenverantwortung in der Gesetzlichen Krankenversicherung, Wiesbaden 2003, 160.

freiwillig verpflichten, da zahlreiche systemimmanente Gründe dem entgegenwirken.

Verantwortungsbereich der Gesundheitspolitik: Aus diesem Grund hat die rahmengebende Gesundheitspolitik zentrale Zuständigkeiten inne. Die gegenwärtige gesundheitspolitische Betonung der individuellen Verantwortung bewirkt jedoch vor allem die Schwächung der politischen Verantwortung. Es ist dringend geboten, diesen Trend umzukehren. Politik ist der Garant dafür, dass BürgerInnen ein gelungenes Leben führen können – es sind nicht umgekehrt die BürgerInnen, die Garanten sind für gelingende Politik.[50] Konkrete PolitikerInnen sind hier als professionelle, aber auch als moralische VerantwortungsträgerInnen in der Pflicht.[51] PolitikerInnen dürfen sich dieser Verantwortung nicht entziehen: Verantwortungsübernahme funktioniert als reziprokes System – politische Verantwortungsverweigerung wirkt ansteckend auf die Gesellschaft und ihre BürgerInnen.[52]

4.2. Verantwortungszuweisung: ergebnis- statt ursachenorientiert

Die Schlüsselfrage ist, wie Verantwortung im Gesundheitswesen angemessen verteilt werden kann unter Komplexitätsbedingungen. Ein Paradigmenwechsel – weg von der bisherigen ursachenorientierten hin zu einer lösungsorientierten Betrachtungsweise – ist hier möglicherweise Erfolg versprechend. Ein solcher Richtungswechsel gemäß eines konsequenz- oder effizienzorientierten Verantwortungsparadigmas ist in zahlreichen Arbeitsfeldern bereits erfolgreich implementiert. Besonders die Flugsicherheit, die typischerweise ein sehr geringes Maß an Fehlertoleranz aufweist, ist als Vorreiter des systematischen Risikomanagements bekannt. Systematisches Risikomanagement ist dadurch gekennzeichnet, dass nach den systemischen Ursachen – nicht den individuellen Verursachern – von Fehlern geforscht wird, um nützliche Fehlerabwehrstrategien zu entwickeln.

Ein solches Risikomanagement wird inzwischen auch für das Gesundheitswesen empfohlen.[53] Der komplexe Prozess von Gesundheits-

---

50 Vgl. Nullmeier, Eigenverantwortung (Anm. 4).

51 Vgl. H. Lenk, M, Maring, Das moralphilosophische Fundament einer Ethik für Organisationen – korporative und individuelle Verantwortung, in: Ethik in Organisationen, hg. v. G. Blickle, Göttingen 1998, 19-35.

52 Vgl. H.-W. Bierhoff u.a., Entwicklung eines Fragebogens zur Messung von Eigenverantwortung, in: Zeitschrift für Personalpsychologie 4 (2005), 4-18.

53 Vgl. SVR – Sachverständigenrat für die Konzertierte Aktion im Gesundheitswesen, Finanzierung, Nutzerorientierung und Qualität, Berlin 2003.

erhalt und Krankheitsentstehung ist prädestiniert für ein verursacherunabhängiges Prozedere der Verantwortungszuweisung. Im Krankenhaussektor oder beim Aktionsbündnis Patientensicherheit (siehe z.B. die aktuelle Broschüre zu Ärztefehlern: Aus Fehlern lernen) hat systematisches Risikomanagement bereits praktischen Niederschlag gefunden. Auch im Straßenverkehr wird seit Jahrzehnten mit Erfolg auf die Sicherheitsoptimierung des Fahrzeug- und Straßenbaus sowie auf gesetzliche Regelungen gesetzt, statt auf das „unfallverursachende" Individuum.[54]

Internationale Erfahrungen, etwa in der Chirurgie, zeigen, dass ein systemisches, verursacherunabhängiges Risikomanagement zu bedeutsamen Qualitätsverbesserungen im Gesundheitswesen beitragen kann.[55] Hingegen zeigt sich, dass die beharrliche Suche nach den ursächlich Verantwortlichen (‚Schuldigen') eher zur Verantwortungsverschleierung und Verantwortungsverschleppung führt und nicht zur effektiven Risikoreduktion beiträgt.[56]

Bei den Versuchen, Risiken zu mindern, steht nicht die Frage im Vordergrund, wer verantwortlich ist und Verantwortung übernehmen muss, sondern wer am effektivsten Verantwortung übernehmen kann. Eine solche Schadenskultur ist gekennzeichnet durch ein systemtheoretisches Verständnis von unerwünschten Ereignissen, die nicht als Schuld eines einzelnen Verantwortlichen definiert und sanktioniert, sondern als fehlerhafte Störung innerhalb eines interaktiven System-Prozesses interpretiert und bearbeitet werden.

Für die Verbesserung der Gesundheit erscheint es nützlich, ursachenorientierte Such- und Sanktionsstrategien („Wer ist verantwortlich: für eine Drogenabhängigkeit, eine HIV-Infektion, den Aids-Ausbruch?" & „Wer ist zur Verantwortung zu ziehen und haftet für den Schaden?") aufzugeben zugunsten prozess- und ergebnisorientierter Verfahrensweisen, mittels derer die wirkungsmächtigsten Gesundheitsbeförderer zur effektiven Verantwortungsübernahme angeregt werden. Es soll weniger darum gehen, nach den – im multidimensionalen Gesundheitsbereich ohnehin unidentifizierbaren – finalen Krankheitsproduzenten zu suchen, sondern die Aufmerksamkeit darauf zu richten, mittels effektiven Verantwortungsmanagements die Auftre-

---

54 Im Unterschied zu den unzähligen Erziehungsprogrammen zur Reduktion von Übergewicht sind Programme zur Reduktion von Übereile kaum verbreitet.

55 Vgl. J. Lauterberg, K. Kolpatzik, Von der Utopie zur Agenda, in: Gesundheit und Gesellschaft – Spezial: Fehlerprävention in der Medizin – Mehr Sicherheit für Leib und Leben 10 (2005), 4-6.

56 Vgl. M. Schrappe, Das Mäntelchen des Schweigens lüften, in: Gesundheit und Gesellschaft – Spezial: Fehlerprävention in der Medizin – Mehr Sicherheit für Leib und Leben 10 (2005), 7.

tenswahrscheinlichkeit von Krankheitsereignissen bestmöglich zu vermindern.

In der komplexen Moderne ist eine „unterkomplexe Fixierung auf strategische Genies“[57] nicht zielführend. Eckart Pankoke bezieht sich hier auf Clausewitz, den er unter heutigen Komplexbedingungen für nicht mehr verantwortungsfähig hält, ganz zu schweigen von Lieschen Müller. Es ist sinnvoll, Menschen für ihre Entscheidungen verantwortlich zu machen, die Folgen ihrer Entscheidungen jedoch der Gemeinschaftszuständigkeit zu überantworten.

> „To hold people responsible for the actual consequences of their choice would therefore be to hold them responsible for too much“.[58]

Eine neue Verantwortungskultur für das komplizierte Gemisch, aus dem Gesundheit gemacht ist, muss gekennzeichnet sein dadurch, dass die Handlungsverantwortung beim Einzelnen verbleibt (beispielsweise belassen flächendeckende Sexualaufklärungskampagnen die Verantwortung für das Handeln beim Einzelnen), die Folgenverantwortung (für eine entstehende Erkrankung) jedoch von jenen getragen wird, die die besten Möglichkeiten zur Linderung des Schadens haben. Dies verhindert einerseits die Überforderung des Einzelnen und andererseits die Korrumpierung des allgemeinen Rechtsempfindens.[59]

Aus rational-praktischen Gründen sollte die Verantwortungszuteilung unter Bedingungen des optimalen Ressourceneinsatzes erfolgen: Je umfangreicher die Macht zur Veränderung von unerwünschten Zuständen ist, desto Erfolg versprechender ist der erwartbare Veränderungsnutzen. Das Verantwortungsmanagement erfolgt entlang einer Potenzial-identifizierenden Verantwortungshierarchisierung. Diese Verantwortungshierarchie gemäß Verantwortungsfähigkeit erscheint sowohl aus pragmatischen als auch psychohygienischen Gründen zweckmäßiger als die derzeit gültige Strategie, die zuerst die Akteure identifiziert, die keine Verantwortung übernehmen, diese werden dann differenziert nach Unfähigen und Unwilligen, die Unfähigen werden befähigt, und die Unwilligen werden bestraft. Darüber hinaus kommt potenzialorientierte Strategie einer akzeptablen Balance zwischen sozialethischen Ansätzen (eher gerichtet auf die Maximierung des gesundheitlichen Gesamtnutzens und individualethischen Prinzipien (stärker

57 E. Pankoke, Arenen – Allianzen – Agenden: Netzwerke und Lernprozesse zivilen Engagements, in: Verantwortung in der Zivilgesellschaft, hg. v. L. Heidbrink, A. Hirsch, Frankfurt am Main 2006, 85-108: 94.

58 A.W. Cappelen, O.F. Nordheim, Responsibility in Health Care: a Liberal Egalitarian Approach, in: Journal of Medical Ethics 31 (2005), 476-80: 479.

59 Vgl. Cappelen, Nordheim, Responsibility (Anm. 58).

orientiert an der individuellen Menschenwürde, die kein Individuum zugunsten der Gruppe opfert[60]) einen Schritt näher.

Auch der Steigerung individueller Autonomie wäre man einen Schritt näher gekommen, da ein umfassendes Verantwortungssystem eine schützende Grundlage absichernder Sozialverantwortung produziert. Auf dieser Grundlage ließe sich Eigenverantwortung als „Eigenmächtigkeit“[61] etablieren. Eigenmächtigkeit pointiert den Doppelcharakter der Selbstverantwortung – schließt sowohl selbstverantwortliche Eigenständigkeit als auch eigenwillige Selbstermächtigung ein. Eigenmächtigkeit betont das Recht, das dem Subjekt zukommt, das Leben nach eigenen sinnhaften, eigensinnigen Vorstellungen zu führen. Eigenmächtigkeit nimmt Abstand von den bestehenden Vorstellungen des richtigen und guten Gesunden und schafft Akzeptanz, auch wenn Verhalten unverständlich oder unverantwortlich zu sein scheint. Selbstbestimmten Menschen muss die Freiheit gelassen werden, das eigene Leben und die eigene Gesundheit mit subjektivem Sinn zu versehen und entsprechend der eigenen vorhandenen Logik zu handeln, statt sie als „krankheitsuneinsichtig“ zu etikettieren und sie zu Verhaltensänderung zu disziplinieren.[62] Eigenverantwortung für die Gesundheit muss schließlich auch das Recht einschließen, „Nein zu sagen, zur Therapie, zur Krankheitsverarbeitung, zur Selbstverantwortung“.[63]

60 Siehe hierzu P. Schröder, Richtig gute epidemiologische Praxis: Überlegungen zu ethischen Prinzipien, Leitlinien und Kodizes für epidemiologische Forschung und Public Health, in: Prävention und Gesundheitsförderung 4 (2007), 254-264.

61 F. Nullmeier, Paradoxien der Eigenverantwortung, in: Verantwortung in der Zivilgesellschaft, hg. v. L. Heidbrink, A. Hirsch, Frankfurt am Main 2006, 151-164: 161.

62 Vgl. Rehbock, Autonomie (Anm. 6).

63 E. Pflanz, Stiftung Patientenkompetenz: Zur Eigenverantwortung befähigen, in: Deutsches Ärzteblatt 101 (2004) 37, A2443-2446: A 2443.

Hoffnung und Erinnerung

„… ist dicker als Wasser“

Religiös-kulturelle Deutungen von Blut

BÄRBEL BEINHAUER-KÖHLER

Wer einen Zusammenhang zwischen der Thematik HIV und verbreiteten Assoziationen zu „Blut“ erschließen möchte, steht methodisch vor Herausforderungen. Wer assoziiert was? Was könnten geeignete Quellen zur Erschließung entsprechender populärer Vorstellungen sein? Eine erste Recherche im Internet scheint die methodischen Fragen noch zu verschärfen. Während sich – siehe der Beitrag von Rafael Capurro – Träger des Aids-Virus im Internet auf eigenen Seiten Freiräume der Reflexion und Selbstdarstellung eröffnen, erzeugt etwa die Plattform www.images.google.de einen eigenartig „blutleeren“ Eindruck. Der Blick auf über das Stichwort Aids verbundene Abbildungen ergibt eine fast völlige Abwesenheit des genannten Aspekts: Das Blut ist nur über die rote Farbe der Aids-Schleife zu greifen, über den einen oder anderen roten Schriftzug zum Thema, z.B. auf dem Titel einer Ausgabe des Time-Magazines. Die affektive Ebene mit Panik und Entsetzen, Schmerz, Angst, Ekel, die landläufig mit der Krankheit assoziiert werden und in kulturellen Deutungen von Blut eine Rolle spielen, werden visuell schwer greifbar, am ehesten noch über eine französische Aufklärungskampagne, bei der ein ausnehmend attraktiver Mann mit einem schwarzen Riesen-Skorpion kopuliert.[1] Ganz überwiegend sieht man jedoch lachende hoffnungsvoll gestimmte Menschen, die in der Aids-Prävention aktiv sind, lustige Werbekampagnen für den Gebrauch von Kondomen, sehr viele Statistiken und Grafiken. Nur ganz am Rande tauchen ein paar Fotographien von sehr weit entfernt lebenden und sterbenden, abgezehrten aidskranken Afrikanern auf.

Um diesen Eindruck aufzuarbeiten, stellen sich unterschiedlichste Fragen: zunächst die nach dem repräsentativen Charakter der skizzierten Abbildungen. Ist der geschilderte Eindruck ein zufälliger? Hängt er

1 http://inventorspot.com/files/images/French_AIDS_posters.img_assist_custom.jpg (Zugriff 03.09.08).

mit der medialen Form der visuellen Darstellung zusammen und würde sich bei der Suche nach Textseiten ein ganz anderer Eindruck ergeben? Hat es zu tun mit Trägerschichten der Seiten; neigen Aids-Patienten zur offenen Darstellung sämtlicher Details der Krankheit, während eine diffuse hier repräsentierte „Öffentlichkeit" zur Verdrängung der „blutigen Tatsachen" neigt? Spiegeln sich dabei gar gesellschaftliche Tabuisierungs- und Ausgrenzungsmechanismen? Oder zeichnet im Gegenteil eine feinsinnige Medienethik verantwortlich, die besonders in freundlich und unschuldig wirkenden Aidskampagnen eine etwaige Dämonisierung der Krankheit bewusst verhindern möchte? Oder aber liegt die Assoziierung von Aids und „Blut" schlicht fern?

Nicht zuletzt stellt sich die im Folgenden näher untersuchte Frage, ob speziell die Religionswissenschaft diese Eindrücke auf eine tiefer liegende kulturgeschichtliche Ebene zurückführen kann. Zu diesem Zweck werden verschiedene Aspekte von Religionen und Kulturen, in denen Blut eine Rolle spielt, näher betrachtet.

Religionswissenschaftliche Rekonstruktion

Die Rolle von Blut in tribalen Gesellschaften

Beginnen wir mit einer Rekonstruktion von Deutungen von Blut in tribalen Gesellschaften. Gemeint sind bis in alte Zeiten zurückzuverfolgende Kulturmuster, die teils bis heute fortleben. In einer Übertragung auf unseren Alltagskontext kann man an dieser Stelle an die von Karl May popularisierte Idee der indianischen „Blutsbruderschaft" denken, die aus einem Vollzug eines Austauschs von Blut über eine kleine Schnittwunde besteht. In zwei Körpern fließt fortan das gleiche Blut, wie angenommen wird. Derartige Konzepte sind nicht einfach als „archaisch" zu betrachten und auch nicht allein der Vergangenheit zuzuweisen. Sie sind vielmehr bis heute, über Kinderfreundschaften hinaus, sinnstiftend, handelt es sich um kleine Gesellschaften, um Clans oder um Stämme, die sich primär über eine genealogische Gemeinschaft definieren und die ohne diesen Bezug auseinanderbrechen würden. Deren Identität wird oft auf einen gemeinsamen Ahnen zurückgeführt. Dabei kann es sich durchaus auch um rein mythologische Größen handeln, wie bei australischen Aborigines oder nordamerikanischen Indianern, die oftmals zoomorphe Ahnen verehren. Arabische Stämme schätzen bis heute ihre Stammväter, und es ist ihren sehr wichtig, genau zu wissen, wie die Deszendenzlinie bis zum einzelnen

Stammesmitglied verläuft. Hier findet sich die Betonung des „gemeinsamen" Blutes, das, je nach Genderkonstruktion, meist im patrilinearen Verlauf weiterverfolgt wird. Beispielsweise Nomaden im Sinai kennen bis heute in ihrem Gewohnheitsrecht eine Rechtsform des quasimateriellen Ausgleichs für Verletzungen sowohl des Stammesbesitzes als auch der Stammesehre: Wenn ein Mitglied eines Stammes getötet wird, kann im Clan des Täters als Ausgleich ebenfalls ein Mann getötet werden, und zwar nach einem Schlüssel, den man als *hamsa* bezeichnet: Vom Täter aus fünf Generationen in die Zukunft und in die Vergangenheit sowie bis zu fünf Brüder stehen zur Auswahl, um den Ausgleich vorzunehmen.[2] Das Blut stiftet also eine messbare Gemeinschaft, die über das Individuum hinausgeht; die Bedeutung des Blutes ist so hoch, dass sein Verlust direkt entschädigt werden muss, was, nebenbei, nicht allein über die Form der *talion,* sondern auch über materiellen Ausgleich erfolgen kann.

Das Beispiel soll zeigen, dass die *lex talionis* nicht einfach irrational und primitiv ist, sondern in tribalen Gesellschaften eine Funktion als Rechtsform hat, die wohl nicht zuletzt abschreckend wirkt, denn eine Tat wird unmittelbar auf die nächste Verwandtschaft zurückwirken. Geschieht jedoch ein Mord, so ist die Tatsache, dass über den Tod des Einzelnen hinaus das Blut des Stammes vergossen wurde, so bedeutsam, dass ein Mechanismus der kollektiven „Reparation" gefunden werden muss. In der Ethnologie spricht man mit James Frazer in vielen Fällen von „homöopathischer Magie",[3] ein Prinzip, das an dieser Stelle sicherlich ebenfalls vorauszusetzen ist: Die Gegengabe entspricht in ihrer Art derjenigen, auf die eingewirkt werden soll, es wird eine Art „Analogiezauber" vorgenommen; mit einem weiteren Blutvergießen wäre in diesem Fall die erstverletzte Gruppe aus ihrer Perspektive wieder „geheilt".

Dass es sich bei diesen Beispielen nicht um abseitige oder mit gängigen Vorurteilen behaftete Kulturen handelt, belegt ein Blick in die Kulturgeschichte Europas, die mit man mit dem jüdischen *jus talionis* und der Regel „Auge um Auge, Zahn um Zahn" (Ex 21,24) beginnen lassen könnte. Im Hinblick auf die vieldiskutierte jüdische *lex talionis* setzt sich bei Rechtshistorikern zunehmend die Wahrnehmung durch, dass sie eben kein – wie aus einer lange gepflegten christlichen Perspektive anzunehmen – primitives Vergeltungsrecht beinhaltet, das

2 E. Gräf, Das Rechtswesen der heutigen Beduinen, Walldorf 1952; S. Maisel, Das Gewohnheitsrecht der Beduinen: Der Stellenwert von Urf in den Rechtsvorstellungen tribaler Gruppen im Norden der Arabischen Halbinsel, Frankfurt 2006.

3 Sir J. Frazer, The Golden Bough. A study in Magic and Religion, Repr. Ware, Hertfortshire 1993 (Original London 1922), 12-37.

notgedrungen zu immer weiteren Gewaltspiralen führen müsse, sondern ihrerseits bereits eine Eingrenzung völlig freier Vergeltungsmaßnahmen sowie alternative Sühneformen vorgesehen habe.[4] Die jüdische *talion* besitzt eine Analogie bei den Germanen, von denen Tacitus berichtet, dass die Fehden der Väter selbstverständlich von den Söhnen weitergeführt werden.[5]

Diese Rechtsnorm wirkte jedoch historisch begrenzt. Vom römischen Recht an, und für unseren Raum sicherlich prägend in der christlichen Ethik, wurden diese älteren Formen umgewandelt. Dies hat sicherlich auch mit der Formierung größerer überregionaler gesellschaftlicher Gemeinschaften und ihres Rechtswesens zu tun. Aber die Symbolik des Blutes wirkt mit analogen Assoziationen fort, wenn es z.B. im Mittelalter zu Judenpogromen kommt, mit dem Argument, in ihren Adern flösse ein anderes Blut, oder im Dritten Reich, ohne ihre Ausgrenzung käme es bei gemischten Partnerschaften zu „Blutschande".

Dass derartige Vorstellungen überhaupt zum Tragen kommen, erklärt sich z.T. aus dem Charakter der Blutsymbolik, die, vergleichbar mit anderen großen Symbolen, zahlreiche Assoziationen erzeugt: aufgrund elementarer Erfahrungen bei Verletzungen, Menstruation und Geburt oder im Rahmen spezieller kultureller Prägungen, die beispielsweise postulieren: „Blut ist dicker als Wasser", wie im Titel des Beitrags erwähnt.

Die Religionswissenschaft arbeitet mit derartigen Bedeutungskontexten auf zwei Ebenen, einerseits rekonstruiert sie konkrete Belegungen eines Zeichens mit in einer Gemeinschaft kommuniziertem Sinn. Andererseits registriert sie, dass besonders herausgehobene Zeichen sich quasi verselbständigen und über den kollektiv vereinbarten Sinngehalt auch noch Raum für freie Assoziationen sowie einen gewissen „Mehrwert" für ihre Nutzer bieten, wie das „Licht", das „Wasser" o.ä.[6] Das Blut gehört unbedingt in diese Gruppe hinein. Mit diesen besonderen Zeichen, oder besser gesagt Symbolen, kann verbunden werden, dass sie ihre Nutzer unmittelbar existenziell berühren und vor allem

4 Vgl. Ch.K.B. Barton, Getting Even. Revenge as a Form of Justice, Chicago 1999.

5 B. Beinhauer-Köhler, Art. Rache I. Zum Begriff, in: RGG VII, 4. Aufl., Tübingen 2004, Sp. 11; dies., Art. Talion I. Zum Begriff, in: RGG VIII, 4. Aufl., Tübingen 2005, Sp. 17; dies. Talion II. Religionswissenschaftlich, in: RGG VIII, 4. Aufl., Tübingen 2005, Sp. 18f.; Tacitus, Germania, übers. v. M. Fuhrmann, Stuttgart 1988, 17.

6 Damit soll nicht eine Rezeption von M. Eliades Idee des archetypischen Symbols beabsichtigt sein, es geht nicht um die Postulierung eines realen Bezugs zur Ebene der Transzendenz, sondern um die Offenheit mancher Symbole für eine Ebene der Assoziationsbildung auf existenzieller Ebene. H. Cancik, H. Mohr, Art. Religionsästhetik, in: Handbuch religionswissenschaftlicher Grundbegriffe I, hg. v. H. Cancik u.a., Stuttgart u.a. 1988, 121-156.

eine Reihe von Emotionen auslösen oder für diese stehen. Hier ist nicht zuletzt der klassische Bereich von Religiosität als solcher berührt, der Menschen Deutungen ihrer existenziellen Erfahrungen des Menschseins i.S. einer Kontingenzbewältigung liefert. Dies scheint besonders wichtig, wenn es um die Dimension der hier vorzustellenden Deutungsmuster geht. Damit ist eine Ebene des Vorverständnisses und der Unmittelbarkeit angesprochen, die sich ein Stück weit der Reflexion oder Ratio entzieht.

Zudem ist an dieser Stelle zu betonen, dass Vorstellungen und Deutungen von Blut diskursiv verstanden und nachgezeichnet werden, d.h. es gibt nicht *das* Symbol des Blutes, sondern vielschichtige Assoziationszusammenhänge, die im vorliegenden Beitrag nur ansatzweise aufgezeigt werden können. Angenommen wird dabei eine Tradierungsform in der Art des kollektiven oder kulturellen Gedächtnisses nach Jan und Aleida Assmann, wobei davon ausgegangen wird, dass sich bestimmte Denkfiguren tradieren und immer wieder in variierenden Kontexten aktualisiert werden.

Blutopfer

Betrachten wir weitere Konnotationen von Blut in der Religions- und Kulturgeschichte. Möglicher Weise hängt es psychologisch mit der Hochschätzung des eigenen Blutes zusammen, dass zahlreiche Kulturen Blutopfer kannten, bei denen Tiere und u.U. auch Menschen geopfert oder Todesfälle als Opfer gedeutet wurden. In einem religiösen System, in welchem ein Gott oder eine Göttin als Schicksalsbestimmer angenommen werden, ist es sinnvoll, mit diesen Größen eine soziale Beziehung zu pflegen, was oftmals über Gaben geschieht. Geopfert wird alles Mögliche, jedoch das Blut besitzt einen herausragenden Stellenwert, weil mit seinem Vergießen ein Leben an einen Gott oder eine Göttin gegeben wird. Im alten Indien z.B. kennt man ein den Kosmos konstituierendes Uropfer eines mythologischen Urwesens Purusha, welches die Götter selbst zerstückelt und geopfert haben, um daraus das Universum entstehen zu lassen (Rgveda X, 60). Dieses Uropfer gilt als Vorbild sämtlicher Folgeopfer in der menschlichen Sphäre.

Der Umgang mit Blut ist in den meisten Kulturen normiert, d.h. es gibt feste Regeln des Umgangs mit Blut. Im antiken Judentum galt das Blut (*dam*) als Träger der „Seele“ bzw. des „Lebens“ (Lev 17,11). Das Blut von Tieren war allein Gott vorbehalten und wurde im Tempel im Altarbereich mit der Bedeutung von Sühne und Reinigung versprengt. Für den Alltag und potenzielle menschliche Berührung mit Blut folgt daraus bis heute, bei Schlachtungen streng darauf zu achteten, Tiere zu schächten und richtig ausbluten zu lassen, bevor man sie verzehrt.

Manche Kulturen scheinen das Blutopfer zu sublimieren. Die christliche Theologie deutet den Kreuzestod Jesu als letztes, alle anderen ersetzenden „blutiges Opfer",[7] das in Form des Weins der Eucharistiefeier regelmäßig aktualisiert wird. Hier ist kein Tieropfer bekannt, jedoch ist das Blut Christi von zentraler Bedeutung, beginnend bei der u.a. über den Wein realisierten Gemeinschaft der Gläubigen mit Gott. Besonders im Mittelalter in der römisch-katholischen Kirche waren zudem zahlreiche Reliquien des „heiligen", am Kreuz vergossenen Blutes beliebt, die z.B. in Weingarten bis heute eine ähnlich segensmächtige, d.h. Krankheiten heilende oder Konflikte bereinigende Rolle spielen, wie andernorts dem Blut als solchem herausragende Wirkmächtigkeit zugeschrieben wurde. Im frühen Christentum genossen die Märtyrer besondere Verehrung, deren Blut als Zeugnis ihres Glaubens vergossen worden war. Das Muster, etwas oder jemanden zu opfern oder sein eigenes Leben hinzugeben, scheint ebenfalls seine Wirkung aus dem Umstand zu beziehen, dass dem zu vergießenden Blut eine ganz besondere positive Kraft zugesprochen wird.

Dieses Muster lebt fort, z.B. in politischen Konflikten im Orient. Dort ist von arabischen Demonstranten immer wieder der Spruch zu hören: *bi-ruh, bi-dam nafdik ya …* Das heißt „Mit unserer Seele, mit unserem Blut, opfern wir uns Dir, oh …", wahlweise kann hier ein beliebiger Adressat, z.B. „Palästina", eingesetzt werden. In solchen Fällen verbindet sich das religiös-kulturelle Muster des Opfers mit dem der Heilung einer Gemeinschaft, von der oben die Rede war, denn oftmals kommt im arabisch-islamischen Raum als Motivation für Demonstrationen auch eine empfundene existenzielle Verletzung einer Gruppe hinzu.

Negative Assoziationen zu Blut

Sicherlich spielen in der Aids-Polemik ein Rekurs der Mehrheitsgesellschaft auf die Idee des positiv konnotierten eigenen Blutes und unbewusste Ängste vor dessen Verletzung eine Rolle. Noch deutlicher wird der Rückbezug auf tief verankerte kulturell geprägte Assoziationen zum Blut, betrachtet man die, nicht selten eng damit verbundenen, negativen Konnotationen dieses Symbols.

7 R.G. Kratz, Die Kultpolemik der Propheten, in: Religion und Wahrheit. Religionsgeschichtliche Studien. Festschrift für Gernot Wießner zum 65. Geburtstag, hg. v. B. Beinhauer-Köhler, Wiesbaden 1998, 101-116: 116.

Auch hier kann die Religionswissenschaft als solche ihr gängiges theoretisches Instrumentarium einbringen, um die angesprochenen Dimensionen wahrzunehmen. Wenn wir eine existenzielle Berührtheit durch Blut in einen Bereich jenseits der menschlichen Ratio annehmen, dann werden gängige Theorien zum „Heiligen“ interessant. Trotz aller Kritik an diesem Ansatz, der nicht verifizierbare Glaubensaussagen enthält, bietet er in einer Hinsicht u.U. ein Erklärungsmodell: Rudolf Otto spricht vom *mysterium faszinans* und dem *mysterium tremendum* und stellt die These auf, die sakrale Sphäre werde doppelseitig wahrgenommen, einerseits als faszinierend und andererseits als erschreckend. Otto argumentiert als liberaler protestantischer Theologe mit breiterer religionshistorischer Kenntnis vor allem im asiatischen Bereich. Die These lässt seine Herkunft spüren und ist nicht auf sämtliche religiösen Kontexte übertragbar. Dennoch: Auch Religionsethnologen oder Kulturanthropologen erkennen in der Vielzahl schriftloserer Kulturen eine ähnliche Doppelseitigkeit, oftmals festgemacht am Begriff des „Tabu“, z.B. Mary Douglas spricht von *sacred* und *secret*.[8]

In diesem Sinne begegnet Blut oft als unheimliche, dem Menschen – abgesehen vom Blut des eigenen Körpers – nicht zur Verfügung stehende Größe:

Hier gründen Speisetabus. Für Juden und Muslime ist es generell verboten, Blut zu verzehren (Lev 17,10-16), aus diesem Grunde ist es so wichtig, die geschlachteten Tiere bis zum letzten Tropfen auszubluten. Speisen wie Blutwurst kämen nicht infrage.

Hier unterscheiden sich die kulturellen Prägungen allerdings schnell: Im abendländisch-christlich geprägten Bereich ist das Verspeisen tierischen Bluts nicht sanktioniert, ist die Grenze anders gesetzt, nämlich bei der oralen Aufnahme von Menschenblut. Gerade im südosteuropäischen Bereich waren entsprechende Legenden lebendig,[9] bevor Bram Stoker das Dracula-Motiv einer breiten populären Rezeption zuführte. Das Motiv wirkt, weil wir alle diese Form der Einverleibung von Blut für völlig abwegig halten. Und wir verbinden damit faszinierender Weise auch genau die oben angesprochenen positiven Assoziationen: das Blut als verbotener, jedoch an sich „heilsbringen-

8 R. Otto, Das Heilige. Über das Irrationale in der Idee des Göttlichen und sein Verhältnis zum Rationalen, München 2004 (Originalausgabe 1917); M. Douglas, Reinheit und Gefährdung. Eine Studie zu Verunreinigung und Tabu, Frankfurt 1988; dies., Ritual, Tabu und Körpersymbolik. Sozialanthropologische Studien in Industriegesellschaft und Stammeskultur, Frankfurt 1993 (engl. 1970).

9 H.L. Strack, Das Blut im Glauben und Aberglauben der Menschheit, München 1979 (Nachdruck von 1900).

der" Lebenssaft, mit dem Graf Dracula seine Lebenszeit verlängern kann.

Nicht so problematisch erscheint den meisten von uns dagegen die Bluttransfusion, eine gängige medizinische Praxis, die belegt, dass in der verbreiteten Medizinethik der einzelne Mensch sich offenbar nicht über „sein Blut" definiert. Binnenkulturen wie die Zeugen Jehovas nehmen jedoch eine deutlich andere Position ein und lehnen Bluttransfusionen ab: ihr Konzept des Blutes verbindet dieses unbedingt mit dem einzelnen Individuum.

In den gerade genannten Beispielen schwingt immer noch eine positive Konnotation des Blutes mit, das aber eben dem Alltagsgebrauch entzogen und verboten ist. Erst die Einverleibung des Blutes würde einen Abscheu erweckenden Tabubruch darstellen.

Etwas anders gestaltet sich die Wahrnehmung des Blutes als Ekel erregende und mit elementaren Körperfunktionen verbundene Substanz: Vor allem im mittelmeerischen Kulturraum, der das alte Römische Reich und dessen Nachfolgekulturen umfasst, tradiert sich, mal mehr, mal weniger ausgeprägt eine Haltung der Leibfeindlichkeit. Diese ist erstmals besonders greifbar in der spätantiken *gnosis*, einer religiösen Strömung, die in vielen Religionen wirkte: dem dualistischen Manichäismus, dem Judentum, dem entstehenden Christentum und nach einem sekundären Rezeptionsprozess auch im Islam. Vor allem asketische[10] Kreise, die unmittelbar auf Erlösung ausgerichtet sind, betrachten immer wieder den menschlichen Körper als gegenüber dem menschlichen Geist und der Seele minderwertig und dem irdischen Dasein verhaftet. Diese Verhaftung in der erlösungsfernen Sphäre wird besonders an Körperfunktionen festgemacht, und explizit der weibliche Körper erscheint in solchen Konzepten in besonderem Maße involviert: durch die Menstruation, durch die Geburt, durch die Verführung, die für die männlichen Gnostiker vom weiblichen Körper ausgeht und zu einer als unfreiwillig erlebten Sexualität führt. Nebenbei erwähnt kennen erlösungsorientierte asiatische Religionen ein analoges Muster asketischer Körperkontrolle verbundenen mit sehr ähnlichen misogynen Tendenzen.

Nicht ungebrochen – schließlich ist bei Christen, Juden und Muslimen der Mensch ein Geschöpf Gottes – lebt diese Traditionslinie, die gleichermaßen Blut, die weiblichen Körperfunktionen und Sexualität als negativ und zuweilen abstoßend einordnet, in unserem Kulturraum

---

10 Für die Gegenwart wären auch fundamentalistische Strömungen diverser Religionen ein interessanter Untersuchungsgenstand bezüglich ihrer Einstellungen zu Aids und zum Thema Blut. Sie verbinden meist eine rigide Kontrolle weiblicher Sexualität und Lebensformen mit einer Ablehnung der Homosexualität.

fort. Geläufig sind Formen der sexuellen Askese, wie sie katholische Mönche und Nonnen im Zölibat praktizieren.[11] Aber auch im protestantischen Bereich gilt noch lange, bis heute festzumachen an der Pfarrfamilie, das klassische Ideal der Kleinfamilie mit heterosexuellen Partnern, deren kontrolliertes Sexualleben vor allem viele Kinder hervorbringt.

Noch nicht lange ist Sexualität in ihren vielfältigen Spielarten als solche kein öffentlich tabuisierter und allein ins private Schlafzimmer verbannter Bereich mehr, und die Tatsache, dass HIV vor allem als Phänomen der Homosexuellen und ihrer „abartigen“, womöglich blutigen, Praktiken wahrgenommen wird, zeigt das Fortwirken einer Normierung der Sexualität als solcher.

Als anderer Strang dieses Diskurses ist zu beobachten, dass der gesamte Bereich von Blut, aber auch Krankheit und Tod vor allem in der Neuzeit tabuisiert und intellektualisiert wurde. Norbert Elias schrieb bereits in den 1960er Jahren vom „Prozess der Zivilisation“ als Neuzeitphänomen, in dem menschliche Körperfunktionen quasi „domestiziert“ werden.[12] Er macht dies u.a. an sich wandelnden Essgewohnheiten fest, wo man zunehmend Besteck verwendet, das Rülpsen vermeidet, Sexualkontrolle nicht nur über Verbote, sondern durch Internalisierung regelt etc.

Ein regional etwas weiter entferntes Beispiel zeigt das gleiche Phänomen in Indien, wo seit dem britischen Einfluss der Kolonialzeit zunehmend blutige Tieropfer für die Göttin Kali als „primitiv“ hinterfragt und durch andere Opferformen ersetzt werden. Allerdings ist in Indien bereits ein, vielleicht anders motivierter, jedoch sehr viel längerer Prozess der Intellektualisierung und Transzendierung von Opfervorgängen zu beobachten. Hieraus ging bereits in vorchristlicher Zeit das ethische Ideal der *ahimsa*, der Nichttötung von Lebewesen, hervor und bereits um 500 v.Chr. die diese Maximen sehr streng befolgende Religion der Jainas.[13]

Eine besondere Facette der neuzeitlich westlichen Tabuisierung von Körperlichkeit und somit auch von Blut bildet eine wissenschaftliche Debatte. Im weiteren Zusammenhang mit dem vorliegenden Thema steht nicht zuletzt die Auseinandersetzung mit dem Kannibalismus.

11 Exemplarisch für eine auch in anderen kulturellen Äußerungen vorzufindende Polemik gegen die lüsterne weltliche Frau das Selbstgespräch des Benediktiners Adam (15. Jh.) in: O. Borst, Alltagsleben im Mittelalter, Frankfurt 1983, 178.

12 N. Elias, Über den Prozeß der Zivilisation I. Wandlungen des Verhaltens in den weltlichen Oberschichten des Abendlandes, 14. Aufl., Frankfurt 1989; ders., Über den Prozeß der Zivilisation II. Wandlungen der Gesellschaft. Entwurf einer Theorie der Zivilisation, 14. Aufl., Frankfurt 1989.

13 A. Michaels, Der Hinduismus, München 1998, 170.

Vor allem Quellen aus der Kolonialzeit erzeugen oft ein überzeichnetes Bild des „Fremden" und „Wilden", dessen westliche Repräsentationsformen die Wissenschaft untersucht. Kannibalismus wird somit nicht so sehr als reale Möglichkeit von Siegesritualen, „homöopathischer Magie" oder des Amulettwesens angenommen, sondern primär als westliche Polemik und Mythologisierung von Kulturen, denen der Kannibalismus an sich fern läge, verstanden.[14]

Externe Einflüsse auf den Blut-Diskurs

Den Abschluss der Betrachtung sollen Diskurse bilden, die mit dem des Blutes interferieren: Die Themen Tod und Seuche wecken seit den Pestphasen des Mittelalters in hohem Maße kollektive Ängste, die bis hin zum Umgang mit der Vogelgrippe nach wie vor sehr emotional und zuweilen irrational behaftet sind. Im Mittelalter war der „schwarze Tod", siehe z.B. Peter Dinzelbachers *Angst im Mittelalter*,[15] eine feste Größe, die so vielfach visualisiert wurde, dass der „Sensenmann" selbst uns noch geläufig ist. Die Pestwellen waren derartig umwälzend und erfassten so viele Menschen, dass in hohem Maße Zeugnisse über die Deutung der Pest erhalten sind. Dazu gehört u.a. auch eine religiöse Erklärung. Mit der Pest verbunden wurden eschatologische Vorstellungen vom Ende der Zeit, die durch Krankheiten eingeläutet werde, weil die Menschheit kollektiv gesündigt hätte. Die Idee der Sünde und der Selbstverschuldung von Krankheit könnte ebenfalls ein Denkmuster sein, das auf die populäre Wahrnehmung von Aids wirkt: Die Patienten seien ja selbst schuld, weil sie promiskuitiv lebten oder unübliche Sexualpraktiken ausübten. Die Vorstellung von Schuld und Sünde ist nicht das primäre Thema des vorliegenden Beitrags, erscheint aber ebenfalls wesentlich, geht es um religiös-kulturelle Deutungen von Blut im Kontext von Aids.

Von der Pest als durch Sünde selbstverschuldete Krankheit wird des Weiteren, um mögliche Linien im „kulturellen Gedächtnis" weiter-

14 Siehe exemplarisch S. Hensel, Art. „Kannibalismus", in: Metzler Lexikon Religionen 2, hg. v. Ch. Auffarth u.a., Stuttgart, Weimar 1999, 157-159. Dass Menschen ihresgleichen verspeisen, ist sogar für Europa belegt, so in der beliebten mittelalterlichen sakral-magisch wirkenden Medizin der „Mumia", für die ägyptische Mumien herhalten mussten: L. Hansmann, L. Kriss-Rettenbeck, Amulett, Magie, Talisman, Hamburg 1999 (Original 1977), 134-136, vgl. besonders die Betonung des Blutes auf S. 134.

15 P. Dinzelbacher, Angst im Mittelalter, Paderborn 1996.

zuverfolgen, eine Beziehung zur Syphilis[16] bestehen, die lange Jahrhunderte unheilbar als Krankheit des „bösen Blutes“ galt. Von der Geschlechtskrankheit zu der durch den Geschlechtsakt übertragbaren Krankheit Aids ist es wiederum kein weiter Weg.

Als Gegenmittel gegen die Syphilis galten in Europa übrigens lange die Berührung einer heilbringenden Blutreliquie, um das „böse“ mit dem „guten“ Blut zu heilen, oder auch, ebenfalls positiv konnotiert, der Beischlaf mit einer Jungfrau. Es ist bekannt, dass in manchen Regionen Afrikas genau das gleiche Prinzip angenommen wird, weshalb sich die Krankheit dort fortwährend weiter verbreitet.

Fazit

Der vorliegende Beitrag skizziert erste Möglichkeiten, welche religiös-kulturelle Vorstellungen von Blut existieren und wie diese auf die HIV-Problematik wirken könnten. Eine genauere Untersuchung der vorgestellten Aspekte, ihrer Quellen – Bilder, Texte, moderne Medien – sowie verschiedener Trägergruppen – Aids-Patienten, Verfasser von Aids-Polemiken, andere – steht noch aus, insofern spiegeln, um auf die anfänglich gestellte Methodenfrage zurückzukommen, die vorliegenden Überlegungen vorerst schwerpunktmäßig die Ideen der Verfasserin zum Themenkomplex.

Während die Pest im Mittelalter sehr viel stärker öffentlich thematisiert wurde – vielleicht weil sie noch einschneidender als Aids Opfer forderte – sind die Themen Krankheit und Tod, vermutlich in eben dem neuzeitlichen Kontext, den Norbert Elias aufarbeitet, als solche eher an den Rand der öffentlichen Wahrnehmung verbannt. Dennoch überrascht der erste Einblick in „google-images“, der darauf hinzudeuten scheint, dass selbst Akteure der Aids-Prävention den gleichen Verdrängungsmustern unterliegen, und eben alles andere zeigen, als die realen Endstadien von Krankheit gezeichneter Körper.

Welche Bedeutung haben nun vor diesem Hintergrund die aufgezeigten kulturellen Diskurse für die Aufarbeitung von Aids? Vielleicht können sie ein Schlüssel sein für die Assoziationen, die anklingen beim Thema Blut. Vielleicht können sie auch im zweiten Schritt diese im Umgang mit der Krankheit hinderlichen Assoziationen zu reduzieren helfen.

16 S.L. Gilman, Aids and Syphilis. The Iconography of Disease, in: Aids: Cultural Analysis, Cultural Activism, hg. v. D. Crimp, Cambridge 1988, 87-107.

Zunächst wurde deutlich, dass die positiven Konnotationen von Blut i.S. einer Konstante einer auf Verwandtschaft basierenden Gemeinschaft eine sinnvolle Vorstellung ist, geht es um den realen Bestand überschaubarer genealogisch verwandter Gruppen, die sich zum Beispiel über einen gemeinsamen Ahnen identifizieren. In diesen Fällen werden die Gemeinschaftsinteressen über die des Individuums gestellt, um die Gemeinschaft überhaupt zu konstituieren.

Im Kontext größerer Gesellschaften jedoch scheint diese Funktion überholt. Assoziationen von HIV-Patienten, deren Blut „fremd", oder „krank", ist, und die deshalb aus der Gemeinschaft der „Gesunden" ausgegrenzt werden müssen, sind funktional sinnfrei, ja sogar kontraproduktiv. Dies gilt umso mehr als die entsprechenden Gesellschaften nicht selten die sexuellen Praktiken all ihrer Mitglieder tabuisieren und so neuen Ansteckungsmöglichkeiten Vorschub leisten. Ein maßvoller Umgang mit Ansteckungspotenzialen kann erst beginnen, wenn die angesprochenen, ins jeweilige Vorverständliche reichenden Assoziationsketten zum Symbol Blut bewusst gemacht werden.

Gleichfalls sollte an dieser Stelle betont werden, dass einerseits oft Religionen die eher numinosen, nicht rational fassbaren Assoziationen zu Blut als Gott vorbehalten, „heilig" und gleichzeitig als „minderwertig", „körperlich", tradieren und in die kulturellen Diskurse einbringen. Andererseits griffe es sicherlich zu kurz, den klassischen Religionen zuzuschreiben, archaische Muster zu tradieren, die dem modernen Denken abwegig erscheinen. Die historische Linie von der Gnosis mit einer Abwertung des Körperlichen zu einem neuzeitlichen normierten Körperbegriff mit dem Ideal einer Kontrolle seiner natürlichen Funktionen spricht hier für sich.

Insofern ist der Hinweis angebracht, dass gerade in den Religionen eine Wurzel für einen humanen Umgang mit Kranken liegt, die sich in großen Institutionen wie der karitativen oder diakonischen Hilfe, aber auch der islamischen *sadaqa* oder der hinduistisch-buddhistischen *dana* manifestiert.[17] Die Ausgrenzung von Aids-Kranken, die als kulturelles Muster eines Zurückschreckens vor ihrem Blut, erkennbar wird, kann durch die Ethik, die in den gleichen Kulturen an anderer Stelle entwickelt wurde, positiv aufgelöst werden. Das Thema eines zukünftigen Forschungsbeitrags könnten religiöse Gemeinschaften sein, die sich um HIV-Kranke bemühen oder von ihnen gegründet wurden.[18]

---

17 B. Beinhauer-Köhler, Formen islamischer Wohlfahrt in Deutschland; in: Diakonie der Religionen 2. Schwerpunkt Islam, hg. v. dies., M. Benad, E. Weber, Frankfurt a.M. 2005, 75-166: 78-85.

18 So ein Diskussionsbeitrag von Prof. Dr. Andrea Bieler, Berkeley, über eine christliche Gemeinde in Kalifornien, deren Mitglieder HIV-positiv sind.

Dieser abschließende Gedankengang verdeutlicht vor allem eins: Religionen sind nicht als solche als ein Faktor einzustufen, der einerseits über ihre Vorstellungen von Blut Aids fördert oder verdammt oder andererseits „heilt“. Auch kann dies nicht von der einen Religion mehr als von der anderen behauptet werden. Sie sind vielmehr komplexe mit anderen kulturellen Äußerungen von Gesellschaften verflochtene Gebilde.

Ethische Normen und ritualisierte Verhaltensweisen im Umgang mit Blut

ANDREAS GRÜNSCHLOß

Blut wird in vielen religiösen Traditionen in besonderer Weise thematisiert, denn es stellt einen ausgesprochen nahe liegenden Ausdruck für das *Leben* bzw. für die „Belebung" des – menschlichen oder tierischen – Organismus dar. Als Symbol oder gar als materiale *Essenz* der Vitalkraft unterliegt der Umgang mit Blut daher auch vielen rituellen Restriktionen und besonders kodifizierten ethischen Umgangsformen. Neben den im Beitrag von Beinhauer-Köhler genannten Konkretionen aus der Religionsgeschichte werden im Folgenden weitere Beispiele für solche rituelle und ethisch begründete Umgangsformen mit Blut aus religiösen Kontexten vorgestellt und erläutert. Ich konzentriere mich dabei auf zwei Beispiele aus neuen religiösen Bewegungen (1-2) sowie einen Modellfall aus einer traditionalen Religionskultur des pazifischen Raums (3) und analysiere nach einer Zwischenüberlegung zum Thema Opfer (4) den rituellen Umgang mit Blut in der aztekischen Religion (5).

1. Der Osho-Ashram in Pune und die Angst vor Aids

Der Ende der Siebziger Jahre durch die Medien v.a. als „Sex-Guru" bekannt gewordene Rajneesh Chandra Mohan (1931-1990) hatte unter dem religiösen Guru-Namen „Bhagwan Shree Rajneesh" (später nur noch „Osho") die neureligiöse Bewegung des „Neo-Sannyas-International-Movement" ins Leben gerufen.[1] Die Idee einer „ganzheitlichen" Spiritualität, die auch den Körper und seine Triebhaftigkeit/Sexualität umgreift und sich aus verschiedenen religiösen Traditionen und weltanschaulichen Elementen speist, hatte unter westlichen

1 Vgl. zur Darstellung der Bewegung v.a. J. Süss, Bhagwans Erbe. Die Osho-Bewegung heute, München 1996, sowie Y. Karow, Bhagwan-Bewegung und Vereinigungskirche, Stuttgart 1990, und aus psychologischer Sicht G. Klosinski, Warum Bhagwan? Auf der Suche nach Heimat, Geborgenheit und Liebe, München 1985.

Gebildeten zunehmend Erfolg. In dem 1974 gegründeten Ashram in Pune integrierte Rajneesh u.a. „Encounter"-Gruppentherapien in sein spirituelles Programm, und die im Kontext dieses Ashram-Experiments erscheinenden Berichte zeugten von einer relativ großen Freizügigkeit auch im Umgang mit Sexualität.[2] Nach dem Zwischenspiel mit der Kommune *Rajneeshpuram* in Oregon (1981–1985) kehrte Bhagwan/Osho wieder nach Pune zurück, wo sein Ashram mit den vielseitigen Kursangeboten („Multiversity") auch über seinen Tod hinaus bis heute weiter besteht. – Den Besuch im Ashram beschreibt ein deutscher Besucher wie folgt:

> „Der erste Schritt auf dem Weg zur Erkenntnis ist ein Aids-Test: ein kleiner Piekser, dann drückt der Arzt einen Tropfen Blut aus meinem Finger. Nur wenn er negativ ist, darf ich das schwarze Marmortor passieren. Der Eingangsbereich sieht aus wie das Spa eines japanischen Hotels. Ein kleiner Wasserfall plätschert. Marmor. Chromstahl. Gepflegter Garten. Ich darf rein."[3]

Auch in der Selbstpräsentation des heutigen Ashrams wird man beim Surfen im Internet (www.osho.com) gleich darauf aufmerksam gemacht, dass man den Ashram nur betreten darf, wenn man zuvor einen HIV-Test ablegt:

> „Bevor man das Osho International Mediation Resort betritt, schreibt man sich am Empfang ein und lässt dort einen HIV-Test machen. Man erhält den täglichen Meditations-Pass, der für Rs. 475 ein volles Tagesprogramm einschließt."[4]

Ein negatives Testresultat bildet also die „Voraussetzung für den Eintritt". Eine „oft gestellte Fragen"-Sektion klärt darüber auf, weshalb der Aids-Test für unverzichtbar gehalten wird: Es sei die Angst vor einer „Pandemie", weshalb Rajneesh auch zu den „besten wissenschaftlichen

2 Vgl. u.a. den berühmten Erfahrungsbericht des ehemaligen Journalisten J. Elten, der unter seinem neuen rituellen Namen Swami Satyananda das Buch: Ganz entspannt im Hier und Jetzt. Tagebuch über mein Leben mit Bhagwan in Poona, Hamburg 1979, verfasste. Vom selben Autor stammt ein analoger Bericht über das Ende der Kommune Rajneeshpuram in Oregon: ders., Alles ganz easy in Santa Barbara, Hamburg 1990.

3 Reportage von Oliver Kuhn in „Focus online" unter dem reißerischen Titel: „Befreiung durch Gruppensex" (URL: http://www.focus.de/panorama/playboy-reportage/tid-6579/playboy-reportage_aid_63302.html); das Zitat stammt aus der zweiten Seite mit der Überschrift „Aids-Test am Eingang" (aufzurufende Datei: playboy-reportage_aid_63303.html). – Alle in diesem Beitrag benutzten Internet-URLs wurden am 22.07.2008 zum letzten Mal aufgerufen und auf Erreichbarkeit überprüft.

4 URL: http://www.osho.com/Main.cfm?Area=MedResort&Language=German; Rubrik „Meditations-Resort", dann unter der Rubrik „Bildertour durchs Resort" weiterklicken („Welcome Center").

Vorsichtsmaßnahmen für sicheren Sex" geraten habe.[5] In einer etwas längeren Ausführung („Would you please say something about AIDS?") werden Rajneeshs frühere Gedanken zu Aids vorgestellt.[6] Dort steht zu lesen: Der „Wille zum Leben" sei in der Sexualität verankert, und wenn er abnehme, „wird die Sexualität zur verletzlichsten Sphäre des Lebens", die den Tod geradezu einlädt: „Wenn der Wille zum Leben nachlässt, wird die Sexualität verwundbar". Doch in letzter Konsequenz liege es nicht an der faktischen Promiskuität und Perversion Kaliforniens (von Rajneesh als besonders typischer Kristallisationspunkt der Krankheit herangezogen), sondern das Problem sei „spiritueller Natur" (*the disease is spiritual*): Nur, wer eine Bewusstwerdung im „Hier-und-Jetzt" (*herenow*) praktiziere, könne sich gänzlich aus der möglichen Infektionssphäre von Aids herausentwickeln.[7]

Vergessen sind hier offenbar die Zeiten der Encounter-Groups im alten Ashram von Pune, die dem Guru den Spitznamen „Sex-Guru" einbrachten. Früher galt das Spiel mit der Sexualität als normal, doch offenbar hat sich hier im Zeitalter von Aids einiges geändert. Die historische Wurzel dieser Angst vor Aids ist sicherlich in den exzessiveren Tagen der Bhagwan-Osho-Bewegung zu suchen, denn Mitte der Achtziger Jahre ordnete Rajneesh – offenbar in Reaktion auf die ersten Aidsbedingten Todesfälle – ausdrückliche Sicherheitsvorkehrungen gegen Aids an, und heute präsentiert sich die Osho-Gemeinschaft sogar „als die einzige Aids-bewußte Religion der Welt".[8] – Im Zusammenhang des hier zu leistenden Überblicks steht die von Rajneesh begründete neureligiöse Bewegung daher auch als Beispiel für eine Religion, die ganz ohne eine – spezifisch religiös oder mythologisch begründete – Lehre vom Blut auskommt und dennoch direkt auf die aktuelle Aids-Thematik bezogen ist, indem sie entsprechende Präventionsmaßnahmen geradezu rituell institutionalisiert hat.

Wie bereits eingangs festgestellt, wird Blut meist als ein ganz sinnenfälliger Ausdruck des Lebens verstanden. Viele Religionen sehen das Blut daher geradezu als den „Sitz des Lebens" an. Der religiöse Umgang mit Blut ist folglich auch kein natürlich-selbstverständlicher, sondern er unterliegt spezifischen kulturell-religiösen Regelements.

---

5 Zitat aus der Sektion „Fragen?"/„oft gestellte Fragen"/„Und warum der HIV/AIDS-Test?" auf der vorstehend genannten URL.

6 Siehe unter http://www.osho.com/Topics/TopicsEng/AIDS.htm (Der Text stammt aus der kleinen Osho-Broschüre „From Medication to Meditation"; zuletzt 2004). Die nachfolgenden Zitate in diesem Abschnitt stammen aus dieser Online-Fassung.

7 „If you are involved in the herenow you are completely out of the area where infection is possible" (ebd.).

8 J. Süss, Bhagwans Erbe, 108 (Anm. 1).

Blut kann kontaminierend wirken, es ist aufgeladen mit Energie, diese kann genutzt und kanalisiert werden, oder sie muss aufgrund ihrer Gefährlichkeit gemieden werden. Andererseits kann das Blut eines getöteten Tiers (oder Gegners) geradezu rituell aufgenommen werden, oder das Blut eines Opfertiers wird im kultischen Vollzug wieder einer göttlichen Sphäre überantwortet (z.B. zur Speisung der Götter). Blut muss unter Umständen auch aus der menschlichen Nahrung entsorgt werden, bevor sie „rein", bzw. „*koscher*" oder „*halal*" ist, wie es in der jüdischen oder islamischen Tradition der Fall ist.[9] – In einer eigentümlichen Anknüpfung an biblische Traditionen der Enthaltung von tierischem Blut und Opfer-Blut haben auch die Zeugen Jehovas ihre besondere Lehre vom Umgang mit Bluttransfusionen entwickelt.

2. Bluttransfusionsprobleme aus Sicht der Zeugen Jehovas

Die Gemeinschaft der Zeugen Jehovas, eine der bereits „klassischen" neureligiösen Sondergemeinschaften im christlichen Spektrum,[10] hat vor kurzem eine DVD zum Thema „Transfusionsalternativen" herausgebracht, in der im Stil einer ästhetisch und technisch ansprechenden Video-Dokumentation die Alternativen zu Bluttransfusionen dargestellt werden.[11] Der religiöse Hintergrund der DVD wird zunächst nur am Rande ersichtlich, geht es doch vorrangig darum, die Möglichkeiten zur transfusionsfreien medizinischen Behandlung herauszustellen. es werden v.a. die Verdienste betont, die manche Mediziner bei der Behandlung von Zeugen Jehovas erreicht haben – und gleichzeitig wird vor einer sorglosen und letztlich ‚gefährlichen' Weiterbehandlung mit Bluttransfusionen gewarnt. Der Film steht offenkundig in der jüngeren Tradition der Selbstpräsentation der Zeugen, bei der ein wesentlich stärkeres *dialogisches* Eingehen auf die „Welt" wahrzunehmen ist als in früheren Selbstpositionierungen, in denen die *biblische* Begründung des eigenen Handelns ganz allein im Vordergrund stand.[12] Allerdings ver-

9 Vgl. dazu den Beitrag von B. Beinhauer-Köhler.

10 Eine umfassende religionswissenschaftliche Standarddarstellung zu den Zeugen Jehovas steht immer noch aus. Übersichtliche Einführungen finden sich bei K. Hutten, Seher, Grübler, Enthusiasten, Stuttgart [14]1989, sowie in dem neueren Übersichtswerk: Panorama der neuen Religiosität: Sinnsuche und Heilsversprechen zu Beginn des 21. Jahrhunderts, hg. v. R. Hempelmann u.a., Gütersloh [2]2005.

11 DVD Transfusion Alternatives: Documentary Series, herausgegeben von der Watchtower and Bible Tract Society, New York 2004.

12 Die Zeugen verweisen heute stolz auf die Tradition ihres Widerstands im Dritten Reich und haben jüngst sogar einen Führer durch die Welt der Religionen herausgegeben (Titel: Die Suche der Menschen nach Gott, [1]1990*)*. Die heutige Wissenschaft

fahren auch viele Printmedien der Zeugen so, dass sie die von ihnen favorisierten Transfusionsalternativen als innovative Speerspitze eines regelrechten Trends der modernen Medizin darstellen.[13]

Die *Wissenschaft* gebe den Zeugen recht: Bluttransfusionen würden viel zu sorglos und unbekümmert eingesetzt, denn sie könnten schwer kalkulierbare Risiken bergen – und diese müssten, dank der energischen Interventionen von Zeugen, durch die letztlich die Forschung zu Transfusionsalternativen vorangebracht wurde, durch alternative Behandlungsmethoden weitestgehend vermieden werden.[14] – Zentrales biblisches Begründungsmotiv für die Ablehnung von Bluttransfusionen ist der Satz aus Apg 15,29 mit der Ermahnung, sich von Götzenopferfleisch, *von Blut* und von Ersticktem zu enthalten (vgl. Apg 21,25). Weitere Begründungstopoi aus den Speisevorschriften der hebräischen Bibel (z.B. Lev 17,10f. oder 13f.) werden hierzu ebenfalls herangezogen, jedoch ohne nun analoge *Speisetabus* bei den Zeugen zu legitimieren.[15]

Dieser Rekurs auf bestimmte biblische Verbote des Blutgenusses hatte die Leitende Körperschaft der Zeugen Jehovas allmählich dazu bewogen, strikte Verbote zur Behandlung mit Blut oder *Blutkonserven* zu erlassen. Die ursprünglich rein auf die Ernährung bezogenen Bluttabus der Bibel wurden von den Zeugen damit auf den medizinischen Bereich ausgedehnt bzw. übertragen. Erstaunlich ist bei dieser Entwicklung, dass die Zeugen hinsichtlich der Nahrungstabus gerade keine strengen Auflagen im Sinne der *kaschrut*, der jüdischen Speisegesetze haben (abgesehen von ‚extremen' Nahrungsmitteln wie z.B. Blutwurst), aber dennoch eine strikte Observanz der Fremdblutvermeidung im

stimme mit der Bibel überein, wirbt z.B. dezidiert eine Internetseite der Zeugen, in der sie sich von fundamentalistischen Lesarten der Bibel kritisch distanzieren (http://www.watchtower.org/e/200609a//article_01.htm).

13 So z.B. knapp und pointiert in der Info-Broschüre „Jehovas Zeugen: Antworten auf häufig gestellte Fragen" (Informationsdienst der Zeugen Jehovas 6/96), Selters/Taunus 1996, 10 („Bluttransfusionen"): die Haltung der Zeugen liege sogar ganz im Trend der modernen medizinischen Forschung. – Vgl. hierzu aus dem Publikationsorgan der Zeugen „Erwachet!" Das Heft vom 8. Januar 2000 zum Thema „Medizin und Chirurgie ohne Blut – Immer stärker gefragt" – sowie eine ältere Handreichung „Wie kann Blut dein Leben retten?", hrsg. von der Wachturm Bibel- und Traktatgesellschaft Deutschland, Selters/Taunus 1990; vom gleichen Herausgeber gibt es auch eine Materialsammlung mit Informationsbroschüren unter dem Titel „Selbstbestimmung, Medizin und Alternativen zu Bluttransfusionen: ein lebensrettendes Konzept", Selters/Taunus 1999.

14 Vgl. ganz in diesem Sinne auch die Aussagen unter der Rubrik „Wie kann Blut dein Leben retten?" (http://www.watchtower.org/x/hb/index.htm) auf dem sehr modern und ansprechend gestalteten Internetportal der Zeugen. Vgl. auch weitere Einträge zum Thema „Blut" im Index dieser Internetpräsentation: http://www.watchtower.org/x/archives/index.htm#medical.

15 Vgl. die biblische Grundlegung in: Wie kann Blut dein Leben retten?, 3-6 (Anm. 13).

Bereich der medizinischen Therapie fordern. Dies steht im Gegensatz zum Judentum, wo selbst die orthodoxeste Auslegung der Speisegebote und des Koscher-Machens von Fleisch – vom Ausbluten durch Schächten über den weiteren Blutentzug durch Salzen und Abspülen mit Wasser (usw.) – nie zu einem Verbot der medizinischen, lebensdienlichen Behandlung mit Blut(konserven) geführt hat. Hier wurde von den Zeugen eine erstaunliche Neuakzentuierung in der Interpretation der biblischen Tradition vorgenommen.

Die Gemeinschaft der Zeugen steht in diesem Überblick daher als Beispiel für eine Religionsgemeinschaft, die zwar eine ganz dezidierte, religiös begründete Blut-Lehre vertritt, aus der sehr strikte ethische Maßstäbe für die medizinische Behandlung *aller* Mitglieder abgeleitet werden – ohne jedoch analog strikte Speisetabus wie etwa im Judentum oder Islam ausgebildet zu haben.

Doch es hat den Anschein, dass die Leitung der Zeugen eine allmähliche Lockerung der pauschalen Haltung gegen *jegliche* Form der Bluttransfusion anvisiert. Nach und nach wurden bereits Immunglobuline, Albumin, Gerinnungsfaktoren und Hämoglobin freigegeben, so dass mittlerweile nur noch das Vollblut als ganzes, Blutplasma, rote oder weiße Blutkörperchen, Blutplättchen sowie gelagertes Blut (einschließlich des eigenen!) untersagt bleiben.[16] – Wer gegen diese Vorgaben handelt, wird seit dem Jahr 2000 auch nicht mehr aktiv in einem Verfahren ausgeschlossen, sondern einfach als freiwillig Ausgetretener behandelt (ein Wiedereintritt ist nach ehrlicher Reue wieder möglich).

3. Gefährdete Männlichkeit: Blut und Sperma in Papua-Neuguinea

Im Hochland von Papua-Neuguinea, unweit der Grenze zum Indonesischen Teil der Insel Guinea, lebt die Volksgruppe der Sambia. Das Hochland von Guinea war in der Mitte des letzen Jahrhunderts noch die letzte *terra incognita* der Welt. Erst in den dreißiger Jahren, nachdem Goldsucher erstmalig in diese Region vorgestoßen waren,[17] kam es zu

16 Einen Überblick hierzu bietet das „Sekten"-kritische Internetportal www.sektenausstieg.de auf einigen Seiten: z.B. „Blut, Medizin und Zeugen Jehovas" sowie „Bluttransfusion: Was Zeugen Jehovas wirklich verboten ist". Ein Index zum Thema „Blut" & „Zeugen Jehovas" ist unter http://www.sektenausstieg.net/index.-php?-view=category&id=46%3Ablutfrage abrufbar.

17 Zu dieser Begegnung zwischen den Hochlandbewohnern und den australischen Goldsuchern existiert ein einzigartiges Filmdokument, da der Goldsuchertrupp eine Kamera mit sich geführt hatte. Der Dokumentarfilm „First Contact" (1983) von Bob

der Entdeckung, dass hier eine unglaubliche Vielfalt von Ethnien mit unzähligen verschiedenen Sprachen lebte – meist ausgesprochen kriegerische, in viele Stammesfehden zersplitterte Völker. Die Sambia sind eine dieser Ethnien; bekannt wurden sie v.a. durch die ethnographischen Studien von Gilbert Herdt (u.a.), in denen die eigentümliche geschlechtliche Segregation dieser Gesellschaft und angrenzender, verwandter Gruppen analysiert wurde.[18]

Viele Kulturen bauen ihre Anthropologie und Krankheitslehre auf einer *Humorenlehre* auf. Demzufolge herrscht – analog zu unserer abendländischen, sich hierbei stets auf griechische Ursprünge zurückbeziehenden Tradition der „Vier-Säfte-Lehre"[19] – die Vorstellung, dass verschiedene Flüssigkeiten und das Gleichgewicht zwischen ihnen den zentralen Aspekt gesunden Funktionierens ausmachen.

Die Sambia hegen im Sinne einer solchen Säfte-Lehre ebenfalls die Vorstellung, dass es zentrale Flüssigkeiten gibt, die das Leben im Gleichgewicht halten, und wenn die Balance nicht stimmt, kommt es zu Problemen. Zentral für die Auswirkungen im Blick auf die dort herrschende, rigide anmutende geschlechtliche Segregation ist die Vorstellung, dass weibliche Essenzen schädlich sind für den Mann, dass sie kontaminierend sind für seinen Kräfte- und Säfte-Haushalt. Folglich werden die Dörfer so angelegt, dass es Männerwege gibt und Frauenwege – eigene Pfade für jedes Geschlecht. Die männlichen und weiblichen Bereiche im Haus der Ehepartner sind ebenfalls strikt voneinander getrennt; sexuelle Beziehungen zwischen den Partnern sind daher nicht selten von der Angst einer Kontamination überschattet. Wer als Mann unverheiratet ist, lebt nach der Initiation, die den Jungen der Mutter entreißt, bis zur Heirat ganz im Männerhaus. Dort wird (bzw. wurde) er re-sozialisiert, in den Männerbund eingeführt und zum mutigen Krieger herangezogen.

Die Sambia sind nicht die einzigen in dieser Region, die diese strikte geschlechtliche Segregation leben; noch rigider sind beispielsweise die Lebensregeln der Ndumba, bei denen sogar die Ehepartner durch eine Form strenger residialer Segregation klar voneinander getrennt

---

Conolly und Robin Anderson verbindet diese Originalsequenzen mit Interviews der damals noch lebenden Akteure.

18 Vgl. G. Herdt, The Sambia. Ritual and Gender in New Guinea, New York u.a. 1987; ders., Guardians of the Flutes. Idioms of Masculinity, Chicago 1994; sowie Rituals of Manhood. Male Initiation in Papua Guinea, hg. v. ders., R.M. Keesing, Berkeley 1982.

19 *Sanguis* (Blut), *cholé* (gelbe Galle), *melan cholé* (schwarze Galle), *phlegma* (Schleim); bekanntermaßen wurden aus dieser naturphilosophischen Lehre des Hippokrates auch die traditionellen psychischen Temperamente abgeleitet: Choleriker, Melancholiker, Phlegmatiker und Sanguiniker.

leben und auch nur selten den gefährlichen Geschlechtsakt zu vollziehen wagen.[20] In vielen Ethnien des Berglandes bildet eine scharfe geschlechtliche Unterscheidung das zentrale soziale Organisationsprinzip. – Wie zieht man aber einen Jungen auf, der lange im ‚kuscheligen' Umfeld der Mutter herangewachsen ist, und der dann irgendwann einmal in die ‚harte' Männergesellschaft „initiiert" werden muss. Denn die Sambia sind zunächst relativ liberal in ihrer Kindererziehung: „Lass die Jungs ruhig gehen, sie werden schon früh genug initiiert werden, und dann werden sie erleben, was echte Schmerzen sind; und dann gibt es auch kein Problem mehr mit der Disziplin", meint hierzu einer der Väter.[21]

Die Sambia haben hierfür ein langes, komplexes Ritual entwickelt, das die Initianden in mehreren, jahrelangen Initiationsstufen – insgesamt sind es sechs – in diesen Status des erwachsenen Mannes verwandelt. Der wichtigste rituelle Schritt ist hierbei: die Entwöhnung und Säuberung von allem Weiblichen, das der Junge wie ein Gift in sich trägt, war er doch über lange Zeit ständig in der Nähe der kontaminierenden Frauen. Neben der mitunter martialischen Einübung in die Unterwerfung unter die Autorität der älteren Männer müssen diese weiblichen Säfte aus ihm herausgeholt werden. Brennnessel-Behandlungen, Schläge und heftige Initiationsprüfungen markieren den harten Weg der Jungen, die noch zum Mann gemacht werden müssen. Die Mutter verliert dabei ihren Sohn, der Vater gewinnt einen neuen Verbündeten: „Ich bin nicht weiblich, ich bin männlich",[22] rufen die Initianden; sie werden faktisch rituell *maskulinisiert.* Die psychischen und physischen Strapazen der Initiationszeit wirken dabei wie eine ritualisierte „Gehirnwäsche".[23]

Eine zentrale rituelle Aktivität, um dies zu bewerkstelligen, ist das künstliche (rituelle) *Nasenbluten,* denn die weibliche Kraft manifestiert sich im weiblichen Blut, im *Menstruationsblut* der Frauen – eine Kraft, die sie ja auch befähigt, Kinder zu bekommen, was den Männern verwehrt ist. Diese weiblichen Blutsäfte und -kräfte werden den Jungen durch mehrfaches Nasenbluten (mit scharfkantigen Gräsern) ausgetrieben. Es handelt sich hierbei um *eine Art künstlicher, rituell erzeugter*

---

20 Vgl. den Beitrag von T. Hays, P. Hays, Opposition and Complementarity of the Sexes in Ndumba Rites, in: Rituals of Manhood, hg.v. G. Herdt, R.M. Keesing, Berkeley 1982, 201-238.

21 Herdt, The Sambia, 99 (Anm 18).

22 Herdt, The Sambia, 102 (Anm 18).

23 Herdt, The Sambia, 178ff. (Anm. 18).

Menstruation,[24] damit die Jungen irgendwann echtes *„Jerungdu"*, d.h. Manneskraft, Maskulinität und Aggressivität, ausbilden können. – Aber wie kann dies geschehen, wenn die Jungen im Gegensatz zum anderen Geschlecht, den Frauen, die sich durch die eigene Blutzirkulation und die dadurch enthaltene prokreative Kraft gleichsam ‚automatisch' zur Frau entwickeln können, noch keine eigene Manneskraft haben? Ihr innerer *Jerungdu*-Behälter ist schließlich leer, und er füllt sich nicht von selbst.

Um den neuen Initianden mit *Jerungdu* anzufüllen, während er gleichzeitig seiner weiblichen Blutsäfte entledigt wird, bedarf es daher der *Fellatio*. In einer *Phase der rituell institutionalisierten Homosexualität* lernen die Neophyten während der Initiationszeit, die älteren höhergradigen Jungen und jungen Männer zu fellatieren. Deren Samenflüssigkeit enthält die Manneskraft, die ihnen nur auf diesem Wege gegeben werden kann. *Der Same ist das männliche Pendant zur Muttermilch*, sagen die Sambia. Ihn einzunehmen, ist die einzige Möglichkeit, sich zu einem echten Krieger zu maskulinisieren. Wer nicht genug davon nimmt, wird faktisch zu einem ‚Weichling' und wird es schwer haben in der Männer- und Kriegergesellschaft. Erstaunlich ist, dass die Phase dieser homosexuellen Betätigung rituell und zeitlich begrenzt ist und dass die Sambia offenbar auch ganz selten nach dem Abschluss der Initiationen – deren vorletztes Stadium als Neuvermählter noch von einer Phase bisexueller Praktiken begleitet ist – in homosexuelle Aktivitäten ‚zurückfallen'. Das Leben als verheirateter Mann verläuft daher empirisch rein heterosexuell. Doch die Männlichkeit kann nur durch diese vorausgehende Phase der ritualisierten homosexuellen Betätigung garantiert werden. Hier lernen die Neophyten auch das geheime rituelle Flötenspiel, und die *Flöten* selbst werden dabei mit deutlich phallischer Symbolik präsentiert und benutzt.

Mit diesen Ausführungen sollte die immanente Plausibilität der Sambia-Traditionen deutlich geworden sein. Die Sambia stehen hier als Beispiel für eine traditional-religiöse Kultur, bei der die spezielle Blut-Konzeption in eine naturphilosophische Säfte-Lehre eingebettet ist, die außerdem von einem radikalen Antagonismus zwischen männlichen und weiblichen Polen und ihren (Lebens-) Flüssigkeiten geprägt ist. Ihre religiös-kulturelle Tradition hat in Entsprechung dazu ganz spezielle Rituale und ethische Verhaltensmaßregeln generiert, in denen sich der geschlechtliche Antagonismus, die Ausbildung zum männlichen Krieger und die Furcht vor unheilvoller Kontamination unmittel-

24 Vgl. Herdt, The Sambia, 127-145 (Anm. 18), für eine ausführliche Darstellung dieser Aktivitäten während der ersten Initiationsphase.

bar abbilden. – Dass das weibliche Menstruationsblut kontaminierend sein kann, ist jedoch kein Sonderfall, sondern eine weltweit verbreitete (männliche) Furcht, die in entsprechenden religiösen Tabus während der Menstruation ihren Ausdruck findet – vom alten Testament bis hin zu modern-abergläubischen Varianten in der modernen Lebenswelt.

4. Phantasie und Wirklichkeit blutiger Opfer – eine systematisch-religionswissenschaftliche Zwischenüberlegung

Die bisherigen Beispiele kreisten um den direkten Umgang mit Blut im Kontext religiöser Vorstellungen. Daneben dreht sich ein Großteil der religiösen Handlungen, bei denen Blut fließt, um das „Opfer" – also um diejenigen kultischen Akte, bei denen Lebendes getötet wird oder Blut zumindest als Opfersubstanz benutzt wird.[25] Weltweit ist diese religiöse Opferpraxis verbreitet,[26] bei der lebendige Tiere (oder auch Menschen) rituell zu Tode gebracht werden. – Wie lässt sich der Komplex des Opferns allgemein und speziell mit Bezug auf das blutige Handeln systematisch erfassen?

Wie Rainer Flasche in zwei systematischen Essays[27] vor kurzem wieder in Erinnerung gerufen hat, ermangelt der Begriff „Opfer" einer klaren, einfachen Definition. Als zentrale Funktion des Opfers kann jedoch gelten, dass es dabei um die Heil schaffende Wiederherstellung einer mikro-/makrokosmischen Ordnung geht, in deren Verlauf eine Art *Geschenk* an die numinose Sphäre überreicht wird. Bei Formen der Transferierung tierischer Substanzen – inklusive Blut – geht es darüber hinaus oft um die direkte Speisung oder Stärkung von Gottheiten oder bestimmter numinoser Entitäten (z.B. der Sonne). Konstitutiv für das Opfer im eigentlichen Sinn ist der *Altar*, auf dem die Opfermaterie (meist Wildtiere oder Wildfrüchte) zerstört wird und in die transzendente Sphäre transferiert wird. In vielen Kulturen ist die Opfergabe mit

25 Vgl. zum Thema Opfer und rituelle Tötung insgesamt die klassischen Theorieansätze von W. Burkert, Homo Necans. Interpretationen altgriechischer Opferriten und Mythen, Berlin ([1]1972) 1997, und von R. Girard, Das Heilige und die Gewalt, Düsseldorf 2006; sowie ders., Der Sündenbock, Zürich 1988.

26 Vgl. auch dazu bereits Hinweise im Beitrag von B. Beinhauer-Köhler.

27 R. Flasche, Opfer und Gebet in der Religionswissenschaft – Eine Einführung; sowie ders., Opfer und Gebet in der Religionswissenschaft – Versuch einer Vertiefung, in: Opfer und Gebet in den Religionen, hg. v. U. Berner, Ch. Bochinger, R. Flasche, Gütersloh 2005, 11-19 und 107-114. – Vgl. ferner zum Thema „Opfer" und „Blut": Mythen des Blutes, hg. v. Chr. Von Braun u. Chr. Wulf , Frankfurt 2007 (v.a. Teil I, „Religion und Opfer", 31-107).

einer Mahlgemeinschaft der Menschen verknüpft: Teile des Opfertiers werden von den Menschen gemeinsam verzehrt, während andere Teile der Gottheit bzw. der numinosen Sphäre (zur Ernährung/Stärkung) übertragen werden.

Blut hat in diesen Opferkontexten unterschiedliche Funktionen: Es kann u.a. im Sinne eines ‚vitalen Kraftstoffs' als eine wichtige – im Mythos verankerte – rituelle Ernährungsgrundlage der Gottheit(en) dienen, es kann reinigende und magisch-apotropäische Funktionen übernehmen oder gleichsam als eine Rück-Gabe von Lebendigem an die Herkunftsquelle des Lebens aufgefasst werden (um neues, weiteres Leben zu erhalten oder zu schützen). Während eine ganze Reihe von Objekten als „Gabe" (Votivgaben, Versorgung von Tempeln/Priestern etc.) aufgefasst werden können,[28] handelt es sich bei den rituellen Handlungen, bei denen Blut fließt, wohl ausnahmslos um Opfer im engeren Sinn.

Ausgehend von solchen *realen* Opfern, bei denen Blut für die Götter fließt (vgl. dazu Abs. 5 zur aztekischen Religion), haben sich vielfach auch besondere Phantasien entwickelt, die bestimmten Gruppen – meist ausgegrenzten Gruppen – so genannte „Ritualmorde" unterstellen. Für das abendländische Christentum war das Judentum stets die Antifolie der eigenen Existenz, ein Relikt der eigenen Vorgeschichte, ein Zweig der Religionsgeschichte, der eigentlich ausgestorben sein müsste, da sich die Angehörigen des Judentums eben nicht zu der Erkenntnis durchgerungen hätten, in Jesus den Messias zu erkennen. Der Privilegentzug und die Stigmatisierung des Judentums als anachronistische Größe, als Gottesmörder (usw.), kulminierte in den perfiden Vorwürfen der Brunnenvergiftung und v.a. den *Ritualmordlegenden.* Zum Inventar dieser Unterstellungen gehört die makabre und folgenschwere Phantasie, Juden würden in ihren eigenen (geheim gehaltenen) Ritualen „christliches Blut" benötigen (besonders von Kindern) – sei es zur Persiflage der Passion Christi oder als magischer Sühne-Ritus. Derartig groteske Alteritätsstereotypen transformieren die „Anderen" und „Fremden" zu Monstern und stigmatisieren sie im Sinne eines soziolo-

28 Im Gegensatz zu Rainer Flasche, der eine strenge Unterscheidung zwischen Opfer und Gabe systematisch zu begründen versucht, halte ich diese Unterscheidung für künstlich, da bereits viele religiöse Objektsprachen keine scharfe Grenze zwischen Opfer und Gabe ziehen, sondern alle möglichen Gaben und Spenden als „Opfer" (im weiteren, übertragenen und spiritualisierten Sinn) bezeichnen können (vgl. z.B. die buddhistische oder christliche Ethisierung und Spiritualisierung des Opferbegriffs). Insofern lassen sich diese beiden Bereiche zwar graduell unterscheiden, aber nicht völlig voneinander trennen. Wichtigstes idealtypisches Unterscheidungsmerkmal wäre jedoch die direkte *Vernichtung* der Opfermaterie im Opfer im eigentlichen, strengeren Sinn.

gischen Magiekonstrukts, wonach die Religion der „Anderen" stets um geheime, illegitime, perverse Un-Religion (=Magie) kreise.[29] Es gehört zu den Eigendynamiken solcher ideologischer Stereotypenbildung, dass sie trotz gegenteiliger Realitäten (vgl. z.B. die grundlegenden biblischen Verbote von Menschenopfer und Blutverzehr) geglaubt wurden. Und leider werden sie sogar immer noch für real gehalten, wie neonazistische Videos im Internet belegen: Derzeit sind auf *Youtube* im Internet noch immer Videosequenzen zu sehen, in denen im Stil eines Dokumentarfilmes mittelalterliche Quellen zu den Ritualmordvorwürfen als echte Berichte über geheime jüdische Ritualmordaktivitäten ausgedeutet werden.[30] Die einzelnen Episoden und Gerichtsverhandlungen gegen vermeintliche Ritualmörder werden dabei als ‚Belege' für die *tatsächliche* Praxis von Ritualmorden an christlichen Kindern dargestellt – eine widerliche Neuauflage des mittelalterlichen Judenhasses.[31]

Die fiktionalen „Protokolle der Weisen von Zion" waren schon früh ins Arabische übersetzt worden und trugen auf ihre Weise dazu bei, ein antijüdisches Agitieren mit religiösen Vorurteilen zu untermauern. Analog haben sich auch die diffamierenden antijüdischen Legenden über eine vermeintlich blutige und Menschen mordende Seite der jüdischen Religion in die islamische Welt eingeschlichen. Vor kurzem wurde eine ganze Spielfilmserie (*Al-shatat*, „die Diaspora") mit dem Thema der jüdischen Weltverschwörung und der Praxis jüdischer Blutrituale über arabische Sender[32] unter die Bevölkerung gebracht, in deren Verlauf solche blutigen Ritualmorde filmisch inszeniert wurden. Ausschnitte aus dem Programm können über „Memri TV" im Internet bezogen werden: In einer besonders grausigen Szene wird der Ritualmord an einem christlichen Kind dargestellt, dessen Blut von

29 Vgl. hierzu den klassischen, zunächst strikt *soziologisch* orientierten Ansatz zu einer Magie-Theorie von M. Mauss, Entwurf einer allgemeinen Theorie der Magie (1902/03), abgedruckt in: ders., Soziologie und Anthropologie, Band 1, Frankfurt/M. ^{2}1999, 43-179. (Allerdings hält Mauss die strikt soziologische Perspektive seiner Grundlegung in den Einleitungsabschnitten nicht durch, sondern verfällt im Verlauf der Ausführungen wieder in eine phänomenologisch orientierte Darstellung.)

30 Die Suche unter www.youtube.com nach „Jewish Ritual Murder Revisited – The Hidden Cult" fördert das o.a. Videomaterial (in drei Teilen) zutage, auf das v.a. von neonazistischen Seiten gerne verlinkt wird. In Buchform finden sich derartig rassistische Ritualmordthesen z.B. in der Publikation von Philip de Vier, Blood Ritual, Hillsboro (West Virginia, USA) [o.J.].

31 Vgl. hierzu R. Erb, Die Legende vom Ritualmord, Berlin 1993; Ritualmord. Legenden in der Europäischen Geschichte,, hg. v. S. Buttaroni, S. Musial, Köln 2003.

32 Z.B. der Hisbollah-nahe libanesische Sender Al-Manar.

einem Rabbi dann zum Backen der Pessah-Mazzen benutzt wird.[33] Man kann sich vorstellen, wie derartige filmische Bilder – weitaus eindrücklicher und publikumswirksamer unter die Menschen gebracht als die ursprünglich zugrunde liegenden abendländischen Hetztexte und herkömmlichen Bildmedien – erneut die Herzen von Menschen vergiften können und weiteres Blutvergießen legitimieren helfen.

Der Vollständigkeit halber sei noch darauf hingewiesen, dass Ritualmordvorwürfe und Imaginationen von Ritualmorden – sowohl seit alters her, als auch bis in die Gegenwart – ein weiteres Betätigungsfeld in den Diskursen rund um das *Satanismus*-Stereotyp fanden und finden.[34] Auch im christlich geprägten Kontext der modernen Gegenwartskultur gibt es hierzu immer wieder Erfahrungsberichte, die davon erzählen, dass Menschen – Frauen – nicht nur missbraucht wurden, sondern dass angeblich auch echte Ritualmorde vorgekommen seien. Es handelt sich hier meist um ein sehr schwer zu beurteilendes Genre, bei dem viele Berichte von Bluttaten kaum einer Überprüfung standhalten; dennoch hat die Phantasie satanistisch begründeter Ritualmorde stets eine große Kraft entfaltet.[35]

Nach diesen eher bedrückenden Beispielen einer religiös begründeten Unterstellung von Ritualmorden wird sich meine letzte religionsgeschichtliche Konkretion – stellvertretend für Opferzusammenhänge, in denen Blut benutzt wird – den blutigen Ritualen innerhalb der aztekischen Religion etwas ausführlicher widmen. Diese kleine Zeitreise führt uns 500 Jahre zurück in die Welt der Azteken kurz vor der spanischen Eroberung – in eine Welt, in der im Zusammenhang kultischer Opferpraxis nun tatsächlich auch rituelle Tötungen praktiziert wurden.

---

33 Die URL für diesen Filmclip ist derzeit http://www.memritv.org/clip/en/895.htm; sollte der Clip so nicht mehr aufrufbar sein, hilft die Suche auf memritv.org nach „Al-shatat" weiter.

34 Vgl. M. Möller, Satanismus als Religion der Überschreitung. Transgression und stereotype Darstellung in Erfahrungs- und Aussteigerberichten, Marburg 2007; sowie I. Schmied-Knittel, M. Schetsche, Erbfeinde aus dem Innern – Satanisten in der christlichen Gesellschaft, in: Exklusion in der Marktgesellschaft, hg. v. D. Klimke, Wiesbaden 2008, 215-228.

35 Vgl. J. Schmidt, Satanismus – Mythos und Wirklichkeit, Marburg 2003. Außerdem befindet sich eine umfassende kulturwissenschaftliche Studie von Ina Knittel zu den Diskursen um „Satanismus" derzeit in Druckvorbereitung.

5. Die theologische, kosmologische und rituelle Signifikanz der „Edelflüssigkeit" Blut bei den Azteken

Um die innere Plausibilität der aztekischen Rituale rund um das Thema Blut deutlich machen zu können, muss deren religiös-kultureller Kontext ein wenig ausführlicher dargestellt werden. Als die spanischen Konquistadoren 1519 im Hochtal von Mexiko ankamen, waren sie erstaunt über die Ausmaße der aztekischen Metropolregion im und um den See von Texcoco und wähnten sich geradezu in einer Zauberwelt, als sie die aztekischen Stadtanlagen betraten. Selbst weit gereiste Konquistadoren hatten dergleichen noch nie, selbst in den größten Städten Europas, gesehen: Als Metropole mitten im See, umgeben von den herrlichen „schwimmenden Gärten", der wichtigen Ernährungsgrundlage der Azteken, präsentierte sich Tenochtitlan/Tlatelolco mit den mehr als 200.000 Einwohnern als hervorragend organisierte und prunkvolle Hauptstadt des aztekischen Reiches. Bernal Diaz, ein einfacher Soldat aus dem Heer des Cortez, hat z.B. einen eindrücklichen Bericht von der Begegnung mit der aztekischen Welt hinterlassen, der immer noch lesenswert ist.[36] Doch es blieb nicht bei der exotischen Faszination: Einige Aspekte des religiösen Rituals der Azteken schienen den Spaniern absolut erschreckend, denn wie viele andere mesoamerikanische Völker hatten auch die Azteken Formen der rituellen Tötung in ihre kultischen Vollzüge integriert, und diese blutige Seite der Religion verursachte Abscheu bei den Spaniern.

Die Praxis der rituellen Menschentötung, insbesondere durch die Form der *Kardioektomie,* bei der das Herz mit einem extrem scharfen Obsidianmesser aus der nach hinten überdehnten Brust herausgetrennt wurde und dann der Sonne entgegengehalten wurde, ist heute archäologisch eindeutig belegt – trotz vieler gegenteiliger Meinungen von Esoterikern oder revisionistischen *Indigenas.*[37] Man streitet sich eigentlich nur noch über die Zuverlässigkeit der exorbitanten Zahlen von Opferungen, die von den Spaniern berichtet wurden. *Dass* die Azteken *extensiv* rituelle Tötungen betrieben haben, steht jedoch historisch außer

36 B. Diaz del Castillo, Die Eroberung von Mexiko, hg. v. G.A. Narziß, Frankfurt/M., Leipzig 1988.

37 Peter Hasslers einzige Studie aus ethnologischer Sicht, die sich dezidiert kritisch – und fast schon wieder ideologisch einseitig – gegenüber aztekischen rituellen Tötungen positioniert, ist daher in der Fachwelt nicht mehr positiv rezipiert worden: P. Hassler, Menschenopfer bei den Azteken? Eine quellen- und ideologiekritische Studie, Frankfurt/M. 1992 (vgl. hierzu die vernichtende Rezension von Hans J. Prem in Anthropos 88 [1993], 246–248). – Ein Beispiel aus der revisionistisch-indigenen und zugleich esoterischen Sicht ist die Publikation von Xokonoschtletl, Unser einziger Gott ist die Erde. Weg, Weisheit und Geschichte der Azteken (Freiburg i.Br., 1988).

Zweifel.[38] – Auf der nachstehend dargestellten Abbildung kann man den Vorgang ganz gut erkennen: die vorspanische Abbildung aus dem *Codex Laud* (links) stellt die typische Form der Kardioektomie dar, bei der das Herz unter der nach hinten überdehnten Brust herausgeschnitten und hervorgeholt wird. Das rechte Bild (*Codex Magliabechiano*) liefert dagegen eine Bildszene, bei der dem Herrn der Unterwelt (Mictlantecuhtli) Blut dargebracht wird. Letzteres ist die übliche Form des individuellen Gottesdienstes seitens der Krieger und Adligen: Man fastet, bringt Kopalharz zum Räuchern dar und Blumen, sowie kleine mit Blut getränkte Papierstreifen, die dann für die Götter verbrannt werden. Im Tempel der Adlerkrieger, links neben dem Haupttempel der Stadt gelegen, wurden der Unterweltgottheit auch größere Mengen von Blut geopfert, wie man durch archäologische Bodenproben in diesem Gebäude nachweisen konnte. Offenbar wurde die Götterstatue auch wie in der Abbildung mit Blut übergossen, das sich die rituellen Akteure vorher von Ohrläppchen, Zunge, Schenkeln oder Penis ‚abgezapft' hatten (vgl. hierzu auch weiter unten die Abbildung aus dem Codex Tudela).

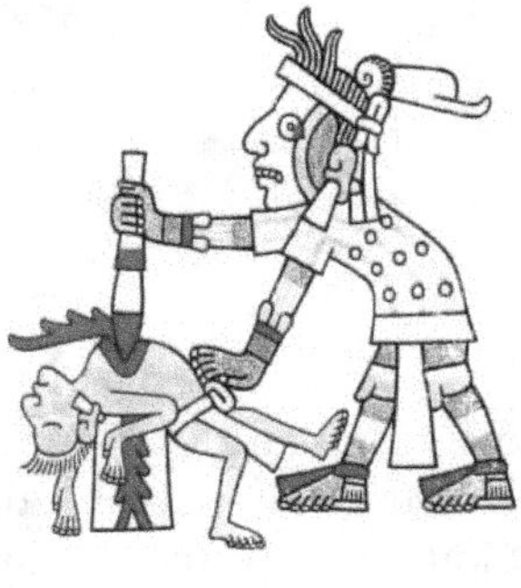

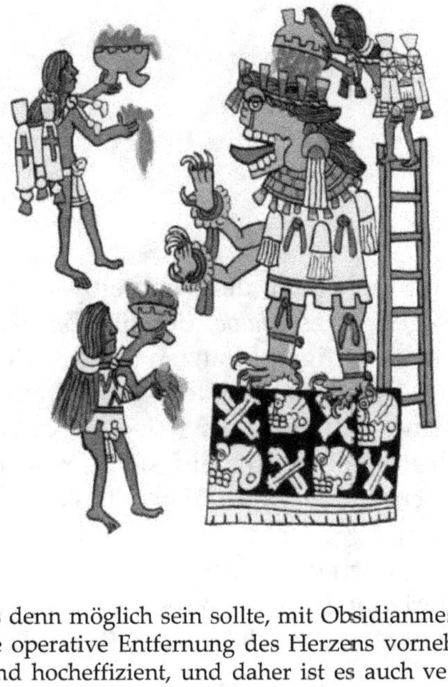

1) Herzopfer (Codex Laud; vorspanisch)
2) Rituelles Blutopfer vor Mictlantecuhtli (Codex Magliabechiano, kolonialzeitlich)

38 Man hat noch darüber gerätselt, wie es denn möglich sein sollte, mit Obsidianmessern – also Steinzeitwerkzeugen – eine operative Entfernung des Herzens vornehmen zu können. Aber diese Messer sind hocheffizient, und daher ist es auch verständlich, dass Obsidianklingen vor einigen Jahren als extravagantes Küchenaccessoire eingeführt wurden, weil man damit ein Schnitzel oder Steak eben ganz hervorragend tranchieren kann: seziermesserscharf. – Die Spanier gewannen übrigens auch schnell großen Respekt vor den mit Obsidianklingen besetzten Holzschwertern der Azteken, mit denen sie z.B. in der Lage waren, einem Pferd mit einem Hieb den Kopf abzutrennen.

Neben diesen *individuellen* Opferungen von Eigenblut wurden die rituellen Herzopfer und rituellen Tötungen dem großen Ritual der Opferpriester am Haupttempel (*Templo Mayor)* überlassen. Heute ist von diesem Doppeltempel, der größten Tempelpyramide des aztekischen Zeremonialbezirks, nur noch wenig zu sehen (vgl. die Abbildung der Ausgrabungsstätte im Zentrum von Mexiko City vom Januar 2008).[39]

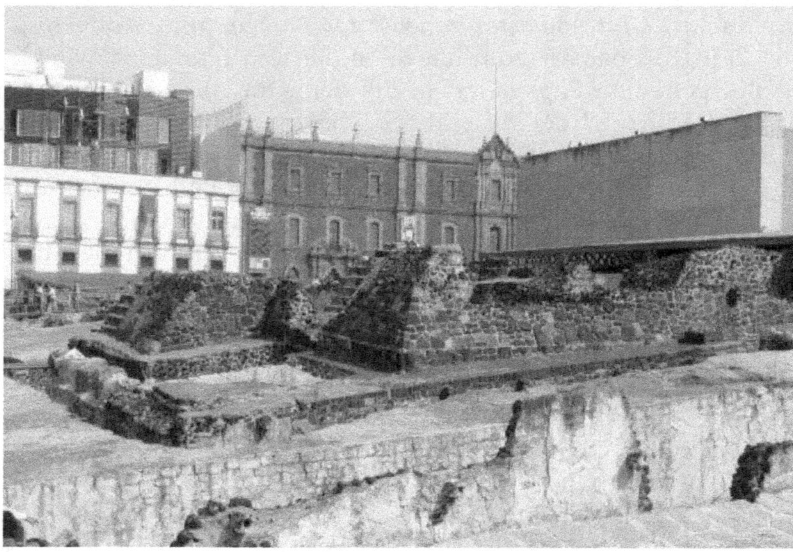

Foto: A. Grünschloß

Auf der Spitze der Tempelpyramide stand links oben der Tempel des Regengottes *Tlaloc,* der für die Fruchtbarkeit und den Gedeih der lebenswichtigen Pflanzen enorm wichtigen Gottheit, und rechts daneben der Tempel des aztekischen Stammesgottes *Huitzilopochtli,* der neben seiner Funktion als Kriegs- und Stammesgottheit auch viele Aspekte des Sonnengottes auf sich gezogen hatte. Der Zentraltempel von Tenochtitlan/Mexiko City bildete das Zentrum der Welt ab: Nach oben ragte er gleichsam in die übereinander geschichteten Himmelsregionen, nach unten verlief die Zentralachse in die Regionen der Unterwelt; horizontal war er in die vier Himmelrichtungen ‚eingenordet' und nach Osten auf die Spitze des Bergs Tlaloc ausgerichtet. Die Himmelsrich-

39 Da der Tempel mehrfach überbaut worden war (u.a. wegen absinkender Fundamente und um ihn insgesamt imposanter zu gestalten), lässt sich der Aufbau des Haupttempels anhand der vorhandenen Fundamente noch immer sehr gut rekonstruieren. Vgl. z.B. die informative Rekapitulation der archäologischen Ergebnisse in: E.M. Moctezuma, Life and Death in the Templo Mayor, Niwot 1995.

tungen bildeten zusammen mit dem Kalender eine komplexe Kosmovision, in die das Ritualzentrum der aztekischen Welt eingebaut war. Huitzilopochtli war hierbei die Gottheit mit dem größten Blutverbrauch im aztekischen Pantheon. Der Zentraltempel war rituelles Zentrum, um den Kosmos in seinem harmonischen Gefüge im Gleichgewicht zu halten. Und das hat mythische Gründe: Als das fünfte Weltzeitalter heraufdämmerte, herrschte Dunkelheit in Teotihuacan, jener imposanten Ritualstadt ca. vierzig km nördlich von Tenochtitlan, die die Azteken bereits verlassen vorgefunden hatten. Dies ist der Platz, wo sich die Götter opferten, sagen die aztekischen Mythen. Als das neue Zeitalter dämmerte, da gab es keine Sonne, und zwei Götter mussten sich ins Opferfeuer stürzen um zu Sonne und Mond zu werden. Nach und nach opferten sich weitere Götter, damit die Sonne nicht stillstand, sondern in Bewegung gehalten wurde. Dieses paradigmatische Selbstopfer der Götter ist von den Menschen mimetisch[40] nachzuvollziehen: Das irdische Kultdrama begründet die Welt, denn *chalchihuatl*, die „Edelflüssigkeit" Blut, ist die Substanz des Lebens – sie ist der Brennstoff, den die Sonne braucht, um ihren täglichen Weg am Firmament zu gehen. Ohne das menschliche Opfer läuft die Welt Gefahr, endgültig wieder im Dunkel zu versinken.

Aber der Templo Mayor ist noch mehr, er *ist* die repräsentierte Stelle, an der sich einst ein mythischer Konflikt vollzog: er ist der *Schlangenberg*. Einst, als Huitzilopochtlis Mutter schwanger war mit ihm – übrigens aufgrund einer eigentümlichen unbefleckten Empfängnis –, da stand sie auf dem Schlangenberg, und ihre Tochter, die Mondgöttin wurde wütend wegen der mütterlichen Schande und zog mit den „vierhundert Südlichen" den Berg herauf, um sie für ihr Vergehen zu töten. Doch Huitzilopochtli sprang in voller Rüstung aus ihrem Leib, köpfte die Coyolchauhqui und warf sie den Berg hinab, wo sie unten zerschellte. Vor den Stufen des Templo Mayor lag daher auch eine große Reliefplatte mit dem Bildnis der zerstückelten Coyolchauhqui, auf die die rituell Geopferten hinab geworfen wurden, und die als archäologisches Artefakt vor rund 30 Jahren ausgegraben werden konnte.

Die zu Opfernden, in der Regel Kriegsgefangene oder Sklaven, wurden die Tempelpyramide hinaufgeführt und auf dem Opferstein der Kardioektomie unterzogen;[41] das blutende Herz wurde dann der

40 Vgl. bei Girard, Sündenbock, 86ff., die aufschlussreichen Ausführungen zum Mythos von Teotihuacan (Anm. 25).

41 Eine plastische Darstellung dieses Vorgangs findet sich in dem ethnographischen Monumentalwerk des Priestermönchs Bernardino de Sahagún; vgl. die Auswahlübersetzung von E. Seler, Einige Kapitel aus dem Geschichtswerk des Fray Bernardino de Sahagun, 2 Bände, Stuttgart 1927. Darin heißt es (63f.): „Und wenn ein Ge-

Sonne entgegengehalten und in die „Adlerschale" (Cuahxicalli) gelegt. Archäologische Beispiele dieser „Adlerschalen", in der die Herzen und das Blut der Geopferten aufgefangen und vor dem Schrein der Gottheit präsentiert wurden, sind mehrfach ausgegraben worden (vgl. die Abbildung aus dem Nationalmuseum in Mexiko City). Die abgebildete plastisch-realistische Herzdarstellung (ebenfalls ein Exponat des mexikanischen Nationalmuseums) aus einem massiven grünlichen Steinblock vermittelt einen Eindruck davon, wie die Azteken zu ihren anatomischen Kenntnissen kamen. Das Herzopfer begleitet übrigens auch ein anderes Ritual der Azteken: Der Frühlings- und Fruchtbarkeitsgottheit *Xipe Totec* opferte man, indem man Menschen nach der Kardioektomie die Haut abzog, die dann von Priestern mehrere Tage beim rituellen Tanz getragen wurde.

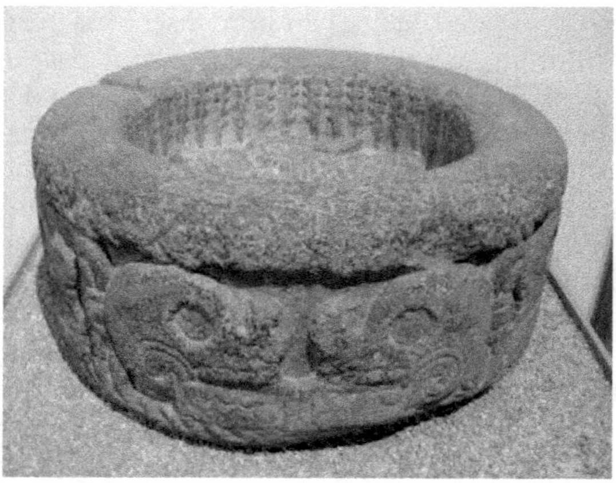

Massive Adlerschale (Cuahxicalli) aus Stein

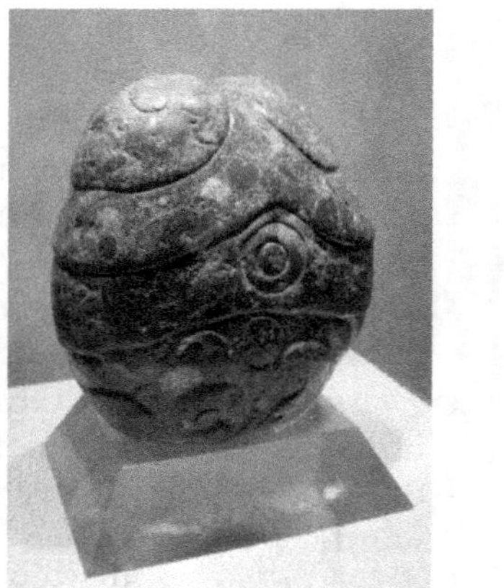

Realistisches Steinherz

(Fotos: A. Grünschloß)

Häutungen für die Frühjahrsgottheit, blutige Herzopfer für den Sonnengottaspekt des Kriegsgottes Huitzilopochtlis, weinende Kinder für

fangener ohnmächtig wird und die Besinnung verliert, so wird er geschleift, so schleppen sie ihn hinauf. Aber wenn einer stark ist, sich nicht als Weib kundgibt, als Mann dasteht, als Mann sich erhebt, sich als einen Mann rühmt, stark in der Brust, tapferen Herzens, so kommt er mit lauter Stimme daher, er schwankt nicht, er sinkt nicht hin. Ruhm verkündet er, er rühmt seine Stadt. Freiwillig kommt er und spricht: ‚Ich gehe jetzt dahin, ihr aber sollt von mir in meiner Heimat sprechen'." Und nachdem das Herz herausgeschnitten und in die Adlerschale gelegt wurde, „rollt man sie herab, stürzt sie (die Stufen des Tempels) herab. Sie klappern, kugeln gleich Kürbissen herab, schlagen auf, wälzen sich um und um", bis sie schließlich unten am Fuß des Tempels aufschlagen.

den Regengott[42] – all diese blutigen Rituale waren für die Azteken eine kosmische Notwendigkeit, denn am Zentrum der Welt muss der Kosmos erhalten werden. Die Tempelanlage, aber auch die ganze Stadt und ihre Umgebung sind eingewoben in eine umfassende Kosmovision, die u.a. auch die herausragenden Doppelpyramiden des aztekischen Herrschaftszentrums miteinander verband: Acatitlan, Tenayuca, Tlatelolco und Tenochtitlan. Alle vier Tempelpyramiden liegen auf *einer* Linie, und alle Doppeltempel sind jeweils für sich wieder genau auf den Tlaloc-Berg im Osten ausgerichtet: Ihre Fundamente zeigen in jeweils leichter Drehung auf diesen mit Wolken verhangenen Berg des Regengottes. Und wenn man die Tempelgrundlinie nach Süden verlängert, stößt man wieder auf eine wichtige Tempelruine: den „Neufeuertempel", wo nach jedem „aztekischen Jahrhundert" (je 52 Jahre) neues Feuer gebohrt wurde und ein neuer kalendarischer Zyklus begann. Kalender und Landschaft, Raum und Zeit, Mikrokosmos und Makrokosmos sind ineinander verwoben und in eine gigantische Kosmovision vernetzt, die durch Blut am Leben erhalten wird.

In dem bereits erwähnten Tempel der Adlerkrieger, der neben dem *Templo Mayor* ausgegraben werden konnte, kann man heute noch die Gebäudestrukturen und die darin erhaltenen Steinsitze mit Ornamenten erkennen, die davon Zeugnis ablegen, dass die Riten des Aderlasses, das aztekische Blutabzapfen zu Ehren der Götter, dort tatsächlich praktiziert wurden.[43] Ähnlich wie die bereits o.a. Darstellung aus dem *Codex Magliabechiano* zeigt auch der kolonialzeitliche *Codex Tudela* eine Abbildung, in der das kultische Herzopfer, der individuelle rituelle Aderlass (Durchstechen von Zunge und Ohrläppchen) und das Überschütten der Gottheit mit Blut nebeneinander zu stehen kommen. Es handelt sich hier also keineswegs um spanische Fiktionen zur Stigmatisierung der Azteken, sondern um eine realitätshaltige Abbildung azte-

42 Vgl. hierzu in der vorstehend genannten Textausgabe von Seler, Kapitel, 54-60 (Anm. 41).

43 Eine sehr gute Einführung in die religiöse Welt der Azteken bietet die BBC/Time Life-Dokumentation (aus der Reihe „Spuren der Vergangenheit"): „Azteken – Der Tempel des Sonnengottes" von 1999. Die ursprünglich als VHS-Video-Kassette herausgegebene Dokumentation ist mittlerweile auch als DVD innerhalb der kompletten DVD-Sammlung der 11 Einzelbeitrage zu „Spuren der Vergangenheit" erhältlich. Der Beitrag zu den Azteken enthält u.a. eine sehr informative Sequenz über den Tempel der Jaguarkrieger, in der auch die Forschungen nach den Blutresten im Boden dokumentiert sind. – Als Einführung zur aztekischen Religion in Buchform eignet sich nach wie vor die Darstellung von G. Lanczkowski, Götter und Menschen im alten Mexiko, Olten 1984; und als reich bebilderte Einführung ist außerdem H.J. Prem, U. Dyckerhoff, Das alte Mexiko – Geschichte und Kultur der Völker Mesoamerikas, München 1986, empfehlenswert.

kischer Ritualpraxis im Zusammenhang mit Blut – hier sogar in einer besonders ‚kondensierten' Synopse.

Das rituelle Blutabzapfen und die Herzopfer sind neben anderen Opferriten wichtige Elemente eines lebenserhaltenden Kultes, ohne den die Welt zu Ende ginge, denn es handelt sich nach aztekischer Vorstellung um eine gefährdete Welt, die leicht aus dem Gleichgewicht gerät. – Doch das Ende kam für die Azteken ganz anders, als sie es gedacht hatten: Siebzig Jahre nach dem Einmarsch der Spanier war die indigene Bevölkerung Mexikos um 85% verringert worden – und schon zuvor, erst zwanzig Jahre nach der Conquista hatte Bartolomé de Las Casas in seinem *Kurzgefaßten Bericht von der Verwüstung der westindischen Länder*[44] die Summe von vier Millionen Opfern genannt – ein Blutzoll der ganz anderen Art.

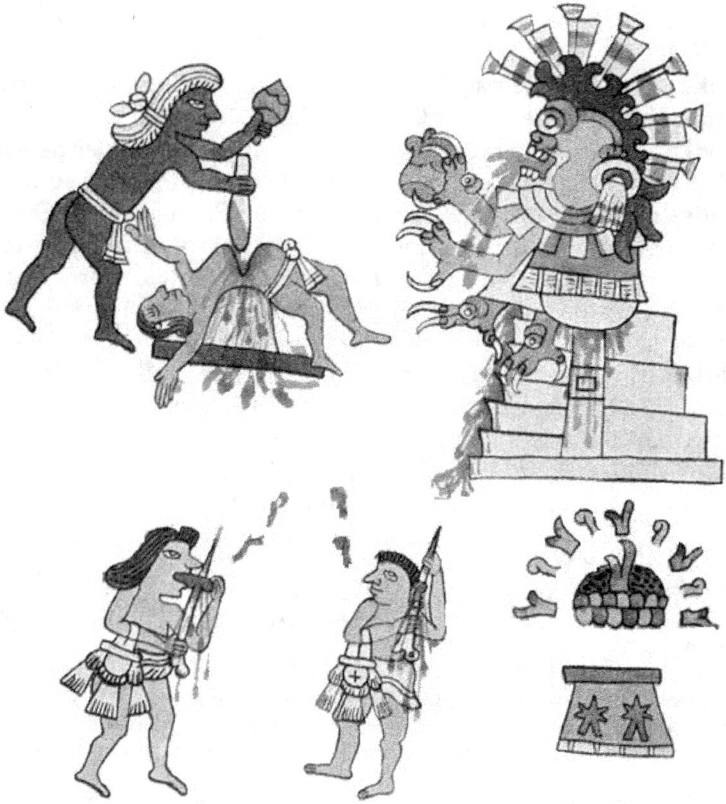

Blut im aztekischen Ritualkontext – Abbildung aus dem *Codex Tudela*

44 Vgl. die von H.M. Enzensberger herausgegebene Ausgabe, Frankfurt/M. 1966.

Ich habe diese Zusammenhänge deshalb so ausführlich dargestellt, weil jede Darstellung dieser blutigen Rituale Gefahr läuft, dass die Azteken und ihre vielgestaltige Kultur genau darauf reduziert werden – und dass in dieser Praxis womöglich nur ein barbarisches, mörderisches Treiben zu erkennen sei. Ich kann an dieser Stelle nur betonen:[45] Der aus Europa importierte spanische Vernichtungskrieg war den Azteken völlig fremd, Genozide gehörten nicht zu ihrer Ethik: Blutvergießen, Morden gehörte nicht zum Handeln eines aztekischen Kriegers. Zu dessen Kodex gehörte es lediglich, Kriegsgefangene zu machen, andere Stadtstaaten in die Tributpflicht zu zwingen – aber nicht, sie dem Erdboden gleich zu machen. Oder anders gesagt: *Nur für die Götter musste Blut vergossen werden.* Diese Rituale werden aus Ehrfurcht vor den Leben spendenden Göttern praktiziert, betonten aztekische Adlige 1524 in ihrem Religionsgespräch mit zwölf Franziskanerbrüdern: „[...] deshalb essen wir vor ihnen Erde, deshalb zapfen wir uns Blut ab, deshalb bezahlen wir für unsere Schuld, deshalb legen wir Kopalharz nieder und deshalb führen wir rituelle Tötungen durch."[46]

Für die Einbringung von zu Opfernden gab es bei den Azteken übrigens die Institution der so genannten „Blumenkriege" (*xochiyaoyotl*). Diese fast turnierartigen, ritualisierten Begegnungen auf eigens dafür bestimmten ‚Schlachtfeldern' hatten neben dem Training im Kriegshandwerk zu Friedenszeiten v.a. das eine wichtige Ziel, dass die beiden Heere gegenseitig Kriegsgefangene machen konnten – Gefangene, die nur einem rituellen Zweck dienten: der anschließenden Opferung. Als Krieger wurde man auch nicht geadelt, wenn man Feinde *tötete*, sondern, wenn man *Kriegsgefangene* mitbrachte – in regulären Kampfhandlungen ebenso wie in diesen besonderen Blumenkriegen. Das Einbringen von „Opfermaterial", sozusagen, das ist die Aufgabe des Krieges – neben territorialen Erweiterungen. Den Azteken hätte daher ein blutiger Angriffskrieg mit ferngelenkten Vernichtungswaffen barbarisch erscheinen müssen.

45 Vgl. meine ausführlichere Darstellung: A. Grünschloß, Brutale Menschenschinder und ‚Edle Wilde' – Repräsentationen aztekischer Religion, in: Religion, Politik und Gewalt, hg. v. F. Schweitzer, Gütersloh 2006, 780-808.

46 Das Zitat [meine Übersetzung] stammt aus den Colloquios y doctrina christiana von B. de Sahagún (1564), nach der zweisprachigen Ausgabe (aztekisch/deutsch) von W. Lehmann, Sterbende Götter und christliche Heilsbotschaft. Wechselreden indianischer Vornehmer und spanischer Glaubensapostel in Mexiko 1524, hg. v. G. Kutscher, Stuttgart 1949, Zeile 954-958 (S. 102).

Mit diesem letzten, ausführlicheren Beispiel ließ sich der in der „Zwischenüberlegung" angesprochene Zusammenhang von Blut und Opfer noch einmal anschaulich illustrieren: Die religiöse Kultur der Azteken integrierte nicht nur blutige Opferriten als solche, sondern nachweislich *rituelle Tötungen von Menschen*. Das (menschliche) Blut erwies sich in diesem Beispiel sogar als *die* kosmische Lebenssubstanz und „Edelflüssigkeit" schlechthin und war aus der Sicht der Azteken daher das Kostbarste, was der Mensch den Göttern opfern konnte. Dabei erschien die Opferung von Blut (in ihren je unterschiedlichen Formen) insgesamt zu einer umfassenden kosmischen Notwendigkeit verdichtet, die den stets drohenden Untergang der Welt verhindern kann, den Lauf der Sonne garantiert und somit das gesamte Leben erhält. Die Paradoxie, dass durch das blutige Opfer Lebendes zerstört wird, und zwar in der expliziten Hoffnung, dafür wieder Leben zu erhalten und zu garantieren, findet hier einen deutlichen Ausdruck.

Die ausgewählten Beispiele dieses Überblicks sollten exemplarisch vor Augen führen, wie unterschiedlich und vielfältig die Menschen ihren Umgang mit Blut aus religiösen Perspektiven kodifiziert haben. Aufgrund seines augenfälligen Charakters als ‚Essenz des Lebens' scheint das Blut offenbar zu den unterschiedlichsten Ontologisierungen, Spiritualisierungen, Mystifizierungen, Metaphorisierungen und Ideologisierungen einzuladen. Seien es Konzeptionen von Blutverwandtschaft oder ganz antagonistische Säfte-Lehren, blutige Ritualmordphantasien oder eine reale Praxis von Blutritualen, die Ausgestaltungen verschiedenster Bluttabus oder die ganz unmittelbare Angst vor Aids – alle verweisen jeweils auf ganz unterschiedliche religiös-weltanschauliche Kartographien von Mensch und Kosmos, die diesen Vorstellungen und Handlungsmaximen zugrunde liegen und mit denen der Mensch sich jeweils einen sinnvollen und verlässlichen Weg durch diese Welt zu zeichnen versucht. Je nach religiös-kultureller Vorstellungswelt erscheinen daher auch ganz unterschiedliche Bedeutungsfacetten und Handlungsoptionen zum Thema Blut naheliegend, plausibel und anschlussfähig. Aus einer vergleichenden Perspektive können sie jeweils menschliche Gemeinsamkeiten eröffnen oder Ausgrenzungsmechanismen darstellen und in anderen Fällen sogar Abscheu hervorrufen:

> „Die auf das Blut bezogenen Bilderströme des Imaginären sind zwiespältig. Sie sind Teil des menschlichen Bewusstseins, seines Bilder- und Sprachreichtums, seiner kulturellen und gesellschaftlichen Entwicklung. Sie sind ein Ergebnis der Einbildungskraft, in denen die Situationen existentieller Bedeutung verarbeitet werden. Dies gilt für Bilder mit positiver

und negativer Besetzung in gleicher Weise. [...] Wie die Kräfte des Imaginären dazu beitragen, den homo sapiens hervorzubringen, so gefährden sie ihn auch. Die unvorstellbaren Grausamkeiten, die Menschen vollbringen, ohne rückblickend zu verstehen, was und warum sie es getan haben, machen deutlich, dass die Grenzziehung zwischen homo sapiens und homo demens stets gefährdet ist. Die Ritual-, Mythen- und Bilderwelten des Blutes bieten dafür viele Beispiele."[47]

47 Aus Chr. Wulf, Blut, Ritual und Imagination, in: ders., Mythen des Blutes, 16-27: 26 (Anm. 27).

Das medikalisierte Aids-Gedächtnis

Wege zu einer Ethik der Erinnerung

KRISTINA DRONSCH

I.

In dem bisher erfolgreichsten Aids-Spielfilm „Philadelphia" von Jonathan Demme (1992) spielt Tom Hanks einen Homosexuellen, der an Aids erkrankt ist. In der zentralen Gerichtsszene dieses Films wird der Hauptprotagonist mit entblößtem Oberkörper gezeigt, der mehrere Male als Symptome der fortgeschrittenen Erkrankung zeigt. Im Rahmen des Gerichtsverfahrens werden diese Symptome zu Indizien in einem Gerichtsprozess. Als Kläger und Zeuge in einer Person zeigt der Hauptakteur seinen vom Virus gezeichneten Körper. Der Gerichtssaal wird zu einem Schauplatz, an dem der Kläger aufbegehrt gegen die Diskriminierung, die zum Verlust des Arbeitsplatzes geführt hat. Das juristische Verfahren wird dadurch zu einem Ort, um – in Anlehnung an Ivan Illich gesprochen – gegen ein medikalisiertes Aids-Gedächtnis der Gesellschaft aufzubegehren, welches sich darin zeigt, dass eine Gesellschaft und ihre Institutionen nicht in der Lage sind, Aids-Erkrankte mittels eines verbindlichen kulturellen Programms sichtbar werden zu lassen und sie gesellschaftlich einbezogen in ein Ganzes sieht. Kurz: ein medikalisiertes Aids-Gedächtnis lässt eine Ethik *für* die Erinnerung – im Sinne eines verbindlichen kulturellen Programms – an die Aids Erkrankten vermissen. Die Medikalisierung ist demgegenüber ein Programm,

> „das auf der Leugnung des menschlichen Bedürfnisses beruht, sich mit Schmerz, Tod und Krankheit auseinanderzusetzen".[1]

1 I. Illich, Die Nemisis der Medizin. Zur Kritik der Medikalisierung des Lebens, 4. überarbeitete u. erg. Aufl. 1995, 93. Mit den Begriffen Gedächtnis und Erinnerung setzt der folgende Beitrag die in den letzten 25 Jahren intensiven Forschungsarbeiten

Das medikalisierte Aids-Gedächtnis ist ein ruhig gestelltes Gedächtnis, das durch die Leugnung eben dieses Bedürfnisses eine notwendige Reflexion auf eine Ethik *für* Erinnerung mit den daraus folgenden praktischen Konsequenzen vermissen lässt und stattdessen Aids-Erkrankte aus der Sichtbarkeit gesellschaftlicher Bezüge verbannt und sie durch ein gemeinschaftliches Nichthandeln dem Vergessen übergibt.

Es soll allerdings keineswegs geleugnet werden, das Vergessen auch eine positive Funktion übernehmen kann. Es kann eine Voraussetzung des Lebens als Überleben sein. So ist das Vergessen notwendig, um konfliktuöse Situationen oder schmerzhafte Prozesse zu überwinden, damit Neues wieder möglich ist und der Gegenwart Raum gegeben wird. Dieses Vergessen ist gewiss ein notwendiger Bestandteil unserer Kultur.[2] Aber gleichzeitig ist Vergessen auch eine ganz gezielte kulturelle Strategie, bei der genau das vergessen wird, was als nicht angemessen bzw. gesellschaftskonform angesehen wird. Genau dieses Vergessen als kulturelle Strategie ist gemeint, wenn von einem medikalisierten Aids-Gedächtnis die Sprache ist. Dem medikalisierten Aids-Gedächtnis fehlt die Fähigkeit, durch die Bezugspunkte, die durch Schmerz, Krankheit und Tod gekennzeichnet sind, zu einer Ethik der Erinnerung, die zu verstehen ist als eine Ethik für Erinnerung, zu gelangen, und über diese Bezugspunkte ein gemeinsames gesellschaftliches Agieren, das im gemeinschaftlichen Erinnern eben dieser Bezugspunkte gründet, auszubilden. Diese Bezugspunkte, die es nur geben kann, wenn sie mit anderen geteilt werden, kann es jedoch beim medikalisierten Aids-Gedächtnis gar nicht geben, weil die Aids-Erkrankung als eine „Panne", ein Defekt eines Teiles einer Gesellschaft angesehen wird und somit nur der Blick auf den beschädigten Teil und nicht auf

---

zu diesen Begriffen voraus. Innerhalb dieser Forschungsdiskurse wurde in übereinstimmender Weise herausgearbeitet, dass dieser Thematik weder nur mit einer neurophysiologischen Beschreibung der dort ablaufenden Prozesse noch nur mit Bezug auf die vorhandenen Speichermedien beizukommen ist, sondern fast alle Debatten seit der posthumen Publikation von Maurice Halbwachs soziologischer Untersuchung zum kollektiven Gedächtnis werden von Überlegungen zu den sozialen und kulturellen Dimensionen von Gedächtnis und Erinnerung begleitet. Halbwachs grundlegende Leistung bestand darin, die Grenzen des um die Jahrhundertwende dominanten biologischen Gedächtnisbegriffs aufgezeigt zu haben und in Folge dessen die kulturelle und soziale Dimension thematisiert zu haben, ohne die das Gedächtnis nicht konzeptualisiert werden kann. In Abkehr von einem nur am Individuum orientierten Gedächtniskonzept betonte Halbwachs immer wieder, dass Menschen ihre Erinnerungen nicht nur in einer Gesellschaft erwerben, sondern als gesellschaftliche Wesen diese aufrufen und lokalisieren. Für einen guten Überblick zur gesamten Thematik vgl. A. Erll, Kollektives Gedächtnis und Erinnerungskulturen, in: Einführung in die Kulturwissenschaften. Theoretische Grundlagen – Ansätze – Perspektiven, hg. v. A. Nünning, V. Nünning, Stuttgart, Weimar 2008, 156-185.

2 Vgl. H. Weinrich, Lethe. Kunst und Kritik des Vergessens, München 1998.

das Ganze freigibt. Der fokussierende Blick auf das defekte Einzelteil verunmöglicht die Bezugspunkte, die notwendig sind, um zu einer Ethik für Erinnerungen zu gelangen.

In der zentralen Gerichtsszene im Film „Philadelphia" sitzt genau dieses medikalisierte Aids-Gedächtnis in personalisierter Form auf der Anklagebank durch die Bosse der ehemaligen Firma des Hauptakteurs. Zum einen wird dadurch das juristische Verfahren, das der Kläger führt, zu einem Ort der empathischen Inszenierung des Aufbegehrens gegen dieses medikalisierte Aids-Gedächtnis. Zum anderen wird das juristische Verfahren mittels der Herausstellung der Körpermale, die an die Wundmale der Passion erinnern, auch zu einem Ort eines bestimmten Diskurses über Zeugenschaft. Hierbei fungiert dieser Diskurs als ein Modell, um eine Ethik der Erinnerung zu etablieren, die das medikalisierte Aids-Gedächtnis überwinden soll. Die Zeugenschaft wird in dem durch den Spielfilm inszenierten Diskurs über Aids herangezogen als ein Modell, das zu einem gelingenden Umgang mit der Erinnerung an die Aids-Erkrankten anleiten soll.

In Anlehnung an Aleida Assmanns Unterscheidung von vier Grundtypen des Zeugen, dem juridischen, dem religiösen, dem historischen und dem moralischen Zeugen,[3] lässt sich die im Film „Philadelphia" inszenierte Zeugenschaft als eine modifizierte Aufnahme des juridischen Zeugen beschreiben.

Der Film knüpft mittels seiner zentralen Gerichtsszene an die Tradition des Zeugen im Rechtskontext an.

> „Die Zeugenaussage findet in der rigiden Form des Verhörs bzw. der Anhörung statt. Das Zeugnis wird dabei reduziert auf Aussagen, die von den Instanzen des Gerichts im größeren Kontext einer Argumentation oder Beweisführung als relevant erachtet werden. Das Format der Befragung ist interaktiv aber nicht dialogisch; es ähnelt in der asymmetrischen Verteilung von Fragen und Antworten eher der Inquisition oder dem Examen".[4]

Auch im Film „Philadelphia" spricht der Zeuge in der Person von Tom Hanks in dem Gerichtsprozess nicht für sich, sondern übernimmt eine ihm zugeordnete Rolle in einem übergeordneten Verfahren, welches

3 Vgl. A. Assmann, Vier Grundtypen von Zeugenschaft, in: Zeugenschaft des Holocaust. Zwischen Trauma, Tradierung und Vermittlung, Jahrbuch 2007 zur Geschichte und Wirkung des Holocaust, hg. im Auftrag des Fritz Bauer Instituts v. M. Elm, G. Kößler, Frankfurt, New York 2007, 33-51. A. Assmann stellt fest, dass die Aktualität von Zeugenschaft einerseits auf den Zusammenhang mit dem Holocaust beruht, andererseits hat diese paradigmatische Verbindung von Zeugenschaft und Holocaust auf dem Wege der Analogiebildung viele neue Anwendungsfelder erzeugt. „Der Holocaust ist mittlerweile als das Paradigma von Zeugenschaft etabliert, an das sich andere Zeugnisse in anderen sozialen, politischen und kulturellen Kontexten anlehnen können" (34).

4 Assmann, Zeugenschaft, 36 (Anm. 3).

einer nachträglichen Wahrheitssuche dient und auf der Zuverlässigkeit und Glaubwürdigkeit des Zeugen beruht. Jedoch wird im Film das Modell des juridischen Zeugen erweitert. Denn in das Modell des juridischen Zeugen werden Elemente des religiösen Zeugen adaptiert. Mit dem gezeichneten Körper wird in besagter Gerichtsszene einerseits der notwendige sichtbare Beweis erbracht, der die Glaubwürdigkeit des Zeugen außer Frage stellt – hier wird also die Funktion des juridischen Zeugen erfüllt –, zugleich wird durch das Zeigen der Male ein martyrologisches Zeugnis abgelegt. Beim martyrologischen Zeugnis liegt nicht ein Zeugnis eines auf reine Informationsübermittelung bedachten Beobachters vor, sondern der martyrologische Zeuge ist ein in den Ereigniszusammenhang eingeschlossener. Hier verschränken sich die Rollen des Opfers und des Zeugen in einer einzigen Gestalt. Durch das Zeigen der Male bekennt sich der Hauptakteur als ein an Aids Erkrankter, der Opfer gesellschaftlicher Gewalt geworden ist. Während jedoch Aleida Assmann darauf hinweist, dass es sich beim religiösen Zeugen um ein Opfer handelt,

> „das von der Möglichkeit abgeschnitten ist, mit seinem Zeugnis vor einem irdischen Gericht Gehör zu finden"[5]

und deshalb an eine höhere religiöse Instanz appelliert, fehlt genau dieses Proprium des religiösen Zeugen, ebenso wie die Gleichzeitigkeit von bekennendem Zeugnis und Tod des Zeugen. Indem der Film gerade die irdische Appellationsinstanz als den Ort empfiehlt, wo durch den Akt des Bekenntnisses, des Zeigens der Körpermale, aus dem passiven Opfer ein überlegenes und handlungsfähiges Subjekt konstituiert wird und indem der Tod des Protagonisten nicht mit dem Bekenntnis zu seiner Aids-Erkrankung in eins fällt, sondern erst nach dem Abschluss des Gerichtsverfahrens filmisch inszeniert wird, gelingt es dem Film auf subtile Weise den Glauben, dass es gerade der gesellschaftliche öffentliche Raum ist, der für die Durchsetzung des Rechts sorgt und eo ipso auch der Garant einer Ethik der Erinnerung ist, zu stärken. Für die Inversion von gesellschaftlicher Unterlegenheit in die Handlungsfähigkeit sorgen im Film gerade die staatlichen Institutionen, so dass das Gericht als die Appellationsinstanz, auf die das Opfer vertrauen kann, uneingeschränkt in Geltung gesetzt wird und quasi-göttliche Eigenschaften erhält, weil sich das erlittene Trauma des Protagonisten im Gerichtssaal zum Ort des Triumphes verwandelt.

Durch das zeitliche Auseinanderklaffen von Triumph und Tod wird eine bestimmte zuschauerpragmatische Haltung forciert. Während der religiöse Zeuge mit dem bekennenden Zeugnis auf den Lip-

5 Assmann, Zeugenschaft, 37 (Anm. 3).

pen stirbt und es die Aufgabe eines zweiten Zeugen ist, seinen Tod wahrzunehmen und als ein sinnhaftes Zeugnis weiter zu tradieren, wird im Film dieses Zeugnisgeben durch die Zuschauer prämortal in die zentrale Gerichtsszene verlagert.

Aleida Assmann hält für den religiösen Zeugen fest, dass erst in der Form eines Berichtes über das erlittene Martyrium

> „der Augenblick der äußersten Unterlegenheit und der Auslöschung im physischen Tod als ein performativer Akt des Zeugens nicht nur von innen vollzogen [wird], sondern auch von außen gedeutet, und damit in ein über diesen Tod hinausragendes (*superstes*) Zeugnis verwandelt",[6]

so dass das Zeugnis somit das ist, „was den Märtyrer überlebt und den Sieg des Verfolgers untergräbt".[7] Indem der Film den performativen Akt des Zeugens prämortal verlagert und durch die Geschworenen von außen gedeutet sein lässt, marginalisiert sich auf der einen Seite der Tod des Protagonisten, der als Einzelner nicht so wichtig ist wie die Sache, um die es geht. Zum anderen wird den Zuschauern ermöglicht, das ethische Lernen über Happy End zu vollziehen. Es wird nicht an eine religiöse Gemeinschaft appelliert, sondern an die Gemeinschaft all derer, die an die Gleichheit vor dem Gesetz und um die Durchsetzung dieser Gleichheit durch die irdischen Appellationsinstanzen wissen. Der prämortal inszenierte Beweis, dass Gerechtigkeit auf Erden möglich ist, dass es eine Instanz gibt, die für die Durchsetzung des Gleichheitsgrundsatzes sorgt, hat auf der pragmatischen Ebene die Konsequenz, dass das evidente und eindeutige Happy End gesichert ist und nicht mit der Ambivalenz eines Todes im Zusammenhang steht. Der Tod erscheint vielmehr als ein Appendix in der Konsequenz einer unheilbaren Krankheit. Die durch den Tod eintretende Abwesenheit des Protagonisten hat keine Funktion.

Man mag von dieser Hollywood-Inszenierung mit ihrer Main-Stream-Ethik halten, was man will, entscheidend ist, dass hier ein bestimmtes Modell der Zeugenschaft herangezogen wird, um eine Ethik der Erinnerung hinsichtlich der an Aids-Erkrankten virulent zu machen. Das Modell der Zeugenschaft – konkretisiert durch den juridischen Zeugen unter Aufnahme von Elementen des religiösen Zeugen – dient dazu, auf die Frage „Warum sollen wir uns erinnern?" eine Antwort zu geben. D.h. die Diskussion um die Erinnerung der an Aids-Erkrankten wird in einem ethischen Kontext geführt, welcher sich durch das Modell der Zeugenschaft konkretisiert. Dass das Modell der Zeugenschaft sich in seiner ethischen Dimension nun aber nicht auf

---

6 Assmann, Zeugenschaft, 37f. (Anm. 3).

7 Assmann, Zeugenschaft, 38 (Anm. 3).

eine Anpassung an family values zurückzuführen lässt, sondern auch innerhalb der Behandlung der ethischen Dimension der Aids-Problematik, die sich gegen den Preis der Anpassung an die heterosexuelle Identität richtet, eine Rolle spielt, soll exemplarisch an dem Werk des homosexuellen und HIV-positiven Amerikaners Larry Kramer „Reports from Holocaust. The Story of an AIDS Activist“ [8] verdeutlicht werden. Kramer, Initiator von ACT UP und Begründer der GMHC (Gay Men's Health Crisis), hat mit diesem Buch eine sehr breite Diskussion in Nordamerika ausgelöst.

Auch Kramers Buch klagt ein medikalisiertes Aids-Gedächtnis an; es ist insgesamt als ein Aufbegehren gegen ein medikalisiertes Aids-Gedächtnis zu verstehen, welches angesichts der „Plage Aids“[9] schweigt und sich in moralischer Indifferenz zum Leiden der an Aids Erkrankten verhält.[10] In dem Epilog des Buches heißt es – konträr zur Inszenierung im Spielfilm „Philadelphia“:

> "I no longer believe in my country, or my President, or my government, or in democracy itself".[11]

Bei Kramer werden die Garanten eines Ortes, die im Spielfilm „Philadelphia“ eine Ethik für die Erinnerung der an Aids-Erkrankten ermöglichten, destruiert. D.h. das Modell des juridischen Zeugen kann hier nicht greifen, da auf die Appellationsinstanzen nicht mehr vertraut werden kann. Aber dennoch betont auch Kramer in seinem Buch: „I was a witness [...]“.[12] Schon der Titel seines Werkes gibt in zweifacher Weise einen Hinweis, wie Zeugenschaft hier verstanden werden soll: Explizit durch den Begriff „reports“ und implizit durch die Aufnahme des Begriffs „Holocaust“. Indem Kramer im Titel seines Buches den Begriff „reports“ aufgreift, will er sein Werk verstanden wissen im Sinne der historischen Zeugenschaft. Der historische Zeuge, dessen Vorläufer in der antiken Welt der Bote ist, ist als „Reporter“ für die Weitergabe einschneidender Begebenheiten an die Ahnungslosen zuständig.[13] Dabei ist der historische Zeuge nicht nur ein Überlebender der vorausgegangenen Katastrophe,

8 London 1994.

9 Über das ganze Buch verstreut spricht Kramer von Aids als einer Plage, zu der er folgende Definition gibt: "What is going on and around and won't stop, this thing that is going around called AIDS that won't stop, is a PLAGUE" (L. Kramer, Reports from Holocaust. The Story of an AIDS Activist, London 1994, 448).

10 Vgl. z.B. Kramer, Reports, 43.76.113.127.445 u.ö. (Anm. 9).

11 Kramer, Reports, 454 (Anm. 9).

12 Kramer, Reports, 145 (Anm. 9).

13 Vgl. Assmann, Zeugenschaft, 39 (Anm. 3).

> „sondern auch der Noch-Lebende, der durch seine Erfahrung und Erinnerung das lebendige Zeugnis wichtiger vergangener Ereignisse an die Nachwelt weitervermittelt".[14]

Dieses Modell des historischen Zeugen wird von Kramer in Anspruch genommen als Grund für sein Schreiben über Aids.[15] Kramers Nachdenken und Reden über Aids soll als ein Bezeugen der Katastrophe Aids verstanden werden und nicht als eine ästhetische Textproduktion. Deshalb versteht er sich als ein historischer Zeuge, der eine Verantwortung trägt und eine Pflicht erfüllt:

> "I felt I had an obligation: Because fate had placed me on the front line of this epidemic from the very beginning".[16]

Sein Nachdenken und Reden über Aids wird in dem Moment zu einem Zeugnis, wo er sich als ein Subjekt versteht, das einer Pflicht nachkommt: nämlich seinen Zeitgenossen von einem geschichtlichen Geschehen Nachricht zu bringen. In Ablehnung des religiösen Zeugen und auch des juridischen Zeugen wird an den historischen Zeugen angeknüpft, aber dieser wird erweitert um Aspekte des moralischen Zeugen, wie durch den Rückgriff auf die Sprache der jüdischen Opfer und der nachträglichen Aneignung des Holocaust-Begriffs für die eigene Ausdrucksform als Aids-Aktivist angezeigt wird. Denn in der Nachwirkung des Holocaust ist im ausgehenden 20. Jahrhundert der Zeuge in einer neuen Manifestation in den Mittelpunkt der Betrachtung getreten. Der israelitische Philosoph Avishai Margalit hat dafür maßgeblich den Begriff des „moralischen Zeugen"[17] geprägt:

> „Man muss, um moralischer Zeuge zu sein, tatsächliches und nicht nur beabsichtigtes Leid bezeugen. Ein moralischer Zeuge kennt das Leid in Form von Erfahrungswissen. Doch bedeutet ‚Erfahrung' hier, dass man das Leid aus erster Hand erleben muss – nämlich als Opfer".[18]

Das Opfersein verbindet den moralischen Zeugen mit dem religiösen, was ihn allerdings von diesem unterscheidet, ist, „dass er nicht durch sein *Sterben*, sondern durch sein *Überleben* zum Zeugen wird."[19] Der zweite wichtige Unterschied ist, dass der moralische Zeuge im Gegensatz zum religiösen Zeugen nicht eine positive Botschaft überbringt, wie die Macht eines überlegenen Gottes, der für den Triumph des Zeugen sorgt, sondern der moralische Zeuge kündet vom Bösen schlecht-

---

14 Assmann, Zeugenschaft, 40 (Anm. 3).

15 Vgl. Kramer, Reports, 148 (Anm. 9).

16 Kramer, Reports, 145 (Anm. 9).

17 Vgl. dazu A. Margalit, Ethik der Erinnerung. Max Horkheimer Vorlesungen, Frankfurt a.M. 2000, 59-88.

18 Margalit, Ethik, 60f. (Anm. 17).

19 Assmann, Zeugenschaft, 42 (Anm. 3).

hin.[20] Ganz in diesem Sinne hält Kramer in einem Abschnitt mit der Überschrift „Some thoughts about evil" fest:

> "If we have no concept of evil, then my murderer is excused, pardoned, forgiven, ignored, overlooked, or – as is certainly true in the case of homophobia and the ignoring of the AIDS plague (and you will forgive me for combining them) – able to get away with it scot-free and unreported upon. No, I insist that it is imperative to have the concept of evil returned into currency. [...] I insist on naming the evildoers[21], and if you read my writing or have heard me speak you will see that I have just done that".[22]

Kramer, als der an Aids Erkrankte, hat das Böse, das er bezeugt, am eigenen Leib erfahren. Gegenüber dem historischen Zeugen lässt sich die Botschaft, die der moralische Zeuge überbringt, nicht einfach veräußern, sondern ist ihm gleichsam in den Leib eingeschrieben – er ist an Aids erkrankt. Die für die Holocaust-Überlebenden beanspruchte Wahrheit und Autorität des Zeugnisses, die allein „in der Teilhabe am Trauma des Holocaust durch eine unmittelbare und unveräußerliche körperliche Erfahrung von Gewalt"[23] liegt, wird hier von Aids-Aktivisten Kramer für seine Zwecke in Anspruch genommen.

Ein weiteres Proprium des moralischen Zeugen, welches Kramer aufgreift, ist die Adressierung seines Zeugnisses außerhalb des Gerichtes an eine offene und Institutionen ungebundene Gemeinschaft.[24] Ganz in diesem Sinne sagt Kramer im Zusammenhang mit einer Rede auf einer Beerdigungsfeier eines an Aids verstorbenen Freundes:

> "I thought it was the moral responsability of all of us to use what we are given to fight for the good of mankind. That's what every religion and philosophy commands. [...] Please. In Jeff's name, use your power. So that he will not have died in vain. Silence does indeed equal death, and action equal life".[25]

Das eigene Leiden und die Zeugenschaft für das Schicksal der anderen sind in dem Zeugnis des Aids-Überlebenden Kramer vereinigt, um eine moralische Gemeinschaft hervorzubringen. Was auf der Strecke bleibt bei der Adaption des moralischen Zeugen im Aids-Diskurs ist die

---

20 Vgl. Margalit, Ethik, 60 (Anm. 17).

21 Zu diesen „evildoers" zählen nach Kramer auch jene Homosexuellen, die sich einem Outing verweigern: "It is now a truism that every gay man who stays in the closet is helping to kill the rest of his fellow gay men" (Kramer, Reports, 246 [Anm. 9]). Das outing, das sich gegen die Homophobie als dem Bösen wendet, „verwandelt sich damit in eine rückblickende Handlung, durch die dem unwiederbringlich Vergangenen nachträglich Gerechtigkeit widerfahren soll" (A.G. Düttmann, Uneins mit Aids. Wie über einen Virus nachgedacht und geredet wird, Frankfurt a.M. 1993, 85).

22 Kramer, Reports, 444 (Anm. 9).

23 Assmann, Zeugenschaft, 44 (Anm. 3).

24 Vgl. Assmann, Zeugenschaft, 45 (Anm. 3).

25 Kramer, Reports, 428 (Anm. 9).

Trauer. Aus der Sicht Kramers dauert die Trauerarbeit immer zu lange an und verhindert jeden Aktivismus. Es ist aus dem Grund konsequent, wenn die Reflexion über den Grund der Trauer von Kramer ebenfalls abgetan wird:

> "Death as a profound philosophical subject is currently ridiculous".[26]

Mit seiner Marginalisierung des Todes steht Kramer in einer Linie mit dem Film „Philadelphia".

Zugleich erhebt der Aids-Aktivist in Adaption des moralischen Zeugen den Anspruch auf eine besondere Aufgabe, die ihm als Überlebenden der Aids-Epidemie zukommt und die für ihn den Grund darstellt, sich an eine Öffentlichkeit zu richten: die Wahrheitsmission, die ganz im Gegensatz zu dem Verschleierungs- oder Leugnungsbedürfnis in der Gesellschaft steht, welches die Opfer marginalisiert.[27] In diese Ausgangslage sieht Kramer die Notwendigkeit seines Zeugnisgebens eingeordnet; sein gesamtes Buch ist als Entschleierungsversuch gegenüber denjenigen zu verstehen, die die Krankheit Aids ignorieren oder beschönigen.

Es wird in Kramers Konzeption, die zwischen historischen und moralischen Zeugen changiert, offenkundig, dass die Verpflichtung zum Zeugnis-Ablegen eine treibende Kraft in der Übermittlung und Bewahrung der Erinnerung ist. Dieses Zeugnis-Ablegen ist für den moralischen Zeugen – nach Margalit – mit der Hoffnung verbunden, „dass es an einem anderen Ort oder zu einer anderen Zeit eine moralische Gemeinschaft geben wird, die seinem Zeugnis ihr Ohr leiht".[28] In diesem Duktus hält Kramer am Schluss seines Buches fest:

> "I shall go to my grave convinced that this plague of AIDS need not have happened [...]. But perhaps this satisfaction of a plague-less land is never meant to exist on this earth, for anyone. And perhaps it is part of everyone's journey to try to reach – however unsuccessfully – a promised land. The journey, not the arrival, matters [...]. So perhaps these many reports from the holocaust will not turn out to be as worthless as I often feel they are. Perhaps they will have started something – somewhere, at some time, of which I may never know".[29]

Das Vertrauen, dass es eine Gemeinschaft gibt, die sich erinnert, bleibt nur als Vielleicht in den Horizont der Zeugenschaft eingeschrieben.

Der Aids-Aktivist Larry Kramer greift in seinem Buch also auf die Rede vom Zeugen zurück mit dem Anspruch, dass das Modell der Zeugenschaft geeignet ist, eine Ethik der Erinnerung der Aids-Er-

---

26 Kramer, Reports, 222 (Anm. 9).

27 Vgl. Assmann, Zeugenschaft, 45 (Anm. 3).

28 Margalit, Ethik, 65 (Anm. 17).

29 Kramer, Reports, 453f. (Anm. 9).

krankten zu etablieren, die das medikalisierte Aids-Gedächtnis zu überwinden vermag. Ich möchte es dahingestellt sein lassen, ob die Adaption eines bestimmten Diskurses von Zeugenschaft des Holocaust nicht zu einem überhöhten Selbstbild als Opfer führt und sich gegen die Erfahrungen der Opfer des Holocaust immunisiert, und stattdessen zu einer generellen Problematisierung der dargestellten Modelle der Zeugenschaft für den Aids-Diskurs übergehen.

II.

Sowohl der Spielfilm „Philadelphia" als auch das Buch von Larry Kramer haben deutlich gemacht, dass eine Ethik für die Erinnerung der an Aids-Erkrankten mittels bestimmter Modelle von Zeugenschaft aufgegriffen wird. Dabei sind es gerade die Erweiterungen bzw. Integrationen in die dominanten Konzepte von Zeugenschaft, die für die ethische Dimension sorgen. Denn um der Ethik der Erinnerung ihre Plausibilität und Relevanz zu verleihen, arbeiten beide Werke mit bestimmten Modifikationen bzw. Adaptionen hinsichtlich der Zeugenschaft. Im Spielfilm „Philadelphia" werden beim juridischen Zeugen Anteile des religiösen Zeugen integriert und bei dem Buch von Kramer wird der historische Zeuge um Elemente des moralischen Zeugen erweitert. Die Integration von Elementen des religiösen Zeugen bzw. des moralischen Zeugen dienen in pragmatischer Hinsicht vornehmlich dazu, zwischen Zeugnisgeber und den potentiellen Zeugnisempfänger – sprich Zuschauer bzw. Leser – eine Verbindung herzustellen, die eine Gemeinschaft herstellt, die sich für eine Ethik der Erinnerung einsetzt. Denn sowohl beim religiösen Zeuge als auch beim moralischen Zeugen bedarf es der Zeugnisempfänger, die die Botschaft des Zeugnisgebers annehmen und somit eine Gemeinschaft notwendig voraussetzen, die eine Ethik für Erinnerung garantiert und auch hervorbringt. Das Erinnern der Zeugnisempfänger innerhalb des Aids-Diskurses wird sowohl beim Spielfilm „Philadelphia" als auch bei dem Buch von Larry Kramer zu einer ethischen Pflicht. Diese ethische Pflicht zu erinnern setzt eine zwischen dem Zeugen und Zeugnisempfängern verbindliche Lebenswelt voraus und die Möglichkeit eines gemeinsamen Horizonts des Verstehens. Doch genau an der Stelle setzt die Kritik an diesen Modellen von Zeugenschaft an: Denn die Erfahrung mit der Aids-Epidemie vertragen sich nicht mit der tröstlichen Vorstellung einer für allen verbindlichen Lebenswelt und eines gemeinsamen Horizontes des Verstehens. Alexander García Düttmann hält demgegenüber fest, dass man Uneins ist mit Aids. Dieses Un-eins-Sein ist auf den Verlust der Einheit der Lebenszeit zurückzuführen, mit der sich der Aids-Erkrankte konfrontiert sieht und die jenseits der Erfahrung potentieller Zeugnisempfänger liegen wird, sofern die Möglichkeit besteht, dass diese nicht an Aids erkrankt sind. Zugleich brechen mit dem Un-eins-Sein mit Aids die vorgestellten Modelle von Zeugenschaft im Innersten zusammen, da dieses auf dem Subjekt gründen:

> „Das Un-eins-Sein der Zeit als Un-eins-Sein mit Aids stellt den Zusammenbruch des Subjektes dar, durch und für das die Einheit des Lebens besteht. Was bedeutet es, wenn der Begriff der Lebenszeit sich als untauglich erweist, Erfahrung als die einheitliche Erfahrung eines sich in ihr wiedererkennenden Subjektes zu beschreiben, wenn es keine Zeit mehr für das Leben und für das Sterben mehr gibt, wenn die Erfahrung der Zeit nur noch die unmögliche, un-zeitige, in keine einheitliche und kontinuierliche Zeit mehr fallende Erfahrung eines Vor-der-Zeit, einer ursprünglichen Entfremdung ist?“[30]

Deshalb müssen letztlich die vorgestellten Modelle des Zeugen angesichts der Katastrophe Aids scheitern. Jedoch ist dieses Scheitern nicht den Zeugen als Unvermögen anzulasten, sondern dieses Scheitern ist ein generelles, eben weil es die Ordnung des eigenen und kollektiven Weltverständnisses selbst trifft. Das heißt für eine Überwindung eines medikalisierten Aids-Gedächtnisses können die auf dem Subjekt gründenden Modelle von Zeugenschaft kein Garant sein, weil es beim Zeugnis-Geben immer um das Bezeugen einer dem Anderen – eben dem Zeugnisempfänger – unzugänglichen Erfahrung geht.

Hinzu kommt ein weiterer Aspekt: nämlich die Unmöglichkeit als Zeuge für ein Kollektiv zu sprechen:

> „Das Zeugnis und die Rede im Namen eines Kollektivs widersprechen sich insofern, als der Gestus des Bezeugens in einer fehlenden unmittelbaren Gleichzeitigkeit mit dem geschichtlichen Geschehen bzw. mit einer unteilbaren Erfahrung gründet“.[31]

Die sowohl beim Spielfilm „Philadelphia“ wie auch bei dem Buch Kramers beobachtete Marginalisierung des Todes hat deswegen ihren Grund in der Vertuschung dieser unteilbaren Erfahrung. Düttmann spricht in diesem Zusammenhang von einer irreduziblen Ungleichzeitigkeit, die das Zeugnis-Geben beinhaltet:

> „Man wird nur dort zum Zeugen, wo man sich auf kein Wissen mehr verlassen kann, wo das der Identifikation sich entziehende Zeugnis kein bestimmtes Etwas bezeugt und man sich dennoch zu einem Geschehen ver-

30 Düttmann, Aids, 12 (Anm. 21).

31 S. Weigel, Zeugnis und Zeugenschaft, Klage und Anklage. Die Geste des Bezeugens in der Differenz von identity politics, juristischem und historiographischem Diskurs, in: Zeugnis und Zeugenschaft, Jahrbuch des Einstein Forums 1999, Berlin 2000, 111-136: 116f.

halten muß, das in sich un-eins ist: weil das Bezeugen kein Wissen überliefert, auch keines vom Glauben, vermag die Gleichzeitigkeit des unmittelbaren Zeugen, die Zuverlässigkeit des historischen Augenzeugen [...] auf die genaue Mitteilung des Inhalts und des Faktums des Glaubens, den Späteren, Nicht-Gleichzeitigen lediglich abzulenken...".[32]

Vielmehr ist von einem Zusammenbruch des Faktischen zu sprechen:

> „das Bezeugen teilt nichts mit, es hat keinen mitteilbaren Inhalt, es bezeugt nicht etwas Bestimmtes, das in der Form eines Inhaltes weitergegeben zu werden vermag, es erzählt keine Geschichte, keine Geschichtsschreibung vermag sich auf es zu stützen".[33]

D.h. die Etablierung der auf dem Subjekt gründenden Zeugenschaft als verbindliches Modell einer Ethik der Erinnerung bricht hinsichtlich der Aids-Problematik in sich zusammen, da es kein inhaltlich qualifiziertes Zeugnis gibt. Es kann gar nicht mehr bezeugt werden als die paradoxe Möglichkeit des Nicht-Mitteilbaren. Das fragile Band zwischen Zeugnis und Zeugnisempfänger, welches an keinerlei positives, aber für diese Modelle der Zeugenschaft notwendiges Wissen anknüpfen kann und nur als Un-eins-sein affirmiert werden kann, wird schwerlich in der Lage sein, Bezugspunkte, die durch Schmerz, Krankheit und Tod gekennzeichnet sind, mittels der vorgestellten Modelle von Zeugenschaft zu festigen, um zu einer Ethik für Erinnerungen zu gelangen, da die Erinnerungen nur als Differenz markiert werden können.

Doch auch unter der Voraussetzung, dass ein gemeinsamer Horizont des Verstehens potentiell und approximativ für möglich gehalten wird, dass die Zeugnisempfänger in der Lage sind, sich vermittelt durch das Modell der Zeugenschaft zu erinnern, bleibt der Einwand von Cathy Caruth gewichtig, die festhält, dass jedes Erinnern in der Gefahr steht, zu viel zu verstehen:

> „Das Risiko bei der sprachlichen Artikulation und somit der Integration des Geschehens in die narrative Struktur der Erinnerung liegt weniger in dem, was die Sprache nicht verstehen kann, sondern vielmehr in dem, dass sie zuviel versteht. Die Möglichkeit der Integration in die Erinnerung und in ein geschichtlich-gesellschaftliches Bewusstsein führt zu dieser Frage: ‚Stellt das Spielen mit der Realität der Vergangenheit nicht einen Frevel an der traumatischen Erfahrung dar'".[34]

Damit bleibt auch hier das Problem bestehen, dass Krankheit, Schmerz und Tod der anderen letztlich sprachlich inkommensurabel bleiben müssen, so dass auch unter der Voraussetzung, dass Verstehen als

32 Düttmann, Aids, 99 (Anm. 21).

33 Düttmann, Aids, 102 (Anm. 21).

34 C. Caruth, Trauma als historische Erfahrung: Die Vergangenheit einholen, in: „Niemand zeugt für den Zeugen". Erinnerungskultur und historische Verantwortung nach der Shoah, hg. v. U. Baer, Frankfurt a.M. 2000, 84-98: 95.

möglich erachtet wird, die notwendigen Bezugspunkte, die durch Schmerz, Krankheit und Tod gekennzeichnet sind, im Modus des Erinnerns verfehlt werden.[35] Die vorgestellten Modelle der Zeugenschaft stehen somit auch immer in der Gefahr, durch ein Zuviel des Verstehens vereinnahmt zu werden. Damit spitzt sich die Frage zu, wie dem medikalisierten Aids-Gedächtnis entgangen werden kann, wenn es keinen gemeinsamen Horizont des Verstehens gibt bzw. dieser in der Gefahr des Zuviel-Verstehens steht? Anders gesagt: wenn die für eine Ethik der Erinnerung notwendige Relationalität zwischen dem Zeugnisgeber und dem Zeugnisempfänger nicht mittels der dargelegten Modelle von Zeugenschaft begründet werden kann, um das medikalisierte Aids-Gedächtnis zu überwinden, kann es dann überhaupt gelingen, auf die Frage „Warum sollen wir uns erinnern?" eine verbindliche Antwort zu geben?

III.

Im Folgenden soll ein alternatives Modell von Zeugenschaft dargelegt werden, welches sich einer grundsätzlich anderen Konzeption verdankt. Dieses Modell des Zeugen ist im Neuen Testament zu finden, genauer: im Johannesevangelium. Bevor dieses Modell intensiver in den Fokus der Betrachtung rücken soll, bedarf es im Vorfeld einiger genereller Überlegungen, die die Situation der Leserinnen und Leser des Evangeliums verdeutlichen und die zum Verstehen dieses Modells des Zeugen unabdingbar sind.

Es ist eine Situation, die durch Tod und Auferstehung Jesu Christi gekennzeichnet ist, und die für die Adressaten die Entzogenheit des irdischen Jesus mit sich bringt. Alle Evangelien des Neuen Testaments beschreiben deshalb diese Situation als eine durch die Abwesenheit von Jesus Christus gekennzeichnete.[36] Von Jesus gilt: οὐκ ἔστιν ὧδε – er ist nicht mehr hier (Mk 16,6b; vgl. Lk 24,6; Mt 28,6; Joh 20,2). Jesus ist nicht mehr da, er ist abwesend. Damit steht das evidente Problem zur Disposition, „wie ... die an Christus Glaubenden in der von Christus

35 Vorsichtig formuliert halte ich die sowohl im Film wie auch in dem Buch zu findende Marginalisierung des Todes für einen Hinweis darauf, dass die Ethik der Erinnerung in beiden Werken verfehlt wird.

36 Dass die Abwesenheit nicht nur eine christlicherseits grundlegenden Erfahrung war, äußert Nehemia Polen in seiner These, dass das Judentum des Zweiten Tempels "was consciously constructed as a religion of absence [...]". (N. Polen, God's Memory, in: Obliged by Memory. Literature, Religion, Ethics. A Collection of Essays Honoring Elie Wiesel's Seventieth Birthday, hg. v. St.T. Katz, A. Rosen, New York 2006, 139-153: 145).

verlassenen Welt“[37] als eine Erinnerungsgemeinschaft zu existieren vermögen. Konkret stand somit im Zentrum ihrer Erfahrung die Abwesenheit Jesus Christi. Diese Erfahrung der Abwesenheit ist der grundlegende Ausgangspunkt, vom dem aus christliches Denken und Handeln sich entfalten muss.

Die folgenden Ausführungen sind von der Überzeugung getragen, dass der in den Evangelien unaufgebbare Gedanke der Abwesenheit nun auch in zweifacher Hinsicht für eine Ethik der Erinnerung im Aids-Diskurs von Relevanz ist. Zu einen in spezieller Hinsicht, zum anderen in genereller. Ganz generell ist festzustellen, wenn man einen Blick auf die Geschichte der Ethik wirft, dass ethische Fragestellungen immer dann virulent werden, wenn etwas verlustig gegangen ist, was das soziale und politische Leben stabilisiert hat. An der Ethik hat man Interesse, wenn die äußeren Verhältnisse in der Welt durcheinander geraten, weil etwas zuvor Dagewesenes nicht mehr stabilisierend wirkt, und man hofft, mit klaren eindeutigen ethischen Normen das Chaos der Welt wieder zu ordnen. Jedoch kann sich die Ethik selbst nicht mehr auf die Klarheit und Eindeutigkeit ihrer Ideen berufen, da ihr dafür die Grundlagen fehlen.[38] Deshalb ist die Ethik nicht in der Lage, das Chaos von sich aus zu ordnen, sondern sie spiegelt es vielmehr. Eine Lösung ist nur von einer Konzeption zu erwarten, die genau diese Abwesenheit, den Verlust der ordnenden Stabilität zum inhärenten Ausgangspunkt ihrer ethischen Überlegungen macht. Wobei es gerade nicht um eine Überwindung des Verlustes, sondern um dessen Anerkennung geht. Vielleicht bietet sich hierfür gerade das Johannesevangelium an, welches wie keine andere biblische Schrift hinsichtlich materialethischer Aussagen mehr oder weniger ein unbeschriebenes Blatt ist;[39] es hat sozusagen die genannte Grundlagenlosigkeit ethischer Verhaltensaussagen bereits erkannt und die Konsequenzen daraus gezogen.

Im Speziellen ist davon auszugehen, dass eine Ethik der Erinnerung, die sich der Anerkenntnis der Abwesenheit verdankt, auf das Defizit der oben vorgestellten Modelle von Zeugenschaft zu reagieren vermag, die in dem Problem der Differenz, dem Un-eins-Sein mit Aids gründen. Die den biblischen Schriften zugrunde liegende Erfahrung ist die des Un-eins-Seins, die durch die Abwesenheit Jesu markiert wird.

---

37 C. Dietzfelbinger, Die größeren Werke (Joh 14,12f.), in: NTS 35 (1989), 27-47: 34.

38 Vgl. J. Dewey, Die Erneuerung der Philosophie, Hamburg 1989, 17.

39 Vgl. F. Matera, New Testament Ethics. The Legacies of Jesus and Paul, Louisville 1996, 92: "For anyone interested in the study of New Testament ethics, the Gospel according to John is a major challenge … there are remarkably few references to moral conduct".

Dadurch legt die neutestamentlicherseits als grundlegend erachtete Abwesenheit einer Ethik der Erinnerung im Aids-Diskurs eine Beschränkung auf, sofern sie den Versuch unternimmt, den anderen beherrschen zu wollen – im Sinne eines Zu-viel-Verstehens. Denn an der Differenz zwischen dem Anwesenden und dem Abwesenden ist irreversibel festzuhalten. Dieser negative Ausgangspunkt lässt jeden ethischen Machtwillen an seine Grenze kommen, weil er als seine Grenze die Abwesenheit des Anderen anerkennen muss. D.h. zwischen dem Da-Sein, dem ἔστιν ὧδε, und dem Nicht-da-Sein, dem οὐκ ἔστιν ὧδε, kann es keinen homogenen, homologen oder analogen Bezug geben, um so das, was im Modus der Abwesenheit sich konstituiert, mit dem Da-Sein zu vergleichen.[40] Ganz in diesem Sinne betonen die Evangelien auch die Furcht (vgl. Mt 28,5; Mk 16,8) bzw. die Trauer (vgl. Lk 24,4.17; Joh 20,11.15) der Anwesenden als die Reaktion auf die Abwesenheit Jesu Christi. Eine Ethik der Erinnerung, die die in den neutestamentlichen Schriften grundlegende Erfahrung der Abwesenheit zu ihrem ethisch verbindlichen Modus erhebt, lässt den Abwesenden sowohl einer ethischen Verdinglichung wie einem völligen Verständnis entzogen sein, weil die Differenz, die durch die Abwesenheit markiert ist, irreversibel ist. Aber zugleich ist der Gedanke der Differenz der die Ethik hervorbringende, denn die Erfahrung dieser Differenz im Sinne der Abwesenheit nötigt zu der Frage, wie damit umgegangen werden soll. Deshalb ist dieses Konzept in der Lage, die durch Aids gegebene Zerstörung der Lebenszeit nicht zu marginalisieren, sondern ernst zu nehmen:

> „Wenn die Zerstörung der Lebenszeit zu den Folgen dieser Pandemie gezählt werden muß, so ist man gehalten, der Möglichkeit einer derartigen Zerstörung Rechnung zu tragen, unabhängig davon, ob es gelingt, einen Wirkstoff gegen Aids einzusetzen oder nicht".[41]

D.h. zu den Konstituenten einer Ethik der Erinnerung im Aids-Diskurs bedarf es der Einbeziehung der Bedingungen und Elemente, die die Differenz markieren, die das Un-eins-Sein mit Aids markieren. Weil das Un-eins-Seins nur im Modus des Abbruchs, der Diskontinuität und Differenz greifbar wird, ist ein Konzept gefragt, dass seinen Ausgang in dem Bedenken des Verlustes, des Getrenntseins-von-Etwas nimmt.

40 Aus diesem Grunde sind exegetische Konzeptionen, die mit Blick auf den Parakleten im Johannesevangelium die Kontinuität zu Jesus betonen, sehr schnell missverständlich, sofern sie den Parakleten mit Jesus gleichsetzen. Vielmehr ist U. Schnelle, Johannes als Geisttheologe, in: NT 40 (1998), 17-31: 20, Recht zu geben, der festhält: „Die geläufige Gleichsetzung des Parakleten mit Jesus läßt sich an keinem Parakletspruch verifizieren ...".

41 Düttmann, Aids, 13 (Anm. 21).

Im Johannesevangelium steht nun zentral die Frage, wie mit der Erfahrung der Abwesenheit Jesu umzugehen sei. Kein anderes Evangelium ringt so intensiv mit der Frage, wie die Abwesenheit zu bewerten ist. In einer gegenüber den übrigen Evangelien sehr eigenständigen Weise legt das Evangelium über diese Problematik der Abwesenheit Jesu Rechenschaft ab. Dies geschieht maßgeblich in den Abschiedsreden[42] (vgl. Joh 13,31-16,33). Es sind die Abschiedsworte des scheidenden Jesus, wobei zu betonen ist, dass das hier dominierende Zeitverhältnis ein paradoxes ist. Denn es handelt sich um eine „als prospektive Verhältnisgabe Jesu erzählte retrospektive Verhältnisnahme"[43] der durch das Evangelium Angesprochenen. Was auf der textinternen Ebene als zukünftig angekündigt wird, ist für den Adressatenkreis – also auf textexterner Ebene – bereits eingetreten. Innerhalb der Abschiedsreden wird die Erfahrung der Differenz, die Erfahrung des Un-eins-Seins mit Jesus literarisch verarbeitet und eben diese Differenz in der Retrospektive in ihrer Irreversibilität als eine Gabe verstanden. Denn die Einsicht in diese Differenz mit Jesus bildet dabei gleichsam die negative Ermöglichungsbedingung für eine neue Verhältnisbestimmung.[44]

Diese neue Verhältnisbestimmung wird maßgeblich durch die Figur des Parakleten konkretisiert. In nur fünf knappen Textstellen weisen die Abschiedsreden auf diese Gestalt hin: Joh 14,16; 14,26; 15,26; 16,7b-11; 16,16f.[45] Der Paraklet, von dem es ausdrücklich heißt, dass er nicht kommen könne, wenn Jesus noch anwesend ist (vgl. Joh 16,7), übernimmt seine Funktion erst mit der Abwesenheit Jesu. Er ist die Gabe, die mit Jesu Abwesenheit gegeben wird (vgl. Joh 14,16). Daraus lässt sich schließen, dass Erinnerung – und somit eine Ethik der Erinnerung – in dieser johanneischen Perspektive überhaupt erst gelingen kann aufgrund der durch Tod und Auferstehung markierten Abwesenheit Jesu.[46] Bevor jedoch etwas über eine Ethik der Erinnerung in

---

42 Vgl. A. Dettwiler, Die Gegenwart des Erhöhten. Eine exegetische Studie zu den johanneischen Abschiedsreden (Joh 13,31-16,33), FRLANT 169, Göttingen 1995, 299: Die Grundfrage der johanneischen Abschiedsreden ist „die nach der *Abwesenheit Jesu*".

43 J. Rahner, Vergegenwärtigende Erinnerung. Die Abschiedsreden, der Geist-Paraklet und die Retrospektive des Johannesevangeliums, in: ZNW 91 (2000), 72-90.

44 Vgl. Dettwiler, Gegenwart, 137.218 (Anm. 42).

45 Darüber hinaus ist im Neuen Testament nur noch in 1Joh 2,1 die Rede vom Parakleten.

46 Mit M. Theobald, „Erinnert euch der Worte, die ich euch gesagt habe ..." (Joh 15,20). „Erinnerungsarbeit" im Johannesevangelium, in: Die Macht der Erinnerung, Jahrbuch für biblische Theologie 22, Neukirchen-Vluyn 2007, 105-130: 118-121; anders: O. Schwankl, Recordati sunt. Erinnerungsarbeit in der Evangelien, in: „Für alle Zei-

johanneischer Perspektive ausgesagt werden kann, ist als erstes grundlegend auf die Figur des Parakleten einzugehen.

Schon die genaue Begriffsbestimmung des Lexems παράκλητος erweist sich als komplex. Etymologisch ist παράκλητος ein aus dem Passiv παρακαλεῖσθαι gebildetes Verbaladjektiv, „das einen als Beistand oder Zeugen *zur Hilfe Herbeigerufenen* bezeichnet."[47] Der Parakletbegriff erschließt sich dementsprechend über seine Funktion, die er ausübt. Sehr allgemein kann man den Parakleten als den zugunsten eines anderen Tätigen verstehen.[48] Seine Funktion ist es deshalb, zugunsten des abwesenden Jesus tätig zu sein. Wenn in der gegenwärtigen Forschung zum Begriff des Parakleten die forensische bzw. juridische Geprägtheit betont wird,[49] lässt sich gegen diese Bestimmung, die den Begriff des Parakleten gleichsetzt mit dem lateinischen Begriff *advocatus,* kritisch einwenden, dass der Parakletbegriff als gerichtlicher terminus technicus für Advokat, als Anwalt vor Gericht, nicht hinreichend in seinem Bedeutungsspektrum abgebildet wird. Ein Verständnis des Parakleten als Anwalt, als Rechtsbeistand greift deshalb zu kurz und kann nicht als der dominierende Vorstellungszusammenhang dieses Begriffs ausgemacht werden.[50] Vielmehr ist den Überlegungen von Dettwiler zuzustimmen, der die Bedeutung des Begriffs aus dem literarischen Kontext heraus verstanden wissen will, um so

> „die innerjoh[anneische] Funktionsvielfalt des Begriffs als auch die hierbei aufblitzende Innovativität des joh[anneische] Sprachgebrauchs gegenüber seinen religions- und traditionsgeschichtlichen Vorgeprägtheiten zu respektieren".[51]

---

ten zur Erinnerung" (Jos 4,7). Beiträge zu einer biblischen Gedächtniskultur (FS F. Mußner), hg. v. M. Theobald, R. Hoppe, SBS 209, Stuttgart 2006, 53-94: 80.

47 H. Thyen, Der Heilige Geist als παράκλητος, in: H. Thyen, Studien zum Corpus Iohanneum, WUNT 214, Tübingen 2007,663-688: 664.

48 Mit Thyen. Geist, 668f. (Anm. 47), ist die Rede vom „anderen Parakleten" in Joh 14,16 so zu verstehen, dass der scheidende Jesus in der Welt selbst als Paraklet gewirkt hat und dass Jesus Abwesenheit die Bedingung für die Möglichkeit für das Kommen des anderen Parakleten ist.

49 So beginnt O. Betz, Der Paraklet. Fürsprecher im häretischen Spätjudentum, im Johannes-Evangelium und in neu gefundenen gnostischen Schriften, Arbeiten zur Geschichte des Spätjudentums und Urchristentums 2, Leiden, Köln 1963, 1, mit folgender Beobachtung: „Der Titel [...] stammt aus der forensischen Sphäre [...]".

50 Vgl. z.B. Dettwiler, Gegenwart, 181f. (Anm. 42); Auch J.P. Louw, E.A Nida, Greek-English Lexicon of the New Testament Based on Semantic Domains, Bd. I, New York 1989, 142, weisen beim Paraklet-Begriff ebenfalls zu Recht darauf hin, dass der Begriff in alleiniger forensischer Bedeutung zu eng ausgelegt ist: "A rendering based upon the concept of legal advocate seems in most instances to be too restrictive".

51 Dettwiler, Gegenwart, 183 (Anm. 42).

Im Johannesevangelium bleibt der Paraklet streng auf Jesus bezogen, denn er wird nichts anderes lehren als das, „was Jesus gesagt hat" (Joh 14,26). Da er zugunsten des Abwesenden tätig ist, „lehrt er nichts, was über Jesus hinausginge, sondern er lehrt, indem er an die Worte Jesu erinnert".[52] Erst vor dem Hintergrund seines für den abwesenden Jesus Tätigseins erschließt sich seine erinnernde Funktion für die Adressaten des Evangeliums. Der Paraklet ist somit der Ermöglichungsgrund für den Prozess der Erinnerung an den abwesenden Jesus, er ist die „Kraft der Erinnerung".[53] Deshalb ist dieses „Erinnern" keineswegs ein rein passives Tradieren oder Archivieren, sondern entspricht einem eminent kreativen Erkenntnisvorgang. Seine Funktion ist zu beschreiben als die der erinnernden Vergegenwärtigung.[54] Dass heißt der Paraklet verbürgt nicht die *faktische Wahrheit* von archivierbaren Aussagen, die als Grund der bisher vorgestellten Modelle von Zeugenschaft deren Authentizität verbürgten, sondern deren Unarchivierbarkeit. Der Paraklet ist nicht zu reduzieren auf eine faktische Vergegenwärtigung des Vergangenen, sondern sein Lehren und Erinnern weisen darauf hin, dass es um „alles" geht (vgl. das zweimalige πάντα in Joh 14,26;[55] siehe auch Joh 16,13). Dieses „alles" bezieht sich keineswegs nur auf die im Johannesevangelium gesprochenen Jesusworte, sondern ist deutlich entgrenzter zu verstehen und somit eine Größe, die jenseits von Tradierung und Archivierung einsetzt. Durch das betonte „alles" wird im Johannesevangelium klargestellt, dass sich Erinnerung nicht auf mitgeteilte Botschaften beschränken lässt, die durch die Erinnerten bewahrt werden. Deshalb ist das Wirken des Parakleten auch nicht zeitlich – bzw. lebenszeitlich – determiniert, sondern – ganz im Duktus biblischen Sprache – „bis in Ewigkeit" (gr. εἰς τὸν αἰῶνα in Joh 14,16) zeitlich entfristet.

Nach diesen ersten Überlegungen lässt sich zusammenfassend festhalten: Das Johannesevangelium etabliert die Figur des Parakleten als den zur Hilfe Herbeigerufenen für den abwesenden Jesus. Die Abwesenheit wird in der johanneischen Konzeption als eine Gabe verstanden, die sich nicht zum Präsent machen kann. D.h. der Paraklet ist

52 Dettwiler, Gegenwart, 206 (Anm. 42).

53 H. Weder, Evangelische Erinnerung. Neutestamentliche Überlegungen zur Gegenwart des Vergangenen, in: ders., Einblicke in das Evangelium, Göttingen 1992, 183-200: 196f.

54 Dieses aktive Erinnerungsverständnis wird in der gegenwärtigen Johannesforschung von vielen Exegeten betont.

55 Nicht nur das erinnernde Wirken des Parakleten, sondern auch das lehrende Wirken sind auf „alles" bezogen, was Jesus sagte. Zur Argumentation vgl. Ch. Hoegen-Rohls, Der nachösterliche Johannes. Die Abschiedsreden als hermeneutischer Schlüssel zum vierten Evangelium, WUNT II/84, Tübingen 1996, 115.

nicht einfach mit dem wiederkommenden Jesus zu identifizieren,[56] sondern gerade, weil sich die Gabe nicht zum Präsent machen kann, hält sie an der Unterschiedenheit von Paraklet und Jesus fest, indem die Gabe des Parakleten nun die Möglichkeit bietet, den Abwesenden als anwesend zu erfahren. Wobei das Erfahren als Wahrnehmung, als Bewahrung zu verstehen ist, und zwar nicht auf ein gegebenes Objekt bezogen, sondern allein den Sinn oder die Qualität betreffend. Nach dem Johannesevangelium wird dieser Sinn, diese Qualität „Geist der Wahrheit" genannt (πνεῦμα τῆς ἀληθείας in Joh 14,17; Joh 16,13).[57] Dieser lässt sich nicht dinglich erfassen, sondern gibt die Qualität des zur Bewahrung Anstehenden an: gerade deshalb kann dieser Geist der Wahrheit, der in Joh 14,26 der heilige Geist genannt wird, „in dem Namen"[58] (ἐν τω ὀνόματι μου in 14,26) des abwesenden Jesu wirken. Durch sein Lehren und Erinnern ist die Qualität des zur Bewahrung Anstehenden jenseits der Temporalität zugänglich.

Wenn es in Joh 15,26 nun heißt, dass der Paraklet der Zeuge Jesu sein wird, dann wird unter Einbezug der vorherigen Überlegungen der johanneische Zeugenbegriff verständlich: Der Paraklet verbürgt in vollkommener Transparenz den Sinn, die Qualität des von ihm Bezeugten (vgl. Joh 16,13-15) und ermöglicht so die Erinnerung. Von hier aus erschließt sich auch die in Joh 15,27 an die Jünger erfolgte Aufforderung, Zeugen zu sein: Sie sind Zeugen, weil ihnen der Sinn, die Qualität des Bezeugten zugänglich ist. Deshalb sind die Jünger nicht die „besseren Erinnerungsträger", sondern sie partizipieren, wie die Leserinnen und Leser des Evangeliums an der gleichen Kraft, um sich zu erinnern. Die signifikanten „Erinnerungsstellen" bezüglich der Jünger in Joh 2,17.22 und 12,16 betonen, dass die Jünger *nach der Auferweckung* Jesu (also mit Beginn seiner Abwesenheit) *erinnert wurden.*[59] Damit sind alle Leserinnen und Leser des Evangeliums in der gleichen Situation, da die Kraft der Erinnerung auch für sie zugänglich ist und mittels

---

56 So J. Becker, Das Evangelium nach Johannes, ÖTK 4/2, 3. Aufl., Gütersloh 1991, 466, und J.L. Martyn, History and Theology in the Fourth Gospel, 2. Aufl., New York 1979, 148.

57 Vgl. H.-Chr. Kammler, Jesus Christus und der Geistparaklet. Eine Studie zur johanneischen Verhältnisbestimmung von Pneumatologie und Christologie, in: O. Hofius, H.-Chr. Kammler, Johannesstudien. Untersuchungen zur Theologie des vierten Evangeliums, WUNT 88, Tübingen 1996, 87-190: 100, der festhält, dass „der Genitiv τῆς ἀληθείας [...] grammatisch als *Genitivus qualitatis* zu bestimmen" ist.

58 Im Griechischen kann die Präposition „in" entweder lokal oder instrumental verstanden werden. Wie immer man sich entscheiden mag, deutlich ist, der Paraklet ist eng an den abwesenden Jesus gebunden.

59 Die im griechischen Text zu findende Formulierung ἐμνήσθησαν ist zu lesen als ein Aorist Passiv des Verbums μιμνήσκω. Vgl zu dieser Möglichkeit: O. Schwankl, Recordati sunt, 84 (Anm. 46).

dieser Kraft ihnen zugemutet wird, Zeugnis ablegen zu können. Wobei Zeugnis ablegen konkret in johanneischer Perspektive bedeutet, die eigene Stimme durch die Kraft der Erinnerung für denjenigen zu erheben, der gegenwärtig nicht anwesend ist. Aus diesem Grund betont Joh 15,27, dass die Zeugen „ursprunghaft" – im Sinne einer qualitativen Bestimmung – mit dem Abwesenden verbunden sind.[60]

Da der Paraklet nicht nur als Gabe gegeben wird (vgl. das Verb δώσει in Joh 14,16) und als solche Gabe erkannt werden kann (vgl. das Verb γινώσκετε in Joh 14,17), sondern bleibt (vgl. das Verb μένει in Joh 14,17) und in ihnen sein wird (vgl. ἐν ὑμῖν ἔσται in Joh 14,17), wird ein Ermöglichungsgrund des Zeugnisablegens gegeben: Die Gabe, die bleibt, ermöglicht das Zeugnisablegen. Der Sinn der Aussagen, die vom Bleiben, In-Sein und Mit-Sein des Parakleten sprechen, liegt in zwei Aspekten: Damit es Gabe gibt, ist es zum einen nötig, dass der Gabenempfänger nicht zurückgibt. Durch das Bleiben, In-Sein und Mit-Sein der Gabe wird die Möglichkeit des Gabenempfängers markiert, nicht zurückzugeben, denn die Gabe erscheint nicht mehr als Gabe. Zum anderen wird durch die Rede vom Bleiben, In-Sein und Mit-Sein des Parakleten zum Ausdruck gebracht, dass die Temporalität der Zeit – im Sinne von Gedächtnis, Gegenwart, Antizipation, naher Zukunft – zwar stets den Prozess in sich einschließt, der die Gabe zerstört: nämlich in der Bewahrung, der Restitution, der Reproduktion. Jedoch ist dies in der johanneischen Konzeption kein Mangel, sondern wird, indem der Prozess der Erinnerung einer reinen retrospektiven Wieder-Holung von Etwas Vergangenem entzogen wird, in ein auf die Zukunft gerichtetes Versprechen transformiert (vgl. Joh 14,26).[61] Diese zukünftige Seite ist keinesfalls einer bindungslosen Freiheit überantwortet, sondern kann nur im Bezug auf die Gabe entfaltet werden.

Das hier etablierte Modell der Zeugenschaft, das seinen Ausgangspunkt nimmt in der Abwesenheit als die konkrete Erfahrung ist nicht verzweckbar, außerhalb des Grundes der Abwesenheit. Hier unterscheidet sich dieses Modell grundlegend von den vorherigen Modellen der Zeugenschaft, die alle in Gefahr standen, dass das Zeugnis durch gerechtfertigte oder ungerechtfertigte Ansprüche verzweckt wird. Mit der Gestalt des Parakleten gelingt es aufzuzeigen, „dass Erinnerung nicht bloss die menschliche Fähigkeit ist, sich Dinge wieder ins Bewusstsein zu rufen",[62] sondern hier wird eine Konzeption einer Ethik

60 Zu diesem Verständnis von ἀπ' ἀρχῆς vgl. Kammler, Jesus Christus, 121f. (Anm. 57).

61 F. Vouga, Erinnerung an Jesus im Johannesevangelium, in: ZNT 20 (2007), 28-37:35, spricht von einer „prospektive(n) Kraft der Erinnerung".

62 Weder, Erinnerung, 198 (Anm. 53).

für Erinnerung greifbar, die festhält, dass Erinnerung sich einer Gabe verdankt.

Die im Johannesevangelium formulierte Zusage der Gabe, deren Sinn und Qualität durch den Parakleten verbürgt wird und durch sein Lehren und Erinnern zugänglich ist, birgt nun aber ein überaus selbstkritisches Moment für alle, die das Johannesevangelium lesen, sofern für das Ankommen-Lassen dieser nicht verzweckbaren oder objektivierbaren Gabe jedes Zu-Spät-Sein der die Zusage Erhaltenen zur Disposition steht. Vor diesem Hintergrund erschließt sich die Aussage in Joh 16,8, bei der es um den objektiven Aufweis von Schuld geht, nicht um ein auf subjektives Erkennen abzielendes Geschehen.

Zusammenfassend lässt sich festhalten, dass das Johannesevangelium auf die Frage „Warum sollen wir uns erinnern?" nicht mit verbindlichen Sollensforderungen oder mit einem Imperativ „Erinnere dich" antwortet, sondern zu einer konkreten Verpflichtung zu erinnern hinführt, indem es Erinnerung ermöglicht. Die zentrale Figur hierfür ist die Figur des Parakleten, der eine Logik des Möglichen kreiert, da er die Qualität des zur Bewahrung Anstehenden verbürgt und zugleich die Kraft der Erinnerung ist. Die ethische Pointe besteht darin, dass in dieser „Logik des Möglichen" die Möglichkeit nicht als ein defizienter Modus der Wirklichkeit erfasst wird, sondern gerade *als* Möglichkeit die „Wirklichkeit" der Ethik für Erinnerung begründet. Weil sich das johanneische Modell der Zeugen der Möglichkeit der Gabe, die bleibt, verdankt, ist dieses Zeugenmodell zukunftsfähig. Entbunden von der Orientierung an Faktizität und Authentizität der bisherigen Modelle von Zeugenschaft geht es in der johanneischen Konzeption um Sinn und Qualität des zu erinnernden Zeugnisses, die durch die Gabe der Erinnerung zur Bewahrung anstehen. Nach der johanneischen Konzeption ist nicht von einer Instanz des Zeugen auszugehen, dessen objektivierbares Zeugnis sodann durch den Akt des Zeugnisgebens die Möglichkeit hat, gehört zu werden, vielmehr bezeichnet die durch den Parakleten gegebene Möglichkeit in der Überantwortung in auf die Qualität und den Sinn zurückgeführte Erinnerung den Aufruf zu einer Verantwortung sich zu erinnern.

Genügt die Hoffnung?

Über Aids als Problem der theologischen Ethik

HEIKO SCHULZ

> *„[Das Christentum] ist Trost, … aber das ist nicht sein Telos … Denn es ist das Absolute."* [1]
>
> Sören Kierkegaard

Die nachfolgenden Überlegungen setzen zweierlei thetisch voraus, ohne diese Voraussetzungen eigens zu begründen.[2] Erstens: HIV und Aids werfen primär, aber nicht ausschließlich medizinische Probleme auf; letztere sind vielmehr, wo immer sie virulent werden, in bestimmte sozial, politisch, rechtlich, ökonomisch, kulturell – und eben auch: *ethisch* – folgeträchtige Problemkonstellationen von vornherein eingebunden. Zweitens: Im Blick auf die Beantwortung der komplexen prinzipien- und anwendungstheoretischen Fragen, die Aids als genuin ethisches Problem aufwirft, kann der *theologische* Ethiker keinerlei Anspruch auf irgendein esoterisches Sonderwissen erheben. Sein möglicher Beitrag beschränkt sich auf die Entfaltung eines dogmatischen und dem Gegenstandsbereich nach metaphysischen Theoriekontextes, in dem hinreichende, wenn auch keineswegs notwendige Bedingungen für das Verständnis derjenigen humanen Grundsituation bereitgestellt werden, die der Genese moralischen Verhaltens zugrunde liegt, letzteres ermöglicht und erforderlich erscheinen lässt, sein glaubensunabhängiges Scheitern erklärlich macht und die Bedingungen seiner Überwindbarkeit zu extrapolieren erlaubt.

Beide Voraussetzungen werden im nachfolgenden ersten Textabschnitt mit Blick auf ihre genuin eschatologischen Implikationen hin

---

1 S. Kierkegaard, Skrifter, Bd. 20, hg. v. S. Kierkegaard Forschungszentrum Kopenhagen, Kopenhagen 2003, 420 (NB5:123; Übers. H.S.).

2 Die entsprechenden Begründungen werden in einer umfangreicheren Fassung des vorliegenden Textes geliefert, die separat erscheinen wird.

zugespitzt, und zwar im Ausgang von einer knappen Phänomenologie der Hoffnung sowie der anschließenden Frage nach dem Verhältnis von Hoffnung und Trost. Danach besteht die Eigentümlichkeit der Hoffnung erstens und in ethischer Hinsicht darin, dass sie moralische Verantwortung freisetzt und hinreichend, ja streng genommen auch notwendig bedingt: Jeder und wohl auch nur derjenige, der (noch) hoffen kann, übernimmt Verantwortung (I.). Zweitens und epistemisch gesehen steht Hoffnung im Unterschied zum Glauben unter bestimmten Bedingungen für ihre eigene Berechtigung ein – und dies mag auch in pragmatisch-medizinischer Hinsicht der Fall sein (II.). Ferner soll gezeigt werden, dass der christliche Glaube mindestens hinreichende Gründe zu hoffen bietet, allerdings in einem rein eschatologischen Sinn, wonach Hoffnung als Wirkung und Medium einer Trosterfahrung fungiert, die als solche mit der Bereitschaft zum Verzicht auf die Befriedigung jedes Sinnbedürfnisses einhergeht (III.).

Im Schlussabschnitt werden die Konsequenzen dieser Analyse im Hinblick auf ihren möglichen Beitrag für die Aids-Debatte taxiert: Danach knüpft die christliche Hoffnung in besonderer Weise an die Leitinteressen medizinischen Handelns an, und zwar deshalb, weil sie (a) Wirkung und Medium des Trostes im Leiden sein kann, weil (b) dieser Trost, als solcher, keinerlei Sinnbedürfnis befriedigt, und weil es (c) eben *dieser* Trost ist, den und den allein der Arzt dem unheilbar Kranken oder dessen Angehörigen, etwa im Falle von Aids, spenden kann und zu spenden verpflichtet ist (IV.).

I.

1. Hoffnung wird im philosophischen Kontext in der Regel als Emotion, Disposition und/oder als spezifische Form von propositionaler Einstellung analysiert. Im ethischen bzw. ethisch-religiösen Kontext verknüpft sich damit nicht selten die Ansicht, der Begriff bezeichne eine – möglicherweise genuin christliche (vgl. 1Kor 13,13) – Tugend.[3] Im vorliegenden Zusammenhang muss ich es zunächst bei einer Analyse des ersten Aspektes belassen: Als propositionale Einstellung ist Hoffnung

3 So z.B. bei Thomas von Aquin: vgl. dazu J.L. Muyskens, The Sufficiency of Hope. The Conceptual Foundations of Religion, Philadelphia 1979, 15-19 u. 149, Anm. 14. Ich orientiere meine knappe Phänomenologie hier und im Folgenden, von einigen Zusätzen und Präzisierungen abgesehen, an Muyskens' ausgezeichneter Analyse. Vgl. ferner die klassische Darstellung J. Piepers, Über die Hoffnung, München 1949, sowie W.E. Mann, Hope, in: Reasoned Faith. Essays in Philosophical Theology in Honor of Norman Kretzman, hg. v. E. Stump, Ithaca, London 1993, 251-280.

mit anderen derartigen Einstellungen eng verwandt, zumindest tritt sie häufig im Verbund mit diesen auf: Dies gilt einerseits für Wunsch und/oder Bedürfnis, andererseits für Glaube. Wir können diese Parallelphänomene zu heuristischen Zwecken als permanente Vergleichspunkte in mente halten, um von da aus Struktur und Phänomen der Hoffnung präziser einzugrenzen.

(1) *Keine Hoffnung ohne Bedürfnis.* Soviel scheint unstrittig: Hoffnung ist nicht ohne Trieb, Verlangen, Bedürfnis oder Wunsch – kurz: nicht ohne irgendein, als solches affektgebundenes Streben – denkbar, ja vielmehr selber nichts anderes als eine *Form* solchen Strebens. Wer auf die Heilung einer schweren Erkrankung hofft, der wünscht sich und hat ein Bedürfnis nach dieser Heilung, ja er wird überdies bemüht sein, diese soweit an ihm nach Kräften zu fördern (s.u.). Hier liegt offenbar eine erste notwendige Möglichkeitsbedingung im Blick auf das fragliche Phänomen.

(2) *Keine Hoffnung ohne (das Erhoffte als) Möglichkeit.* Jede Hoffnung schließt ein Bedürfnis, aber nicht umgekehrt jedes Bedürfnis Hoffnung ein. Sämtliche diesbezüglich einschlägigen Affekte und Strebeformen hier en détail zu analysieren, würde natürlich zu weit führen. Möglich, ratsam und zugleich hinreichend ist aber die Abgrenzung vom Phänomen des *Wunsches,* denn dieser steht der Hoffnung zweifellos am nächsten.[4] Dabei zeigt sich, dass letztere von ersterem in mindestens vier Hinsichten unterschieden ist. Erstens kann man kontrafaktisch wünschen, aber nicht hoffen: Niemand würde im Glauben, es sei unmöglich, von seiner Aids-Krankheit zu genesen, behaupten, er *hoffe,* dass er genesen werde. Durchaus konsistent ist hingegen die Äußerung ‚ich *wünschte,* dass ich genesen würde, aber ich halte es für unmöglich'. Daraus folgt keineswegs, dass man nur erhoffen kann, was de facto möglich *ist;* denn es geht hier nicht um eine geltungstheoretische, sondern lediglich um eine phänomenologisch-deskriptive Implikation, wonach der Hoffende selber – ob zu Recht oder Unrecht – das Erhoffte für möglich *hält.* Freilich auch nicht zwangsläufig für *mehr* als möglich: Ein Kranker mag seine Genesung für außerordentlich unwahrscheinlich halten, gleichwohl aber im Verhältnis zu dieser Genesung eine Einstellung besitzen, die man mit Recht Hoffnung nennen kann. Mithin besteht eine zweite conditio sine qua non der Hoffnung darin, dass das Eintreffen des Erhofften aus der Sicht des Hoffenden weder als unmöglich noch als gewiss gilt.

Von daher lässt sich übrigens leicht zeigen, dass nicht nur Wunsch und Hoffnung, sondern auch Hoffnung und *Glaube* unterschieden

4 Vgl. Muyskens, Sufficiency, 17f. (Anm. 3).

werden müssen. Grundsätzlich hat Schopenhauer zwar recht: „Es ist ... dem Menschen natürlich, zu glauben, was er wünscht, und es zu glauben, weil er es wünscht."[5] Und das gilt mutatis mutandis auch für das Verhältnis von Glaube und *Hoffnung*. Gleichwohl ist denkbar, dass jemand glaubt, was er nicht erhofft, und hofft auf etwas, dessen tatsächliches Eintreffen er nicht glaubt, d.h. nicht für gewiss, ja nicht einmal für wahrscheinlich hält. Immer da, wo diese Bedingung erfüllt ist, d.h. da, wo sich die Hoffnung tatsächlich mit der Erwartung oder der Gewissheit verbindet, dass das Erhoffte eintreffen wird, entsteht umgekehrt eine besondere Form des Glaubens: Glaube nämlich i.S. der *Zuversicht* – eine Verknüpfung, der vor allem im christlich-religiösen Kontext weitreichende Bedeutung zukommt (vgl. etwa Hebr 11,1). Freilich darf nicht übersehen werden, dass eine andere, basalere Form des Glaubens in *jede* Hoffnung eingeht: der Glaube nämlich an die bloße *Möglichkeit,* dass das Erhoffte eintreffen und Wirklichkeit wird. Kurzum: Glaube ist ohne Hoffnung, Hoffnung aber nicht ohne Glaube denkbar.

(3) *Keine Hoffnung ohne Handlungsantrieb.* Auch das scheint so selbstverständlich, dass es kaum der Erwähnung bedarf: Im Unterschied zum bloßen Wunsch geht die Hoffnung in aller Regel mit einer Handlungsdisposition einher – und zwar mit der Disposition so zu handeln, als ob der Betreffende *glauben* würde, (a) dass das Erhoffte tatsächlich eintreffen bzw. Wirklichkeit werden wird, und zwar (b) unter anderem aufgrund seines eigenen handelnden Einsatzes für dieses Ziel. Da man wie gesagt Kontrafaktisches wünschen kann, fehlt hier die entsprechende Disposition, während umgekehrt derjenige, der z.B. auf die Genesung von einer schweren Krankheit hofft, alles daran setzen wird, das Eintreffen des Erhofften nach Kräften zu fördern, und zwar durch ein Verhalten, von dem er unterstellt, es sei, in wie geringem Maße auch immer, tatsächlich zielführend.

(4) *Keine Hoffnung ohne Reflexion auf die Realisierbarkeit des Erhofften.* Der Hoffende wünscht nicht nur, dass das Erhoffte eintrifft, er hält dessen Eintreffen auch prinzipiell für möglich, gelegentlich sogar für wahrscheinlich; ferner schließt seine Hoffnung die Bereitschaft zu einem Handeln ein, das er im Blick darauf – in welchem Maße auch immer – für zielführend hält. Damit setzt aber die Möglichkeit zu hoffen die *Reflexion* darauf voraus, ob und inwieweit dieses Handeln zum Eintreffen des Erhofften tatsächlich beitragen *kann.* Auch dieses Moment fehlt und kann legitimerweise fehlen im Falle bloßen Wün-

5 A. Schopenhauer, Ich trete die Kelter allein. Aphoristisches aus seinem Werk, hg. v. U. Grüning, Berlin 1989, 54.

schens.[6] Die fragliche Reflexion ist allerdings nicht mit einer Kalkulation von Wahrscheinlichkeiten identisch. Denn nicht nur und trivialer Weise kann jemand die Wahrscheinlichkeit eines Ereignisses kalkulieren, ohne zu hoffen, dass es eintritt – auch das Umgekehrte trifft zu: Man kann hoffen, dass ein Ereignis eintritt, ohne irgendein, sei es stillschweigendes oder explizites Urteil darüber abzugeben, ob und inwieweit man dessen Eintreten für wahrscheinlich hält. Erforderlich ist lediglich die doppelte Reflexion: (a) Das Eintreten von p ist möglich; (b) mein Verhalten kann möglicherweise / unmöglich zum Eintreten von p beitragen.[7]

(5) *Keine Hoffnung ohne Glaube (de dicto) an die Vorzugswürdigkeit des zugrunde liegenden Bedürfnisses.* Auch dieses Strukturmoment lässt sich vom Phänomen des Wunsches her präziser fassen: Im Falle interner Konflikte hat jemand zwei oder mehrere Wünsche und/oder Bedürfnisse, von denen er – ob zu Recht oder Unrecht – annimmt, dass sie sich nicht anders werden verwirklichen lassen als so, dass entweder Bedürfnis A auf Kosten von B oder umgekehrt B auf Kosten von A befriedigt wird. So z.B. im Falle des Rauchers, der sich das Rauchen abgewöhnen will, dabei aber zugleich den Wunsch (oder das Bedürfnis) nach einer Zigarette *und* den Wunsch danach verspürt, dem ersten Wunsch nicht nachzugeben. Man wird unter diesen Umständen zwar mit Recht sagen können, der Betreffende hoffe, mit dem Rauchen *aufhören* zu können, nicht aber, er hoffe, das Rauchen wieder anzufangen.[8] Falls es, im Zuge eines inneren Konfliktes nämlich, zur Notwendigkeit einer bewussten Güterabwägung zwischen der Befriedigung zweier oder mehrerer als konfligierend erfahrener Bedürfnisse kommt, kann sowohl in der Perspektive der ersten wie in der der dritten Person ausschließlich im Blick auf die Befriedigung desjenigen Bedürfnisses von Hoffnung gesprochen werden, von dem der Betreffende selber urteilt und/oder glaubt, dass ihm bzw. seiner Befriedigung im aktuellen Konfliktfall der Vorrang gebührt – oder anders gesagt: dass einzig *diese* Befriedigung gegenüber der oder den konfligierenden seinem ‚eigenen wohlverstandenen Interesse' entspricht. Erhofft werden kann mithin

6 Es fehlt im Übrigen auch in Muyskens' Analyse.

7 *Wenn* es allerdings, z.B. im Falle tragischer Situationen, zu einer derartigen Kalkulation kommt, und *wenn* diese aus der Sicht des Betroffenen ein ungünstiges Ergebnis zeitigt (‚(a) das Eintreffen des Erhofften ist unwahrscheinlich; (b) mein Handeln vermag an dieser Sachlage nichts zu ändern'), so führt dies freilich zu einer genetisch wie geltungstheoretisch bemerkenswerten Konsequenz: Möglichkeit und Recht der Hoffnung des Betreffenden können sich unter diesen Umständen auf nichts anderes stützen als die Stärke des zugrunde liegenden Bedürfnisses: vgl. Muyskens, Sufficiency, 23 (Anm. 3).

8 Vgl. Muyskens, Sufficiency, 17f. (Anm. 3).

nur diejenige Befriedigung eines Bedürfnisses, die entweder – nämlich im internen Konfliktfall – bewusst als vorzugswürdig eingestuft oder von der zumindest stillschweigend vorausgesetzt wird, dass gegenwärtig keiner konkurrierenden Bedürfnisbefriedigung, die als solche nur auf Kosten der ersteren möglich sein würde, ein Vorzug eingeräumt wird.

Dass auch dieses fünfte Strukturmoment, über die vier bereits genannten hinaus, tatsächlich eine conditio sine qua non darstellt, lässt sich gleichfalls am Beispiel des potentiellen Nichtrauchers zeigen: Denkbar ist nämlich eine Situation, in der dieser die ersten vier Möglichkeitsbedingungen de facto erfüllen würde,[9] ohne dass es zulässig bzw. grammatisch korrekt wäre, im Falle seines Wunsches danach, mit dem Rauchen wieder anzufangen, von Hoffnung zu sprechen.

(6) *Keine Hoffnung ohne Loyalität des Hoffenden im Verhältnis zu sich selbst.* Dieses Strukturmoment grenzt die Hoffnung insbesondere von der Haltung des bloßen Optimisten ab, der auch nach eigener Selbstauffassung eher als reiner Zuschauer und Interpret von Ereignissen bzw. als erwartbar ausgegebenen Ereignisfolgen beschrieben werden kann denn als persönlich Involvierter. Anders der Hoffende: Er ist als solcher „*involved personally,* much like the person who loves another. Being thus involved, the one who HOPES does not see his situation merely from an objective viewpoint."[10] Jeder – ich ergänze: und nur derjenige (s.u.) –, der hofft, verhält sich m.a.W. *loyal,* und zwar loyal zunächst einmal sich selbst gegenüber, in der Forderung, unbeirrbar festzuhalten an der Möglichkeit der Befriedigung eines Bedürfnisses, von der (und dem) umgekehrt abzulassen aus der Sicht des Betreffenden auf die Bereitschaft hinauslaufen würde, sich selbst aufzugeben.[11] Phänomenologisch geurteilt nimmt also der Hoffende das Eintreten oder Ausbleiben des Erhofften als „constructively connected with his ... concept of himself as a person"[12] wahr. Und diese Wahrnehmung schließt die Bereitschaft zur Loyalität anderen gegenüber häufig ein:

9 (1) Der Betreffende wünscht sich oder hat das Bedürfnis nach einer Zigarette. (2) Er hält die Befriedigung des Wunsches weder für unmöglich noch für gewiss. (3) Er ist geneigt, zu dieser Befriedigung selber handelnd beizutragen, zumindest aber so zu handeln, als sei er fest davon überzeugt, dass sie tatsächlich eintreffen wird. (4) Er stellt sich die Frage, ob und inwieweit sein eigenes Handeln zum Eintreffen des Erwünschten, d.h. zur Befriedigung seines Bedürfnisses, tatsächlich beitragen kann.

10 Muyskens, Sufficiency, 28 (meine Hervorh.) (Anm. 3).

11 Im Anschluss an eine entsprechende These G. Marcels erklärt Muyskens daher zu Recht, „that the experience of HOPING for something is analogous to that of *advancing a credit*" (Muyskens, Sufficiency, 31 [Anm. 3]; meine Hervorh.); als solches schließt sie stets a "commitment, which in turn involves a risk" (ebd.), ein.

12 Muyskens, Sufficiency, 36 (Anm. 3.).

Peter, der trotz niederschmetternder Auskünfte durch den behandelnden Arzt unbeirrbar an der Hoffnung auf Sabines Genesung von der Aids-Krankheit festhält, tut dies im Bewusstsein, dass die Aufgabe dieser Hoffnung auf einen Verrat an Sabine und an ihrer beider Beziehung zueinander hinausliefe – ein Verrat, den er aus eigener Sicht mit seiner Selbstauffassung als Person sowie der mit ihr verbundenen Pflicht zur Loyalität sich selbst gegenüber nicht in Einklang bringen könnte.

(7) *Keine Hoffnung ohne Glaube des Hoffenden an die moralische Rechtfertigungsfähigkeit des Erhofften.* Dieses an den zuletzt genannten Grundzug unmittelbar anschließende Strukturmoment spezifiziert die Phänomenologie der Hoffnung wiederum in Abgrenzung vom Glauben. Wir haben bereits gesehen, dass man erhoffen kann, woran man nicht glaubt (z.B.: an die Wahrscheinlichkeit, dass das Erhoffte eintritt), und umgekehrt glauben kann, worauf man nicht hofft (z.B.: die Wahrscheinlichkeit von etwas, das man fürchtet). Gleichwohl schließt, wie sich ebenfalls bereits gezeigt hat, jede Hoffnung zumindest *einen* Glauben notwendig ein, und zwar den Glauben an die bloße *Möglichkeit* dessen, was erhofft wird. Sie schließt aber zugleich mehr ein als den bloßen Glauben an diese Möglichkeit, nämlich die im weitesten Sinne *affirmative Bewertung* ihres Gegenstandes, insofern dessen Wirklichkeit als Befriedigung eines Bedürfnisses erfahren bzw. hoffend antizipiert wird. Der Hoffende urteilt nicht nur: ‚es ist möglich, dass p eintrifft', sondern er urteilt doppelt: ‚Es ist möglich, dass p eintrifft, und ich würde sein Eintreffen begrüßen'. Dieser spezifisch evaluative Grundzug knüpft insofern an das soeben unter Punkt (6) erläuterte Strukturmoment der Hoffnung an, als sich in jedem derartigen ‚Hoffnungsurteil' zumindest indirekt das leitende Selbstverständnis des Hoffenden als Person spiegelt. Wir können diesen Grundzug im vorliegenden Zusammenhang präzisieren: Jeder Hoffende erhebt als solcher den mindestens impliziten Anspruch, Verantwortung übernehmen zu können für die moralische Rechtfertigungsfähigkeit des Erhofften bzw. die der hoffenden Haltung an sich. Man kann nur hoffen, wenn man sich unter anderem – ob zu Recht oder Unrecht! – für die moralische Integrität der Hoffnung sowie des Erhofften verbürgen zu können meint.

Aus diesem phänomenologischen Tatbestand ist ein weiteres, und zwar epistemisches Unterscheidungsmerkmal der Hoffnung in Abgrenzung vom Glauben ableitbar; es betrifft die Frage nach den Rechtfertigungsbedingungen beider, ein Punkt, auf den ich noch zurückkommen werde. Da jedes Hoffen mit einem stillschweigenden, auf die Befriedigung eines Bedürfnisses bezogenen ‚Werturteil' einhergeht, das seinerseits die Faktizität jenes Bedürfnisses ontisch wie phänomenologisch voraussetzt; und da jedes Bedürfnis eine moralische Bewertung zulässt und herausfordert, unterliegt auch die Hoffnung selbst – im Blick auf die Frage nach den Bedingungen ihrer Berechtigung – der Möglichkeit einer moralischen Bewertung. Hoffnung kann nur sein, was auch, wenngleich nur unter anderem (s.u.), nach ethischen bzw. moralischen Gesichtspunkten beurteilt zu werden ermöglicht und verlangt. Dieses Kriterium fehlt im Falle des Glaubens, über dessen Rechtfertigungsfähigkeit niemals aus moralischen, sondern allein aus epistemischen bzw. evidenztheoretischen Gründen entschieden werden kann: Kein Glaube ist – wohlgemerkt: als solcher! – unmoralisch, er ist allenfalls unzutreffend oder irrig.[13]

(8) *Keine Anspruch auf moralische Rechtfertigungsfähigkeit des eigenen Handelns ohne Hoffnung*. Jeder der hofft, gibt eben dadurch mindestens implizit seine Bereitschaft zu erkennen, sich beim Anspruch auf moralische Integrität seiner selbst und dessen, worauf er hofft, behaften zu lassen. Insofern kann man sagen: Hoffnung bedingt die Möglichkeit von Moralität hinreichend. Bedingt sie diese auch notwendig? Kann m.a.W. *nur* derjenige moralisch handeln – oder phänomenologisch grundsätzlicher gesprochen: nur derjenige sich moralischen Ansprüchen ausgesetzt sehen –, der hofft? M.E. ist das in der Tat der Fall,[14] jedenfalls immer, freilich auch nur dann, wenn die Möglichkeit von Moralität bzw. die Möglichkeit moralischen Verhaltens logisch wie genetisch durch die Erfahrung einer *faktischen Spannung oder Nichtübereinstimmung zwischen Sinnbedürfnis und Sinnerfahrung* bedingt wird, wobei sich diese mit dem Bewusstsein bzw. dem mindestens latenten Anspruch verbindet, dass der realen *Möglichkeit* einer Befriedigung jenes Bedürfnisses zumindest prinzipiell nichts im Wege steht. Unter dieser doppelten Voraussetzung scheint der folgende Schluss zulässig:

(a) Moralfähig ist jeder und nur derjenige, der ein Sinnbedürfnis in Spannung zur faktischen Sinnerfahrung im Bewusstsein zu generieren vermag, dass die Befriedigung dieses Bedürfnisses prinzipiell möglich, jedenfalls nicht a priori unmöglich ist.

(b) Nur der Hoffende vermag ein Sinnbedürfnis in Spannung zur faktischen Sinnerfahrung im Bewusstsein zu generieren, dass die Be-

---

13 Vgl. Muyskens, Sufficiency, 45f. (Anm. 3).

14 Wobei man sich klarmachen muss, dass mit dem beschriebenen Zusammenhang – *wenn* denn ein solcher besteht – nicht so sehr ein Strukturmoment oder eine notwendige Bedingung der Hoffnung, sondern eher eine des moralischen Handelns zutage tritt und von daher das Thema des vorliegenden Abschnittes streng genommen verlassen wird. Seiner Bedeutung für die nachfolgenden Überlegungen wegen führe ich den genannten Zusammenhang an dieser Stelle trotzdem an.

friedigung dieses Bedürfnisses prinzipiell möglich, jedenfalls nicht a priori unmöglich ist.

(c) Also ist jeder und nur der Hoffende moralfähig.

Ein Beleg ex negativo für die Richtigkeit dieser Schlussfolgerung sind Haltung und/oder Affekt der Verzweiflung. Keine Verzweiflung ohne Hoffnungs*losigkeit* (*de*speratio), und zwar hier i.S. des mindestens latent bewussten Anspruchs, sich jeder Hoffnung, eben damit aber auch jeder moralischen Zurechnung entledigen zu können und zu dürfen.[15] Man kann wohl an der *Faktizität* des Sinns oder im Angesicht *faktischer* Sinnlosigkeit verzweifeln und dennoch all dem, wofür man sich moralisch verantwortlich weiß, nach wie vor gerecht zu werden versuchen. Man kann, wie der Arzt Rieux in Camus' *Die Pest*, zu den Menschen gehören, die „keine Heiligen sein können und sich dennoch bemühen, Ärzte zu sein",[16] und d.h. hier: zu denjenigen Menschen, die jede Hoffnung aufgegeben haben, dass das Verlangen nach Sinn und dessen Befriedigung jemals übereinstimmen *werden* und nichtsdestoweniger (etwas als) seine Pflicht tun. Eines aber kann man nicht, ohne die Integrität seiner selbst als moralische Person zu zerstören: die Hoffnung aufgeben, dass eine solche Übereinstimmung prinzipiell *möglich* ist. Es ist eben, mit Kant gesprochen, „schwer, den Menschen ganz abzulegen".[17]

15 Wobei die Dialektik der Verzweiflung gerade darin besteht, dass sie ihr Ziel nicht erreichen, ja streng genommen nicht einmal erreichen wollen kann, ohne darin eben dasjenige immer schon in Anspruch nehmen zu müssen, auf dessen Aufhebung sie zielt (hier: Hoffnung). Dass man nicht oder zumindest nicht bewusst verzweifeln kann, ohne zu hoffen, ist selber Element und Verschärfungsanlass der Verzweiflung; ihr Stachel ist die Hoffnung, der sie nicht entraten kann – schon im Versuch zu leugnen, *dass* sich dies so verhält. Freilich trifft am Ende vielleicht dasselbe auch umgekehrt, für den Hoffenden, zu: Dann wäre nicht nur keine Verzweiflung ohne Hoffnung, sondern umgekehrt auch keine Hoffnung ohne Verzweiflung denkbar – eine Verzweiflung, die sich an der letztlich unaufhebbaren Spannung zwischen Wahrscheinlichkeit bzw. Unwahrscheinlichkeit und bloßer Möglichkeit des Erhofften entzündet und von dieser genährt wird.

16 A. Camus, Die Pest, Hamburg [28]1970, 182.

17 I. Kant, Schriften zur Anthropologie, Geschichtsphilosophie, Politik und Pädagogik 2, in: Ders., Werke in zwölf Bänden (Suhrkamp Theorieausgabe), hg. v. W. Weischedel, Bd. 12, Frankfurt a.M. 1964, 777. Ich würde übrigens phänomenologisch noch weiter gehen: Wenn ich recht sehe, generieren wir nämlich das Bedürfnis nach Sinn immer schon und ausschließlich in der Form des Glaubens an, mindestens aber in der der Hoffnung auf die Möglichkeit seiner Befriedigung – nur so *können* wir es generieren. Nur im oder zumindest gleichursprünglich mit dem Glauben an und/oder die Hoffnung auf die Möglichkeit von X können wir das Bedürfnis nach X, oder genauer: die Vorstellung von X als möglicher Befriedigung des entsprechenden Bedürfnisses ‚entdecken'. Vgl. dazu in Auseinandersetzung mit Kierkegaard: H. Schulz, „Er ist geglaubet in der Welt." Erkenntnistheoretische Aspekte in Kierkegaards *Christlichen Reden*, in: Kierkegaard-Studies. Yearbook 2007, hg. v. N.J. Cappelørn, H. Deuser, B. Söderquist, Berlin, New York 2007, 337-380.

(9) *Keine Hoffnung ohne (etwas als) Zukunft.* Die Haltung des Hoffenden ist auch und unter anderem Ausdruck einer spezifischen Temporalität. Diese lässt sich an der stillschweigenden oder expliziten Unterstellung festmachen, dass das Erhoffte – *als* ein Mögliches, bestenfalls Wahrscheinliches, in jedem Fall aber Ungewisses – in der Zukunft liegt. Wir können zwar allem Anschein nach auch auf (etwas als) Vergangenes hoffen, z.B.: ‚Ich hoffe, dass ich meinen Gastgebern letzte Nacht keine Unannehmlichkeiten bereitet habe'. Aber dies vermeintlich Vergangene kann[18] in Wahrheit nur dann und dadurch zum Gegenstand der Hoffnung werden, dass es sich als eine bis auf weiteres unentschiedene und d.h. zugleich: in seiner Bedeutsamkeit für das Selbstverständnis des Betreffenden sowie das Gelingen oder Scheitern seines Daseins im Ganzen immer erst zukünftig sich entscheidende Möglichkeit enthüllt. Hoffnung ist so gesehen (ähnlich wie Furcht bzw. Angst) *ein* Modus der Erschließung und Eröffnung von Zukunft – als einer solchen, in sich zweideutigen und ihrer konkreten Ereignisgestalt ungewissen. Freilich ein besonderer Modus, insofern das Subjekt darin sein eigenes Dasein von der Überzeugung getragen weiß, dass die Faktizität seiner gegenwärtigen, möglicherweise leidvollen oder gar tragischen Lage „need not be the *final* word",[19] diese Faktizität vielmehr offen ist für und in Richtung auf eine andere, bessere Zukunft.

II.

1. Das Christentum gibt hinreichende Gründe zu hoffen – freilich in einem begrenzten, nämlich rein eschatologischen Sinn. Die Erläuterung und Begründung dieser These bedarf eines propädeutischen Vorspanns, der beim epistemischen Aspekt der Hoffnungsthematik ansetzt, d.h. bei der Frage, ob und unter welchen Bedingungen Hoffnung generell als gerechtfertigt gelten darf.

Wie sich gezeigt hat, kann ein Mensch auch da hoffen, wo er faktisch keinen Sinn mehr sieht. Unmöglich wird Hoffnung erst da, wo auch das Sinnbedürfnis als solches stirbt (ein freilich schwer vorstellbarer Gedanke). Dies ist zunächst ein semantischer bzw. rein phänomenologischer oder deskriptiv-genetischer, aber noch kein epistemischgeltungstheoretischer Befund. Eine ‚Kritik der Hoffnung' könnte an dieser Stelle etwa zu bedenken geben, dass der genannte Sachverhalt (abgesehen von seinen moralgenetischen Implikationen) wenig *mehr*

18 Gegen Muyskens, Sufficiency, 15f. (Anm. 3).

19 Muyskens, Sufficiency, 26 (meine Hervorh.) (Anm. 3); vgl. ebd., 35.

Erkenntnis erweiterndes Potential besitzt als die bloße Bestätigung einer Binsenweisheit: Die Hoffnung stirbt zuletzt. Wenn nämlich menschliche Existenz erstens mit dem Sinn*bedürfnis* steht und fällt; wenn zweitens dieses Bedürfnis, um bestehen zu können, lediglich der berechtigten Aussicht auf die *Möglichkeit* seiner Befriedigung bedarf; und wenn drittens jede *Hoffnung* zumindest eben dies, nämlich den Glauben an jene Möglichkeit aufrechtzuerhalten, leistet, dann dürfte sich die genannte Binsenweisheit, kaum überraschend, als solche, d.h. als unwiderleglicher Allgemeinplatz empfehlen und bewähren. Dass es Menschen offenbar schwer fällt, das Hoffen gänzlich aufzugeben, sagt indessen noch nichts über dessen Berechtigung – oder über die des Widerwillens, von ihm abzulassen. Es gibt, wie wir alle wissen, übereilte, trügerische, illusionäre Hoffnungen, und dieses Problem stellt sich auch im vorliegenden Zusammenhang: Hat der Aids-Kranke und haben seine Angehörigen, die behandelnden Ärzte und/oder die Gesellschaft insgesamt nicht nur die Möglichkeit, sondern auch das *Recht* (u.U. sogar: die Pflicht?) zu hoffen, solange hier nach menschlichem Ermessen bis auf weiteres keinerlei reelle Heilungschancen bestehen? Und selbst wenn wir die Frage bejahen: *Worauf* zu hoffen ist ihnen möglich, erlaubt oder sogar geboten?

Der amerikanische Religionsphilosoph James L. Muyskens hat im Detail gezeigt, dass eine ‚Ethik der Hoffnung' anderen epistemischen Bedingungen unterliegt als eine ‚Ethik des Glaubens'.[20] Dabei ist das erste, gewissermaßen *konsenstheoretisch* oder *intersubjektiv* konnotierte Kriterium, das sich als solches auf die Beurteilung der *Hoffnung* selbst bezieht, bereits angeklungen: moralische Zulässigkeit bzw. Universalisierbarkeit im ethischen Sinne. Peters Hoffnung, dass Sabine von ihrer Aids-Krankheit genesen wird, können wir (und mit uns jeder moralisch empfindungsfähige Mensch) nur dann als legitim einstufen, wenn wir zugleich einzuräumen bereit und berechtigt sind, dass in einer vergleichbaren Situation jeder andere ebenfalls zu hoffen verpflichtet – zumindest aber berechtigt – wäre.

Das zweite Kriterium ist *intrasubjektiv* bzw. *kohärenztheoretisch* konnotiert und nimmt als solches *das hoffende Subjekt* in den Blick: Gemeint ist hier die pragmatische Stimmigkeit im Blick auf die Architektonik seiner Bedürfnisstruktur. Die Forderung eines Stimmigkeitstests ergeht dabei zunächst aus der und an die Perspektive der ersten Person: Danach können wir Peters Hoffnung, dass Sabine von ihrer Aids-

20 Vgl. Muyskens, Sufficiency, 44-54 (Anm. 3). Muyskens unterscheidet vier Beurteilungskriterien (vgl. ebd., 45ff). Ich fasse seine beiden letzten zu einem einzigen (von mir als korrespondenztheoretisch bezeichneten) zusammen; dabei systematisiere ich auch das Verhältnis dieser drei anders als Muyskens.

Krankheit genesen wird, nur dann als legitim einstufen, wenn wir berechtigt sind anzunehmen, dass Peter, vor die Wahl gestellt, *selber* an der Hoffnung auf Sabines Genesung gegenüber anderen Wünschen und Bedürfnissen festhalten würde, die sich (zumindest aus seiner Sicht) als möglicherweise konfligierend interpretieren ließen. Aus der Beobachterperspektive könnten wir den Stimmigkeitstest freilich auch abgesehen von Peters eigener Lesart der Dinge durchführen: z.B. am Leitfaden der Frage, ob dasjenige Bedürfnis, das Peters Hoffnung nach Sabines Genesung zugrunde liegt, de facto mit seinen übrigen Bedürfnissen kompatibel ist, jedenfalls soweit uns diese bekannt sind.

Auch der dritte, *objektiv* bzw. *korrespondenztheoretisch* konnotierte Prüfstein, dessen Anwendung sich auf *das Erhoffte* als solches bezieht, wurde bereits en passant benannt: dessen reale und/oder logische Möglichkeit. Mit diesem Kriterium wird der Tatsache Rechnung getragen, dass Hoffnung Glaube impliziert, dieser Glaube aber wiederum nur dann zu Recht besteht, wenn er der Wahrheit entspricht oder zumindest als vernünftig gelten kann. Wir haben bereits gesehen, dass die Möglichkeit von Hoffnung nicht bzw. nicht notwendig durch die Erwartung, d.h. den Glauben an das *wahrscheinliche* Eintreffen von etwas (hier: des Erhofften) bedingt wird, sondern lediglich durch den Glauben an dessen reale *Möglichkeit*. Freilich fließen in diesen Glauben gewisse „background beliefs“,[21] d.h. einschlägige Hintergrund-Annahmen ein: Danach glaubt Peter nicht nur, dass Sabine von ihrer Krankheit geheilt werden kann; vielmehr stützt er diesen Glauben durch eine Reihe von (teilweise stillschweigenden) Zusatzannahmen, etwa über die Eigenart der Krankheit Aids, den aktuellen Stand medizinischen Wissens bezüglich ihrer Heilbarkeit, die Zähigkeit von Sabines Überlebenswillen, die moralische Zulässigkeit seiner eigenen Hoffnung auf Heilung (s.o.) etc. All diese Annahmen gehen in seine Hoffnung, dass Sabine überleben wird oder zumindest überleben kann, ein und qualifizieren deren Form, Stärke und Ausdauer. Es liegt auf der Hand, dass die fraglichen Glaubensannahmen evidentiell geprüft werden können und müssen: Peters Hoffnung auf Sabines Genesung ist m.a.W. nur dann berechtigt, wenn Grund zu der Annahme besteht, dass diejenigen Glaubensannahmen, die sich mit dieser Hoffnung verknüpfen, ihrerseits entweder wahr sind bzw. den Tatsachen entsprechen oder zumindest als (z.B. praktisch) rational und in diesem Sinne als rechtfertigungsfähig gelten können.

Damit ist ein geltungstheoretisch wichtiges Zwischenergebnis erreicht: Zwar unterliegt diejenige Form der Hoffnung, die sich qua Er-

21 Muyskens, Sufficiency, 47 (Anm. 3).

wartung oder Gewissheit mit dem Glauben verbindet, dass das Erhoffte nicht nur möglicherweise, sondern mit einiger *Wahrscheinlichkeit* eintreffen wird, denselben, möglicherweise rigiden evidentialistischen Rationalitätsstandards wie der Glaube, an den sie sich bindet. Zudem wissen wir, dass die Hoffnung *de facto* relativ häufig im Verbund mit einem derartigen Glauben auftritt und so die Gestalt der Zuversicht annimmt. Entscheidend ist aber, dass diese Verbindung weder semantisch noch phänomenologisch zwingend ist. Und dies hat zur Folge, dass eine (nicht nur pragmatische und moralische, sondern auch) epistemische Rechtfertigung der Hoffnung in vielen Fällen weit eher möglich ist als im Falle der Zuversicht und/oder der Erwartung simpliciter.[22] So würde, im Beispiel gesprochen, Peter selbst dann das Recht haben, an seiner Hoffnung auf Sabines Genesung als einer rational vertretbaren Einstellung festzuhalten, wenn er diese Hoffnung mit der Einsicht verbinden müsste, dass eine Heilung nach derzeitigem medizinischen Kenntnisstand mit an Sicherheit grenzender Wahrscheinlichkeit auszuschließen ist.[23]

2. Genügt die Hoffnung? So lautete die keineswegs rhetorische Titelfrage meines Textes. Natürlich drängt sich auf, sie rein rhetorisch *aufzufassen*: Denn uns allen liegt angesichts einer humanen Katastrophe von den Ausmaßen der Aids-Epidemie ohne Zweifel auf der Zunge, augenblicklich zu protestieren, sollte hier allen Ernstes die Möglichkeit einer bejahenden Antwort erwogen und mit dieser der Anspruch verbunden werden, dass bereits die bloße Hoffnung, jener Katastrophe

22 Ernst Tugendhat hat jüngst die These vertreten, dass „Glauben an Gott heute entweder naiv oder unredlich" sei (E. Tugendhat, Anthropologie statt Metaphysik, München 2007, 193). Begründung: Für die Wahrheit dieses Glaubens spricht erstens nicht mehr als der bloße *Wunsch*, er sei wahr (ebd., 191ff. u. 203). Zweitens lässt sich aus derartigen Wünschen ohnehin nur prima facie apologetisches Kapital schlagen; denn recht verstanden ist das „Bedürfnis (der Wunsch), etwas zu glauben, … nicht etwa nur ein *un*zureichender Grund, es zu glauben, sondern es ist an und für sich, wenn es keine unabhängigen Evidenzen gibt, immer ein *Gegen*grund dafür, daß es so sein könnte" (ebd., 191f; meine Hervorh.). Nur bei Unkenntnis dieses Sachverhalts könne man redlich, obschon naiv, am Gottesglauben weiter festhalten, ansonsten bleibe nur die Wahl zwischen intellektueller Unredlichkeit und – Unglaube. Gegen diese These bzw. ihre Begründung ließe sich manches einwenden. Im vorliegenden Zusammenhang genügt der Hinweis, dass Tugendhat hier offenbar ausschließlich die Erkenntnistheorie von Glaube und Wunsch in Betracht zieht, mithin übersieht, dass sein Einwand selbst dann, wenn er auf diesem eng begrenzten Terrain gültig wäre, ins Leere geht, sobald man das Bedürfnis oder den Wunsch nach durch die Hoffnung auf die Wahrheit religiöser Aussagen (bzw. die Hoffnung auf die Wahrheit des religiösen Glaubens, oder kurz: die Hoffnung auf Gott) ersetzt.

23 Ex hypothesi vorausgesetzt ist dabei natürlich, dass Peters Einstellung die konsens- und kohärenztheoretischen Zusatzbedingungen gerechtfertigten Hoffens de facto erfüllt, und dass auch seine einschlägigen Hintergrundannahmen als rational, d.h. als theoretisch und/oder praktisch rechtfertigungsfähig gelten können.

Einhalt zu gebieten, ausreichend sei, um eben dies zu tun. Ich bin, um hier jeglichem Missverständnis vorzubeugen, ganz im Gegenteil der Auffassung, dass Hoffnung in mehr als einer Hinsicht nicht nur *faktisch* nicht ‚genügt', sondern auch nicht genügen *kann*, um das Erhoffte Wirklichkeit werden zu lassen: Denn sie ersetzt weder medizinische Kunst noch politische Weitsicht noch ökonomisches Geschick – und (nicht nur[24]) diese sind nach allem, was wir wissen, unverzichtbare Bedingungen für die Möglichkeit eines weltweit erfolgreichen Kampfes gegen die Geißel Aids.

Desungeachtet haben die voran stehenden Überlegungen gezeigt, dass Hoffnung im Kampf gegen Aids in mindestens zweierlei Hinsicht ‚genügt'. Erstens in *moralischer* Hinsicht: Hoffnung bedingt die Möglichkeit moralischer Verantwortung hinreichend. Das besagt: Jeder, der, ob als Patient, Arzt, Angehöriger oder als Repräsentant politischer und/oder ökonomischer Machtinstanzen, am Kampf gegen die Krankheit in der Hoffnung teilnimmt, diese über kurz oder lang besiegen zu können, übernimmt eben dadurch Verantwortung für die moralische Integrität des Erhofften – und im vorliegenden Fall tut er dies offenbar ganz zu Recht. Überdies scheint auch *nur* derjenige, der diese Einstellung hat, den Kampf aufnehmen, mindestens aber durchhalten zu können: Wen jede Hoffnung und mit ihr jeder Glaube, dass der Kampf mindestens der Möglichkeit nach erfolgreich sein wird, zu verlassen droht, der kann diesen Kampf nicht beginnen bzw. durchhalten – zumindest nicht als solchen, den aufzunehmen und durchzuhalten die Prinzipien moralischen Handelns fordern.

Darüber hinaus hat sich Hoffnung auch in *epistemischer* Hinsicht als ‚hinreichend' erwiesen: Unter bestimmten, klar umrissenen Bedingungen (die m.E. auch im Falle der Hoffnung auf einen möglichen Sieg über Aids faktisch erfüllt sind) steht sie – anders als Erwartung, Gewissheit oder Zuversicht, die mit einer Form von Glauben verknüpft sind, die strikteren evidentialistischen Bedingungen unterliegt – für ihre eigene Berechtigung ein.

Ich will nicht verschweigen, dass ich als (ansonsten nicht unkritischer) Befürworter einer Variante des Pragmatismus, wie er von William James vertreten wird, zu der Auffassung neige, dass die Hoffnung auf den endgültigen und/oder zumindest möglichen Sieg über Aids auch in *medizinischer* Hinsicht durchaus segensreiche Wirkungen zeitigen kann. Frei nach James äußere ich daher die Vermutung, dass nicht nur der Glaube an,[25] sondern auch die Hoffnung auf das Eintreten eines

24 Vielleicht gehört ja auch ein Quentchen Glück – oder providentielle Gunst – dazu?

25 Vgl. W. James, Pragmatism and Other Essays, hg. v. J.L. Blau, New York [4]1970, 209: "[F]aith in a fact can help create the fact" (im Orig. kursiv); zum Kontext dieser

Ereignisses (hier: die Heilung eines Patienten von seiner Aids-Erkrankung) zum faktischen Eintreten des fraglichen Ereignisses in Grenzen beitragen mag – und sei es auch nur i.S. einer ansonsten fehlenden *Motivation,* so zu handeln, als sei das Eintreten des Erhofften prinzipiell möglich und durch eigenes Handeln zumindest ein stückweit mit herbeizuführen. Ich bin allerdings nicht in der Lage, aus dem Stand plausibel zu machen, dass Hoffnung diesbezüglich stets und ausnahmslos, ergo hinreichend – und eben nicht nur: zufällig bzw. gelegentlich – wirksam ist, führe meine Vermutung daher nur der Vollständigkeit halber, gewissermaßen als Appendix, an.

III.

1. Unter bestimmten Bedingungen kann Hoffnung freilich auch in einem vierten und fünften, nämlich *eschatologisch-theologischen* wie *psychologisch-existentiellen* Sinn ‚genügen' – und eben darauf kommt es mir in diesem vorletzten Teil meiner Überlegungen an. Immer dann, wenn die fraglichen Bedingungen (auf die ich gleich zu sprechen komme) erfüllt sind, wird Hoffnung erstens zum Ausdruck und Medium einer Bewusstseinsform, in der oder kraft derer jemand *Trost erfährt.* Die Bedingungen für diese Trostfunktion sind zweitens genau dann erfüllt, wenn Hoffnung und Erhofftes *keinerlei Sinnbedürfnis befriedigen.* Für das Verständnis der Möglichkeit, in der beschriebenen Weise zu hoffen, bieten drittens die *Leitideen der christlichen Eschatologie* – allen voran die der sog. eschatologischen Existenz des neuen Menschen – hinreichende (wenn auch vermutlich keine notwendigen oder alternativlosen) Gründe.

Anstatt die relativ verwickelten semantischen und phänomenologischen Beziehungen zwischen Trost und Sinn, Hoffnung und Trost, Sinn und Hoffnung grundsätzlich und allgemein zu entfalten, orientiere ich mich im Folgenden in heuristisch-didaktischer Absicht an einem ausgewählten biblisch-christlichen Aussagenkomplex, in dem jene Beziehungen in exemplarischer Knappheit und Prägnanz entfaltet werden. Die Rede ist von den sog. Seligpreisungen (Mt 5,1-12) aus dem Kontext der jesuanischen Bergpredigt (Mt 5-7). Es versteht sich von selbst, dass ich den genannten Aussagenkomplex hier weder vollständig noch mit zureichender exegetischer Sachkenntnis und Subtilität behandeln kann.

These ebd., 193-214, bes. 208f. James denkt bei den durch Glaube (sowie ein korrespondierendes Bedürfnis: ebd., 209) zumindest mit generierbaren Tatsachen allerdings nur an eine begrenzte Tatsachenklasse, die sog. "states of mind between one man and another" (ebd., 208).

Ich möchte ausschließlich den Kerngedanken, der hier nach meiner Auffassung konsequent durchgeführt wird, an einem exemplarischen Passus erläutern, der diesen mit besonderer Klarheit entfaltet, und zwar an Mt 5,6: „Selig (gr. μακάριοι), die hungern und dürsten nach der Gerechtigkeit; denn (gr. ὅτι) sie werden satt werden (gr. χορτασθήσονται).“[26]

Die wie mir scheint: häufig verkannte Pointe der Seligpreisungen insgesamt wie die des vorliegenden Verses im Besonderen liegt darin, dass diese nicht in erster Linie die Extension, sondern vielmehr die Intension dessen zu bestimmen suchen, was unter Seligkeit zu verstehen ist. Es verhält sich m.a.W. nicht so, dass der Evangelist Jesus Worte und Sätze in den Mund legt, in denen vorausgesetzt wird, dass deren Hörer oder Leser bereits eine sachgemäße Vorstellung davon mitbringen, was unter Seligkeit zu verstehen ist, so dass in diesen Worten und Sätzen nur noch zur Debatte steht, welcher Personenkreis in die Klasse der dadurch Bezeichneten fällt. Umgekehrt bestimmen die Seligpreisungen (jedenfalls primär) den *Sinn* des Ausdrucks ‚selig' (gr. μακάριος) – und zwar auf eine für den heutigen Hörer/Leser offenbar kaum weniger befremdliche, ja anstößige Weise als für seine eigenen Zeitgenossen. Ausgesprochen wird hier nämlich eine mindestens zweifache Provokation. Erstens: Selig ist allein der Bedürftige – und zwar, so muss sogleich hinzugefügt werden, nicht jeder Bedürftige, sondern nur derjenige, der ein Bedürfnis nach Gerechtigkeit verspürt. Seligkeit ist, kurz gesagt, ein Bewusstseinszustand, und zwar derjenige Bewusstseinszustand, in dem jemand nach (etwas als) Gerechtigkeit verlangt oder ‚hungert'. Was dabei, aus der Sicht des matthäischen Jesus, Gerechtigkeit (gr. δικαιοσύνη) im Einzelnen bedeutet, mag hier auf sich beruhen[27] – klar ist jedenfalls, dass es sich bei dem infrage stehenden ‚Hunger nach Gerechtigkeit' um ein *moralisch integres* Bedürfnis oder Verlangen handeln soll – ein Bedürfnis also, von dem wir bereits wissen, dass auch der Hoffende als solcher es besitzt bzw. als ein solches bei sich selber voraussetzen muss.

26 Vgl. die lukanische Fassung, in der der Gerechtigkeitszusatz fehlt, dafür aber die temporalen Konnotationen dessen, was Seligkeit heißen soll, pointierter herausgestellt werden als in der Matthäus-Version: „Selig (gr. μακάριοι), die ihr jetzt (gr. νῦν) hungert, denn (gr. ὅτι) ihr sollt/werdet satt werden (gr. χορτασθήσεσθε)“ (Lk 6,21).

27 Wie müsste jene Gerechtigkeit (an sich wie in der politischen Umsetzung und institutionellen Gestalt) beschaffen sein, die das Verlangen nach ihr unter Verweis auf dessen Ende, d.h. die Stillung jenes Verlangens, als selig erscheinen ließe? Diese Frage bleibt im vorliegenden Text unbeantwortet. Auf diese Lücke hat mich in der Diskussion meines Textes zu Recht Matthias Lutz-Bachmann (Frankfurt a.M.) aufmerksam gemacht.

2. Eine erste Provokation tritt hierbei mit der Unterstellung auf den Plan, dass der im bezeichneten Sinne Bedürftige *als solcher* ‚selig' genannt zu werden verdient, wohingegen das ‚natürliche Bewusstsein' für selbstverständlich halten würde, dass allenfalls derjenige als selig (sprich: glücklich) betrachtet werden kann, dessen Bedürfnisse entweder ausnahmslos erfüllt oder aber schlicht noch nicht oder nicht mehr vorhanden sind. Dies ist nach meinem Verständnis jedoch keineswegs die entscheidende Pointe. Bleibt man hier stehen, endet man, wie wir gleich sehen werden, im Gegenteil nolens volens bei der einen oder anderen Variante einer zu Heuchelei und falscher Demut Anlass gebenden Vertröstungstheologie, die in den meisten Auslegungen der Seligpreisungen in der Tat noch immer dominiert.

Beleg für die Möglichkeit und das Erfordernis einer darüber hinaus gehenden Deutung ist das rätselhafte ‚denn/weil' (gr. ὅτι), das abgesehen von der letzten (vgl. Mt 5,11f.) in allen Seligpreisungen jeweils deren zweiten Teil einleitet. Ganz offensichtlich wird hier eine *Begründung* geliefert für das im ersten Teil formulierte Postulat, wonach jeder, der ein bestimmtes Verhalten oder eine besondere Einstellung an den Tag legt, als ‚selig' bezeichnet zu werden verdient. Der Witz ist nun: Die Begründung für die genannte Behauptung wird nicht im Rekurs auf eben dieses *Verhalten* (oder diese Einstellung) gegeben, sondern unter Berufung auf dessen *Folge* – oder genauer: unter Berufung auf das *Bewusstsein* dieser Folge *als* (a) Grund und zugleich (b) Partizipationsmedium der in Aussicht gestellten Seligkeit. Im Falle von Mt 5,6 liegt also die Begründung dafür, dass derjenige, der nach Gerechtigkeit hungert, bereits zum gegenwärtigen Zeitpunkt selig heißen und zugleich eine zukünftige Seligkeit erwarten darf, nicht darin, dass dieser nach Gerechtigkeit hungert, sondern einzig und allein darin, dass dieser Hunger – *gestillt* wird bzw. werden wird, m.a.W.: dass sein Hunger *ein Ende* haben wird, und zwar eben deshalb, weil ihm dasjenige, wonach er hungerte, nunmehr in just eben dem Maße zuteil wurde, das erforderlich war, um ihn zu sättigen.

Diese Begründung wird ihrerseits nicht als solche gegeben, die ausschließlich aus der beschreibenden Perspektive der dritten Person (d.h. hier: derjenigen des matthäischen Jesus) Gültigkeit haben soll. Es handelt sich ja um eine *Predigt* Jesu, so dass das, was gesagt wird, nicht nur *von* den Hörern, sondern auch *zu* ihnen spricht. Wäre nur das erstere der Fall, dann könnte es mit jener bereits genannten Provokation sein Bewenden haben, die nolens volens in eine Vertröstungstheologie mündet: Selig ist bzw. wird jeder (vielleicht auch nur der), der um der guten Sache willen Entbehrungen auf sich nimmt und leidet. Die Seligkeit selbst bestünde unter dieser Voraussetzung zwar gleichfalls in einem Zustand, in dem die genannten Entbehrungen gänzlich aufgehört hätten (der Hunger nach Gerechtigkeit wäre restlos gestillt), aber so, dass unter den Bedingungen des jetzigen Zustandes, in dem die Seligkeit ja einstweilen noch aussteht, jene Entbehrungen mithin nach wie vor existieren, das *Bewusstsein*, dass diese zu irgendeinem Zeitpunkt aufhören werden, mit dem ersehnten Zustand an sich bzw. seiner Realisierung gar nichts zu tun hätte. Der propositionale *Glaube* oder die entsprechende *Hoffnung*, in dessen oder deren Medium sich jemand die Behauptung als mindestens möglicherweise zutreffend aneignet, dass er als derjenige, der nach Gerechtigkeit hungert, bereits zum jetzigen Zeitpunkt in einem bestimmten Sinn selig *ist* bzw. sein kann, und zwar mit der ebenso schlichten wie provozierenden Begründung, ‚weil dieser Hunger gestillt werden wird', fungiert vom Standpunkt der ersten Provokation aus als rein *zufälliges* Moment an eben diesem Seligkeitszustand, nicht aber als dessen integrales und unverzichtbares Element. Zugleich wird auf diese Weise der besagte Zustand vom Hier und Jetzt in eine unbestimmte und jedenfalls qualitativ differente Zukunft verlagert – er wird zur bloßen Folge und Wirkung eines gegenwärtigen ‚Hungers nach Gerechtigkeit' oder, in moralischer Überhöhung, zum göttlichen ‚Lohn' für die Bereitschaft, um des Guten willen zu leiden, wobei dieser Lohn dem Betreffenden ‚am Ende der Zeiten' oder ‚im Jenseits' zuteil werden soll.[28]

Im Falle der Seligpreisungen Jesu haben wir es aber wie gesagt mit einer Predigt zu tun, so dass das Gesagte, zumindest auch und unter anderem, für die und aus der Teilnehmerperspektive der ersten Person, d.h. aus der des Hörers oder Lesers, gelten können muss. Dieser soll sich nicht nur die Botschaft aneignen und aneignen können, dass er (a) *selig* sein bzw. werden kann, und zwar (b) immer dann, wenn er *nach Gerechtigkeit hungert*, sondern er soll sich ebenfalls die Behauptung bewusst zueigen machen und zueigen machen können, dass er (c) *eben deshalb* und insofern selig genannt zu werden verdient, weil sein Hunger nach Gerechtigkeit gestillt werden wird. Alles dreht sich hier offenbar um das Recht dieser Forderung nach einer zusätzlichen reflexiven Potenzierung: Selig ist jeder, der *im Bewusstsein*, d.h. im Glauben (oder mindestens in der Hoffnung) nach Gerechtigkeit hungert, dass sein

28 Vgl. z.B. die entsprechende Deutung der Herausgeber der Neuen Jerusalemer Bibel: „Bedürftig und bedrängt, sind die ‚Armen' oder ‚Demütigen' empfänglich für das Himmelreich – das ist das Thema der Seligpreisungen." (Neue Jerusalemer Bibel. Einheitsübersetzung mit dem Kommentar der Jerusalemer Bibel, hg. v. A. Deissler u. A. Vögtle, Freiburg, Basel, Wien [3]1988, 1384.)

Hunger gestillt werden wird.[29] Zugleich ist das Bewusstsein dieses Hungers *als* eines solchen, der gestillt werden wird, offenbar selber integrales Medium bzw. Medium der Teilhabe an eben jener Seligkeit, die im Rekurs auf die Aussicht, gestillt zu werden, aller erst begründet wird: Selig *ist* Peter bereits im glaubend und/oder hoffend aneignungsfähigen Bewusstsein der schlichten Tatsache, dass er (in der restlosen Sättigung seines Hungers nach Gerechtigkeit) selig sein *wird* – allerdings auch *nur* hier!

3. Nun muss ein solcher Gedanke in der Tat einigermaßen befremdlich wirken: Wenn man Peters Frage, weshalb er Grund zur Annahme habe, dass sein Hunger nach Gerechtigkeit als Zustand der Seligkeit zu begreifen sei, mit dem Hinweis beantworten würde: ‚schlicht deshalb, weil dieser Hunger *gestillt* werden wird', dann dürfte er füglich mit dem Ausdruck skeptischen Befremdens reagieren. Möglicherweise würde er sich angesichts einer solchen Antwort in die Lage eines hungrigen Kindes versetzt fühlen, dessen Bitte um Essen mit der Antwort ‚abgespeist' wird: ‚Sei froh, dass du Hunger hast – denn er wird gestillt werden!' Die theologische Variante dieser Antwort scheint, zumindest prima facie, sehr viel eher Ausdruck einer bloßen ‚Vertröstungstheologie' als jene Deutung der Seligpreisungen, die sich auf die erste o.g. Provokation beschränkte. Dennoch ist dieser Eindruck trügerisch. Das lässt sich zeigen, indem man auf die geltungstheoretische Möglichkeitsbedingung jener ‚Verklammerung' reflektiert, die zwischen dem Zustand des ‚Hungers' als einem vermeintlich ‚seligen' und der Begründung für diese Qualifizierung unter Verweis auf das Ende jenes Zustandes besteht: Dass Peters Hunger gestillt werden wird, kann nämlich *nur* (freilich auch immer) dann als überzeugende Begründung dafür gelten, dass er bereits *als* Hungriger selig ist, wenn (a) sein Hunger *tatsächlich* gestillt werden wird und wenn er (b), bis auf weiteres jedenfalls, *hungrig* ist und bleibt. Umgekehrt darf als ausgemacht gelten, dass Peter nicht nur de facto hungrig *ist*, sondern dass dieser Hunger auch mit Sicherheit *gestillt* werden wird, wann immer die Be-

29 Genau genommen sind allerdings über dasjenige Bewusstsein hinaus, das mit dem ‚Hunger nach Gerechtigkeit' einhergeht, (mindestens) *zwei* weitere, kategorial und reflexiv differente Metaebenen des Bewusstseins denkbar, die als Manifestationsform dessen fungieren können, was nach Mt 5 als Seligkeit verstanden werden soll. Demnach könnten aus der Sicht des matthäischen Jesus all diejenigen selig genannt werden, die (a) *nach Gerechtigkeit hungern;* (b) nach Gerechtigkeit hungern *im Bewusstsein, dass ihr Hunger gestillt werden wird;* (c) nach Gerechtigkeit hungern im Bewusstsein, als diejenigen *selig* zu sein, die im Bewusstsein nach Gerechtigkeit hungern, dass ihr Hunger gestillt werden wird. Mir scheint, (a) und (b) bezeichnen notwendige, (c) hingegen steht für eine bloß zufällige Bedingung(en) möglicher Seligkeit nach Mt.

hauptung, sein Hunger sei eben deshalb Ausdruck eines Zustandes der Seligkeit, *weil* er gestillt werden wird, als zutreffende Begründung für die Behauptung angesehen wird und/oder werden kann, dass sein Hunger Ausdruck des fraglichen Zustandes ist. Liegt damit aber eine zutreffende Beschreibung der (oder zumindest eines Grundzuges der) christlichen Existenz als solcher vor, dann ist Christsein einer Form von Hunger vergleichbar, zu deren *Eigenart* die Reflexivität i.S. des Glaubens oder zumindest der Hoffnung gehört, dass der fragliche Hunger gestillt werden wird, wobei dieser im Medium jenes Glaubens (jener Hoffnung) bereits faktisch an dem teilhat, wonach ihn hungert: ein Hunger also, der im Ansatz bereits durch die bloße *Aussicht*, gestillt zu werden, gestillt wird. Christliche Existenz hat mithin die Form oder Struktur des Quasi-Paradoxen: Sie ist Ausdruck der Einheit eines Leidens und einer Haltung, die die Faktizität jenes Leidens im Glauben und in der Hoffnung, dass es ein Ende haben wird, bis auf weiteres bewusst voraussetzt, und gleichwohl, im Medium jenes Glaubens und jener Hoffnung nämlich, in jedem Augenblick als bereits überwunden setzt und qualifiziert. Dies mag als *eine* mögliche Beschreibung dessen gelten, was man dogmatisch gemeinhin als ‚eschatologische Existenz' des Christen als ‚neue Schöpfung' (gr. καινὴ κτίσις; so Paulus: vgl. 2Kor 5, 17) bezeichnet, selten aber am Leitfaden der Seligpreisungen, oder zumindest: selten sachgemäß durchbuchstabiert hat.

4. In Wahrheit verhält es sich demnach anders als zunächst vermutet: Bleibt man auf dem Niveau der ersten o.g. Provokation stehen, dann vertraut man sich einer Deutung von Mt 5,6 an, die auf eine bloße Vertröstung hinausläuft, und zwar aus zwei Gründen: Erstens stattet sie den ‚Hunger nach Gerechtigkeit' (verallgemeinert gesprochen: alles Entbehren von etwas, das den Charakter des moralisch Wertvollen und/oder Zulässigen hat) mit einem metaphysischen Sinnversprechen aus, das sie selber – als unausgewiesen teleologische und somit allenfalls *quasi*-rationale – niemals einlösen kann; zweitens verlegt sie die volle Einlösung des Versprochenen in eine Zukunft, die mit dem gegenwärtigen Zustand nichts gemein hat und haben kann.

Anders die zweite Deutung, die denjenigen, der sie sich zu eigen macht, in der Tat zu *trösten* vermag (statt ihn zu *ver*trösten), indem sie ihm bereits gegenwärtig Anteil gibt an jener Seligkeit, die er entbehrt – dies freilich um den Preis der Bereitschaft zum konsequenten Verzicht auf quasi-rationale Sinnversprechen bezüglich jener Entbehrungen selbst. Wer nur die erste Provokation bejaht, glaubt und/oder hofft auf die Wahrheit *dieser* Aussage: ‚Selig ist, wer nach Gerechtigkeit hungert; denn sub specie aeternitatis hat sein Hunger einen guten Sinn'; wer die zweite aneignet, glaubt und/oder hofft: ‚Selig ist, wer nach Gerechtigkeit hungert; denn sein Hunger wird gestillt werden'. Wer die erste Haltung einnimmt, leidet, anders gesagt, unter der ‚Enge des Weges zur Seligkeit': Im Dienste der theoretischen und praktischen Bewältigung dieses Leidens sieht er sich genötigt und berechtigt, von einer Rationalisierung Gebrauch zu machen, der zufolge diese Enge in Vorbereitung auf die Seligkeit als End- und Zielpunkt jenes Leidensweges unvermeidbar gewesen sein und ex post ihren guten Sinn gehabt haben wird. Wer die zweite Haltung einnimmt, empfängt hingegen Trost statt Vertröstung: Er sieht, mit Kierkegaard gesprochen, das „Frohmachende darin, daß nicht der Weg eng …, sondern die Enge der Weg ist".[30] Im Medium des Trostes hat er teil an einer – vielleicht der einzigen – Möglichkeit, *im* Leiden gleichwohl ‚selig' und d.h. über das Leiden hinaus zu sein. Der Preis für diese Teilhabe ist allerdings hoch, weil und insofern dieser Trost auf befremdende, ja anstößige Weise teleologiefrei bleibt: Er mutet seinem Adressaten zu, auf die Verheißung des Leid*endes* bis auf weiteres ohne jede Aussicht darauf zu vertrauen und/oder zu hoffen, dass er kraft dieses Vertrauens (s)ein Bedürfnis nach Einblick in den *Sinn* jenes Leidens (ebenso wie das Recht der Begründung dafür, sich darin selig zu nennen) wird befriedigen können.

5. Dass das *Christentum wahr* und mithin Trost im bezeichneten Sinne *möglich* ist, ferner etwas auch nur so im eigentlichen Sinne als *Trost* bezeichnet werden darf, lässt sich selbstverständlich nicht beweisen. Dieser Anspruch wird im vorliegenden Zusammenhang auch gar nicht erhoben – wohl aber derjenige, wonach das hier Vorgetragene zumindest christlich bzw. *wahres Christentum* genannt zu werden verdient. Gesetzt, dieser Anspruch besteht zu Recht, dann scheint eines jedenfalls klar: Christlich verstanden ist echter Trost entweder nicht möglich – oder er befriedigt keinerlei Sinnbedürfnis. Entweder Trost oder Sinn, tertium non datur![31] Wenn überdies, wie im vorliegenden Fall, Trost Ursache und Bedingung der *Hoffnung*, diese umgekehrt Wirkung, Ausdruck und Medium jenes Trostes ist,[32] dann kann und wird, wie am Leitfaden der Seligpreisungen zu zeigen war, die Mög-

30 S. Kierkegaard, Erbauliche Reden in verschiedenem Geist 1847, übers. u. hg. v. E. Hirsch, Düsseldorf, Köln o.J., VIII. Dabei fungiert, wenn ich recht sehe, die im Bewusstsein latent wie permanent gegenwärtige Möglichkeit, zur ersten, sinnteleologischen bzw. -theologischen Deutung und Einstellung zurückzukehren, als genuine, diese gewissermaßen parasitär begleitende *Anfechtung* innerhalb der zweiten Einstellung; sie muss mithin streng genommen als einer ihrer integralen Bestandteile verstanden werden.

31 Woraus unter anderem folgt, dass Sinn nicht in die Klasse genuin christlicher Kategorien gehört.

32 Ganz i.S. der Regel, wonach Trost zwar eo ipso Hoffnung gewährt, aber nicht jede Hoffnung als solche tröstet, vielmehr durchaus trostunabhängig auftreten kann.

lichkeit von Trost und Hoffnung die Nötigung zum Verzicht auf die Befriedigung von Sinnbedürfnissen nach sich ziehen.

Zwar liegt, wie wir gesehen haben, der Möglichkeit von Hoffnung immer und notwendig ein Bedürfnis, und mit dem Glauben an die Möglichkeit des Erhofften zugleich das Bedürfnis nach Sinn zugrunde. Aber es ist nicht *dieses* Bedürfnis, das im Medium des Trostes befriedigt wird, sondern das, sit venia verbo, ‚eschatologische Bedürfnis' nach Trost oder nach vollendeter Gerechtigkeit i.S. von Mt 5. ‚Rein' ist danach, jedenfalls christlich verstanden, Hoffnung immer und nur dann, wenn es sich um deren genuin eschatologische Spielart handelt: eine Hoffnung, die als solche unter anderem auf jedes quasi-rationale Sinnversprechen – und d.h. zugleich auf jede andere Form von Hoffnung, insoweit diese sich auf ein Sinnversprechen und die mit ihm einhergehende Leidensteleologie gründet – zu verzichten bereit und imstande ist. Paradox ausgedrückt hat jeder, möglicherweise aber auch nur der Grund zur Hoffnung[33], der sie[34] begraben kann.

IV.

Inwiefern und in welchem Maße können die Ergebnisse der vorangegangenen Überlegungen für die Aids-Debatte von Interesse und Belang sein? Und können sie das überhaupt? Entsprechende Zweifel sind hier zunächst durchaus angebracht: Wir sind ja davon ausgegangen, dass der Theologe als solcher weder über politische noch sozialwissenschaftliche noch ökonomische noch medizinische Primärkompetenzen verfügt. Er kann m.a.W. die Expertise in diesen Bereichen unter keinen Umständen und zu keinem Zeitpunkt ersetzen. Ich bin zwar der Auffassung, dass jeder Mensch als solcher immerhin (und mindestens implizit) als *Ethiker* betrachtet werden kann – und zwar schlicht deshalb, weil humane Existenz als solche ethisch strukturiert ist, insofern der Mensch nur *als solcher*, d.h. nur im Versuch einer Erfüllung der als ebenso undelegierbar wie unbedingt verpflichtend erfahrenen Aufgabe, Mensch und dieser *bestimmte* Mensch zu sein, Mensch sein kann. Und da auch Theologen (in der Regel) Menschen sind, kommt folglich auch ihnen, zumindest implizit, die Eigenschaft zu, Ethiker – zumindest unter anderem Ethiker – zu sein. Wir haben aber von vornherein unterstellt (ohne diese Unterstellung freilich im Einzelnen zu begründen, s.o.), dass der Beitrag, den sie in diesem Zusammenhang *explizit*

33 Im christlichen Sinne.

34 Qua teleologisierende Hoffnung.

zu leisten vermögen, zwar in der Sache durchaus nicht unerheblich und jedenfalls nicht-trivial, dennoch aber begrenzt ist.

Immerhin bestehen nach meiner Auffassung im Falle von Aids besonders enge und viel versprechende fachliche Verbindungen zwischen Theologie bzw. theologischer Ethik einerseits, Praxis und Interesse des Mediziners andererseits. Heilen, lindern, trösten – dies sind ja nach allgemeiner Überzeugung die Aufgaben des Arztes.[35] Wo dieser eine Krankheit nicht heilen kann, da soll und kann er in der Regel zumindest deren Schmerz- und Leidensfolgen lindern, ob medikamentös oder auf andere Weise. Und auch da, *wo* er dies zu tun vermag – erst recht aber da, wo selbst dies nicht mehr gelingt –, sieht er sich vor eine Aufgabe gestellt, mit deren Übernahme er häufig genug an seine eigenen Grenzen stößt: die Aufgabe nämlich, den Angehörigen und/oder dem Patienten selber Trost zu spenden angesichts einer Krankheit, die er nach menschlichem Ermessen als unheilbar ansehen muss. An diesem, gewissermaßen grenzüberschreitenden Punkt medizinischen Handelns knüpft die christliche Hoffnung an dessen Leitinteressen unmittelbar an, und zwar deshalb, weil sie (a) Wirkung und Medium des Trostes im Leiden sein kann, weil (b) dieser Trost, als solcher, keinerlei Sinnbedürfnis befriedigt, und weil es (c) eben *dieser* Trost ist, den und den allein der Arzt dem unheilbar Kranken oder dessen Angehörigen, etwa im Falle von Aids, spenden kann und zu spenden sich genötigt und berechtigt sieht.

Freilich, mehr als ein Angebot und ein Appell ist es streng genommen nicht, was für den Theologen unter dieser Voraussetzung zu tun und zur (Mit-) Erfüllung der Aufgabe des Mediziners an den Grenzen seines Handelns beizutragen übrig bleibt – und ob dieses Angebot, jedenfalls für die unmittelbar Betroffenen, von irgendeinem Nutzen sein wird, steht einstweilen dahin: ‚Glaube, und wenn das nicht gelingt, z.B. weil es dir naiv erscheint, hoffe zumindest darauf, dass dein Leiden, dessen Sinn du sowenig einzusehen vermagst wie den Grund, weshalb es gerade dich getroffen und überdies noch immer kein Ende gefunden hat, gleichwohl überwunden werden und dich als selig erscheinen lassen wird: ob in diesem und für dieses oder aber in etwas als dem ewigen Leben.' Mehr als dieser Appell und mehr als die mit ihm verbundene, in der oben beschriebenen Weise durchaus anstößige Zusage ist, jedenfalls von Seiten des Christentums, redlicherweise nicht möglich. Wir mögen dies bedauern und theoretisch wie praktisch als unbefriedigend empfinden; das ändert jedoch nichts an der Unver-

35 Von der Vorbeugung wird hier in der Regel abgesehen, da diese eher in den Aufgaben- und Verantwortungsbereich des (potentiellen) Adressaten ärztlichen Handelns fällt.

meidbarkeit der Einsicht, dass uns an dieser Stelle zumindest christlich geurteilt jede darüber hinaus gehende Sinnteleologie versperrt, stattdessen nurmehr die Hoffnung und mit ihr der Zugang zur eschatologischen Grammatik des Trostes offen ist. Denn nochmals gesagt: Christliche Hoffnung entspringt aus keiner esoterischen Einsicht in den Sinn der Krankheit und des Leidens, sondern einzig und allein aus dem Trost, dass beides ein Ende haben wird.

Hoffnung als Ausdruck der eschatologischen Existenz des Menschen

Einsichten theologischer Ethik angesichts der Sinnfrage

ELISABETH GRÄB-SCHMIDT

> „Die Lösung des Problems des Lebens merkt man am Verschwinden dieses Problems.
>
> (Ist nicht dies der Grund, warum Menschen, denen der Sinn des Lebens nach langen Zweifeln klar wurde, warum diese dann nicht sagen konnten, worin dieser Sinn bestand?)“[1]

Genügt die Hoffnung? Diese zweifelnde Frage nimmt die Skepsis der Leidenden auf, immer und vielfältig. Auch wenn wir meinen, längst nicht mehr an Gott zu glauben ist es die Theodizeefrage, die uns im Leid bewegt, und die uns an der Hoffnung verzweifeln lässt. Die Theodizeefrage trifft im Innern den Kern der Hoffnung. Hoffnung genügte, aber nur wenn uns der Grund der Hoffnung unzweifelhaft feststeht. Doch worauf gründet sich die Hoffnung in der Hoffnungslosigkeit von Krankheit und Tod, von Ungerechtigkeit und Verzweiflung? Die Hoffnung genügte, aber sie ist uns abhandengekommen im Schrei des toten Christus vom Weltgebäude herab, dass kein Gott sei, im Wort vom Tode Gottes bei Nietzsche.

Das Thema Hoffnung deutet bereits an, von welcher Seite das Thema Aids in Blick genommen wird. Es geht in meinen Ausführungen weniger um die ethische Verantwortung der Gesellschaft, der Gesundheitsbehörden, der internationalen Organisationen und Politik im Blick auf den Umgang und die Bekämpfung von Aids, sondern um den Umgang mit dieser Krankheit seitens der Betroffenen.[2]

---

1 L. Wittgenstein, Tractatus logico-philosophicus, Werkausgabe, Bd.1, Frankfurt a.M. 1984, 85.

2 Wie mein Vorredner gehe ich davon aus, dass die Theologie einen Beitrag zur ethischen Bewältigung von Aids leisten kann. Im Unterschied zu meinem Vorredner sehe ich diesen Beitrag nicht als gering an. Das liegt an der unterschiedlichen Interpretation der metaphysischen Voraussetzungen. Überein stimme ich mit der Auffassung, dass der Beitrag in den metaphysischen oder besser kategorialen Voraus-

Das Prozesshafte, wofür das Leiden steht, erfordert eine detaillierte Analyse der zeitlichen Struktur menschlichen Daseins, die meines Erachtens adäquat im Begriff der Hoffnung in Blick genommen werden kann. Auf diese zeittheoretischen Bezüge der conditio humana beziehen sich vornehmlich meine Ausführungen. Und diese scheinen auf den für Verstehen und Selbstverstehen – und damit allein einem aufgeklärten Menschsein gemäßen – notwendigen Sinnbegriff nicht verzichten zu können.

Simone de Beauvoir, die in diesem Jahr 100 Jahre alt geworden wäre, hat den einprägsamen Satz gesagt: „Was das Schlimme am Alter ist, ist nicht so sehr das Alter, sondern der Verlust von Zukunft."[3] Genau diese Angst vor dem Verlust der Zukunft zeigt sich auch angesichts schwerer Krankheit. Damit wird in Krankheitssituationen aber etwas deutlich, was das Leben allgemein betrifft: Es ist die Zeit, die ins Leben fällt, wenn der Boden unter unseren Füßen zu wanken beginnt. Wir können sie nicht vergessen. Die Zeit rückt ins Zentrum unseres Interesses. Es ist die Zeitlichkeit des Daseins, die die Qualität, aber auch den Schrecken menschlichen Daseins ausmacht.

Nun ist es das christliche Verständnis von Hoffnung, das sich gerade angesichts unserer Endlichkeit bewähren muss. Die Zeit ist das Geheimnis unseres Lebens. Heidegger hatte nicht von ungefähr das Sein in den Horizont der Zeit gestellt.[4] Es ist nun das Besondere der christlichen Religion und noch vielmehr des jüdischen Glaubens, dass Gott selbst nicht zeitlos ist, sondern in der Zeit erscheint und damit die Zeit eine religiöse Valenz par excellence erhält. An unserem Verhältnis, ja an unserem Verstehen von Zeit entscheidet sich demnach das Gelingen oder Scheitern unseres Lebens, das Ergreifen oder Verfehlen unserer Daseinsbestimmung, die Bewährung und der Verlust unserer Freiheit, das Erkennen von Sinn und Zweck unseres Daseins. Entscheidend ist

---

setzungen liegt und ebenso darin, dass die Theologie die Grenzen der Ethik transzendiert. Jedoch tut sie dies gerade – und darin scheint mir ein Unterschied in der Auffassung zu liegen – aus metaphysischen oder besser transzendental-theoretischen und nicht aus irrationalen Gründen. Aus diesem Grunde komme ich auch zu einer unterschiedlichen Einordnung und Bewertung der Sinnthematik und der Bestimmung der Hoffnung. – Das Christentum hat zwar ein kritisches Verhältnis zur Sinnfrage, aber es gibt die Sinnthematik keineswegs auf. Vielmehr glaube ich an die Kompatibilität von Rationalität und christlichem Glauben, die unter Voraussetzungen der Abschaffung der Sinnfrage nicht mehr gegeben wäre. Der im vorhergehenden Vortrag zugespitzten Hauptthese der Nichteinklagbarkeit eines Sinnes des Leidens und der Spendung von Trost halte ich entgegen: Trost, der kein Sinnbedürfnis befriedigt, kann kein Trost sein!

3 Simone de Beauvoir in einem Interview über ihr Buch „Das Alter, Ein Essay", Reinbek 2000.

4 Vgl. M. Heidegger, Sein und Zeit, 14. Aufl., Tübingen 1977.

dabei gerade die Endlichkeit der Zeit. Sie ermöglicht die Erkenntnis, dass nicht der Tod die Gefahr der Sinnlosigkeit des Lebens ist. Nach der christlichen Auffassung liegt der Tod in der Hoffnungslosigkeit. Denn die Hoffnung ist elementarer Bestandteil eines sinn- und würdevollen Lebens, als das menschliches Leben ausgezeichnet ist.[5] Diese Funktion der Hoffnung liegt nun genau darin, dass in der Hoffnung die Bedeutung der *Zeit* für unser Leben festgehalten ist. Sie ermöglicht darüber hinaus das Erkennen desjenigen Charakters der Zeit, der für die Identität und Authentizität, die Integrität unseres Lebens von Bedeutung ist. Denn die Hoffnung drückt das dem Menschsein entsprechende *adäquate* Zeitverhältnis aus. Hoffnung ist nämlich ein Festhalten der Endlichkeit, das zugleich über diese hinausführt.[6] Mittels dieses Potenzials ist Hoffnung der Ausdruck der eschatologischen Seinsbestimmung des Menschen.[7] These der folgenden Ausführungen ist damit:

Aids stellt das menschliche Leben unausweichlich vor die Frage der Sinn- und Lebensbewältigung. Nur wenn eine Antwort auf diese Frage gefunden werden kann, werden wir angesichts dieser Krankheit nicht allein von Verzweiflung und Todesangst beherrscht werden.[8] Es ist die Zeitlichkeit, die die Signatur unseres Seins ausmacht, die es zu bewältigen gilt. An deren Bewältigung entscheidet sich Sinn oder Sinnlosigkeit unserer Existenz. Genau das ist mit der eschatologischen Daseinsform ausgesprochen, die der Zukunft Prävalenz bescheinigt. Zukunft meint jedoch nicht eine lineare Verlängerung der Zeit, sondern sie ist verstanden als Modus des Ausgreifens auf das Ganze des Daseins. Erst im Ausgriff auf dieses Ganze stellt sich die Sinnfrage des Lebens und damit die Möglichkeit der Hoffnung ein. Denn Hoffnung ist genau dieses Ausgreifen im Zusammenhalten von Immanenz und Transzendenz. An

---

5 Vgl. die Studie der Kammer der EKD für nachhaltige Entwicklung: „Für ein Leben in Würde". Die globale Bedrohung durch HIV/Aids und die Handlungsmöglichkeiten der Kirche, EKD Texte 91, hg. v. Kirchen an der EKD, 2007.

6 Damit drückt die Hoffnung die Struktur der ekstatischen Daseinsformation menschlichen Lebens aus, die der anthropologischen Weltoffenheit entspricht. Sich dieser Weltoffenheit, aber auch Endlichkeit zu stellen ist die Aufgabe des Lebens. Dies zu können, drückt sich im Hoffen des Menschen aus.

7 Nach christlichem Verständnis bedeutet Eschatologie die Lehre von den letzten Dingen. Präzise verstanden meint dies nicht einfach eine vulgäre Jenseitsdarstellung, sondern eine Qualifizierung des Diesseits. Diese besteht darin, das eigene Ende als Pendant der Weltoffenheit zu begreifen und antizipieren zu können und genau dies als Chance zu verstehen.

8 Das Stellen und die Beantwortung der Sinnfrage sind nicht von vornherein unchristlich. Das christliche Verständnis von Glauben lässt sich vielmehr am geglückten Umgang des Menschen mit seiner Zeitlichkeit beschreiben. Dieser kommt in der Sinnfrage zum Zuge.

der Hoffnung entscheidet sich die Bejahung oder Verneinung der Sinnfrage, mithin das Gelingen oder Misslingen der Gestaltung des eigenen Lebens. Erst aus der Hoffnung und somit im offenen Blick auf die Zukunft resultiert die Freiheit zum Leben und die Verantwortung zur Lebensgestaltung. Das Gelingen des Lebens bedeutet also das rechte ins Verhältnis kommen mit unserer Zeit. Dieses entscheidet sich an unserer *Kraft*,[9] der Hoffnung (und nicht der Angst) das Feld zu überlassen. Was demnach im Folgenden im Zusammenhang mit der Fragestellung der hoffnungsvollen Zuversicht des Lebens angesichts von Aids näher in Blick genommen werden muss, ist eine Verortung der Zeitdimension unseres Daseins. Diese ermöglicht eine Antwort auf die Sinnfrage und die aktive Übernahme von Verantwortung. Diese These wird in folgenden fünf Punkten entfaltet.[10]

I. Aids eine Krankheit zum Tode? Das Verstehen des Lebens angesichts von Aids
II. Die Sinndimension des Daseins
III. Zeit als Phänomen des Daseins - die Bedeutung der Zukunft für das Erfahren von Zeit
IV. Gelingendes Lebens als adäquate Übernahme von Verantwortung
V. Die religiöse Dimension gelingenden Lebens angesichts von Krankheit und Tod

I. Aids eine Krankheit zum Tode? Das Verstehen des Lebens angesichts von Aids

1. Die ethische Aufgabe zwischen Heilungshoffnung und Todesangst: Lebensqualität als Voraussetzung für Autonomie und Verantwortung

Was heißt das nun konkret für den Umgang mit Aids? Gefragt ist hier nach dem theologischen Beitrag zur Ethik angesichts der Krankheit Aids. Hier muss festgehalten werden: Das Theologische der Ethik liegt nicht im Normativen – die Theologie verfügt nicht über ein ethisches Sonderwissen – sondern das Theologische liegt in den Voraussetzungsbedingungen der Ethik. Eine solche Rede von den vorausgesetz-

9 Hierbei entsteht die Frage, woraus die Kraft sich speist. Sie entsteht jedenfalls nicht aus Einsicht in die Sinnlosigkeit des Leidens.

10 Damit werden mit der Sinn-, Zeit-, Schuld- und Freiheitsdimension diejenigen Parameter aufgenommen, an denen sich auch mein Vorredner orientiert hat.

ten Bedingungen kategorialer Dignität muss allerdings präzisiert werden und kann auf zweierlei Weise begegnen.

1. positiv: Die theologische Ethik schließt sich zunächst an die Aussagen und Inhalte einer allgemeinen philosophischen Ethik an. Sie bedient sich des Instrumentariums und der Spielregeln philosophischer Ethik. Das donum super additum ist allenfalls ihre bestimmte Sicht vom Leben.[11]

2. negativ: Diese bestimmte Sicht vom Leben macht aber nun über diese inhaltlichen Bestimmungen hinaus kategoriale Aussagen über die Ethik selber. Sie ist aber auch inhaltlich von Bedeutung. Denn im Umgang und in der Bewältigung von Krankheit spielt die jeweilige Sicht vom Leben, von Ziel, Aufgabe und Sinn des Lebens eine entscheidende Rolle.[12] Eine Heilung ist in der Regel ausgeschlossen, das heißt, der Umgang mit der Krankheit bleibt ein lebenslanger Prozess. Nicht nur das Leben als solches, sondern die Lebensqualität rückt angesichts der so massiv in den Blick tretenden Begrenztheit des Lebens damit in den Vordergrund der Betrachtung.

Ethisch verpflichtend ist daher im progressiven Verlauf einer solchen Erkrankung weniger die Erhaltung des Lebens um jeden Preis, als die Bewahrung eines möglichst lebenswerten Lebens.[13] Dazu gehört an erster Stelle Erhaltung der Autonomie.[14] Diese Autonomie zeigt sich nicht zuletzt in der Übernahme eines verantwortungsvollen Umgangs mit der eigenen Krankheit. Vieles tritt hier in Blick, insbesondere die Veränderungen auf der psychosozialen Ebene wie Lebensführung, Beziehungen, aber auch die Sinnsuche und Schuldfrage.[15] Eigenverantwortliches Handeln ist auch im Blick auf die Ausbreitung der Infek-

11 Allerdings bleibt dessen ungeachtet gültig: Nur wenn die theologische Spekulation dem ethischen Alltagsverständnis zugänglich gemacht werden kann, wird sie sich auch bewähren können. Das ist also zuvorderst die ethische Aufgabe.

12 Vgl. die Dokumentation des evangelischen Entwicklungsdienstes, hg. v. J. Deile, F. Schubert, H. Spitzeck, „Dem Leben zum Recht verhelfen", Fachkräfte und Aids, 2007.

13 Dabei gilt es zu unterscheiden zwischen Heilung und Heil. Dem großen Ziel der Heilung setzt die christliche Theologie Realismus gegenüber. Das Heilungsstreben des Menschen wird bejaht. Alle menschlichen Heilungsziele werden jedoch nur als vorletzte Ziele gesehen. Denn das Heil des Menschen wird als größer veranschlagt als die Heilung. Daraus kann man schließen, Heil im Sinne ganzheitlicher Belange des Patienten und die Ermöglichung eines selbstbestimmten Lebens (auch in der Spätphase von Erkrankungen) sind oberstes Gebot.

14 Vgl. die Ausführungen hierüber bei B. Irrgang, Grundriss der medizinischen Ethik, München 1995, 146ff.

15 Vgl. H. Saner, Reden über Aids, in: Zeitschrift für Evangelische Ethik 32 (1988), 172-177.

tion gefragt.[16] Aufklärung und Stärkung der Autonomie helfen hier auch zum Abbau von Ängsten. Denn Aids ist wie nur wenige andere Krankheiten mit massiven Ängsten verbunden. Neben der Angst zu sterben treten Ängste auf, den Sexualpartner angesteckt zu haben, verlassen oder diskriminiert zu werden.[17] Angst ist aber der Lebensdieb Nummer eins und Angstabbau die Voraussetzung für Übernahme von Verantwortung und damit auch für den Gewinn von Lebensqualität. Die Bereitschaft dazu wird jedoch nur da gegeben sein, wo man sich der eigenen Verantwortung bewusst ist, wo man die Verantwortung in die eigene Lebenskonzeption mit hineingenommen hat und sie die Lebensqualität bestimmt. Verantwortung hat immer auch zu tun mit Schuld. Doch an welcher Stelle kommt eigentlich die Schuld in der Frage nach Krankheit – auch gerade der Frage nach Aids – zu stehen?

2. Das Verhältnis von Krankheit und Schuld

Das Verhältnis von Krankheit und Schuld ist zwar ein uraltes Thema, aber es hat auch heute noch nichts von seiner Aktualität, Brisanz und Schärfe eingebüßt, denkt man etwa an die Versicherungspolicen im Blick auf Risikosportarten oder an fanatische Ernährungsapostel. Es wurde eine solche Beziehung im Laufe der Geschichte immer wieder hergestellt. Von dieser Beziehung will aber das Christentum, zumindest der Jesus des Neuen Testaments, offensichtlich nichts wissen. Sünde, Schuld und Tod stellt er gerade nicht in Bezug zu körperlicher Krankheit. Vielmehr gilt dort geradezu provokativ: Solch körperliche Krankheit ist nicht zum Tode.[18] Eine solche Krankheit zum Tode jedoch gibt es demnach. Diese ist aber gerade keine Krankheit in biologischem, organischem Sinne. Die Krankheit zum Tode ist Verzweiflung. So pointiert hebt das Sören Kierkegaard hervor.[19] Daraus kann man schließen, dass uns der Tod nicht durch eine körperliche Krankheit ereilt, jedenfalls nicht nur und nicht an erster Stelle, sondern durch Hoffnungs- und Verantwortungslosigkeit.

---

16 Das spricht etwa gegen Reihenuntersuchungen. Sie sind problematisch und kaum mit Würde und Selbstbestimmungsrecht der Patienten vereinbar, da diese nicht von differenzierten psychologischen Betreuungen begleitet sein können. Sie helfen den Betroffenen nicht, diskriminieren ihn aber häufig.

17 B. Irrgang, Grundriss, 148f. (Anm. 14.).

18 Vgl. Joh.11,4. Dass es hingegen eine Krankheit gibt, die zum Tode ist, hat aus diesen Aussagen Jesu Sören Kierkegaard, der dänische Philosoph, messerscharf geschlossen: S. Kierkegaard, Die Krankheit zum Tode, in neuer Übertragung mit Kommentar v. L. Richter, München 1966.

19 Vgl. Kierkegaard, Krankheit, 13 (Anm.18).

Dessen ungeachtet kann aber, wie unter Umständen im Falle Aids, auch die körperliche Krankheit angesichts des möglichen bevorstehenden Todes so sein, dass sie hoffnungslos macht. Die Krankheit tritt dabei spätestens dann in engste Beziehung zur Sinnfrage und damit auch zur Schuldfrage, und zwar zur Schuldfrage in existenziellem Sinne. Und es ist dieser Ort, an dem die Schuld – christlich protestantisch verstanden – zu stehen kommt. Diese Schuld, die von moralischer Schuld zu unterscheiden ist, thematisiert die christliche Theologie mit dem Begriff der Sünde. Und es ist die Sünde, die mit dem Tod konnotiert wird. Sünde ist es, wenn wir uns unsere Existenz schuldig bleiben. Sünde ist Hoffnungslosigkeit dem Leben gegenüber. Sünde ist die Krankheit zum Tode, weil sie die Hoffnungslosigkeit ist, die uns von unsrer Lebenserfassung und Lebensbestimmung fernhält. Die Krankheit zum Tode ist also gerade nicht eine biologische Krankheit. Der Tod, christlich verstanden, liegt demnach nicht im biologischen Tod, sondern in nichts anderem als genau in der Hoffnungslosigkeit.

Biblisch wird Krankheit von der Sünde entkoppelt. Die direkte Beziehung von Krankheit und Sünde, wie es im damaligen Umfeld gang und gäbe war, wird aufgelöst. Dennoch bleibt eine Verbindung bestehen, aber eine indirekte. Sie besteht darin, dass die Sünde aus einem nicht adäquaten Umgang mit der Krankheit resultiert. Die Befreiung von Sünde geschieht durch die Akzeptanz der Krankheit. Krankheit würde so nicht in traditioneller Weise als Schuld (also ethisch), sondern als Daseinsschuld (also existenziell) zu interpretieren sein. Diese Daseinsschuld wird beglichen durch die Akzeptanz der Krankheit, und damit eben der passiven Konstitution unseres Daseins.

In diesem Zusammenspiel gewinnt die Krankheit einen kategorialen Sinn. Genau dies rückt sie in Beziehung zur Schuld. Die Krankheit als Krankheit führt uns in einer Hinsicht in ein angemessenes Verständnis unserer conditio humana, nämlich als passiv bestimmter. Genau darin ist eben, christlich verstanden, Krankheit sogar ein Vorzug, weil sie uns diesen Blick eröffnet. Sie repräsentiert dasjenige Bedürfnis, das Ausdruck unserer Existenz ist, nämlich das Angewiesensein.[20] Die Hervorhebung von Krankheit und Leiden soll also nicht einem Verliebtsein ins Leiden das Wort reden. Es geht nicht um das Leiden um des Leidens willen. Das Leiden entspricht vielmehr der passiven Konstitution unseres Daseins. Damit ist gemeint, dass wir nicht in dem Sinne autonom sind, dass wir uns unsere Bedingungen selbst setzen können. Das heißt, angesichts von Krankheit werden wir in die wahre

20 Und damit das „Gestillt werden müssen" dieses Angewiesenseins im Sinne meines Vorredners.

Situation unseres Daseins geworfen als derjenigen, deren Ursprung wir nicht zu verantworten haben, den wir insofern auch einfach nur hinnehmen können - dieses aber auch müssen. Gerade diese Notwendigkeit des Hinnehmens ist nun aber das Problem unserer Existenz, das genau und immer schon dem einer Krankheit gleicht. So könnte man sagen: Wir erleiden unsere Existenz. Wir haben uns unsere Existenz zugezogen, deren Bewältigung insofern nicht allein in unserer Hand liegt.

Das Bewusstsein dieser Situation und ihre Akzeptanz, die Akzeptanz passiven Geworfenseins ins Dasein, ist daher in Parallele zu setzen mit der Erlangung eigentlicher Freiheit und Verantwortungsfähigkeit. Diese Erlangung von Freiheit impliziert eine Einsicht in ihren Charakter, nämlich in die Akzeptanz des passiven Geworfenseins ins Dasein als Voraussetzung der je eigenen Freiheit. Sie setzt damit einen bewussten Verzicht auf die Inanspruchnahme absoluter Autonomie voraus. In Konsequenz verzichtet sie auch darauf, alle Hindernisse und Verhinderung solcher absoluter Autonomie als Hemmnisse der eigenen Lebensgestaltung zu erfahren. Zu solchen Hindernissen gehörte eben auch die eigene körperliche Krankheit. Die Anerkennung passiver Konstitution unseres Daseins und damit unserer Daseinsschuld kehrt diese Verhältnisse von Krankheit und Gesundheit um. Sie erkennt gerade in einer solchen Lebensdiagnose, die Krankheit als Minderung ansieht, das eigentliche Hemmnis der Lebensentfaltung. Genau das hat dann aber zur Konsequenz, dass man auch unter Leben etwas anderes versteht als allein die Funktionstüchtigkeit des psychophysischen Organismus und unter Krankheit etwas anderes als nur Lebensminderung.

Genügt die Hoffnung? Auf den ersten Blick scheint diese Frage ausdrücken zu wollen, dass Hoffnung etwas Unzulässiges, ein Vertrösten ist, etwas worauf man nicht bauen kann, etwas Unsicheres, etwas das nicht ganz vertrauenswürdig ist, etwas, das jedenfalls weniger ist als Wissen. Hoffen und beten - das tut man in Situationen, wo sonst nichts mehr hilft, weil man sich nicht mehr helfen kann und nicht zu helfen weiß. Dieses alltägliche Verständnis von Hoffnung greift zu kurz. In der christlichen Interpretation bedeutet Hoffnung etwas ganz anderes. Es ist gerade die Hoffnung, die Leben als Lebendigkeit gebiert. Wir begegnen dieser Vorstellung noch in dem Ausdruck: „guter Hoffnung sein", wenn eine Frau schwanger ist. Hoffnung ist keine Vagheit, nichts Unsicheres. Die Hoffnung ist das Pendant der passiven Konstitution unserer Freiheit. Sie entspricht dem Werden, das unserer Eigenmächtigkeit entzogen ist, dies aber allererst ermöglicht. Damit rücken Hoffnung und Freiheit, Hoffnung und Leben ganz nah aneinander. Biblisch ist es die Hoffnung, der neben Liebe und Glaube zugetraut wird, dass sie *bleibt*.[21] Es ist nun diese Verbindung von Hoffnung und Leben, die der Sinnfrage eine ausgezeichnete Stellung im Leben eines Menschen zuweist.

II. Die Sinndimension des Lebens

> „... wir möchten gern noch etwas vom zerfahrenen Sinn unseres Lebens zu sehen bekommen. Wir heroisieren den Tod auch nicht, dazu ist uns das Leben zu groß und zu teuer. Erst recht weigern wir uns, den Sinn des Lebens in der Gefahr zu sehen, dafür sind wir nicht verzweifelt genug und wissen zu viel von den Gütern des Lebens, dafür kennen wir auch die Angst und das Leben zu gut und all die anderen zerstörenden Wirkungen einer dauernden Gefährdung des Lebens."[22]

Damit bringt Dietrich Bonhoeffer den modernen Sinn der Sinnfrage auf den Punkt. Und auch die existenzielle Frage der Lebens- oder besser Todesangst angesichts von Aids. Auf Sinn wollen und können wir nicht verzichten.

Die Sinnfrage scheint eine moderne Frage zu sein.[23] Der Sache nach scheint jedoch die Sinnfrage so alt wie die Menschheit überhaupt, wenn anders die Sinnfrage impliziert, sich über sein Leben zu verständigen. Wonach fragen wir, wenn wir nach Sinn fragen? Nach Nietzsche gewinnt das Leben dann Sinn, wenn ein Mensch sich nicht einfach nur treiben lässt, sondern wenn er sein Leben an Zielen ausrichtet, die seinem Leben eine bestimmte Form geben. Nach Sinn fragen wir, wenn er zu schwinden droht, die Sinnfrage bricht aber vor allem angesichts des Todes auf.

Die Frage nach dem Sinn im Leben und erst recht die Frage nach dem Sinn des Lebens stellen sich aber explizit nicht erst dort, wo sich das biologische Ende aufdrängt, sondern wo der Horizont, in den wir unser endliches Leben einbezogen wissen können, unkenntlich wird. Die Sinnfrage ist auf das Ganze des Lebens bezogen. Nur im Überschreiten unseres Daseins auf einen das Leben umfassenden Zusammenhang können wir die Sinndimension begreifen.

Dies setzt allerdings ein bestimmtes Verständnis von Zeit voraus. Nicht umsonst wird nämlich die Zeit als Zeitlichkeit thematisch in der Moderne gerade an der Stelle, an der es zum Bruch mit der Metaphysik

---

21 Nun aber bleibt Glaube, Hoffnung, Liebe, diese drei. (1Kor 13,13).

22 D. Bonhoeffer, Widerstand und Ergebung, München 1952, 30f.

23 Die Formel vom „Sinn des Lebens" ist nach ihrem Auftauchen bei Fichte und Schopenhauer, wohl vor allem von Friedrich Nietzsche in der zweiten Hälfte des 19. Jahrhunderts eingeführt worden.

und Religion gekommen ist und wo angesichts der Gotteskrise die Sinnfrage auch aufbrach. Es sind die herkömmlichen christlich-religiösen Selbstverständlichkeiten im Verhältnis von Zeit und Ewigkeit, die im nachmetaphysischen Zeitalter nicht mehr einfach übernommen werden können, die aber gerade so, in ihrer Gebrochenheit und Fragwürdigkeit, gewinnbringend für ein präzisiertes und profiliertes Verständnis der Zeitlichkeit menschlichen Daseins sein können.[24] Gerade mittels einer solchen profilierten Bestimmung der zeitlichen Bedingungen und Bestimmungen menschlichen Daseins kann es gelingen, das Leben in seiner Qualität zu erfassen und zu gestalten und der Endlichkeit und dem Tod ihren nur begrenzten Stellenwert einzuräumen.

III. Die Zeit als Phänomen des Daseins – die Bedeutung der Zukunft für das Erfahren von Zeit

1. Der Vorrang der Zukunft für ein Verstehen der Ganzheitsdimension des Lebens

Lebenssinn wächst uns aus dem Erfassen der Ganzheitsdimension des Lebens zu. Es ist die Zeit, an der sich ungebrochen unser Verhältnis zum Leben als eines zugleich Bruchstückhaften und Ganzen festmacht. Das zeigt sich im alltäglichen Zeitverständnis gerade auch im Umgang mit unserem Zeitempfinden. Denn entgegen der ersten Vermutung, dass wir die Zeit meist im Verhältnis der Gegenwart zur Vergangenheit wahrnehmen, ist der Aspekt der Zukunft wichtiger für die Struktur des menschlichen Lebens. Der Verlust von Zukunft, der unser Leben begleitet, ist, so hat es Simone de Beauvoir gesehen, eine immer drohende Bewältigungsaufgabe. Genau das hat zur Folge, dass wir Ängsten – und zwar bleibend – ausgesetzt sind. „In der Welt habt ihr Angst"[25], so formuliert das Johannesevangelium diese anthropologische Wahrheit. Es hat den Anschein, als wäre der Mensch weiser und glücklicher, wenn er dieses Fantasiebild der Zukunft loswerden könnte und menschliche Weisheit rät, das Heute zu genießen und sich der Zukunft wegen keine Sorgen zu machen. Auch das Christentum ermahnt uns, den kommenden Tag nicht zu fürchten. Dennoch leben wir sehr viel

24 Einschlägig hierfür ist die Zeittheorie Kierkegaards, deren Grundeinsicht hier für das Folgende übernommen wurde. Vgl. S. Kierkegaard, Der Begriff Angst, in neuer Übertragung v. L. Richter, Hamburg 1967, 76-78 (bes. Anm. 2).

25 Joh 16,33

mehr in unseren Zweifeln und Ängsten, unseren Befürchtungen und Hoffnungen als in unseren Erinnerungen und in unseren gegenwärtigen Erfahrungen. Und gerade im Christentum, das aufgrund seiner jüdischen Wurzeln eine Religion der Geschichte ist, wird weniger die Vergangenheit, als die Zukunft maßgeblich.

Die Zukunft ist nun aber die eigentliche Triebkraft der jüdisch-christlichen Religion.[26] Allerdings ist diese Zukunft keine lineare Verlängerung der Gegenwart. Und das heißt: Sie wird nicht als empirisches Faktum begriffen. Im jüdischen, aber auch im christlichen Denken wird sie als sittlich-religiöse Aufgabe begriffen. Zugleich schließt Zukunft ein Versprechen ein.[27] Mit ihr wird Hoffnung verbunden. Es ist diese Hoffnung, die in der symbolischen Zukunft verborgen liegt, die die Sinnfrage als die eigentliche menschliche Daseinsformation ausweist. Denn die Hoffnung ist genau das, was die symbolische Kraft des Menschen kennzeichnet, die ihn über die Grenzen seiner endlichen Existenz hinausgreifen lässt. Mittels der Hoffnung als Ausdruck der Zukünftigkeit menschlicher Existenz wird das Ganze, die Ganzheitsdimension in Blick genommen, die als Voraussetzung für die Qualitätserfahrung begriffen wurde. Dieser Zusammenhang führt uns zur eschatologischen Inblicknahme des Lebens.

2. Die eschatologische Qualifizierung der Zukunft – zur zeittheoretischen Begründung von Hoffnung

Eschatologie muss verstanden werden nicht nur als Bezug des Lebens zu Ewigkeit, sondern als eine Qualifizierung der Zeit. Das heißt: Ein eschatologisches Verständnis des Daseins begreift die Endlichkeit des Lebens nicht als Ende, sondern als Chance, sich auf die Erfüllung der Gegenwart zu konzentrieren. Es geht um die Wahrnehmung des Lebens als „erfüllte" Zeit. Getragen ist dieses Bewusstsein von einem Zeitverständnis, das die Geschichte menschlichen Lebens versteht als eingerückt in die kreativen Möglichkeiten der Geschichte, die in der Schöpfung als Begründung von Kreativität verankert ist. Getragen ist die so verstandene Zeit mithin durch den Horizont der Ewigkeit. Die konkrete Zeit ist dann diejenige, die sich nicht vor ihrem Ablauf fürchtet, sondern in Macht und Freiheit alle Kraft darein setzt, diese Gegenwart zu gestalten. „Carpe diem" wird so zur überzeugten Lebensaufgabe, gerade weil die Zeit nicht zerrinnt, sondern bewahrt ist „als Zeit"

26 Dieser Aspekt kommt in der Prophetie zum Tragen.

27 Sie ist symbolische Verheißung des Neuen, die Verheißung eines neuen Himmels und einer neuen Erde.

in der Ewigkeit. Die Ewigkeit wird aber ihrerseits nicht als Zeitlosigkeit und auch nicht als verlängerte Zeit verstanden. Gerade das ermöglicht aber, die Zeit selbst nicht als ablaufende Uhr, sondern als Gestaltungsraum, der bewahrt bleibt, zu verstehen. Dieses Bewahrtwerden der Zeit gewährt die „angstlose" Freiheit, die zum Handeln befreit, ermuntert und befähigt. Es ist nicht gleichgültig, wie wir unsere Zeit verbringen. Ihre Gestaltung mündet ein in einen Horizont der Ewigkeit, das heißt des Ganzen, dessen Gestalt aber nicht unterschiedslos und zeitlos ist, sondern durch die je eigene Gestaltung mitbestimmt wird. Das zumindest ist die christliche Überzeugung von der eschatologischen Existenz des neuen Menschen. Wir haben uns als Werdende zu verstehen, deren Vollendung uns aus der Zukunft, aus Begegnungen und Widerfahrnissen, aus „Stillung von Bedürfnissen" zuwächst. Mit anderen Worten: Die eschatologische Existenz des Menschen bedeutet, dass der endliche Raum des Menschen getragen ist von der Wirklichkeit des Möglichen – um eine Formulierung von Sören Kierkegaard zu gebrauchen, die er bereits in Anlehnung an Pascal verwendet hat. Der Ausdruck dieser Wirklichkeit des Möglichen in der Existenz des Einzelnen ist eine Selbsttranszendenz, aber nicht ins Blaue, ins Jenseits, und auch nicht in Ziel- und Sinnberechnungen, sondern als passives Hinnehmen, als Antwort auf das Wissen des Getragenseins, das in der Hoffnung und im Vertrauen zum Ausdruck kommt. Die ethische Existenz der von Aids Betroffenen wie die eines jeden Menschen bedarf solcher Hoffnung und solchen Vertrauens.

3. Hoffnung als Ausdruck der ethischen Signatur unseres Daseins

Von der Sichtweise der eschatologischen Existenz gewinnt dann auch das Verhältnis zu Krankheit und Schuld eine neue Pointe, die die herkömmlichen Zuordnungen umkehrt: denn nicht die Krankheit beruht auf Schuld, sondern das Leugnen der Krankheit. Die Diagnose ist: Einen „Arzt" zu bedürfen ist keine Schwäche, keine Minderung des Lebens, sondern seine Erfüllung. Erfülltes Leben ist damit gerade nicht, was man gemeinhin darunter versteht, ein interesseloses Genießen, sondern es ist gekennzeichnet durch die Anerkennung des Angewiesenseins und durch die Struktur der Hoffnung. Es bestimmt die Hoffnung als Zuversicht, dass das Leben unter allen Widrigkeiten, selbst angesichts von Krankheit und Tod seine Erfüllung findet, weil Krankheit und Tod eben genau im Sinne der Bedürftigkeit zu dem je bestimmten Leben dazugehören. Hoffnung ermöglicht die Akzeptanz der jeweiligen Bedingungen, auch der scheinbar widrigen, als Bestimmung des Lebens. Sie ist deren Ausdruck und bildet damit die Struktur der *Stillung eines Bedürfnisses* ab. Hoffnung heißt: es gibt kein definitives Ende, solange wir dieses Ende selbst gestalten und so das Ende in unser Leben integrieren. Das aber heißt: Hoffnung impliziert die ethische Signatur unseres Daseins. Sie realisiert sich in der Gestaltung unseres Daseins. Die Hoffnung hat damit kategoriale Funktion für die Motivation des Handelns.

Denn Hoffnung ist gerade kein Vertrösten, sondern eine *Kraft*. Sie *antizipiert* nicht die Zukunft, das heißt sie kalkuliert nicht, was sich lohnt oder nicht lohnt, sondern sie repräsentiert das Offensein für die Zukunft. Die christliche Hoffnung unterscheidet sich von bloßen Wünschen dadurch, dass sie eine Kraft ist. Ja sie ist das eigentliche Lebenselixier, das uns zum Handeln führt. Die Hoffnung ist eine Kraft, weil sie uns unsere Freiheit trotz unseres passiven Konstituiertseins erfahrbar macht, indem sie uns in die Realität unserer Bestimmung führt und uns diese akzeptieren lässt. Erst durch die Hoffnung werden wir mithin zu solch freien Menschen, deren Freiheit als Verantwortung ausgerichtet ist. Der Trost der Hoffnung liegt genau in diesem durch Freiheit und Verantwortungsfähigkeit eröffneten Möglichkeitsraum, der sich selbst auf das Ende erstrecken kann und erstreckt. Damit vermag es die Hoffnung, sogar das Ende als Anfang durchscheinen zu lassen, der uns immer wieder aufs Neue zu verzaubern vermag. Das kann die Hoffnung darum, weil sie auf einem realistischen Verständnis unserer Freiheit aufbaut. Genau darum schafft sie auch Vertrauen. Solches Vertrauen trägt über den Tod hinaus, denn es entspringt aus dem *Grund* der Hoffnung, der Zeit und Ewigkeit in unserer Geschichte zusammenbindet. Damit aber erweist sich:

IV. Gelingendes Leben als adäquate Übernahme von Verantwortung – als ein Handeln aus der Kraft der Hoffnung

Ethik ist eine Theorie des guten Handelns. Gefragt ist hier nach der theologischen Perspektive dieses Guten des Handelns. Die theologische Ethik bezieht sich auf die allgemeine Ethik, aber unter einer besonderen Perspektive. Eine solche Sicht auf das Leben hat als Sicht zugleich kategoriale Funktion. Sie kommt nach der hier vertretenen Überzeugung nicht nur zur Ethik hinzu, sie ist als motivationsbildend grundlegend für die Funktionstüchtigkeit jeder Ethik. Das soll im Folgenden veranschaulicht werden.

Menschsein vollzieht sich im Handeln. In jedem Handeln schwebt uns immer schon die Zielgestalt unseres Seins vor. Wir orientieren uns an Zielen, die letztlich ihrerseits bestimmt sind durch ein oberstes höchstes Ziel. Dieses gibt die Richtung und den Bewertungsmaßstab unseres Handelns an, ebenso wie unsere Verfassung des Seins. Nun ist diese Zielgestalt aber nicht von der Art des Wissens, sie ist uns nicht empirisch vorgegeben, sondern sie ist von der Art der Zuversicht und Gewissheit. Ihre Ausdrucksgestalt findet sie mithin in der Hoffnung und im Vertrauen. Denn das Handeln bezieht sich hier auf Zielgegenstände, die „man nicht sieht", deren man aber gewiss ist und ohne die das Handeln gar keine Orientierung erhält. Das aber macht Handeln als solches unmöglich. Genau darum erübrigt sich auch die Sinnfrage nicht. Sie liefert die nötige Zielorientierung. Sinn wird jedoch nicht antizipiert, er stellt sich in seiner Konkretheit immer erst ein, aber dieses sich Einstellen wird antizipiert in der Hoffnung. Hier ist dann also der Orientierungsmaßstab im Blick auf diese Letztorientierung nicht etwas konkret Bekanntes, sondern die zielgerichtete Werdensgestalt des Lebens selbst, also ihre eschatologische Dimension, die als solche Inhalt der Hoffnung ist. Hoffnung als Ausdruck der eschatologischen Existenz des neuen Menschen bedeutet dann im Hinblick auf ihre ethische Orientierung: mit der Offenheit, wofür die Hoffnung steht, auch in unserem Leben und Handeln tatsächlich zu rechnen, sei es gegenüber der scheinbar aussichtslosen Situation in Sub-Sahara Afrika oder des einzelnen Aidsinfizierten vor Ort. Sich und den anderen Mut zu machen zu dieser Hoffnung ist das eine. Darüber hinaus ist aber Hoffnung gefeit gegenüber aussichtslosen Situationen des Diesseits, weil das zielbestimmte Werden über die irdische Vorstellung unserer Vollendungsgestalt hinausreicht auf den Grund der Hoffnung, der diese und die Akzeptanz des Offenseins für neue Möglichkeiten wach hält. Genau aus diesem Grund der Hoffnung empfangen wir aber auch die *Kraft*, die nötigen konkreten Handlungsschritte zu übernehmen.

Die eschatologische Lebensdiagnose macht deutlich, dass die eigentliche Kraft des Daseins darin liegt, Lebenshemmnisse, Krankheit und Schuld nicht zu beseitigen, sondern als Chance zu begreifen.[28] Die Freiheit führt diese Bewegung aus, die die ganze Zeitlichkeit umspannt. Sie kann es wagen, weil in der passiven Konstitution der Freiheit die eigene Gegenwart als verankert nicht nur im Zeitstrom, sondern eben, im diesen immer übersteigenden und umfassenderen

28 Diese Beseitigung der Lebenshemmnisse kann dann als Verführung zur Zerstreuung, zur Ablenkung der eigentlichen Lebensintention aufgefasst werden, die uns dann gerade daran hindert, unser Leben aus der Ursprungssituation heraus zu vergegenwärtigen, um die Zielvision des Lebens wahr werden zu lassen.

Ewigkeitsbezug erfahren wird. Ziel und Ursprung, Schöpfung und Geschichte werden so ganz nahe aneinander gerückt und von der Gegenwart nicht beschädigt, da diese ihre „sinnvolle", das heißt ihren unverzichtbaren Platz im Weg, in der Ausspannung des Daseins zwischen Ursprung und Ziel einnimmt. Die eigentliche Dichte des Daseins wird so empfunden im Loslassen scheinbar wichtiger Interessen der Gegenwart, nicht um die Bedeutung der Gegenwart zu nivellieren – im Gegenteil, sie behält und erhält volles Gewicht, sondern um die Gegenwart in ihrer Bedeutung für das Ganze zu justieren. Sie wird dann adäquat wahrgenommen, wenn sie sich selbst als Zentral- und Wendepunkt zwischen Vergangenheit und Zukunft sieht, eingebunden in die Zeit, die zwar nach vorn hin offen, aber in Kontinuität zum Ursprung steht, woraus ihre Zielgerichtetheit aber zugleich ihre Aufgehobenheit und damit ihr Sinn erkennbar und erfahrbar wird. Zeitlichkeit, Endlichkeit und Sinn widersprechen sich nicht mehr, sondern sie entsprechen sich.

V. Die religiöse Dimension gelingenden Lebens angesichts von Krankheit und Tod

Unser Eingespanntsein zwischen Ursprung und Ziel, das quasi als Bewährungsprobe aufgefasst werden kann, das macht die Erfahrung des Glaubens aus, die nichts anderes ist, oder in nichts anderem zum Ausdruck kommt, als in dieser besonderen Konstellation, die das Leben zur Zeit einnimmt. Wie diese bewältigt wird, daran entscheidet sich Glaube und Unglaube, daran entscheidet sich das Gelingen unseres Lebens. Es bedarf einer vorlaufenden Vertrauenserfahrung, die das gegenwärtige Leben aus der Ganzheit seines Geschicks zu empfangen bereit ist, um damit in der Gegenwart die Angstlosigkeit, Freiheit und Ruhe des Ewigkeitsbezugs als Gewicht in die Waagschale legen zu können. Dies bedarf der Erfahrung, dass das Leben nicht das Unvollkommene der Gegenwart ist, sondern das Hineingestelltsein in ein Ganzes. Dessen gewiss zu sein und von daher den gegenwärtigen Moment zu beleuchten, die momentane Bedeutung zu nehmen, das macht die Zuversicht des Glaubens aus, woraus er seine Hoffnung schöpft, die ihn trägt in Akzeptanz der diesseitigen Übel, seien sie klein oder groß. Gegen solche Übel, gegen Krankheit und sogar Tod ist der Glaube durch die gegenläufige Bewegung seines Lebens gewappnet. Während das alltägliche Leben bekanntlich zur offenen Zukunft verläuft und sich so von der Vergangenheit bestimmt sein lässt, kommt die Hoffnung des Glaubens von der offenen Zukunft her und bricht damit den determinierenden Charakter der Vergangenheit auf. Die Vergangenheit determiniert nicht, auch nicht angesichts von Krankheit und Tod, sie wird vielmehr (im Lichte der Zielvision) aus der Zuversicht des Glaubens an den Schöpfer, der die Geschichte und Geschicke kommunikativ begleitet, in eine Aufgabe für die Freiheit verwandelt. Eschatologie und Freiheit bedingen sich.

Eschatologische Existenz meint daher gerade nicht eine zukünftige Existenz am Ende aller Tage, sondern eine Inblicknahme des Lebens sub specie aeternitate, die das Leben aber nicht nivelliert, sondern als eigenes Hier und Jetzt in seiner ihm je eigenen Befindlichkeit verstehen und wertschätzen lässt. Das Leben ist gerade als Absterben, als Sein zum Tode, ein Leben in der Fülle des Augenblicks, weil nur so die wertschätzende Ruhe und Angstlosigkeit eintreten kann, die dem Leben Gewicht, Sinn, Freude, Zuversicht und Hoffnung verleiht. Vom Ende als Ziel herkommend hetzt der Augenblick nicht von einem zum andern in eine unbekannte offene Zukunft, sondern er ist das Innehalten, um das eigene Dasein in seiner ganzen Zielbestimmung in Blick nehmen zu können. Das ist das Loslassenkönnen des Augenblicks, der Zeit, weil man sie als aufgehoben erblickt. Eschatologisch verstanden liegt die Bewältigung des Lebens in der Erfassung der Zeitlichkeit des Daseins in diesem Vollsinne der Zentrierung der Zeit in der Gegenwart. Und damit ist die eschatologische Existenz diejenige, die keine Angst vor der Zukunft und keine Angst vor dem Verlust der Zukunft hat. Denn es ist die Endlichkeit und damit der Abbruch der Zeit, der *die* Lebensaufgabe ist. Gelingendes Leben liegt darum immer in einer Qualifizierung der Gegenwart. Sie liegt mithin in einer adäquaten Verhältnisbestimmung des Lebens zur je eigenen Zeit. Dieses qualifizierte Zeitverhältnis ermöglicht unser gegenwärtiges Sosein in allen Defizienzen zu akzeptieren, ebenso wie angesichts unserer Endlichkeit zu handeln. Das ist der Sieg über die Angst vor dem Tode. Und darum kann keine körperliche Krankheit zum Tode sein, sondern nur ein Scheitern des Zeitverhältnisses der Existenz.

Für Aids jedenfalls gilt in christlicher Sicht: Diese Krankheit ist nicht zum Tode. Genau weil gilt: die Hoffnung genügt. Denn Hoffnung hat nichts mit Vertrösten zu tun. Hoffnung ist der Ausdruck genau dieser eschatologischen Seinsbestimmung des Menschen, der für die Gegenwart Fülle ermöglicht und damit Trost gewährt, weil die Gegenwart das ist, was bleibt. Dabei muss aber festgehalten werden, Hoffen ist keine *kognitive* Angelegenheit – das ist das bleibende Missverständnis. Denn Hoffnung ist eben nicht eine Wahrscheinlichkeitshaltung. Hoffnung und Vertrauen gehören primär nicht in die kognitive Ebene, sie nisten in der Erfahrungsebene. Hoffen ist damit eine Angelegenheit der Kraft. Und es ist in der Erfahrung, in der sie als Kraft, als Lebens- und Lebensgestaltungskraft zum Tragen kommt. Hoffen ist eine Angelegenheit der inneren Gestimmtheit, die einer bestimmten Sicht des Lebens entspricht. Sie ist eine Gewissheit und als solche eine Lebenskraft, die eine neue Sichtweise, eine neue Interpretation der eigenen Daseinssituation ermöglicht und zum Ausdruck bringt. Hoffnung beschreibt nicht eine deliberative Reflexionskultur, sondern eine aus der Erfahrungsquelle gespeiste Gewissheit, die die nötige Kraft zum Handeln auch in scheinbar aussichtslosen Situationen zum Ausdruck bringt. Ohne die Hoffnung ist Handeln gar nicht möglich – und auch nicht das Jasagen zum Leben. Das merken nicht nur die Betroffenen von Aids, das merken auch die Helfenden, die Ärzte ebenso wie die Politiker. Ohne Hoffnung gegen allen Augenschein, ohne Glaube an Rettung und Sinn, wären die Bemühungen zu helfen zum Scheitern verurteilt, fehlte ihnen die Kraft, die Berge versetzt.

Aus dieser Perspektive wird noch einmal deutlich: Die Eigenart der Hoffnung gegenüber allen anderen Wünschen ist ihre *passive Konstitution*. Gerade das ist ihre Stärke, es macht ihre Kraft entgegen aller Hoffnungslosigkeit und Trostlosigkeit aus. Diese Kraft, die in der Hoffnung liegt, ist Trost nicht nur des Denkens, sondern des Lebens.

Genügt die Hoffnung? Diese Frage ist – wenn auch mit Vorbehalt – jedenfalls uneingeschränkt mit Ja zu beantworten. Die Hoffnung bewährt sich im Leben gerade auch angesichts des Todes. Sie ist Ausdruck dafür, dass unser Leben einen Sinn hat.

Kann denn Liebe Sünde sein?

STEFAN ALKIER

1. Paralogie: Lyotards wissensethische Ermahnung[1]

Als Jean-François Lyotard gegen Ende der Siebziger Jahre des 20. Jahrhunderts mit seiner Epoche machenden Schrift „Das postmoderne Wissen“ das Ende der „großen Erzählungen“ verkündete, hatte er kaum mehr die mythischen Geschichten der Antike und erst recht nicht die großen Erzählungen des Judentums und des Christentums im Blick. Diese galten schon der Epistemologie der Moderne als der Rationalität belastbaren Wissens geradezu entgegengesetzte fiktionale Konstrukte:

> „Der Wissenschaftler befragt sich über die Gültigkeit narrativer Aussagen und stellt fest, daß sie der Argumentation und dem Beweis niemals unterworfen sind. Er ordnet sie einer anderen Mentalität zu: wild, primitiv, unterentwickelt, rückständig, verwirrt, bestehend aus Meinungen, Gewohnheiten, Autorität, Vorurteilen, Unwissenheit und Ideologien. Die Erzählungen sind Fabeln, Mythen, Legenden, gut für Frauen und Kinder. Im besten Fall wird man versuchen, Licht in diesen Obskurantismus zu bringen, zu zivilisieren, auszubilden und zu entwickeln.“[2]

Nicht nur viele Wissenschaftler der Gegenwart, sondern auch viele andere kulturelle Meinungsbildner (Journalisten, Moderatoren, Politiker, Lehrer, Funktionäre) teilen wohl noch immer diese Einschätzung,

---

1 Die ersten zwei Abschnitte habe ich in leicht veränderter Fassung meinem Aufsatz: Das „Wort vom Kreuz“ und die „Weisheit dieser Welt“. Zur Epistemologie des Apostels Paulus, in: Das Denken und seine Folgen – Wege des Denkens aus der Sicht unterschiedlicher Wissenschaftsdisziplinen (FS Günther Böhme), hg. v. G. Deninger-Polzer, Chr. Winter, S. Dabo-Cruz, Idstein 2008, 71-84, entnommen, in dem ich diese große Geschichte Israels und die Jesus-Christus-Geschichte nachzeichne. Einiges davon ist auch in meine Monographie: Die Realität der Auferweckung in, nach und mit den Schriften des Neuen Testaments, Neutestamentliche Entwürfe zur Theologie 12, Tübingen, Basel 2009, eingegangen.

2 J.-F. Lyotard, Das postmoderne Wissen. Ein Bericht, in: Theatro Machinarum 3/4, Bremen 1982, 52f. (i.O.: La condition postmoderne. Rapport sur le savoir, Paris 1979).

ohne die Rhetorik Lyotards zu bemerken, die diese „wissenschaftliche" Ablehnung des narrativen Wissens schon wieder karikierend durchbricht und den Erzählungen damit durchaus ihr begrenztes, lokales Recht zubilligt.

Lyotards Pointe besteht vielmehr im Hinweis darauf, dass die großen Entwürfe des Wissens der Moderne ihre Legitimität ebenfalls mit Hilfe großer Erzählungen herzustellen versuchen, da auch das aufgeklärte Wissen diese Legitimität nicht durch sich selbst erzeugen könne. Lyotard führt als Beleg „zwei große Varianten der Legitimitätserzählung" an, „eine eher politische und eine eher philosophische".[3] Die politische ist

> „jene, die die Menschheit als Helden der Freiheit zum Thema hat. Alle Völker haben ein Recht auf die Wissenschaft. Wenn das gesellschaftliche Subjekt noch nicht das Subjekt des wissenschaftlichen Wissens ist, so darum, weil es von den Priestern und den Tyrannen daran gehindert wurde."[4]

Bezüglich der philosophischen Legitimitätserzählung führt Lyotard aus:

> „Bei der anderen Legitimierungserzählung gibt die Beziehung zwischen Wissenschaft, Nation und Staat Anlaß zu einer ganz anderen Erarbeitung."[5]

Es handelt sich um die Grunderzählung des deutschen Idealismus, der die Freiheit der Wissenschaft durch eine Geschichte des Geistes zu legitimieren sucht, wie sie z.B. Hegel konstruiert.[6]

Lyotard zufolge aber haben in der Wissensproduktion der westlichen Welt sowohl die staatlich-politische als auch die philosophisch-spekulative Metaerzählung ihre Plausibilität eingebüßt und so konstatiert er:

> „In der gegenwärtigen Gesellschaft und Kultur, der postindustriellen Gesellschaft und der postmodernen Kultur, stellt sich die Frage der Legitimierung des Wissens in anderer Weise. Die große Erzählung hat ihre Glaubwürdigkeit verloren, welches auch immer die Weise der Vereinheitlichung sei, die ihr bezeichnet wird: spekulative Erzählung oder Erzählung der Emanzipation."[7]

Die andauernde Grundlagenkrise wissenschaftlicher Ethik und ihr Auseinanderdriften in eine stattliche Anzahl von Bereichsethiken sind in diese Situationsanalyse gut einzuzeichnen.

---

3 Lyotard, Wissen, 60 (Anm. 2).
4 Lyotard, Wissen, 60 (Anm. 2).
5 Lyotard, Wissen, 61 (Anm. 2).
6 Vgl. Lyotard, Wissen, 63f. (Anm. 2).
7 Lyotard, Wissen, 71 (Anm. 2).

Lyotard begreift große Erzählungen als stets totalisierende und deshalb terrorisierende Konstrukte, die den politischen Imperialismus der westlichen Welt auch auf ihre Wissensproduktion ausgreifen lässt. Lyotards wissensethische Ermahnung der zeitgenössischen Diskurse gründet auf der These, dass das Denken des Einen das Andere stets ausgrenze. Wer alles auf der Basis einer großen Erzählung zu einer universalen Einheit zusammen denken möchte, habe den Weg des Terrors schon längst beschritten, auch wenn diese Einheit als großer, diskursiv erreichter „Konsens" vorgestellt wird, wie etwa in der Theorie des kommunikativen Handelns von Jürgen Habermas. Der universal angelegte Konsens ist Lyotard zufolge gerade nicht in der Lage, das andere in seiner je eigenen Gültigkeit zu denken und sein zu lassen,[8] und damit eine verantwortbare plurale Gesellschaft zu ermöglichen.

An die Stelle der universalisierenden großen, sollen deshalb die lokalen kleinen Erzählungen treten, und das totalisierende Ideal des vereinheitlichenden Konsenses soll durch die Annahme der produktiven Kraft des Dissenses abgelöst werden, um die Wissensproduktion als „Paralogie"[9] zu organisieren. Die Paralogie zielt nicht mehr auf die Einheit des Weltwissens. Sie fördert vielmehr Diskurse, die konfliktfähig, aber auf friedliche Weise dem Plural der Wirklichkeitsdeutungen begegnen können und ihn darüber hinaus programmatisch als die angemessene Weise der Produktion von Wissen begreifen. Die Paralogie, also das postmoderne Wissen, zeichnet sich gerade dadurch aus, dass es totalisierenden Legitimationsstrategien grundsätzlich misstraut und an ihre Stelle die Bruchstellen des Wissens favorisiert. Das postmoderne Wissen verzichtet auf den Terror universaler Ansprüche zugunsten einer „Heteromorphie der Sprachspiele", deren „Konsens" „über die Regeln" des jeweiligen Sprachspiels „lokal sein, d.h. von gegenwärtigen Mitspielern erreicht und Gegenstand eventueller Auflösung werden können."[10]

Damit favorisiert das postmoderne Wissen keineswegs eine Beliebigkeit, die bei näherem Hinsehen dann doch wieder nur die Totalität des globalen Marktes hervorbringt. Es plädiert schon gar nicht für eine subjektzentrierte hedonistische Ethik, die den anderen nur noch als Mittel zum Zweck der eigenen Bedürfnisbefriedigung missbraucht und nicht einmal mehr das ethische Prinzip neminem laedere vorbehaltlos akzeptiert. Vielmehr geht es Lyotard um eine philosophisch und ethisch begründete Annahme der Provokation eines qualifizierten Plurals, der das Prädikat Wissen nicht nur einer einzigen Wahrheit zubil-

8 Vgl. Lyotard, Wissen, 121f. (Anm. 2).
9 Vgl. Lyotard, Wissen, 113 (Anm. 2).
10 Lyotard, Wissen, 123 (Anm. 2).

ligt, sondern Wahrheit selbst im Modus der Kontingenz von historisch und kulturell bedingten Situationen zu denken bereit ist. Man kann Lyotards Vision des postmodernen Wissens als eine „Kritik der Einen Vernunft" bezeichnen, an deren Stelle aber nicht die irrationale Beliebigkeit oder die selbstverliebte Willkür treten soll, sondern die respektvolle Wahrnehmung der Andersheit der anderen aufgrund der faktischen Mehrdeutigkeit der Welt selbst innerhalb derselben historisch begrenzten Konstellation.

2. Die Bibel – das Buch der Bücher

Seit dem Kirchenvater Chrysostomos (gest. 407) wird die Sammlung von grundlegenden Schriften, die als Richtschnur christlichen Glaubens im Gottesdienst verlesen und ausgelegt werden, „die Bücher" (hom. In Col 9.1: PG 62,361) genannt. Die griechische Bezeichnung „*ta biblia*" ließ erkennen, was das deutsche Wort „Bibel" verdeckt: die Bibel ist ein Buch der Bücher. Die Bücher, die sie enthält, wurden nicht für sie geschrieben. Sie stammen von ganz verschiedenen Verfassern – vielleicht auch Verfasserinnen – aus unterschiedlichen Zeiten, Räumen und Kulturen. Sie wurden bereits in verschiedenen Sprachen geschrieben und in viele weitere Sprachen übersetzt, bevor sie dann von Christen für das Buch der Bücher ausgewählt und zusammengestellt wurden.

Aber nicht erst das deutsche Wort „Bibel" führt den Singular ein, sondern auch schon die griechische und die lateinische Kirche des frühen Mittelalters verwendet ihn.

Singular und Plural bringen erst zusammen sachgemäß zum Ausdruck, worum es sich bei der Bibel handelt: eine Sammlung von Büchern, die durch ihre geordnete Zusammenstellung einen neuen Sinnraum hervorbringt, der zugleich narrativ und paralogisch strukturiert ist.

Das Konzept dieser Sammlung entsteht in einem langwierigen und komplexen Prozess, der nicht mehr vollständig rekonstruierbar ist. Die Kontroversen über die Ausgestaltung der biblischen Sammlung, insbesondere über ihren Umfang, die Reihenfolge der Bücher, ihre Textgrundlage und ihre angemessenen Übersetzungen halten bis heute an.[11]

11 Vgl. zur Kanongeschichte St. Alkier, Der christliche Kanon als Quelle der Offenbarung Gottes. Theologiegeschichtliche Anmerkungen zu einem aktuellen Thema, in: Relationen – Studien zum Übergang vom Spätmittelalter zur Reformation (FS Karl-Heinz zur Mühlen), hg. v. A. Lexutt, W. Matz, Münster u.a. 2000, 115-138; Th.K. Heckel, Vom Evangelium des Markus zum viergestaltigen Evangelium, Tübingen 1999.; H. Freiherr von Campenhausen; Die Entstehung der christlichen Bibel, BHTh

Eine einheitliche christliche Bibel, die als widerspruchsfreies und unfehlbares Fundament christlichen Glaubens dienen könnte, hat es nie gegeben. Die *eine* Bibel ist zum einen eine ideologische Erfindung solcher Dogmatiker, die den paralogischen Plural des Buches der Bücher zugunsten eines totalisierenden Singulars verdrängen wollen und zum Anderen eine Fiktion derjenigen Kritiker des Christentums, die der Bibel alles mögliche anlasten, ohne sie zu lesen.

Es ist daher die Aufgabe historischer Bibelkritik, die Entstehung nicht nur der Bibel als Ganze, sondern ebenso die der einzelnen Schriften in ihren jeweiligen kulturellen Zusammenhängen nachzuzeichnen. Die aufregende Erkenntnis dieser Arbeit besteht darin, dass auch das theologische Denken und religiöse Empfinden inmitten politischer, wirtschaftlicher, rechtsgeschichtlicher und kulturgeschichtlicher Zusammenhänge entsteht und sich keineswegs als eine homogene, unveränderte Einheit auffassen lässt. Der Glaube selbst hat eine höchst komplexe und widersprüchliche, paralogische Geschichte.

Mit dieser Einsicht in die notwendige historische Unterscheidung verschiedener Glaubensweisen und Gottesbilder nicht nur zwischen der Bibel und der Gegenwartskultur, sondern bereits schon innerhalb der Bibel schützen die kritischen Bibelwissenschaften vor jeglichem fundamentalistischen Missverständnis und ermöglichen so dem Christentum die Fähigkeit zum sachgemäßen Pluralismus.[12]

Der Pluralismus kommt nicht erst von außen als political correctness in das Christentum unter den Bedingungen pluraler Gesellschaf-

---

39, Tübingen 1968; JBTh 3 (1988); Das Neue Testament als Kanon. Dokumentation und kritische Analyse zur gegenwärtigen Diskussion, hg. v. E. Käsemann, Göttingen 1970; Die Apokryphenfrage im ökumenischen Horizont, hg. v. S. Meurer, 2. Aufl., Stuttgart 1993; Verbindliches Zeugnis, Bd. 1: Kanon – Schrift – Tradition, hg. v. W. Pannenberg, T. Schneider, Freiburg u.a. 1992; D. Trobisch, Die Endredaktion des Neuen Testaments, Freiburg (Schweiz) 1996. Vgl. dazu auch die Kontroverse von M. Oeming u. M. Klinghardt zum Thema: Die Entstehung des Kanons: Geschichtlicher Prozess oder gezielte Publizistik?, in: ZNT 12 (2003), 51-64. Erste Begrenzungen, die aber nicht das vielfältige Judentum repräsentieren, finden sich gegen Ende des 1. Jahrhunderts bei Josephus, Contra Apionem I, 39-41, und 4Esra 14. Der Begriff des Kanons, wie wir ihn heute verwenden, entsteht zudem erst in der Alten Kirche des 4. Jahrhunderts.

12 Vgl. dazu St. Alkier, Die Bibel ist nicht vom Himmel gefallen. Sechs bibelwissenschaftliche Argumente gegen christlichen Fundamentalismus, in: Religiöser Fundamentalismus, hg. v. St. Alkier, H. Deuser u. G. Linde, Tübingen, Basel 2005, 191-223; ders., Die Bibel im Dialog der Schriften und das Problem der Verstockung in Mk 4. Intertextualität im Rahmen einer kategorialen Semiotik biblischer Texte, in: Die Bibel im Dialog der Schriften. Konzepte intertextueller Bibellektüre, hg. v. St. Alkier, R.B. Hays, Neutestamentliche Entwürfe zur Theologie 10, Tübingen, Basel 2005, 1-22; ders., Neutestamentliche Wissenschaft – Ein semiotisches Konzept, in: Kontexte der Schrift II. Kultur, Politik, Religion, Sprache, hg. v. Chr. Strecker, Stuttgart 2005, 343-360.

ten hinein, sondern ist grundlegender Bestandteil seiner normierenden Urkunde. Die Bibel ist ein Buch des qualifizierten Plurals. Augenfällig wird das nicht zuletzt an der Jesus-Christus-Geschichte, die nicht nur einmal, sondern mindestens viermal erzählt wird und zwar aus verschiedenen und zum Teil nicht harmonisierbaren Perspektiven.

Die historische Diskriminierung verschiedener Gottesbilder, Glaubensweisen und Erzählperspektiven ist aber nur der erste Schritt einer kritischen Theologie. Hinzu kommt die Sachkritik, deren Aufgabe in der historischen Kritik angelegt ist, aber über sie hinausgeht. Die historische Kritik unterscheidet und rekonstruiert, aber sie kritisiert nicht die Sachaussagen biblischer Texte. Dafür kann die historische Arbeit nämlich keine Kriterien anbieten. Überall, wo sachkritisch verfahren wird, bedarf es systematischer Maßstäbe, die um der Plausibilität der Argumentation willen nicht sachfremd an die zu kritisierenden Gegenstände herangetragen werden dürfen, sondern sich aus der notwendigen theologischen Reflexion selbst ergeben. Als sachgemäßer Maßstab christlicher Theologie hat sich der Geist der Jesus-Christus-Geschichte erwiesen, die vom Ort des Kreuzes aus alles neu zu denken aufgibt und damit jedes totalisierende Denken von dieser lokalen Erzählung aus unterläuft.

3. Staurologie oder: das Neue denken

Monotheistische Religionen scheinen es schwer zu haben in der pluralistischen Welt. Ihre Weltdeutungen artikulieren sich ja gerade – in von Religion zu Religion verschiedener Weise und verschiedenen Ausmaßes – als große Erzählungen. Das gilt in herausragender Weise vom Christentum, dessen normativer Bezugstext nicht nur die Geschichte vom Anfang der Welt zu erzählen weiß, sondern mit einer Erzählung vom Ende dieser Welt und vom Anbruch der neuen Schöpfung einen Gesamtrahmen für alle in ihr enthaltenen lokalen Erzählungen, Unterweisungen, Argumentationen und poetischen Sprachschöpfungen entwirft. Dieser Gesamtrahmen stand und steht dann in der Gefahr zum ideologischen Terror im Sinne Lyotards zu werden, wenn er die Brüche innerhalb dieses Rahmens und damit die Lokalität der kleinen Erzählungen übergeht und die metaphorische Grundverfasstheit allen Sprechens und insbesondere des religiösen Sprechens verkennt. Erst dadurch werden biblische Texte, ja sogar knappe Zitate, die aus ihren lokalen Zusammenhängen gerissen werden, zu Gewalt begründenden Ideologemen, die eine starre Grenze zwischen Innen und Außen ziehen und das Außen als böses Abweichlertum stigmatisieren.

Immer dann, wenn Religion so verstanden und eingesetzt wird, dass sie anderen Schaden zufügt, hat sie ihr moralisches Recht und damit ihren Wahrheitsanspruch bereits verspielt. Das gilt selbst für das christliche Konzept von Liebe: Liebe wird da zur Sünde, wo sie zum Argument für Gewalt und Ausbeutung eingesetzt wird. Den anderen aus „Liebe" zu den Geschöpfen Gottes zu nötigen, so zu glauben, zu denken, zu fühlen, zu handeln, wie man selbst meint, glauben, denken, fühlen und handeln zu müssen, anstatt die konkrete Andersheit des Gegenübers paralogisch zu respektieren, verfehlt den Sinn von Liebe, den der Geist der Jesus-Christus-Geschichte zu erkennen und zu leben gibt. Genau das meint der biblische Begriff der Sünde: das Ziel verfehlen, daneben liegen. Wer das Wort Liebe gebraucht und anderen mit seinem Verständnis von Liebe schadet, liegt voll daneben. Christlich gesprochen: er bzw. sie sündigt.

Diese biblischen Konzepte von Liebe und Sünde erschließen sich nicht von einem wie auch immer verstandenen Bereich des Natürlichen oder dem einer universalen Vernunft oder Moral aus. Sie sind nicht geeignet, als verbindliche Konzepte für die Organisation eines liberalen, pluralistischen Staates zu dienen. Sie orientieren aber die über die Rechtsprechung des liberalen Staates hinausgehende Selbstverpflichtung zu einem liebevollen und solidarischen Leben derjenigen, die sich vom Geist der Jesus-Christus-Geschichte angesprochen fühlen. Sie erhalten ihre Plausibilität erst aus dem narrativen und diskursiven Kontext der Bibel, die für ein grundsätzliches Umdenken der Menschen plädiert. Sie geben Neues zu denken auf. Das neue Denken der Bibel bleibt erstaunlich aktuell, weil in seinem Zentrum die Grundfrage nach lebensdienlichen Beziehungen steht und die Bibel höchst realistisch auch todbringende Beziehungen entlarvt und vor ihnen eindringlich warnt.

Die große Geschichte, die bereits die Heiligen Schriften Israels erzählen, entwirft einen emotional fundierten Denkrahmen der Deutung des ganzen Kosmos. Der Kosmos und alles Leben sind diesen Schriften zufolge zweckfrei und verdanken sich allein einer schöpferischen Kraft, einer liebevollen Kreativität, die Gefallen an ihren Werken hat. Kein Name und kein Sprachspiel vermögen diese kreative Kraft und ihre zweckfreie Liebe zu begrenzen.

Metaphorische und narrative Diskurse, die paralogisch die Vielfalt der Wahrnehmung des ganz Anderen darstellen, sind die angemessene Weise, die kreative, liebende und gerechte Macht darzustellen, die in der deutschen Sprache „Gott" genannt wird, um sie von seinen Geschöpfen zu unterscheiden.

Die große Geschichte Israels, in der auch die ersten Christen und wohl auch noch die ersten christlichen Schriftsteller lebten, gibt die Welt als Gottes gute Schöpfung und die Menschen als Gottes geliebte und gewollte Kinder zu verstehen, als Schöpfungen eines barmherzigen und gerechten Gottes, der durch die Erzählungen der Schöpfung, des Bundes, des Exodus, des Exils und seiner Überwindung und der messianischen Hoffnung auf das Friedensreich und auf die letztendliche Durchsetzung der barmherzigen Gerechtigkeit Gottes zur Sprache kommt.

Das Kreuz, an dem Jesus von Nazareth getötet wird, durchbricht die Erwartungen einer messianischen Restitution Israels und ihre zeitliche Logik des Nacheinanders. Mitten in die Jetztzeit bricht das eschatologische, das letztgültige Ereignis ein.

Aber das Wort vom Kreuz wirkt. Es schafft Wirklichkeit. Es verändert das Wissen und die Weisen des Wissens. Das Wissen um die Jesus-Christus-Geschichte lässt geistreich Neues denken. Es macht aus der Todesgeschichte des Kreuzes die Geschichte vom Anfang ewigen Lebens. Es spricht von Gottes unbegrenzter Macht, ohne die Macht des Todes zu verharmlosen. Es spricht von Gottes solidarischer Liebe, der kein Ort entzogen bleibt. Gott begegnet am Kreuz und nicht nur an diesem einen lokalisierbaren Ort des Grauens und der Ungerechtigkeit. Gott ist da, er war da, und er wird da sein. Er schreckt vor nichts und vor niemanden zurück, denn er liebt grenzenlos.

Die durch den Geist der Jesus-Christus-Geschichte konstituierte solidarische Gemeinschaft mit dem Opfer Jesus von Nazareth führt in die Solidarität mit allen Opfern von Unrecht und Gewalt, in die liebevolle Solidarität mit allen Opfern der Verzweckung. Sie macht hellhörig für die großen und ebenso für all die kleinen, lokalisierbaren Geschichten von Angst und Verzweiflung, Ausbeutung und gnadenloser Verzweckung. Sie lässt hinsehen und erklärt das Wissen um die Opfer für lebensnotwendig. Ihr Wissen bringt die Verdrängung von Schuld und Unrecht ans Licht und macht sie zum Gegenstand öffentlichen Wissens.

Die Jesus-Christus-Geschichte ruft dazu auf, sich in diese Solidarität mit den Opfern hinein geben zu lassen. Der Gekreuzigte ist Opfer einer Unrechtstat, die von Individuen und Institutionen, von Innen und Außen gemeinsam begangen wurde. Es gibt keine schuldfreien Räume und von der Macht liebloser Verzweckung unberührte Heilige. Die Jesus-Christus-Geschichte erinnert den historisch bezeugten Tod des Gekreuzigten als Metonymie von Unrecht und Gewalt, in die alle mit Leib und Seele verstrickt sind. Sie engagiert die am Tisch des auferweckten Gekreuzigten Versammelten, sich jetzt und im Alltag des Lebens auf die Seite der Opfer stellen zu lassen und deshalb in allen Lebensentscheidungen und politischen Optionen die anderen als gleichermaßen geliebte Geschöpfe Gottes so in den Blick zu nehmen, dass er bzw. sie nicht zu einem Opfer menschlicher Gewalt und politischer Machtstrukturen wird. Die rhetorische Frage Kains – „Bin ich der Hüter meines Bruders?" (Gen 4,9b) – beantwortet die Jesus-Christus-Geschichte mit einem engagierten und couragierten Ja.

Diese moralische Handlungsmaxime gründet in der Hoffnung auf den Gott, der alles aus dem Nichts schafft und neu schaffen wird. Sie gründet auf das Vertrauen auf den liebevollen Schöpfer allen Lebens, der die Toten erwecken wird und den Gekreuzigten bereits auferweckt hat (vgl. Röm 4,17). Sie hofft darauf, dass der barmherzige und gerechte Gott den gekreuzigten Jesus nicht als singulären Ausnahmefall in sein göttliches Leben hinein auferweckt hat (vgl. 1Kor 15). Sie hofft vielmehr darauf, dass mit dieser bereits geschehenen Auferweckung erst der Anfang der Neuen Schöpfung Gottes gemacht ist, mit der Gott sein Recht und seine Gerechtigkeit universal, die ganze Schöpfung durchdringend durchsetzt. Sie hofft nicht auf eine bloße Wiederbelebung der Toten und der damit gegebenen Fortsetzung des Status quo.[13] Sie hofft auf eine neue Welt, in der Gottes unbedingte Liebe unbeschränkt wirkt und dadurch Frieden und Gerechtigkeit für alle gelten. Sie gelangt zu der Erkenntnis, dass diese neue Welt allein Gottes Werk sein kann und sagt unwiderruflich jeder Idee eines Gottesstaates wie jeder anderen Form des politischen Totalitarismus auf Erden ab, weil sie um die Grenzen menschlicher Möglichkeiten und um die Macht der Sünde weiß.

Der Geist der Jesus-Christus-Geschichte lässt aufatmen und neu denken. Befreit von der erbarmungslosen Logik liebloser Verzweckung und Selbstverzweckung, befreit vom Druck der eigenen Schuld, befreit von der Angst vor der Erbarmungslosigkeit individueller und struktureller Gewalt, befreit von der eigenen lähmenden Gleichgültigkeit, befreit vom Erfolgsdruck der eigenen Leistung, befreit von der egoistischen Sucht, bloß nichts zu verpassen, werden Blick, Haltung, Denken und Handeln sichtbar und spürbar schon jetzt verwandelt:

> „wo der Geist des Herrn wirkt, da ist Freiheit. Wir alle aber schauen mit unverhülltem Angesicht die Herrlichkeit des Herrn in spiegelnder Art und Weise und werden deshalb in sein eigenes Bild verwandelt von Herrlichkeit zu Herrlichkeit durch den Herrn, auf geistvolle Weise." (2Kor 3,17bf.)

Die große Erzählung Israels, die durch die Staurologie, das Denken des Ereignisses vom Ort des Kreuzes aus, neu erzählt wird, durchbricht die kausale Logik des Terrors, die erbarmungslose Abfolge von Gewalt

13 Vgl. dazu Alkier, Realität der Auferweckung (Anm.1).

und Gegengewalt, die gnadenlose Logik der Gewinnmaximierung, die selbstsüchtige Ausbeutung des anderen in all ihren Formen, die Verteilung von Gut und Böse auf die Kategorien von Innen und Außen. Das staurologische Wissen wird als Gabe des ganz Anderen zum Wissen um die anderen. Es motiviert dazu, Liebe konkret mit allen Mitmenschen zu leben – und zwar genau da, wo und wie sie einander begegnen.

4. Liebe als Sinn und Maßstab biblischer Weisungen

Die sich im Einzelnen vielfach widersprechenden Handlungsanweisungen und Rechtssätze der biblischen Bücher sind als kontextuelle Konkretisierungen solidarischen Lebens zu verstehen, das seine Identität und Begründung von seiner liebevollen Beziehung zu dem ganz Anderen her bezieht, dessen Name als unaussprechlich gilt und den Christinnen und Christen in der Nachfolge Jesu Christi als Gott, als Vater unser anrufen.

Als präzise Zusammenfassung des Sinns aller Weisungen zu einem guten Leben wird daher im Markusevangelium in unübertrefflicher Klarheit das Doppelgebot der Liebe angeführt:

> „Und einer der Schriftgelehrten, der gehört hatte, wie sie miteinander stritten, trat zu ihm. Und da er sah, dass er [Jesus] ihnen gut geantwortet hatte, fragte er ihn: Welches Gebot ist das erste von allen? Jesus antwortete: Das erste ist: *Höre Israel, der Herr, unser Gott, ist allein Herr, und du sollst den Herrn, deinen Gott, lieben mit deinem ganzen Herzen und mit deiner ganzen Seele und mit deinem ganzen Verstand und mit all deiner Kraft.* Das zweite ist dieses: *Du sollst deinen Nächsten lieben wie dich selbst.* Höher als diese beiden steht kein anderes Gebot. Und der Schriftgelehrte sagte zu ihm: Schön hast du das gesagt, Meister, und du hast Recht! Einer ist er, und einen anderen außer ihm gibt es nicht und ihn lieben mit ganzem Herzen und mit ganzem Verstand und mit aller Kraft und den Nächsten lieben wie sich selbst – das ist weit mehr als alle Brandopfer und Rauchopfer. Und Jesus sah, dass er verständig geantwortet hatte, und sagte zu ihm: Du bist nicht fern vom Reich Gottes." (Mk 12,28-34b)[14]

Diese Perikope zeigt sehr schön, dass die Gebote bereits innerhalb der biblischen Schriften nicht als Selbstzweck, sondern als Weisungen zu einem liebevollen Leben verstanden werden. Es handelt sich nicht um lebensferne, starre Vorschriften, die allesamt gleichgewichtig nebeneinander stehen. Vielmehr müssen sie in ihrer Bedeutung abgewogen werden und dafür sind mitunter Streitgespräche notwendig. Das Dop-

14 Die Bibelzitate stammen aus der Zürcher Bibel, hg. vom Kirchenrat der Evangelisch-reformierten Landeskirche des Kantons Zürich, 2. Aufl., Zürich 2008.

pelgebot der Liebe aber ist der Sinn aller Gebote, und deswegen sagt Jesus hier: „Höher als diese beiden steht kein anderes Gebot." Damit wird das Liebesgebot als kritische Kategorie eingeführt, an der sich alle anderen Forderungen in ihrer Formulierung und ihrer Handhabung messen lassen müssen. Darin sind sich Jesus und sein schriftgelehrter Kontrahent einig. Beide argumentieren auf dem Boden der Heiligen Schriften Israels, denn die oben kursiv gesetzten Sätze sind Zitate. Das erste findet sich im 5. Buch Mose, dem Deuteronomium (Dtn 6,5), und das zweite im 3. Buch Mose, Levitikus (Lev 19,18).

Auch die Weise, wie der Schriftgelehrte zustimmt, verdient Beachtung. Er bezeichnet Jesu Antwort als „schön". Es ist nicht nur richtig, sondern auch schön, was Jesus sagt. Jesu Antwort spricht – wie das Doppelgebot selbst – nicht nur den Verstand an, sondern eben den ganzen Menschen, mit all seinen Wahrnehmungsfähigkeiten. Die Wahrheit des Doppelgebots der Liebe kann nicht begriffen werden, wenn seine Schönheit nicht empfunden wird. Die Wahrheit der Liebe ist emotional fundiert und ohne dieses emotionale Fundament lässt sich nicht angemessen von den von Gott ermöglichten und erwünschten Beziehungen reden, in denen der Mensch ein liebevolles und solidarisches Leben leben kann.

Dass diese Weisung zur Liebe höchst konkret aufzufassen ist, zeigt ein Text wie Mt 25,31-46 deutlich auf. Liebe zeigt sich in der unbeirrten Praxis solidarischer Barmherzigkeit, die anderen entgegengebracht wird, ohne von ihnen eine Gegenleistung zu fordern:

> „Dann wird der König denen zu seiner Rechten sagen: Kommt her ihr Gesegneten meines Vaters, ererbt das Reich, das euch von Grundlegung der Welt an bereitet ist. Denn ich war hungrig und ihr habt mir zu essen gegeben, ich war durstig und ihr habt mich getränkt, ich war fremd und ihr habt mich beherbergt, ich war nackt und ihr habt mich bekleidet, ich war krank und ihr habt mich besucht, ich war im Gefängnis und ihr seid zu mir gekommen. Dann werden ihm die Gerechten antworten: Herr, wann sahen wir Dich hungrig und haben Dich gespeist? Oder durstig und haben Dich getränkt? Wann sahen wir Dich als Fremden und haben Dich beherbergt? Oder nackt und haben Dich bekleidet? Wann sahen wir Dich krank oder im Gefängnis und sind zu Dir gekommen? Und der König wird ihnen antworten und sagen: Wahrlich, ich sage euch: Wiefern ihr es einem dieser meiner geringsten Brüder getan habt, habt ihr es mir getan." (Mt 25,34-40).

Liebe ist der Sinn aller biblischen Weisungen. Davon ist auch Paulus überzeugt:

> „Denn wer den andern liebt, hat das Gesetz erfüllt. Das Gebot nämlich: Du sollst nicht ehebrechen, du sollst nicht töten, du sollst nicht stehlen, du sollst nicht begehren, und was es sonst noch an Geboten gibt, wird in dem einen Wort zusammengefasst: Du sollst deinen Nächsten lieben wie dich

> selbst. Die Liebe fügt dem Nächsten nichts Böses zu. Des Gesetzes Erfüllung also ist die Liebe." (Röm 13,8ff.).

Das ist die biblische Formulierung des ethischen Prinzips neminem laedere: „Die Liebe fügt dem Nächsten nichts Böses zu." Die so orientierte Liebe kann nicht zur Sünde werden, denn sie verfehlt nicht die barmherzige Solidarität, in die die biblischen Schriften mit ihrem Verweis auf die jeder Existenz vorausgehende kreative Liebe des ganz Anderen hineinrufen.

Ist diese Liebe, die den anderen im Blick hat, ihn anders sein lässt und ihm unter keinen Umständen schaden möchte, im Spiel, so sind auch Lust und Leidenschaft keine Sünde. Paulus, der noch zu seinen Lebzeiten das endgültige Kommen des Reiches Gottes erwartete, und deshalb anders als Petrus, der verheiratet war, keine ehelichen Bindungen mehr eingehen wollte, weiß um die Kraft der Begierde. In seinen Ansichten zu Ehe und Ehelosigkeit, die er im 7. Kapitel des 1. Korintherbriefes äußert, geht es ihm angesichts des in unmittelbarer Nähe erwarteten Endes dieser Welt darum, der Heiligung durch den Geist Gottes entsprechend zu leben, um so in angemessener Weise auf das Kommen des Reiches Gottes vorbereitet zu sein. Die körperliche Befriedung der Lust stört die Heiligung nicht. Erst dann, wenn die Begierde nicht vom Blick der Liebe berührt und orientiert, sondern von destruktiven Mächten beherrscht wird, und für die eigene Bedürfnisbefriedigung über Leichen zu gehen bereit ist, wird die körperliche Begierde zur Sünde, denn sie verfehlt den anderen, geht über ihn hinweg und würdigt ihn keines liebevollen Blickes (vgl. Röm 7,2-5).

5. Wenn Liebe zur Sünde wird

Das Gebot der Nächstenliebe ist keine christliche Erfindung. Es findet sich im Kernbestand jüdischer Überlieferung, der Tora und zwar im Buch Levitikus (Lev). Das Grundanliegen der zahlreichen Handlungsanweisungen des Buches Levitikus ist es, dass das Volk Israel durch seine Erwählung von Gott geheiligt wurde, also in einer besonderen Gottesbeziehung steht, und nun diesem Geschenk der Heiligung mit der Gestaltung des sozialen und individuellen Verhaltens entsprechen soll.

Die Motivation aller Gebote im Buch Levitikus ist die Heiligung. Heiligung ist aber ein theologisches und kein ontologisches oder anthropologisches Kriterium.

> „Die im Heiligkeitsgesetz […] konkretisierte Ethik der Heiligkeit bzw. der Heiligung ist mit ihrer Interdependenz von rituellen *und* ethischen Regula-

> tiven zunächst für Israel selbst insofern wirkungsgeschichtlich wichtig geworden, als ihre Leitidee die jüdische Halacha bis heute bestimmt. Dabei ist auch die [...] schöpfungstheologische Grundlegung dieser Ethik bedeutsam: Indem Israel sich ‚heiligt', wird die ganze Schöpfung ‚geheiligt'. Die allzu oberflächliche christliche Kritik an der ‚Reglementierung' des jüdischen Alltags hat diesen Aspekt nicht begriffen. Daß an strukturell herausragender Stelle des Heiligkeitsgesetzes das Gebot der Feindes- und der Fremdenliebe steht (Lev 19,17-18.34), sollte nicht als singuläres ‚highlight' gelesen werden, sondern sollte für Christen Anreiz sein, sich mit diesem ethischen Konzept einer *umfassenden* Heiligung des Lebens in Korrespondenz zum ‚Heiligen Gott' theologisch ernsthafter auseinandersetzen."[15]

Einzelne Verse aus dem Buch Levitikus werden von solchen Christinnen und Christen als kultur- und zeitunabhängige normative Rechtssätze gegen die Duldung gleichgeschlechtlicher Liebesbeziehungen benutzt, die nicht aus dem Geist der Bibel mit ihrem kritischen Maßstab des Doppelgebots der Liebe, sondern aus dem Geist ihrer eigenen moralischen Überzeugungen und Ängste lesen. Sie zitieren gern: „Und mit einem Mann sollst Du nicht schlafen, wie man mit einer Frau schläft. Das ist ein Greuel." (Lev 18,22). Manche von ihnen – zumeist christliche Fundamentalisten, die ihre moralischen Überzeugungen zur politischen Grundlage der Gesellschaft machen wollen – schrecken auch vor der verschärften Fassung nicht zurück: „Und wenn jemand mit einem Mann schläft, wie man mit einer Frau schläft, so haben beide einen Greuel verübt. Sie müssen getötet werden, auf ihnen lastet Blutschuld." (Lev 20,13).

Die zahlreichen anderen Fälle, für die das Buch Levitikus die Todesstrafe fordert, werden hingegen kaum beachtet. So müssten etwa alle hingerichtet werden, die Blutwurst oder Leber auf ihrem Speisezettel haben, denn Lev 7,27 formuliert klar und scharf: „Jeder, der Blut verzehrt, soll getilgt werden aus seiner Sippe."

Das Buch Levitikus kommt mit seinen Konkretisierungen eines geheiligten Lebens auch in Konflikt mit Erzählungen, die zum Grundbestand der Bibel gehören. Im ersten Buch Mose wird ohne jeden Anstoß erzählt, dass Jakob zuerst Lea heiratete und schon eine Woche später ihre Schwester Rachel (Gen 29,15-30). Im Buch Levitikus aber heißt es: „Und so lange eine Frau lebt, sollst Du ihre Schwester nicht zur Nebenfrau nehmen und ihre Scham entblößen." (Lev 18,18). Kaum einer der biblizistischen oder fundamentalistischen Moralisten plädiert für die Polygamie, obwohl das Buch Levitikus mit dieser Stelle ja nur die Ehe mit Schwestern ausschließt und ansonsten die Ehe eines Mannes

15 Erich Zenger, V. Das priesterschriftliche Werk („P"), in: ders. u.a., Einleitung in das Alte Testament, Studienbücher Theologie 1,1, 4., durchges. u. erg., Aufl., Stuttgart u.a. 2001, 142-162: 162.

mit mehreren Frauen in keiner Weise seinem Grundanliegen eines der Heiligung durch Gott gemäßen Lebens als abträglich erachtet.

Und wenn man sich schon auf das geistlose Feld der Steinbruchexegese einlässt, die einzelne Verse aus dem Gesamtanliegen eines Buches heraus bricht und diese dann als normative Fundamente der Weltgesellschaft betrachtet, so muss man konstatieren, dass Levitikus sehr präzise formuliert: „Und mit einem Mann sollst Du nicht schlafen, wie man mit einer Frau schläft. Das ist ein Greuel." (Lev 18,22). Ein Mann soll nicht mit einem Mann schlafen, wie man mit einer Frau schläft, aber vom erotischen Verkehr einer Frau mit einer Frau wird hier nicht gehandelt. Mehr noch, nicht die Liebe eines Mannes zu einem Mann, nicht einmal körperliche Zärtlichkeit, innige Berührungen und Küsse eines Mannes mit einem anderen Mann werden hier zum Greuel erklärt, sondern ausschließlich solche sexuellen Praktiken, die für gewöhnlich zwischen Mann und Frau ausgetauscht werden, wobei wir nicht erfahren, welche das in der Vorstellungswelt des Verfassers oder der Verfasser von Levitikus eigentlich im Einzelnen sind. Hier wird jedenfalls nicht „Homosexualität", sondern bestenfalls ein kleiner Ausschnitt aus dem, was heute mit dem Konzept „Homosexualität" assoziiert wird, verworfen. Liebe zwischen Männern und ebenso zwischen Frauen, stellt für die Bibel jedenfalls kein Problem dar. Anstoß erregen allein bestimmte Körperbeziehungen, die als „Blutschande" getadelt werden, ohne sie im Einzelnen aufzulisten.

Die herzzerreißende Liebesgeschichte zwischen David und Jehonatan etwa zeigt, wie unanstößig Liebe zwischen Gleichgeschlechtlichen in biblischen Texten dargestellt wird, wenn sie nicht im Falle der Liebe zweier Männer miteinander verkehren wie Mann und Frau: Jehonatan

> „fühlte [...] sich David innig verbunden, und Jehonatan liebte ihn wie sein eigenes Leben." (1Sam 18,1b). Saul, der königliche Vater Jehonatans, fühlt sich aber von David, seinem einstigen Diener, bedroht und möchte ihn töten. Jehonatan schickt seinen Burschen in die Stadt, um mit David allein zu sein. Dann wird erzählt: „Als der Bursche gegangen war, erhob sich David auf der Südseite, warf sich auf sein Angesicht zur Erde und verneigte sich dreimal. Und sie küssten einander und weinten einer um den anderen, David am heftigsten. Da sprach Jehonatan zu David: Geh in Frieden. Denn wir beide haben beim Namen des HERRN geschworen: Der HERR wird dich und mich, meine Nachkommen und deine Nachkommen für immer verbinden." (1Sam 20,41f.)

Wie ungeniert davon erzählt wird, dass David und Jehonatan sich küssen und miteinander um ihrer Liebe willen weinen, zeigt bereits an, dass hier andere Gewohnheiten und Verhaltensnormen zu Grunde liegen, die wohl immer noch viele westeuropäische Leser der Gegenwart befremden. Viel mehr noch gilt das für so bekannte Erzählungen wie die Abrahamsgeschichten. Die unfruchtbare Sara lässt ihre Bedienstete mit ihrem Mann schlafen, um ein Kind zu bekommen (vgl. Gen 16,1-4). Tamar, die Schwiegertochter des Juda, verkleidet sich als Prostituierte, schläft mit ihrem Schwiegervater für ein Pfand und wird schwanger (vgl. Gen 38). Man könnte noch viele solcher Erzählungen aufführen, die die Differenz biblischer Erzählungen zur bürgerlichen Sexualmoral des 18. und 19. Jahrhunderts verdeutlichen, in die die Erfindung der Sexualität als einer ontologischen bzw. anthropologischen Kategorie zu datieren ist.

Michel Foucault hat mit seinen Bänden über Sexualität und Wahrheit[16] höchst bedeutende Anregungen auch für die bibelwissenschaftliche Forschung gegeben, die zu einem viel differenzierteren und dem Geist der biblischen Schriften angemesseneren Verständnisses der biblischen Rede und Inszenierung von Begierde, Lust, Sinnlichkeit und Zärtlichkeit führte.

Weder im Alten Orient noch in der griechisch-römischen Antike gibt es ein ontologisches bzw. anthropologisches Konzept von Sexualität und daher auch keines von Homosexualität:

> „Der signifikanteste Unterschied einer modernen Konzeption von sexuellem Begehren und der antik-mediterranen ist wohl der: Wir definieren nach gut 100 Jahren Sexualforschung Begehren über das biologische Geschlecht des Begehrten. Entsprechend lauten unsere ordnenden Kategorien ‚hetero-', ‚homo-' bzw. ‚bisexuell'. Dieses Raster (‚biologische Objektwahl') ist in der Antike weitgehend unbekannt. Die Achsen des Koordinatensystems lauten hier vielmehr ‚aktiv/passiv', ‚alt/jung' und ‚frei/unfrei'. Der Unterschied der Koordinatensysteme wird deutlich, wenn man sich die öffentliche Meinung, den Klatsch und Tratsch, der etwa über die römischen Kaiser erzählt wird, die Traktate der Moralisten oder die Grafiti in Pompeji ansieht. Daß ein Mann einen Mann begehrt und zugleich vielleicht noch Frauen – das ist so interessant wie die berühmten Reissäcke in China. Aber: Wenn jemand, der über das römische Reich herrschen soll, sich beim Sexualverkehr passiv verhält, also sich penetrieren lässt, cunnilingus oder fellatio praktiziert – dann entsteht die Irritation bzw. der Skandal. Mit anderen Worten: Das erwartete Sexualverhalten ist ein Abbild der sozialen Ordnung."[17]

16 M. Foucault, Sexualität und Wahrheit, Bd. 1-3, Frankfurt a. M. 1983ff.

17 H. Tiedemann, Das Gesetz in den Gliedern – Paulus und das sexuelle Begehren, in: ZNT 2 (1998), 18-28: 20. Vgl. ders., Die Erfahrung des Fleisches. Paulus und die Last der Lust, Stuttgart 1998; Vgl. die Kontroverse von R. Stuhlmann, M. Hasitschka, W. Stegemann, Homosexualität im Neuen Testament?, in: ZNT 2 (1998), 53-68; B. Brooten, Love between Women. Early Christian Responses to Female Homoeroticism, Chicago, London 1996; dies., Liebe zwischen Frauen im frühen Christentum, in: ZNT 3 (1999), 31-39.

Die Korrespondenz zwischen der Ordnung der Lüste und Begierden, der Ordnung des Sozialverhaltens und der Ordnung des gesellschaftlichen Wissens trifft aber für alle Gesellschaften zu und daher sind die Konkretisierungen moralischer Prinzipien immer neu zu bedenken und zu bestimmen. Die Bibel kann auch der Teufel zitieren, was Martin Luther mit Blick auf die Versuchungsgeschichte christlichem Bibelgebrauch und christlicher Theologie ins Lehrbuch schrieb.[18] Nicht das einzelne Bibelzitat, sondern das Bemühen, die Bibel und sich selbst aus dem Geist der Jesus-Christus-Geschichte zu begreifen, zeugt von biblischer Frömmigkeit. Wer mit Bibelzitaten anderen Schaden zufügt, sie diffamiert, ausgrenzt, beleidigt oder ihnen sogar notwendige Hilfsmittel im Kampf ums Überleben vorenthalten möchte, ist nicht vom Doppelgebot der Liebe, sondern von der Macht der Sünde getrieben: Er bzw. sie liegt voll daneben.

Menschen, die einen Menschen des gleichen Geschlechts begehren und ihre Lust mit dem anderen liebevoll erleben, stehen nicht im Widerstreit mit dem Geist der Jesus-Christus-Geschichte und ihrem Maßstab der Liebe. Sie stehen auch nicht im Streit mit der Heiligung, die ihnen wie allen anderen zuteil wird, wenn sie sich vom Geist der Jesus-Christus-Geschichte angesprochen fühlen. Menschen aber, die ihre Lust so ausleben, dass sie den Körper der oder des anderen lieblos benutzen und sie bzw. ihn wie eine Ware behandeln, liegen voll neben dem Geist der Liebe: sie sündigen. Wer die eigene Bedürfnisbefriedigung zum Maß der Dinge erklärt, verfehlt den anderen und hat sich aus der solidarischen Gemeinschaft längst verabschiedet. Wenn diese lieblose Benutzung des bzw. der anderen – unsachgemäßer Weise – Liebe genannt wird, dann ist diese Liebe Sünde.

Liebe sorgt sich um die anderen, sie lässt sich von ihm, von ihr betreffen. Sein bzw. ihr Wohlergehen liegt ihm bzw. ihr am Herzen. Wem es egal ist, ob er bzw. sie dem bzw. der anderen durch die Befriedigung der eigenen Lust schadet, ihn oder sie mit einer Krankheit anzustecken bereit ist, der bzw. die liebt nicht, sondern er bzw. sie benutzt den anderen im ausbeuterischen Geist eines lieblosen und ungehemmten Egoismus. Er bzw. sie liegt genauso daneben wie der amtierende Papst, der angesichts der „Geißel" Aids Afrikanerinnen und Afrikanern seine lustfeindlichen und lebensfernen Moralvorstellungen als Liebe verkaufen will und den Tod von Vielen dabei billigend in Kauf nimmt, wenn

18 Vgl. z.B. WA 23,66f. und 29,59f.

er behauptet, „mit der Verteilung von Kondomen" bestehe „das Risiko, das Problem zu vergrößern".[19] Mit dem Blick der Liebe zum jeweiligen Nächsten im Sinne des Evangeliums von Jesus Christus hat beides nichts zu tun, vielmehr werden hier wie da die anderen der eigenen Ideologie geopfert.

19 „Vatikanstadt, 18.03.09 (KAP) Das vatikanische Presseamt hat am Mittwoch einen wörtlichen Mitschnitt der Äußerung von Papst Benedikt XVI. während seines Fluges nach Kamerun veröffentlicht. ‚Kathpress' dokumentiert die von dem französichen Fernseh-Journalisten Philippe Visseyrias (France 2) gestellte Frage und die vieldiskutierten Sätze des Papstes zur Aids-Problematik. – Visseyrias: ‚Heiligkeit, unter den vielen Übeln, die Afrika heimsuchen, steht besonders die Verbreitung von AIDS. Die Haltung der katholischen Kirche zur Art und Weise, wie das zu bekämpfen sei, wird oft als unrealistisch und wirkungslos betrachtet. Werden Sie dieses Thema während der Reise ansprechen?' – Benedikt XVI.: ‚Ich möchte das Gegenteil behaupten: Ich glaube, dass die wirksamste und im Kampf gegen AIDS präsenteste Organisation eben diese katholische Kirche mit ihren Bewegungen und unterschiedlichen Strukturen ist. Ich denke an die Gemeinschaft Sant'Egidio, die im Kampf gegen AIDS so viel im Sichtbaren und im Verborgenen tut, ich denke an die Kamillianer und all die Ordensschwestern, die den Kranken dienen (...) Ich würde sagen, das Problem AIDS kann man nicht bloß mit Werbeslogans überwinden. Wenn die Seele fehlt, wenn die Afrikaner sich nicht selbst helfen, kann diese Geißel nicht mit der Verteilung von Kondomen beseitigt werden: Im Gegenteil, es besteht das Risiko, das Problem zu vergrößern.'" (www.eduhi.at/dl/AIDS_und_Kondome.doc) (Zugriff am 18.3.2009).

Was haben sich Aidshilfe und Ethiker zu sagen?

Ein Epilog im Dialog

STEFFEN TAUBERT/HOLGER SWEERS

Prüft aber alles und das Gute behaltet (1Thess 5, 21)

Steffen Taubert, Jahrgang 1967, ist Diplom-Psychologe und arbeitet seit 1996 für die Deutsche AIDS-Hilfe e.V. (DAH), derzeit u.a. als Koordinator für die Beteiligung der DAH am Kompetenznetz HIV/AIDS. An der Vorbereitung und Durchführung der interdisziplinären Fachtagung „HIV/Aids – Ethische Perspektiven", die vom 19. bis 21. Juni 2008 in Frankfurt am Main stattfand, war er für die DAH als Projektleiter beteiligt.

Holger Sweers, Jahrgang 1969, studierte Theologie und arbeitet seit 1999 als Lektor für die Deutsche AIDS-Hilfe. Am 2007 verabschiedeten Leitbild der DAH[1] war er als Redakteur beteiligt. Er war in Frankfurt nicht vor Ort, hat aber die Beiträge zum vorliegenden Band mit Interesse gelesen.

In diesem Epilog im Dialog tauschen die beiden einige Eindrücke zur Frage aus, was die Konferenz „gebracht" hat: War das große Aufgebot an großen Namen etwa viel Lärm um nichts, wie Stefan Etgeton in seinem Artikel „Gesundheit für alle? Prävention und ihre Grenzen" fragt (S. 209ff.)? Oder bot die Tagung die Möglichkeit, einmal fernab des Alltagsgeschehens Positionen zu klären und dafür auch in die Kontroverse zu gehen? Konnten „die Wissenschaft" und „die Aidshilfe" gar voneinander lernen?

Holger Sweers: Als ich mir die Beiträge zu diesem Band und die Tagungsdokumentation der Deutschen AIDS-Hilfe[2] durchlas, drängten sich mir zwei

---

1 Gemeinsam gegen Aids – Gemeinsam für Menschen mit HIV. Leitbild der Deutschen AIDS-Hilfe e.V. (http://www.aidshilfe.de/media/de/DAH_Leitbild_2007.pdf)

2 HIV/Aids – Ethische Perspektiven. Interdisziplinäre Fachtagung, Frankfurt am Main 2008 (Dokumentation; Redaktion: C. Gekeler u. St. Taubert). Berlin 2008. Im Internet als PDF-Datei zum Download unter http://aidshilfe.de/media/de/Ethik-konferenz_Dokumentation.pdf (letzter Zugriff: 16.03.2009).

Eindrücke auf: die Vielfalt der Themen und Aspekte, aber auch die Gleichzeitigkeit des Ungleichzeitigen: Während in den Aidshilfen derzeit häufig über neue, differenzierte Bilder zum Leben mit HIV und über die HIV-Infektion als behandelbare chronische Krankheit gesprochen wird, ging es in vielen Vorträgen und geht es in vielen der Artikel in erster Linie um „alte" Bilder, um Leiden und Sterben.

Steffen Taubert: Bilder des „alten Aids" waren auf der Konferenz in der Tat sehr präsent und sind für mich Indiz dafür, dass außerhalb von Aidshilfe noch immer die Gleichung „HIV = Leiden und Sterben" aufgestellt wird. Die Behandelbarkeit, wenn auch nicht Heilbarkeit der HIV-Infektion hat jedoch mit der Zeit auch das Bild von HIV und das Selbstbild von Positiven verändert. Die enge Verbindung zwischen HIV und Tod löst sich allmählich auf. HIV-Positive haben bei guter und frühzeitiger medizinischer Versorgung eine deutlich längere Lebenserwartung als in der Zeit vor der kombinierten antiretroviralen Therapie.[3] Die Herausforderung für Aidshilfe besteht weiterhin darin, die Vielfältigkeit des Lebens mit HIV und Aids zu beschreiben, ohne das Leid zu leugnen, aber auch ohne auf der anderen Seite die Erfolge der Behandlung zu verschweigen.

Auf der Konferenz wurden auch Wege diskutiert, wie Bilder von HIV und Aids angemessen transportiert werden können. Rafael Capurro zum Beispiel, Professor für Informationswissenschaft und Informationsethik an der Stuttgarter Hochschule der Medien, kritisierte in seinem Beitrag (siehe S. 143ff.) die oft verzerrte Darstellung der Lebenssituation HIV-Positiver in den Medien. Als Alternative zur Fremddarstellung durch Printmedien, Funk und Fernsehen, die häufig voyeuristische Tendenzen zeige, sieht Capurro das Internet, das durch die vielfältigen Möglichkeiten der interaktiven Selbstdarstellung genauere Beschreibungen der Lebenswirklichkeiten biete.

Holger Sweers: Im Zentrum scheinen mir aber eher jene Beiträge zu stehen, in denen es um Verantwortung geht – und um Schuld, um Pflicht, um Sanktionierung. Letzteres erinnert mich doch sehr an die Anfänge der gesellschaftlichen Auseinandersetzung und der Aidshilfebewegung. Sie ist ja deshalb zur Bewegung geworden, weil nicht wenige Menschen neben den sexuellen auch die bürgerlichen Freiheiten bedroht sahen: Die Vorschläge zur Eindämmung der befürchteten und in den schrecklichsten Zahlen fantasierten Epidemie reichten ja von der Schließung schwuler Saunen und anderer Orte der Lust über Zwangstestungen für bestimmte Gruppen (in Bayern mussten sich sogar alle Beamtenanwärter einem HIV-Test unterziehen) bis zu Tätowie-

3 The Antiretroviral Therapy Cohort Collaboration. Life Expectancy of Individuals on Combination Antiretroviral Therapy in High-income Countries: a collaborative analysis of 14 cohort studies, in: Lancet 372 (2008), 293-299: 293.

rungen HIV-Infizierter und Internierungslagern für „Uneinsichtige". Gewiss, das wird heute – hoffentlich – niemand ernsthaft mehr wollen. Moralisch gefärbte Disziplinierungswünsche aber scheinen nach wie vor aktuell zu sein. Wenn ich etwa lese, mit welcher Nonchalance Professor Hösle (siehe S. 13ff.) vom „intrinsischen moralischen Unwert sexueller Promiskuität" spricht, während er großzügig bescheinigt, „stabile und liebevolle Bindungen zwischen Homosexuellen" seien „völlig unbedenklich", frage ich mich doch, ob die Aidshilfe nicht in einem anderen Planetensystem kreist als einige Autoren dieses Bandes. „Keine Rechenschaft für Leidenschaft", „Lust und Rausch", „mündiger Drogenkonsum" – das sind ja Stichworte, die für Aidshilfe und für die Aidshilfe steht. Da halte ich es doch eher mit Stefan Etgeton (siehe S. 209ff.), der – in Anlehnung an Adornos Spruch vom Recht der lebendigen Menschen auf Erfüllung ihrer sei's auch falschen Bedürfnisse – die Anerkennung der Tatsache fordert, „dass Menschen aus Not oder Überschwang, aus Lust oder Laune, aus Schwäche oder aufgrund höherer Vernunft, bewusst oder unbewusst gegen ihre eigenen Interessen handeln" und ihre Gesundheit aufs Spiel setzen."

Steffen Taubert: Ein Teil der HIV-Community war ja stets skeptisch, ob eine Verständigung mit der bürgerlichen Gesellschaft über Werte und Einstellungen gelingen kann. Schon 1990 fragte Bernd Aretz[4] in einer Auseinandersetzung mit den ethischen Positionierungen der Enquete-Kommission der Bundesregierung „Gefahren von AIDS und wirksame Wege der Eindämmung".[5] „Ist es zulässig, dass heterosexuelle Professoren – im Zweifel aus einem sehr bürgerlichen Milieu – sich zu Fragen der Sexualität und des Umgangs von schwulen oder drogengebrauchenden Menschen mit ihrer Umwelt äußern?" Den damaligen Sachverständigen stritt er das Recht ab, „selbstverständlich und ohne kritische Reflexion den Rahmen für die gruppenintern notwendige Diskussion abzustecken", und kritisierte, dass die am christlichen Leitbild der monogamen Ehe ausgerichteten Betrachtungen der Gutachter „an der homosexuellen Lebenswirklichkeit" vorbeigehen.

Die Durchführung einer Konferenz gemeinsam mit einer Universität, genauer: eines theologischen Fachbereichs, war angesichts dieser Skepsis sicherlich ein mutiger Schritt.

Holger Sweers: Ich möchte noch einmal auf die Verantwortung zurückkommen, weil mir das Thema sowohl bei der Fachtagung als auch in diesem Band zentral zu sein scheint. Auffällig finde ich zunächst, dass Verantwortung häufig enggeführt wird – auf die Verantwortung der HIV-Positiven, ihre

4 B. Aretz, Ethik und AIDS, in: DAH aktuell, Ausg. August/September 1990, 9-10.

5 AIDS: Fakten und Konsequenzen, Endbericht der Enquete-Kommission des 11. Deutschen Bundestages „Gefahren von AIDS und Wirksame Wege zu ihrer Eindämmung", Bonn 1990, 64-115.

Partner über ihre Infektion zu informieren bzw. sie zu schützen. Die Verantwortung des (tatsächlich oder vermeintlich) HIV-negativen Partners, die Verantwortung der Prävention, der Akteure des Gesundheitswesens, „der Gesellschaft" – all das kommt nur in wenigen Beiträgen vor. Umso mehr hat mich der Artikel von Prof. Bettina Schmidt (siehe S. 221ff.) gefreut: Ich habe ihn als „Übersetzung" des Konzepts der Strukturellen Prävention gelesen, das die Aidshilfen seit Beginn der 1990er Jahre verfolgen und das – verkürzend gesagt – die Einheit von Verhaltens- und Verhältnisprävention und der drei Präventionsebenen (Primär-, Sekundär- und Tertiärprävention) umfasst. Strukturelle Prävention heißt, die Strukturen in den Blick zu nehmen, in denen Menschen leben und die ihr Können, Wollen und Tun beeinflussen. Auch Schmidt betont, „dass Gesundheits- bzw. Risikoverhalten multifaktoriell bedingt ist und nicht bloß vom guten Willen oder ausreichender Selbstdisziplin abhängt".

Steffen Taubert: Die Konferenz dagegen scheint eher eine gesellschaftliche Entwicklung widerzuspiegeln, die die Verantwortung für Handeln immer stärker beim Einzelnen sieht und strukturelle Einflüsse, also die „Verhältnisse", eher ignoriert.

Um noch mal auf die Frage individueller Verantwortung und auch „Schuld" zurückzukommen: Diese Fragen wurden ja schon bald nach Auftauchen der ersten Aidsfälle in der Öffentlichkeit diskutiert. Man erinnere sich nur an die Spekulationen über den Ursprung des Virus in Geheimdienstlaboren oder an religiös-fundamentalistische Thesen von Aids als „Gottes Strafe für einen sündigen Lebenswandel". Und die Suche nach „den Schuldigen" hat nicht aufgehört. Heute wird in Medien gerne von einer „neuen Sorg- oder Verantwortungslosigkeit" der schwulen Männer berichtet, für die es interessanterweise keinerlei empirische Belege gibt.[6]

Die DAH arbeitet dafür, „dass die Gesellschaft als Ganze und jede und jeder Einzelne informiert, selbstbestimmt und verantwortungsvoll mit den Risiken von HIV/Aids, Hepatitis und anderen sexuell und beim Drogenkonsum übertragbaren Infektionen umgehen kann",[7] und wendet sich gegen eine einseitige Verantwortungszuschreibung. Mit der frühen Entscheidung, die Entstigmatisierung von Menschen mit HIV als zum Kern der Prävention gehörig zu begreifen, sowie dem Entschluss, Primärprävention und die Sorge um Menschen mit HIV

6 Vielmehr weisen die regelmäßigen Befragungen im Auftrag der Bundeszentrale für gesundheitliche Aufklärung bei MSM (Männer, die Sex mit Männern haben) auf ein relativ stabiles Schutzverhalten hin. Vgl. dazu etwa M. Bochow, A.J. Schmidt, S. Grote, Wie leben schwule Männer heute? Lebensstile, Szene, Sex, Aids. Forschungsbericht, Berlin 2007.

7 DAH-Leitbild (Anm. 1).

eng miteinander zu verzahnen, hat die Deutsche AIDS-Hilfe hier schon in den Anfangsjahren deutlich Position bezogen.

Holger Sweers: Das Leitbild der DAH betont auch den Respekt vor der Autonomie. Der öffentliche Druck aber ist groß: So mancher sieht die Aidshilfe als „moralische Instanz" – sie solle doch bitteschön „riskantes" Handeln, insbesondere solches, das andere gefährdet, verurteilen (und die so Handelnden gleich mit). Aufschlussreich finde ich in diesem Zusammenhang, wie – munter moralisierend – immer noch zwischen „schuldigen" und „unschuldigen" Infizierten unterschieden wird. Etwa bei Professor Hösle, der – im Kontext der Diskussion um den global gerechten Zugang zu antiretroviralen Medikamenten – die Frage stellt, ob Prostituierten ein solcher Zugang vorzugsweise gewährt werden sollte: Er argumentiert, dass sie das zwar schwerlich in besonderem Maße verdienten, dass aber „ihre Behandlung viele Unschuldige retten könnte, die sonst von ihren Partnern angesteckt würden, die selbst von jenen Multiplikatoren infiziert wurden"…

Aber zurück zur Aidshilfe als „Moralinstanz": Die Auffassung, man müsse nur sagen, was „geboten" sei, damit die „Objekte der Prävention" sich verantwortlich verhalten, schimmert ja auch in manchen Beiträgen zu diesem Band durch. Überhaupt fällt mir auf, wie „technisch", wie rational hier oft von Sex gesprochen wird. Als gehe es dabei um nüchterne Verkaufsverhandlungen, in denen zunächst die Produkteigenschaften studiert werden – hier die Frage, ob eine HIV-Infektion vorliegt –, bevor es dann zur „Vornahme" von (schlimmstenfalls „infektionsgeeigneten") „Sexualhandlungen" kommt, wie Wolfgang Frisch es in seinem Beitrag (siehe S. 49ff.) ausdrückt. Sex hat aber doch mit Lust zu tun, mit dem Wunsch nach Verschmelzung, nach Hingabe, mit Haut- und Schleimhautkontakt, Kontrollverlust, Grenzüberschreitung – hier finde ich nach wie vor den kleinen Band „Von wegen schwaches Fleisch – Warum Safer Sex keine reine Willenssache ist"[8] von Peter Bürger und Dr. Dr. Stefan Nagel sehr erhellend und empfehlenswert. Will man sich in der Diskussion nicht in ein „Glasperlenspiel" verlieren, sondern „erfahrungsgesättigt" argumentieren, wie Professor Höffe es in seinem Beitrag formuliert (siehe S. 117ff.),[9] muss das doch berücksichtigt werden.

8 Im Internet unter http://duesseldorf.aidshilfe.de/fileadmin/downloads/Schwaches-Fleisch.pdf (letzter Zugriff: 16.03.2009).

9 Das Erfahrungsbeispiel, das er seinem Artikel zugrunde legt, geht dabei leider an der Realität vorbei: Er fordert, ein HIV-positiver Patient müsse einen operierenden Arzt über die Infektion unterrichten, um das „gesamte Operationsteam zu einer noch gesteigerten Vorsicht" zu veranlassen. Die üblichen Schutzmaßnahmen – insbesondere zur Vermeidung von Übertragungen des Hepatitis-B-Virus (HBV), zu denen es im Krankenhaus häufig kommt – reichen aber für den Schutz vor einer HIV-Infektion völlig aus, zumal HBV wesentlich leichter übertragbar ist als das schwer übertragbare HI-Virus.

Steffen Taubert: Ja, das sehe ich ganz ähnlich; hier sind wir wieder bei der bereits zitierten Frage von Bernd Aretz. Nehmen wir zum Beispiel die von vielen Rednern postulierte Aufklärungspflicht HIV-Positiver gegenüber potenziellen Sexpartnern: Im Darkroom[10] und an anderen Orten der (schwulen) Lust wird in der Regel wenig oder gar nicht verbal kommuniziert. Hinzu kommt, dass die Beteiligten in der Regel sehr gut um die Gefahren von HIV und anderen sexuell übertragbaren Krankheiten informiert sind.[11] Ist es unter diesen Voraussetzungen nicht lebensweltfern, Gespräche über Gesundheitsrisiken einzufordern? Und wie ist es zu bewerten, wenn zwar nicht über den Serostatus gesprochen wird, aber Kondome benutzt werden? Oder wenn der Positive davon ausgehen kann, dass er auf Grund einer gut funktionierenden Therapie nicht mehr infektiös ist?[12] Dr. Dr. Stefan Nagel hat in seinem Workshop „Verantwortung in der HIV-Prävention" das Dilemma eines HIV-Positiven aufgezeigt, dessen Sexpartner ihn dazu auffordert, ihm in den Mund zu ejakulieren: Wie auch immer der Positive sich entscheide, er verhalte sich „unethisch": Entweder erkläre er seinen Partner für unmündig, oder er gefährde möglicherweise seine Gesundheit.[13] Nagel versucht das Dilemma mit einem „egoistischen" Verantwortungsbegriff aufzulösen: Die Verantwortung für das eigene Handeln und den eigenen Schutz trägt jeder nur für sich selbst (solange er den Partner als gleichberechtigt, gleichwertig und ebenbürtig erlebt).

Holger Sweers: Dem entspricht doch auch die traditionelle Haltung der Aidshilfe: Verlass dich nicht darauf, dass dich dein Partner schützt, sondern

---

10 Ein Darkroom (engl., eigentlich die Bezeichnung für die Dunkelkammer zur Bearbeitung von lichtempfindlichen Materialien) ist laut Wikipedia „ein spärlichst beleuchteter Raum für Sexualkontakte (fast ausschließlich zwischen homosexuellen Männern) in einem einschlägigen Lokal (vgl. http://de.wikipedia.org/wiki/Darkroom; letzter Zugriff: 16.03.2009).

11 In der von der Bundeszentrale für gesundheitliche Aufklärung (BzgA) beauftragten Wiederholungsbefragung schwuler Männer aus dem Jahr 2007 stellten die Forscher auch Fragen zum Wissen zu den Übertragungswegen und fanden heraus, dass 82% der Befragten als „angemessen informiert" gelten können. Quelle: Bochow, Schmidt, Grote, Wie leben schwule Männer heute?, 122 (Anm. 6).

12 Vgl. die Stellungnahme der Schweizerischen Eidgenössischen Kommission für AIDS-Fragen (EKAF), nach der eine HIV-infizierte Person ohne andere sexuell übertragbare Erkrankungen unter einer antiretroviralen Therapie mit vollständig supprimierter Virämie sexuell nicht mehr infektiös sei. Quelle: P. Vernazza, B. Hirschel, A. Bernasconi, M. Flepp, HIV-infizierte Menschen ohne andere STD sind unter wirksamer antiretroviraler Therapie sexuell nicht infektiös, in: Schweizerische Ärztezeitung, 89/5 (2008), 165-169.

13 Vgl. W. Bock., Wer hat Verantwortung in der Prävention? (Beitrag zum Workshop mit Dr. Dr. Nagel), in: Tagungsdokumentation HIV/Aids – Ethische Perspektiven, 19-20 (Anm. 2).

sorge selbst für deinen Schutz. Diese Haltung steht für mich auch hinter einem frühen Aidshilfe-Plakat aus dem Jahr 1986 mit dem Titel: Die Übertragungswege sind klar. Deshalb: Pariser". Und im DAH-Leitbild – um es noch einmal zu bemühen – heißt es: In der Prävention sehen wir den Einzelnen nicht allein mit seiner Verantwortung, sondern immer auch die Mitverantwortung der anderen, insbesondere dann, wenn die Partner (zum Beispiel hinsichtlich ihres Wissens, Wollens, Fühlens und Könnens) nicht auf gleicher Augenhöhe sind."[14] *An dieser Stelle werden wir wohl mit so manch einem nicht zusammenkommen. Aber der Prävention und den Präventionisten tut Widerspruch ja auch gut, weil er dazu zwingt, Haltungen zu definieren und zu überdenken.*

Steffen Taubert: Widerspruch kann hilfreich sein. Aber wie sieht es aus mit der Androhung oder Einführung ökonomischer Sanktionen? Professor Poul Lübcke zum Beispiel vertritt in seinem Beitrag (siehe S. 37ff.) zwar die These, der Schutz beim Sex zwischen zwei über ihren Serostatus informierte Partner sei grundsätzlich Privatsache. Jeder sei letztlich nur sich selbst gegenüber verantwortlich, ob er die Möglichkeit einer Ansteckung als kalkuliertes Risiko der Sexualität mit in Kauf nehmen möchte oder nicht. Dem „sozialliberalen" Staat räumt er allerdings die Möglichkeit ein, sich von den ökonomischen Folgen eines selbstschädigenden Verhaltens abzugrenzen (z.B. durch Regelungen dazu, welche Kosten Krankenkassen zu erstatten haben). Wollen wir eine solche Entwicklung, bei der es letztlich um die Auflösung des Solidarprinzips geht, mittragen? Bettina Schmidt, Professorin für Soziale Arbeit im Gesundheitswesen an der Evangelischen Fachhochschule Rheinland-Westfalen-Lippe, äußerte sich auf der Konferenz dazu recht klar. Forderungen nach einer finanziellen Beteiligung der Patienten bei „selbstverschuldeten Krankheiten" – wie bei der aktuellen Regelung zur Behandlung von Schäden durch Tätowierungen oder Piercings – erteilte sie eine klare Absage (vgl. dazu ihren Beitrag auf S. 221ff.). Sie befürchtet, dass auf diesem Wege das Solidaritätsprinzip scheibchenweise verabschieden werden soll und die Kosten auf den Schwächsten abgewälzt werden.

Holger Sweers: Ja, an dieser Stelle wird es spannend, finde ich. Auch Klaus Wiegerling spricht ja in seinem Beitrag (siehe S. 157ff.) davon, dass Krankheit – im Zuge der Transformation des Gesundheitswesens von einem Bereich der gesellschaftlich garantierten Hilfeleistung in einen Bereich individueller Dienstleistungsgeschäfte – zunehmend mit Schuld und Leistungsunwilligkeit in Verbindung gebracht werde. Er sieht dahinter eine Gesundheitsvorstellung, „die nicht wie traditionellerweise die Lustfähigkeit, sondern

14 DAH-Leitbild (Anm. 1).

ausschließlich die Leistungsfähigkeit ins Zentrum stellt". Wer dagegen seiner Pflicht, gesundheitliche Risiken zu minimieren – und damit Kosten für die Allgemeinheit, ergänze ich –, nicht hinreichend nachkomme, werde zunehmend in die Nähe von Delinquenz gerückt, ergänzt Professorin Bettina Schmidt. Damit sind wir doch eigentlich bei der Frage nach dem guten Leben, die ja durchaus auch etwas mit der Ethik zu tun hat: Wer definiert, was gutes Leben ist? Hat jemand das Recht, Gesundheit (wie und von auch immer definiert) quasi zur Pflicht zu machen – und kann das nicht in eine Diktatur der Gesundheit führen? Wie gehen wir mit Lust und Rausch um? Über solche und ähnliche Fragen lohnt es sich sicher, weiterzudiskutieren.

Steffen Taubert: Vielleicht gelingt es dann ja auch, ohne Schuld- oder einseitige Verantwortungszuweisung über HIV und Aids zu sprechen und wieder stärker, wie Rita Süßmuth in ihrem Beitrag forderte (S. 107ff.), „nicht zu fragen, wie hast du Aids bekommen, sondern wie helfe ich dir, dass du in dieser Situation ein Unterstützter, ein Geborgener, ein Einbezogener bist".

Danksagung der Deutschen AIDS-Hilfe e.V.

„Ethikkonferenz", so wurde und wird die interdisziplinäre Fachtagung „HIV/Aids – Ethische Perspektiven", die vom 19. bis 21. Juni 2008 in Frankfurt am Main stattfand, im Bundesverband Deutsche AIDS-Hilfe e.V. (DAH) kurz genannt. Die Initiative zu dieser Tagung ging von Maja Czajka und Eugen Emmerling aus, die seinerzeit dem DAH-Vorstand angehörten und anlässlich des 25-jährigen Bestehens der DAH im Jahr 2008 einen noch intensiveren Dialog mit der Öffentlichkeit zu ethischen Fragen rund um HIV und Aids anstrebten. Für ihre tatkräftige Unterstützung der Tagung sei Ihnen an dieser Stelle unser herzlicher Dank ausgesprochen.

Eine Vielzahl an Aufgaben – von der Konzeptentwicklung über die Einladung der Referent(inn)en bis zur lokalen Organisation der Konferenz – ruhte auf den Schultern von Herrn Prof. Dr. Stefan Alkier und Frau Dr. Kristina Dronsch, unseren Kooperationspartnern vom Fachbereich Evangelische Theologie der Goethe-Universität Frankfurt am Main – für ihren überaus engagierten Einsatz gilt ihnen unser ganz besonderer Dank, in den wir auch Steffen Taubert, den DAH-Projektleiter für diese Konferenz, und die vielen weiteren an der Tagung beteiligten Kolleginnen und Kollegen aus der DAH-Bundesgeschäftsstelle einschließen.

Mit Leben erfüllt wurde die Tagung schließlich durch die mehr als 40 Referentinnen und Referenten aus Philosophie, Religionswissenschaft, Medien, Recht und Politik und die über 200 Teilnehmerinnen und Teilnehmer, davon viele aus dem DAH-Verband. Ihnen, den Moderatorinnen und Moderatoren, den Dokumentarinnen und Dokumentaren und nicht zuletzt der Bundeszentrale für gesundheitliche Aufklärung, dem Bundesministerium für Gesundheit sowie dem Schweizer Bundesamt für Gesundheit danken wir für ihr Engagement, ihre Unterstützung und für viele lebendige Diskussionen.

Die Deutsche AIDS-Hilfe wird auch in ihrem zweiten Vierteljahrhundert den Dialog über ethische Fragen führen und die Themen der Konferenz weiterbearbeiten – innerhalb unseres Verbandes, aber auch mit Wissenschaft, Politik, Recht, Medien und Zivilgesellschaft.

Sylvia Urban, Vorstand der Deutschen AIDS-Hilfe e.V.
Peter Stuhlmüller, Geschäftsführer der Deutschen AIDS-Hilfe e.V.

Index

Namen

Stichworte

www.ingramcontent.com/pod-product-compliance
Lightning Source LLC
LaVergne TN
LVHW010552300926
849162LV00002B/310